全国高等医药院校医学检验专业"十二五"规划教材

供医学检验等专业使用

临床输血医学检验

主　编　夏　琳　姜　傥

副主编　肖露露　王海燕　袁忠海　王宇学

编　者　（以姓氏笔画为序）

丁喜玉　内蒙古赤峰市中心血站
于敬达　包头医学院
王宇学　湖北中医药大学检验学院
王海燕　青岛大学附属医院
卢　敏　九江学院临床医学院
朱春燕　广州医科大学
李大成　深圳市血液中心
肖露露　南方医科大学南方医院
余加宏　安徽蚌埠市中心血站
沈长新　武汉大学中南医院
邵超鹏　深圳大学附属第一医院
禹　莉　蚌埠医学院
侯毅鞠　吉林医药学院
姜　傥　中山大学中山医院
袁忠海　吉林医药学院
夏　琳　武汉大学中南医院
喻　琼　深圳市血液中心
焦晋山　山西医科大学第一医院

学术秘书　陈　明　武汉大学中南医院

华中科技大学出版社
http://www.hustp.com
中国·武汉

内 容 提 要

本书是全国高等医药院校医学检验专业"十二五"规划教材。

本书总结了以往输血医学教学的经验和输血学科研究的最新发现,在内容编排上以教学为主要目的,力求系统、全面、新颖、实用,便于授课者讲授和提升学生的学习兴趣。本书结构严谨、层次分明、重点突出、概念准确、简明实用,以培养实用型人才为目标,不仅是高等医药院校医学检验和输血专业的本科教材,而且也适用于医疗专业的临床输血的教学,还可作为医疗机构的输血科、采供血机构的血站以及输血研究机构的输血研究所等工作人员的专业指导用书。

图书在版编目(CIP)数据

临床输血医学检验/夏琳,姜傥主编. —武汉:华中科技大学出版社,2013.5(2023.8重印)
ISBN 978-7-5609-9080-4

Ⅰ.①临…　Ⅱ.①夏…　②姜…　Ⅲ.①输血-血液检查-医学院校-教材　Ⅳ.①R446.11

中国版本图书馆 CIP 数据核字(2013)第 113587 号

临床输血医学检验　　　　　　　　　　　　　　夏　琳　姜　傥　主编

策划编辑:柯其成
责任编辑:柯其成　熊　彦
封面设计:范翠璇
责任校对:张　琳
责任监印:周治超
出版发行:华中科技大学出版社(中国·武汉)　　电话:(027)81321913
　　　　　武汉市东湖新技术开发区华工科技园　　邮编:430223
录　　排:华中科技大学惠友文印中心
印　　刷:广东虎彩云印刷有限公司
开　　本:787mm×1092mm　1/16
印　　张:26.25
字　　数:631千字
版　　次:2023年8月第1版第9次印刷
定　　价:66.00元

全国高等医药院校医学检验专业
"十二五"规划教材

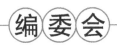

总序

ZONGXU

2011 年《国家中长期教育改革和发展规划纲要（2010—2020 年）》的颁发宣告新一轮医学教育改革的到来。教育部要求全面提高高等教育水平和人才培养质量，以更好满足我国经济社会发展和创新型国家建设的需要。近年来，随着科学技术的进步，大量先进仪器和技术的采用，医学检验也得到飞速发展。医学检验利用现代物理的、化学的、生物的技术和方法，为人类疾病的预防、诊断、治疗以及预后提供重要的信息。它在临床医学中发挥着越来越重要的作用。据统计，临床实验室提供的医学检验信息占患者全部诊疗信息的 60％以上，因此医学检验已成为医疗的重要组成部分，被称为临床医学中的"侦察兵"。基于此，国家教育部 2012 年颁布的专业目录将医学检验专业人才培养定位于高水平医学检验技术人才的培养。

这些转变都要求教材的及时更新，以适应新形势下的教学要求和临床实践。但是已经出版的医学检验教材缺乏多样性、个性和特色，不适应新的教学计划、教学理念，与临床实践联系不够紧密。已出版的相关教材与新形势下的教学要求和人才培养不相适应的矛盾日益突出，因此，加强相关教材建设已成为各相关院校的目标和要求，新一轮教材建设迫在眉睫。

为了更好地适应医学检验专业的教学发展和需求，体现最新的教学理念，突出医学检验的特色，在认真、广泛调研的基础上，在医学检验专业教学指导委员会相关领导和专家的指导和支持下，华中科技大学出版社组织了全国 40 所医药院校的近 200 位老师编写了这套全国高等医药院校医学检验专业"十二五"规划教材。本套教材由国家级重点学科的教学团队引领，副教授及以上职称的老师占 85％，教龄在 20 年以上的老师占 70％。教材编写过程中，全体参编人员进行了充分的研讨，各参编单位高度重视并大力支持教材的编写工作，各主编及参编人员付出了辛勤的劳动，确保了本套教材的编写质量。

本套教材充分反映了各院校的教学改革成果和研究成果，教材编写体系和内容均有所创新，在编写过程中重点突出以下特点。

（1）教材定位准确，体现最新教学理念，反映最新教学成果，紧密联系最新的教学大纲和临床实践，注重基础理论和临床实践相结合，体现高素质复合型人才培养的要求。

（2）适应新世纪医学教育模式的要求，注重学生的临床实践技能、初步科研能力和创新能力的培养。突出实用性和针对性，以临床应用为导向，同时反映相关学科的前沿知识和发展趋势。

（3）实验课程教材内容包括基础实验（基础知识、基本技能训练）、综合型实验、研究创新型实验（以问题为导向性的实验）等，所选实验项目内容新、代表性好、实用性强，反映新技术和新方法。

（4）实现立体化建设，在推出传统纸质教材的同时，很多教程立体化开发各类配套电子出版物，打造为教学服务的共享资源包，为学校的课程建设服务。

本套教材得到了医学检验专业教学指导委员会相关领导专家和各院校的大力支持与高度关注，我们衷心希望这套教材能为高等医药院校医学检验教学及人才培养作出应有的贡献。我们也相信这套教材在使用过程中，通过教学实践的检验和实际问题的解决，能不断得到改进、完善和提高。

全国高等医药院校医学检验专业"十二五"规划教材
编写委员会

前言

QIANYAN

临床输血医学检验是输血医学与临床输血和检验技术紧密结合，并由多个学科交叉渗透发展起来的一门新兴学科。它的主要内容是运用免疫学、分子生物学、遗传学、病毒学、低温生物学、临床医学等学科的相关知识和技术对采集的血液进行分离纯化、开发和利用，并研究其生物功能，以最大程度地保证血液及其成分在临床救治患者时输血的安全性和治疗的有效性。

本书总结了以往输血医学教学的经验和输血学科研究的最新发现，在内容编排上以教学为主要目的，力求系统、全面、新颖、实用，便于授课者的讲授和提升学生对专业知识的学习兴趣。本书提出了输血治疗疾病和救治生命，但是输血也传播病毒和导致疾病的哲学思想。全书分三个主要部分。第一部分简述输血医学的发展以及学习《临床输血医学检验》的基本要求；输血医学的基本理论和基本知识；输血医学检验的基本实验技术。主要的章节有：第一章 绪论，第二章 血型免疫血液学，第三章 红细胞血型检测，第四章 白细胞血型检测，第五章 血小板血型检测。第二部分介绍采供血机构采集血液以后的检验、分离制备、保存等一系列环节，如何使血液及其成分根据各自特点在冷链环境中运输到使用血液的医疗机构——医院输血科(血库)，如何经过血液相容性检测进入临床输血，使患者获得能够达到治疗目的的血液及其成分。主要的章节有：第六章 血液成分的制备，第七章 血液及血液成分的保存，第八章 临床输血，第九章 自体输血，第十章 血液成分采集治疗技术，第十一章 输血不良事件。第三部分介绍在保证血液安全、有效地输注给患者时，如何对血液源头和血液及其成分在输注中每个环节进行有效的管理，注重血液全程的质量管理，包括血液输注的护理质量，保证临床输血效果的回顾性管理。主要的章节有：第十二章 用血管理，第十三章 血源管理，第十四章 输血护理。

本书结构严谨、层次分明、重点突出、概念准确、简明实用，以培养实用型人才为目标，不仅是高等医药院校医学检验和输血专业的本科教材，而且也适用于医疗专业的临床输血的教学，还可作为医疗机构的输血科、采供血机构的血站以及输血研究机构的输血研究所等工作人员的专业指导用书。

本书编写人员均是临床输血医学检验教学和工作一线人员，有丰富的教学和工作的经验，特别是几名血站工作者，有大量的血液源头管理经验和血液采集、检测、科研经验。本书参考了大量国内外文献,涵盖了目前输血医学最新的输血理论、输血观念、输血技术及输血管理模式,以便于学生进一步学习。

由于编写时间短促,加之编者水平有限,书中难免有不足之处,敬请广大的师生和从事输血医学工作的专家提出宝贵的意见。

夏 琳 姜 侥

目录

MULU

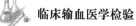

第一章 绪 论

学习目标

掌握：输血医学、临床输血医学与临床输血医学检验的定义；临床输血医学检验的学习方法。

熟悉：现代输血的主要领域及发展趋势；临床输血医学检验的基本理论、基本知识和基本技能。

了解：输血医学的发展史。

第一节 临床输血医学的概述

一、输血医学

输血通常被认为是将供血者的血液输给患者，特别是出血严重的患者，以维持机体各组织器官血液和氧气供应，达到缓解患者症状的目的。现在，输血已发展成一门独立的临床医学学科——输血医学。输血医学（transfusion medicine）是研究血液及其成分的生物学功能，血液成分及制品的制备技术，血液安全使用和有效输血治疗的一门综合性学科。将供血者血液输注给患者是输血医学的中心环节，研究、开发和应用的科学技术及管理措施是为了提高输注血液及其成分的质量，保证临床输血的安全性和治疗效果。输血医学与许多学科交叉并相互渗透，例如生物化学、低温生物学、生理学、病理生理学、免疫学、遗传学、分子生物学、医学生物工程学、病毒学、医用高分子学和卫生管理学等。输血医学是随着临床输血与输血研究的进步而发展的，临床输血与输血研究息息相关、相辅相成、互为因果和动力。也就是说，输血医学要求不断提高推动了输血研究的深入，而输血研究的新发现又不断拓展了临床输血的治疗价值。20世纪80年代初，经血液传播艾滋病（HIV）病毒是全球输血领域的一个重大事件，使得输血的安全性面临前所未有的严峻考验。大量的研究工作推动了输血医学的进步，显著提高了输血的安全性，使输血医学在临床医学中的地位明显提升。

二、临床输血医学

从 1900 年发现 ABO 血型系统至今,临床输血医学已有 100 多年的发展历史。输血不仅是临床抢救治疗严重失血或贫血患者的有效措施,而且血液及其成分的输注也是许多其他相关疾病治疗的有效方法。然而,输血仍然是对临床治疗效果有交叉影响的很复杂的治疗手段。适合的输血治疗能够恰当地使疾病好转或达到其他治疗无与伦比的使患者起死回生的功效;反之,不恰当的输血则可能引起严重的输血不良后果,甚至危及生命。临床输血医学(clinical transfusion medicine)是临床医务工作者在熟悉输血医学的基本理论、基本知识和基本技能,例如,血液及其成分的性质、用法、应用指征、输血风险等内容,按输血原则,科学、合理、安全地将血液及其成分应用于临床的整个相关流程的实验活动。现代医学的迅猛发展,临床输血医学在血液病治疗、器官及骨髓移植、心血管手术、弥散性血管内凝血治疗及失血性休克等复杂环境下的救治发挥了重要的作用,然而随着临床输血医学的不断进步,对临床科学合理用血的要求也更加严格。

三、临床输血医学检验

近年来,输血检验作为临床检验医学领域中独立分支已表现出显著的发展。血库这一术语的含义与应用范围太有限以致不能准确地描述该专业,其范畴包括采供血机构(血站和单采血浆站)、临床输血机构(医院输血科)和输血研究机构(输血研究所)等。输血准备和血液输注现在只是输血医学领域的一个方面,十几年来,输血医学得到快速发展、拓宽,并且该学科已是联系实验室和临床医学活动的桥梁。三十多年前,因为输血医学的独特性地位,美国病理学会通过了它的认证评价,认可建立输血医学专科。在输血医学领域的医疗技术专家的作用也被明确界定,并且设立了此专业的资格认证。输血医学专家的工作是把血液进行相关检测与处理,并且输注血液给患者。

临床输血医学检验(clinical transfusion and laboratory medicine)是利用与输血相关学科的技术,例如,血细胞生理学、免疫学、遗传学、微生物学和分子生物学等技术,对血液或血液成分进行安全性检测,并保证其合理、安全、有效地服务临床。临床输血医学检验是临床输血的规范活动,它包括血液及其成分的检验,血液单采程序,血液成分的治疗,多种输血不良事件的临床咨询,各种血型抗体的临床意义,不同储存条件的血液输注管理等。所以,输血检验师必须具备的知识,不仅仅是免疫血液学方面的知识,还得掌握临床医学诊疗方面的有关理论和临床表现,这是输血检验师与临床医师专业交流的必备基础。

第二节　输血医学发展史

一、早期输血

血液象征着生命,生活在今天的人们都已理解血液的重要性。无论怎么形容血液的重要性都不会过分。今天,输血是外科手术保障中的一个基本程序,许多高难度手术因为输血技术才能得以开展。但是,对人类健康影响巨大的输血治疗学,却经历了从无数次失败中走出来的历程。

最早血液输注的参考文献见于《圣经》和奥维德的著作里。在《圣经》的经文里有几处提出警告——反对输血,因此,导致诸如 Jehovah's 这样的典型群体有拒绝输血的宗教信仰。在《变形记》中,奥维德描述了女巫 Medea 通过输注一种神奇药水使 Aeson 变回年轻模样的记载。遗憾的是她却无法复制这个了不起的壮举。诸如此类与血液相关联的其他证据,还有盖伦建议饮用黄鼠狼的血来治疗狂犬病,普林尼也曾描述用死亡角斗士的血可以作为治疗癫痫的一种方法等。

古时候,人类只是在打猎等生产活动和战争中获得有关血液的知识,人们发现大量出血常导致动物和人迅速死亡。因此,人们认识到血液对人的生命非常重要。由于对血液重要性的高度推崇,逐渐演变认为血液可能对于维持人的生命、治疗人的疾病有重要作用,进而在具体实践中试用血液治疗患者。1492 年,罗马教皇 Innocent 八世患重病,医生提出用血液治疗,选择三个 10 岁的男孩,抽取他们的血液给教皇口服。三个男孩在抽血后不久均因大量失血而死亡,而且也未能挽救教皇的生命。

循环系统的发现是输血发展史中的重要事件之一。古希腊人认为心脏生成血液,经静脉送到机体各部分,供各组织器官使用并消耗掉。而动脉是独立的系统,将空气从肺运输到机体各部分。1628 年 Harvey 发现了循环系统,纠正了上述错误观念,并为一些科学家设想和研究经静脉注入液体或药物提供可能性。1642 年有人尝试经静脉给患者注入酒进行治疗。1656 年用药物经静脉注入实验狗。这些实验使科学家设想进行动物间的输血实验与研究。

1665 年牛津大学科学家 Lower 进行了首次动物输血实验。他将鸟羽毛管分别插入供血狗的颈动脉和受血狗的颈静脉,输血后,接受输血的实验狗情况良好,此使科学家开始设想动物与人之间的输血。法国科学家 Denis 于 1667 年 6 月 15 日将羊血输入一个 15 岁的男孩的静脉,第一次接受异种血的患者输血后未见明显不良反应。同年 11 月 23 日英国科学家 Lower 和 King 将羊血输注给名叫 Coga 的患者,一周之后,患者情况良好并自称已成为一个新人。尽管实施了这些输血活动,但学者们对于输血的适应证及输血可起什么治疗作用等仍没有科学的认识,只是推测输入血液可能会改变人的行为,使接受输血者变得强壮和富有活力。Denis 后来又为患者输注奶牛血,由于未见明显疗效,两天后再次输血,第二次输血后发生了典型的溶血性输血反应。两个月后再次输血,由于发生严重的输血反应而未能完成,患者于第二天夜晚死亡。此严重事件被追究法律诉讼,使英、法两国决定禁止进行输血活动,并因此使输血研究停滞了 150 多年。

Blundell(1790—1877)是第一个实施人与人之间输血的医生。他认为原先输血失败的主要原因是患者输入了异种血,并提出必须用人的血输给患者进行治疗,此论点被异种动物间输血实验中的动物均在六天内死亡的实验结果所证实。1818 年 9 月 26 日进行了第一次人与人之间的输血,接受输血者为一名癌症患者,呈恶病质状态,在 30～40 min 内输入他人血液,输血后患者病情暂时有明显改善,但两天后死于癌症。后来他为产后出血患者和其他患者进行输血治疗,并取得了明显疗效,十次输血中取得了五次成功,其中四例为产后出血患者。由于未能认识到血型、解决血液的抗凝及改进输血装置等一系列问题,19 世纪末,输血既不安全,疗效也不确定。

19 世纪,是输血的启蒙阶段。1849 年的一篇论文报道,输血会导致不良现象,例如,消化不良、食管狭窄、痢疾和长期发热等。多种输血不良并发症的发现是由于输血技术的应用缺乏应有的血型和免疫学知识。因此,输血的相关理论和应用技术是开展临床输血治疗的基础。

二、血型的发现及血液相容性

现代输血治疗学,之所以被称为一项革命性贡献的科研成果源于对 ABO 血型的认识。

1900 年,维也纳的一位青年病理学家 Karl Landsteiner 博士,在一次研究中发现不同人之间的血液混合时,有时候血细胞会发生凝聚现象。他想知道此现象究竟是细菌污染还是个体间差异引起,设计了现在被称为经典的"四格表"统计分析图进行实验。他抽取自己和 6 位助手们的血液,静置分离血浆和红细胞,然后分别将血浆和其他所有人的红细胞混合,观察结果。Landsteiner 发现实验结果分三种情况:被标记为 A 组的血浆可以引起标记为 B 组的红细胞凝聚,反之亦然,B 组血浆可引起 A 组的红细胞凝聚,但 Landsteiner 的红细胞与标记为 A 组与 B 组的血浆混合后都不凝聚,他的血浆却可以将 A 组与 B 组的红细胞都凝聚。起初称第三种类型为 C,后改称为 O。两年后,Landsteiner 的同事在大样本的交叉配型实验中发现了 AB 型,人类 ABO 血型系统由此"磅礴出世"。Karl Landsteiner 教授因为发现 ABO 血型而获得 1930 年的诺贝尔生理学或医学奖。此贡献被评价为 20 世纪改变人类生活的重大发现之一。

1907 年,Ottenberg 首先开始输血前血液相容性实验,1913 年证实了输血前的配合试验对于预防输血反应的重要性,他的贡献在于通过红细胞(抗原)与血清(抗体)的交叉配血试验比较,发现献血者血清抗体的重要性相对较小,从而可将 O 型血作为"万能"血应用。

在 ABO 红细胞血型系统发现后,陆续发现了一系列其他红细胞血型系统,包括 M、N和 P 等,其中最重要的是 1939 年发现的 Rh 血型系统。Landsteiner 和 Wiener 用恒河猴红细胞免疫猪和狗获得抗血清,此抗血清和一位 O 型血妇女的血清一样,均能凝集 85% 人血液样品的红细胞,但不能凝集其余 15% 人血液样品的红细胞,并发现该妇女曾经接受同型血发生输血反应,从而确认此为新发现的红细胞抗原系统,命名为 Rh 血型系统。国际输血协会(International Society of Blood Transfusion,ISBT)是于 1935 年成立的国际学术组织,学会总部设在荷兰阿姆斯特丹,目标是促进输血医学的研究。至 2008 年 5 月,共有超过 95 个国家参与。血型认识的另外一项重要发现是人类白细胞抗原(HLA),1958 年法国学者 Jean Dausset 首次引入计算机技术研究 HLA 抗原,从事 HLA 研究的 3 位学者共享了 1980 年的诺贝尔生理学或医学奖。从第一个 HLA 家族成员 4A 或 4B 到今天 4000 多个 HLA 等位基因(Alleles),HLA 因直接影响到器官移植的成败,2000 年被美国联邦立法为器官移植前必须检验的血型项目,2006 年被中国卫生部(现已改名为国家卫生和计划生育委员会)列为器官移植准入技术规范。如今,各国学者们已陆续发现了数百个 HLA 抗原,并绘制了完整的 HLA 基因图谱。HLA 对于人类疾病和性状的影响相当广泛,例如,HLA 抗原不仅仅与器官移植密切相关,还与抗艾滋病药物的有效性关联,与 1 型糖尿病、心血管系统疾病相关等。

三、血液抗凝剂的发明

血液一旦离体就极容易凝固,使得输血变得十分困难。卡雷尔的血管吻合术曾经可以避免这个问题,但此技术有很大的缺陷:一是对供血者的手有潜在的极大伤害;二是无法知道供血者输出血量,供血者失血太多会威胁生命。鉴于此,两位医生发明了两套系统,通过抽取血液或者直接用针将血液引流出来后定量,然后输给受血者,此系统的使用降低了供血者的风险和痛苦。但防止凝血又是急需解决的问题,Reuben Otternberg 及同事 Richard Lewisohn 博士开始研究防止血液凝固的技术,1915 年发现 0.2% 的柠檬酸既可以防止血液凝固又对人体无害。此项革命性技术的出现,使得输血手术从需要专家才能做,转变为任何一位乡村医生都可以实施的手术。于是输血疗法在所有医院迅速开展,其结果自然是输血综合征的发病数量也急剧增加,经过无数惨痛的教训后,于 1920 年学者们认识到输血前必须进行交叉配型。至此输血的三大障碍(血型的鉴定、交叉配型与抗凝剂的认识)皆被克服,这为输血疗法的临床应用提供了坚实的基础。此外,在当时的输血实践中,采血、输血均应用橡胶管和带橡胶塞的玻璃瓶,用后经清洗、消毒后再次使用,人们发现应用这些输血器材不仅不方便,而且会引起热原反应。此促使人们开发研究一次性塑料输血器材,并于 1952 年 Walter 和 Murphy 报告用聚乙烯树脂塑料制备密闭输血器材的开发研究成果,整套器材装配完成后经消毒备用。在实际应用中证实塑料输血器材具有许多优点,包括容易适应不同的需求,血液沉淀或离心后可在密闭条件下分出血浆等,因此塑料器材很快取代玻璃瓶,并使血液成分分离成为可能。这一重要进展推动了输血进入成分输血的新阶段。

四、血库的建立

抗凝剂的发现和应用使血库的建立成为可能。除发现枸橼酸钠抗凝作用外,Lewisohn 确定了枸橼酸钠起抗凝作用的合适浓度和血液低温保存的合适温度,使血库保存血液备用成为可能。第二次世界大战时,Loutit 和 Mollison 研制成 ACD(枸橼酸-枸橼酸钠-葡萄糖)配方,使血液能保存三周,此配方一直沿用到今天。有了 ACD 血液保存液抗凝剂,西班牙和美国建立了第一批血库。在 1936—1939 年西班牙内战中,共和军采集和保存 9000 L 血液用于救治伤病员。1937 年 Fantus 在美国芝加哥库克郡医院建立了第一个医院血库。

美国输血协会定义了作为一个血库组织收集、存储、处理人体血液的标准。血库具有多种功能,包括招募和选择献血者、血液的收集和鉴定血型、血液成分制备、输血传播性疾病的血液检测、输血设施的分布、输血前检测以及患者需要血液的分布、抗体相关问题和输血适应证的咨询、输血不良反应的调查等。血站单采为采集自然生成的血液成分,例如血小板等;医院输血科单采为采集药物诱导下血液成分,例如,采集外周血造血干细胞,血浆置换,单采红细胞,血脂单采术和图像单采术(它们分别用于减少家族性高胆固醇血症纯合子患者的低密度脂蛋白胆固醇和治疗皮肤 T 淋巴细胞淋巴瘤)。血站输血检验可以承担新生儿溶血病、亲权关系确定、组织相容性、骨髓移植配型和各种血型因子等的检测;医院输血机构检验在可以承担与血站相同的输血检验以外,还可以进行输血相容性检测及开展输血治疗的相关技术等。总之,血库建立后,输血研究不但深入发展,从业人员如专业管理人员、护士、技师和医生等不断增多。近年来,输血医疗方向已经被划分为输血医学类。

五、我国输血医学的发展

我国输血事业也历经了一个漫长的发展过程。最早的输血实践出现于 20 世纪 20 年代,并发表了有关输血的研究报告和著作。1944年在昆明建立了我国第一个血库以满足抗日战争对输血的需求,1947年在南京原中央医院建立了真正意义的血库,从事血液的采集、保存并提供临床应用。1948年华东地区医院血库的建立标志着新中国输血事业的启动。中国医学科学院输血研究所创建于1957年,后更名为中国医学科学院输血及血液学研究所,并于8月建立了我国第一个具有一定规模的规范血站,以后在全国各地陆续建立血站,使我国输血机构规模迅速扩大。中国医学科学院输血及血液学研究所是我国唯一的国家级输血医学研究机构,从事输血医学科学、输血相关技术的研究,为国家输血安全管理、应急医疗体系、输血科学技术发展及全民知识普及等方面提供信息咨询、理论依据和技术支持,出版《中国输血杂志》、《国际输血及血液学杂志》等刊物。各地输血刊物也相继出现,如《临床输血与检验》、《临床血液学杂志》等。各高等医学院校相继成立了输血检验专业或开设临床输血这门课程,为我国输血事业培养了大批专业技术人才。

第三节 现代输血的主要领域及发展趋势

一、保证输血工作安全、高效、经济、方便

输血和其他临床治疗一样,不仅要确保治疗有效,还须确保输血安全,不能因输血而威胁患者的安全,对患者造成不可接受的损伤。

(一)输血相关传染病

血液来自献血者,尽管献血者经过了体格检查和血液病毒学检验,但是,采集的血液输血还不能完全杜绝经输血传播传染病的危险。除乙型肝炎、丙型肝炎为主要的可经输血传播的病毒性疾病外,HIV病毒可经血液传播已使输血安全成为整个社会关注的热点之一,此外,人类嗜T淋巴细胞病毒、巨细胞病毒、西尼罗病毒、EB病毒、人类微小病毒B19、单纯疱疹病毒、麻疹病毒及斑疹伤寒梅毒病毒、疟原虫等也是必须重视的可经血液传播的疾病。现在,防止经输血传播传染病已成为输血领域最重要的课题和最严重的挑战。按照卫生部(现更名为国家卫生和计划生育委员会)颁布的标准,采取措施包括大力推行无偿献血、血液病毒筛查、临床合理用血及血液制剂的病毒灭活,但是,仍需要输血界专业人士以高度的社会责任心,来做好血液采集到输血后随访的流程安全管理,人的因素是切实提高输血安全性的软实力和硬保障。

(二)免疫性输血反应

免疫性输血反应的防治是现代输血的重要领域之一。血型配合性输血始终是输血安全的一个重要课题。近年来,白细胞(特别是淋巴细胞)的相关输血反应成为输血安全的重要领域。白细胞中的颗粒有助于提高患者的抗感染能力,但异体淋巴细胞输入患者可能引起一系列输血反应,包括非溶血性发热性输血反应,输血相关移植物抗宿主反应、血小板输注无效等。此外,研究提示异体白细胞的输入可能增加恶性肿瘤的复发和感染并发症的发生机会。预防白细胞相关输血反应的主要方法是通过高效除白细胞滤器的应用,滤去血液中绝大部分白细胞,从而提高输血的安全性。同时对血浆蛋白引起的过敏反应、大剂量输

血引起的相关不良反应、循环超负荷、微聚物肺栓塞等都是输血医学所要研究的课题。

（三）应对输血风险措施

尽管目前输血已非常安全，不仅输血传播传染病相关概率已降到百万分之一，而且其他输血反应也得到有效地控制，但由于输血的安全性关系到患者的生命安全，因此，目前各国仍在加大投入以进一步使血液安全、高效、经济、方便的应用。采取的主要措施如下。①大力提倡成分输血和自体输血。②严格掌握输血指征，减少临床用血量。③安全输血。如前所述，虽然有严格管理措施，输血的风险性已显著降低，但仍不能完全避免传染病，特别是传染肝炎的可能。我国已明文规定血液制剂（如白蛋白、球蛋白、凝血因子等）必须经有效灭活处理，方能出售，血浆的病毒灭活正在实施。④新血液制剂和生物工程产品的研究。迄今已能生产白蛋白、静脉注射免疫球蛋白、某些特异性免疫球蛋白、凝血因子Ⅷ、人纤维蛋白、纤维蛋白溶酶原、转移因子、干扰素及诸多造血生长因子等供临床应用，并取得了较好的疗效。今后必将有更多新的造血生长因子、新的血浆蛋白制品、血液代替品，甚至体外培养的血细胞成分供临床应用。⑤输血的应用范围扩大。除广泛开展成分输血和诸多种类的血浆蛋白成分、细胞成分、细胞因子、生物基因工程产品的开发应用外，非补偿机制和去除机制输血在治疗多种疾病中的作用越来越大，例如，如血浆置换术、治疗性血细胞单采术等也越来越被广泛地应用于临床。

二、自愿无偿献血

自愿无偿献血（blood donation without repayment）是指为了拯救他人生命，志愿将自己的血液无私奉献给社会公益事业，而献血者不向采血单位和献血者单位领取任何报酬的行为。无偿献血是终身的荣誉，无偿献血者会得到社会的尊重和爱戴。无偿献血是无私奉献、救死扶伤的崇高行为，是我国血液事业发展的总方向。献血是爱心奉献的体现，解除病员病痛甚至抢救他们的生命，其价值是无法用金钱来衡量的。无偿献血是保证医疗安全用血的必由之路。只有以人道主义无私奉献而不是以经济报酬为目的的无偿献血，才能从根本上清除有偿献血带来的各种弊病，才能保证血液质量，才能保障受血者的安全，才能最大限度地降低经血液传播疾病的危险。

许多发达国家已实现全面无偿献血体制，为保证血液安全做出重要贡献，但在发展中国家，包括我国要达到全面实施无偿献血仍需付出巨大的努力，特别是如何提高无偿献血的"含金量"，弱化各种物质鼓励性质的激励机制，组建扩大无偿献血者的骨干队伍，提高重复献血者的比例等，是我们今后进一步解决的问题。

三、输血全面质量网络化管理

与其他临床医学学科不同，输血工作中处理的血液和血液制剂的数量大，质量要求高，不允许有任何差错，因此，输血工作中必须强调质量管理。目前，世界各国采用许多不同的形式强化输血的质量管理，包括 GMP、ISO9000、ISO15189 等全面质量管理体系，这成为输血学的显著特点之一。不管输血质量管理形式如何，但目标是一致的，即保证输给患者的血液制剂都符合相关标准的要求，从而保证输血的安全性和疗效。因此，质量管理已经成为输血医学的重要组织部分之一。

采供血集中化和计算机化管理是输血医学质量管理的主要措施。通过集中化、规模化实施采供血,进一步加强管理,提高工作效率,降低成本。目前,有的国家已将全国采供血机构重组为单一的国家血液中心,如英国、法国等;有的国家已实施血液检测集中化,如美国、韩国、日本等。采供血的集中化已经成为输血工作发展的主要趋势,但实施采供血的集中化需要克服地域观念等各种困难。此外,由于采供血工作中信息量大,信息质量和可靠性要求高,因此必须通过计算机管理来提高管理的质量和效率。目前,国内许多血站已实现计算机网络化管理,逐步实现计算机网络与医院临床输血系统相连,共享输血信息资源。

四、谨慎用血

血液成分的分离和输注是科学合理用血的基本技术。它主要指用物理方法将全血分离成红细胞、血小板、粒细胞和血浆,分别用于需要相关血液成分的患者。成分输血是输血现代化的重要标志。它不仅可以提高疗效、充分利用宝贵的血液资源,同时可以减少输血不良反应的发生。血液成分单采机的应用进一步提高了血液成分制剂的质量和治疗效果。

血浆蛋白制品的制备和应用是科学合理用血的高级技术。自从第二次世界大战期间,Cohn 等开发成熟的血浆低温乙醇组分分离工艺以来,血浆蛋白制品工业发展迅速。通过大规模工业生产可以制备各种血浆蛋白制品满足各类临床患者的需要,同时血浆蛋白制品经特殊的病毒灭活工艺处理,可以基本避免患者输注血浆蛋白制品感染病毒性传染病情况的发生。此外,如前所述,应对输血风险的一些措施也是科学合理用血的有效方法。输血的全面质量管理和技术的进步,用血方式将会更科学、合理、高效。

五、输血相关免疫调节

输血相关免疫调节是指输入患者白细胞、血小板和人血白蛋白等血液成分对患者的免疫功能的调节作用。此种方式在一定的时间与程度上可能有有限的作用,目前具备较好输血免疫调节作用的主要是一些深加工处理的血液产品。随着新的生物技术的开发和应用,包括单克隆,干细胞培养和扩增,细胞因子的研究和应用,新细胞制品及细胞疗法,基因工程技术等已广泛应用于新血液成分制品的制备。其主要特点是将分离的血液成分在体外用新生物技术处理,使其产生特定的生物学功能,例如免疫介导、抗肿瘤等,从而制备成具有特定强大功能的新的血液成分制品。尽管这一领域仍存在许多需解决的问题,但前景鼓舞人心。

六、血液代用品的开发和应用

血液代用品(人造血)的开发和应用有利于减少输血传播的传染病,解决血液供应的不足、防止输血不良反应、节约输血费用与全面质量管理等。目前,在代血浆的开发和应用方面已经取得了重要的进展,许多情况下可以用晶体液和人工合成的胶体液代替血浆输注,以维持血容量。另外,在红细胞、血小板代用品方面的研究和开发也取得了许多重要的成果,一些较成熟的红细胞代用品已作为具备携氧能力的制品进入临床研究阶段。

七、血液预警系统

血液预警(blood early warning)是对血液产品的监督(血液安全)和对使用血液产品的监控(输血安全)的管理系统。血液预警系统(blood early warning system)是一系列覆盖整个输血链的所有环节(从血液及其成分的采集到受血者的追踪),旨在收集、分析和评价在使用血液及其成分的治疗过程中产生不良事件,预防此类事件发生和复发的监控和报警系统。

血液预警系统的目的是收集评估血液及其成分治疗过程中发生的不可预测和非预期的治疗效果,提出处理程序,改善输血安全性,制定合理可行性的政策;改善医院输血工作标准,帮助制定血液成分临床输注指南,对血液使用者进行输血危险性和预防教育,对现有的或可能出现的新的危害提供"快速警报";改善医院与血站之间的联系,以便使血液及其成分的使用更加科学、安全、合理;通过血液预警系统的整个程序的运作,达到预防输血不良事件的发生或再度发生的目的。

第四节　临床输血医学检验的学习方法

一、输血理念

ABO 血型的发现,使同种异体输血作为一种行之有效的治疗手段,挽救了无数患者的生命。输血疗法早已在全世界普及应用,但也出现了一些错误的观念,如有人认为,血液来自健康人,可当做"补品",输血对患者有益无损,从而使输血指征放宽,很多不应输血的患者也进行了输血。随着"输血经验"的积累,免疫学和传染病学等医学科学的迅速发展及临床检验技术的进步,人们逐渐认识到血液成分很复杂,输血可导致不良事件的发生,健康人血也可能带有肝炎病毒和其他病原微生物,输血不是只有利而无弊,医生必须认真负责地权衡利弊,严格掌握输血指征,少输血,输成分血。

成分输血将是现代输血的趋势,患者缺什么血液成分,就输给尽可能纯的单一成分,如对贫血的患者,最好只输纯的红细胞,而白细胞和其他蛋白成分要尽可能地减少,降低输血所致的免疫紊乱和传播传染病的机会。输血并不是越新鲜越好,一般认为库存 3～5 d 以内的血均可视为新鲜血,实验证明库存 7 d 的血液和当天采的血液,其质量指标几乎无差异。另外,输当天采集的血液传染疾病的风险更大,因尚未对肝炎、HIV 病毒等进行第 2 和第 3 次复检,漏检率相对较高;未经库存的血液中病原微生物(病毒、梅毒螺旋体等)活力强,传染性更强。提高对输血的认识,改变输血的观念,有助于人们的身心健康。

二、基本理论、基本知识、基本技能

(一)掌握输血相关的基础理论和基本知识

基本理论应包括血型免疫血液学方面的知识,例如,血型相容性检测(ABO 及 Rh 血型、不规则抗体筛查和鉴定、交叉配血等)在临床输血中的重要性和人类白细胞抗原(HLA)抗体的临床意义等,输入血型不相合的血液可发生致死性溶血性输血反应,HLA 血型系统在临床输血中的作用。特别是多次输血患者,很容易产生 HLA 抗体,发生同种免疫反应或输注无效。基本知识应包括各血液及其成分的生物学功能、性质、保存温度、容量、临床适应证及禁忌证等。例如,冷沉淀凝血因子,1 单位由 400 mL 全血制备,含有Ⅷ因子≥80 U,纤维蛋白原≥150 mg,还有一定量的纤维蛋白稳定因子、纤维结合蛋白和血管性血友病因子等。容量为 20～30 mL,在 −20 ℃以下保存。其适用于:①甲型血友病;②血管性血友病;③纤维蛋白原缺乏症,要求与受血者 ABO 血型相同或相容输注,对乙型血友病却没有治疗效果。

(二)掌握输血检验的操作技能

基本技能主要为输血方法、血液成分制剂的合理应用和输血反应的防治等。因此,本书特别注重学生在实验课或在临床实习中动手能力的训练。

(三)掌握输血检验方法学的评价

学会如何评估和选择灵敏度高、特异性好的检验方法,尤其是正确地比较和认识不同检验方法的优缺点。

(四)熟悉输血检验项目的临床应用

输血检验人员要熟知最常用检验项目的临床应用,以便结合临床,对检验结果进行有效分析。特别是用循证检验医学的新思维指导临床输血检验。

(五)加强职业道德培养

临床输血医学检验所进行的工作是一项细致严肃的工作,无论是在进行输血检验,还是进行输血医学研究,都必须有良好的职业道德和积极的工作热情。力求认真细致、一丝不苟、规范行事,积极与患者及其家属沟通,顺利完成临床检验工作,为输血检验和医学研究提供快速、准确的检验结果和资料。决不能因一时的疏忽大意或一念之差,造成患者的痛苦。

作为合格的输血检验人员,不仅要了解和掌握医学检验的技术和方法、临床应用价值以及发展方向,为临床提供咨询服务,还要积极参与临床讨论,与临床医师一起选择检验项目、评价检验项目的价值,共同提高临床检验水平。所以,我们必须积极地投身到我国临床输血医学检验的改革和发展中去,认真学习、努力钻研、不断进步,为我国临床输血医学检验的发展贡献力量。

三、理论与实践相结合

输血医学检验是一门实践性很强的学科,在教学中应注重理论和实践的结合。

(一)典型病例分析作用

在输血医学的教学过程中,抽象的理论知识很难接受,运用典型病例分析会达到事半功倍的效果。例如,对一位急性创伤失血患者的输血治疗原则,应考虑到患者的失血量及休克情况,失血量<20%血容量只需补充足够的晶体液;失血量>20%,血红蛋白<70 g/L时,需要输注红细胞。大量输血还应考虑稀释性血小板和凝血因子减少及其活性降低导致稀释性凝血障碍,此时应急查血常规及凝血功能,血小板<50×10⁹/L 伴微血管出血时,应输血小板;凝血酶原时间或活化的部分凝血活酶时间>正常对照 1.5 倍时,应补充凝血因子,如输注新鲜冰冻血浆或冷沉淀凝血因子。典型病例课堂讨论,学生充分发挥自己的意见,老师总结,有利于提高学生实际应用能力。

(二)输血实习和见习

临床医学生增设输血实习和见习有利于熟悉输血工作,增加感性认识。通过理论和实践的紧密结合,巩固所学知识,提高实际应用能力。

小 结

绪论阐述了临床输血医学检验作为独立一门医学学科的研究范围,从历史角度回顾了输血从简单的治疗性操作发展成为一门新兴的医学学科的进程。临床输血医学检验包括血液及其成分的检验,血液单采程序,血液成分的治疗,多种输血不良反应的临床咨询,各种血型抗体的临床意义,不同储存条件的血液输注和临床输血质量管理等内容。目前,临床输血医学检验面临着新的挑战和发展机遇。医学学生要学好临床输血医学检验必须掌握输血相关的基本理论、基本知识和基本技能,理论联系实际。

思 考 题

1. 输血医学、临床输血医学及输血医学检验的定义是什么?
2. 输血史上,建立输血医学的基础是什么?其对输血医学的发展有何重要意义?
3. 输血医学涉及的主要领域有哪些?它们对输血医学的发展有什么作用?
4. 如何学习临床输血医学检验?

(王宇学)

第二章 血型免疫血液学

学习目标

掌握：ABO 及 Rh 血型系统的基因与遗传；HLA 基因与遗传；红细胞血型抗原及抗体的分类和定义；红细胞抗原抗体反应的类型及特点；Rh 抗原抗体检测的临床意义；HLA 系统在医学中的应用；粒细胞系统的临床意义；血小板抗原的同种免疫及血小板抗体与输血等。

熟悉：红细胞血型抗原；HLA 抗原结构特点；ABO 亚型；Rh 抗原其他血型系统的特点及临床意义等。

了解：血型遗传学基础和血型免疫学基础等。

血型是以血液抗原形式表现出来的一种遗传性状，是血液的主要特征之一。1900 年维也纳大学病理研究所的 Karl Landsteiner 在研究人的红细胞与血清之间的关系时发现了人类第一个血型系统——ABO 血型系统，从此开创了血型免疫血液学的先河。在此后的研究工作中，Landsteiner 等人又先后发现了 MNS、P、Rh 血型系统。1945 年 Coombs 等建立了抗球蛋白试验以后，Lutheran、kell、Lewis、Kidd 等血型系统相继被发现，使得血型研究和应用不断深入发展。进入 20 世纪 80 年代以后，血型研究进入分子生物学时代，重点阐明血型抗原及其遗传多态性的分子基础、血型基因的结构、血型抗原的组织特异性表达及血型抗原的生物学功能等，为输血安全性和有效性做出了重大贡献。

第一节 血型遗传学基础

一、概述

1865 年，奥地利遗传学家孟德尔通过八年的植物杂交实验，提出了生物的性状是由遗传因子控制的观点。20 世纪初期，遗传学家摩尔根通过果蝇的遗传实验，认识到基因存在于染色体上，并且在染色体上是呈线性排列，从而得出了染色体是基因载体的结论。

20 世纪 50 年代以后，随着分子遗传学的发展，尤其是沃森和克里克提出双螺旋结构以后，人们才真正认识了基因的本质，即基因是具有遗传效应的脱氧核糖核酸（desoxyribonucleic acid，DNA）片断，决定着生物性状的遗传。研究结果表明，DNA 存在于人类有核细胞的细胞核中,在细胞核内 DNA 与多种蛋白质结合后形成染色体。每条染色体只含有 1~2 个 DNA 分子,每个 DNA 分子上有多个基因,每个基因含有成百上千个脱氧核苷酸。由于不同基因的脱氧核苷酸的排列顺序(碱基序列)不同,因此,不同的基因就含有不同的遗传信息。

人类血型发展至今,基本上已克隆了所有血型基因。广义的血型是指高等动物和人类血液中红细胞、白细胞、血小板以及各种血浆蛋白上的抗原型别。狭义的血型仅指红细胞抗原的差别,这是常用的血型定义。1924 年德国学者 F. 伯恩斯坦证明 ABO 血型分别为三个等位基因所控制,从而开创了血型遗传的研究。血型遗传是临床输血和器官移植配型的理论基础。血型作为一种遗传性状,很少受环境影响,因此是极好的遗传标志,可用于亲子鉴定、疾病关联分析和人种演化研究。

二、遗传学基础

遗传(heredity)是指亲代和子代之间某些生物性状相似。亲代与子代之间并没有传递固有的性状,传递的只是与这些性状有关的遗传信息。子代按照这些遗传信息在一定的环境中发育,形成有特定性状的新个体。某些遗传单位遵守一定的规律,称为孟德尔定律,它奠定了遗传学的基础。

1. 性状(traits) 性状是所观察到的基因表达形式,一种可检测的、由遗传决定的特征。

2. 染色体(chromosomes) 染色体是遗传的物质基础。正常人体细胞内有两组成对的染色体,其形状结构基本相同,分别来自于父母双方,称为同源染色体(homologous chromosomes)。人类每个有核细胞中一共有 23 对染色体,其中 22 对染色体的配组染色体大小形态相同,称为常染色体;另一对与性别有关,称为性染色体。

3. 基因(gene) 基因是位于染色体上的一段 DNA 片段,是遗传的基本单位,能够表达出特定的功能,决定特定的性状以及这些性状的变异体。

4. 等位基因(alleles) 等位基因是在一对同源染色体上同一位点决定着遗传中两个相对性状的不同基因(两个或两个以上)。例如,ABO 血型系统的主要等位基因是 A、B 和 O。Kell 血型系统有两个等位基因 K 和 k。

5. 复等位基因 在同源染色体的相同位点,存在两个以上的基因称为复等位基因。

6. 纯合子和杂合子 如果一对染色体上同一位点的等位基因相同(如 KK 或 kk),则称该个体为 K 或 k 的纯合子(homozygous)。如果一对染色体上同一位点的等位基因不相同(如 Kk),则称该个体为杂合子(heterozygous)。

7. 显性和隐性基因 显性基因是指在纯合子或杂合子时,均能表达相应遗传性状的基因。隐性基因是指在杂合子时不产生相应的抗原,只是纯合子时才能表达的血型基因。

8. 共显性基因 共显性基因是指一对同源染色体上的不同等位基因均能表达相应的遗传性状的一类基因。

9. 遗传型 即基因型(genotype),是指控制性状的基因组合类型,是生物体从亲本获得的全部基因的总和。例如,AA 和 BO 基因型。

10. 表现型 用抗血清能够检测出来的血型称为表现型(phenotype)。例如,A 型、B 型和 O 型。

11. 顺式和反式位点 如果等位基因的相邻位点是在同一条染色体上,称为顺式(cis)位点;如果等位基因的相邻位点是在另一条染色体上,称为反式(trans)位点。例如,基因 N 和 S,基因 M 和 s。

三、血型遗传学特性

(一)血型抗原的剂量效应及位置效应

1. 剂量效应(dosage effect) 剂量效应是指在一些血型系统中,由于等位基因数量不同所致的抗原表达量不同,从而与相应抗体的反应强度不同。与纯合子抗原红细胞反应较强的血型抗体也被称为具有剂量效应。剂量效应往往出现于共显性基因的血型系统,包括 Rh(D 抗原除外)、Kidd、Duffy、MNSs、Lutheran 系统。在 ABO 血型系统中,AA 和 AO 基因型之间、BB 和 BO 基因型之间,产生的抗原数量无明显差异,反映不出剂量效应。

2. 位置效应(position effect) 位置效应是指基因之间的互相影响。顺式效应是发生在同一染色体的基因之间,例如,DcE 基因复合物产生的 E 抗原量比 cE 基因复合物产生的 E 抗原少,系受同一染色体上 D 基因的影响。反式效应是发生在同源染色体的基因之间,例如,基因型为 Ce/Dce 和 DCe/ce 时,虽然两者表型相同(CcDee),但前者产生的 D 抗原较后者弱,是由于一条染色体的 C 基因影响了另一条染色体上 D 基因的表达。

(二)基因的相互作用

细胞中的基因并非全都起作用,很可能存在一种机制,能够抑制某些基因的活性,同时又启动另一些基因。无论等位基因或非等位基因均存在不同程度的相互作用。

1. 等位基因表达相互影响 等位基因的共显性是等位基因独立起作用且同时表达;等位基因的不完全显性是一种共显性;致死基因是等位基因同时独立表达过程中相互作用,导致生物个体新陈代谢紊乱造成的结果,是生物进化的一种方式;复等位基因是等位基因共显现象。

2. 非等位基因相互作用和影响 理论上,任何一个非等位基因的作用都要受到同一细胞中其他基因的影响,包括互补基因、上位基因、主效基因、多基因、修饰基因、抑制基因、调节基因、残余基因等。

(三)基因突变

基因突变(mutation)是遗传物质的一种明显的可遗传的变化,通常指单个基因的变化,也适用于染色体畸变。基因突变会影响血型抗原的免疫原性和反应原性,产生不同的血型或亚型。

(四)连锁与交换

位于同一条染色体上的基因相伴遗传的现象称为连锁(linkage)。连锁可以使细胞在分裂过程中每一个子细胞都准确地获得每一个基因。

在减数分裂过程中,由于同源染色体相互之间发生交换而使原来在同一染色体上的基因不再相伴遗传的现象称为交换(crossing over)。交换使一些染色体中的遗传信息发生了重组(recombination)。基因重组如果是整个区域的重复、倒位或删除,或者不同染色体之间发生意外性的交换也被称为染色体易位(translocation)。

四、血型的遗传方式

血型是一种遗传性状,是可观察到的基因表达。当存在决定基因时可观察到的性状称为显性或共显性。隐性性状只有在其等位基因不与显性基因同时出现时才能观察到。

(一)血型常染色体遗传

一个人的血型是指该个体红细胞表面存在着各种血型抗原,这些抗原均由遗传物质基因所决定。血型种类很多,但其遗传方式相对较简单。血型基因对血型抗原产生的关系是单一的,即肯定存在着与抗原有关的某一基因。基因与血型抗原表达的关系,一般不受环境条件的影响。一般地说,有关血型的基因多属于共显性基因,即常染色体上的等位基因,彼此间没有显性和隐性的关系。在杂合子状态时,两种基因的作用同样得以表现,分别独立地产生基因产物,这种遗传方式称为共显性或等显性遗传。常染色体显性遗传是遗传的一种典型方式,多数血型基因和组织相容性抗原表现为常染色体显性遗传,即使个体有一个基因(杂合子),也能表现相应的抗原。在这种遗传方式中,当基因以相等的频率遗传给男性和女性时,就可看到性状。

(二)血型性连锁遗传

血型遗传除了常染色体遗传外,还有一种血型系统是性连锁遗传,例如,Xg 血型系统。Xg 抗原受 X 染色体短臂上 Xg 座位控制,有两个等位基因 Xg^a 和 Xg,Xg 是无效等位基因,表型可以是 Xg(a+)或 Xg(a−)。如果父亲是 Xg(a+),母亲是 Xg(a−),则所有女儿都将是 Xg(a+),所有儿子都将是 Xg(a−)。如果父亲是 Xg(a−),母亲是 Xg(a+),则子女可能都是 Xg(a+),也可能半数是 Xg(a+),半数是 Xg(a−)。

(三)吸附性血型

有一些血型系统是从血浆吸附在红细胞上,例如,Lewis 血型系统。Lewis 血型有 Le(a+b−)、Le(a−b+)和 Le(a−b−)三种。Lewis 抗原原来是在体液里,出现在红细胞上是吸附上去的结果。

(四)血型群体遗传

群体(population)是指同一物种生活于某一地区并能相互杂交的个体群。人类有三个主要人种:高加索人、黑人和亚细亚人,他们各自又有许多遗传上不同的亚群,种与亚群体存在主要差异的遗传基础是突变。群体遗传学(population genetics)是研究群体中基因的分布、基因频率、基因型频率的维持和变化规律的科学。群体中的遗传基因和基因型需要保持平衡,才能保证人种的世代繁殖。群体遗传学的一个基本原则就是 Hardy-Weinberg 定律(又称遗传平衡定律),即任一基因型的比例在世代传递中不会改变,才能保证一个群体中个体的等位基因频率和基因型频率世代维持恒定。例如,人 MN 血型,它是由一对共显性等位基因 M 和 N 所决定,产生 3 种基因型 M/M、M/N 和 N/N,而且比例是 1:2:1。

第二节 血型免疫学基础

人类血型系统错综复杂,具有重要的生物学意义。掌握和应用血型免疫学知识是保障和提高输血安全性和有效性的重要基础。同时血型免疫学与临床医学、法医学、人类学密切相关。自人类发现 ABO 血型至今的这一百多年的时间里，血型免疫学的发展突飞猛进，从原先的在血清学基础上了解血型抗原与抗体的特性发展到现在的从基因水平、分子结构和功能上解释各种血型的本质。

一、基础免疫学

免疫的基本功能是抵抗感染（defense）、自身稳定（homeostasis）和免疫监视（immunological surveillance）等。免疫系统是机体执行免疫功能的组织机构，是产生免疫应答的物质基础，它包括细胞免疫、体液免疫和补体系统。

（一）细胞免疫与体液免疫的相互作用

体液免疫与细胞免疫既各有自己独特的功能，又相互配合共同发挥免疫效应。一般病原体是含有多种抗原决定簇的复合体，不同的抗原决定簇刺激机体不同的免疫活性细胞，因而常能同时形成细胞免疫和体液免疫。但不同的病原体所产生的免疫反应，常以一种为主。例如，细菌外毒素需要有特异的抗毒素与之中和，故以体液免疫为主。结核杆菌是胞内寄生菌，抗体不能进入与之作用，需依赖细胞免疫将其杀灭。而在病毒感染中，往往是先通过体液免疫来阻止病毒在机体内传播。若病毒已经侵染到寄主细胞中，就要通过细胞免疫。这时效应 T 淋巴细胞与靶细胞结合，使靶细胞通透性改变，渗透压发生变化，最终导致靶细胞破裂死亡。

（二）补体在输血工作中的应用

1. 体内红细胞破坏与补体的关系　当红细胞与相应的抗体结合后，直接激活补体系统的经典途径而引起血管内溶血（intravascular hemolysis）。主要见于 ABO 血型不合引起的输血反应；其他血型系统的 IgM 抗体或一些可固定补体的 IgG 抗体如抗-Mia，也可以引发血管内溶血。红细胞被单核-巨噬细胞系统中的巨噬细胞吞噬破坏后而引起的溶血称为血管外溶血（extravascular hemolysis）。例如，IgM 和补体二者致敏的红细胞，很容易在肝脏被有 C3b 受体的肝巨噬细胞清除；IgG 致敏的红细胞主要在脾脏被巨噬细胞（有 IgG-Fc 受体，还有补体 C3b 受体）清除而引起血管外溶血。

2. 补体反应　测定溶血性的抗-A、抗-B 或 Donath-landsteiner 抗体（IgG 性质的抗-P，在 4 ℃固定补体，然后在 37 ℃溶解红细胞）必须有补体参与反应，故做这些检查的血样中不可以加入 EDTA 或枸橼酸盐，或放置 56 ℃ 30 min，因为这样可以破坏补体。待检血清必须新鲜，因补体较不稳定，久置会变性，补体在 37 ℃放置 1 d 就会失去 50% 的活性，室温保存 2 d 或 4 ℃保存 3 周也得到同样的结果，−20 ℃保存 4 周后及 −55 ℃保存 12 周后尚有 90% 的活性。因此，待检血清不能及时检测时，一定要在 −20 ℃以下保存。

3. 自身抗体的检测　补体在自身抗体的研究上很重要，有一部分自身抗体只能用抗补体的免疫球蛋白测到，而另一部分自身抗体可用抗 IgG 及抗补体的免疫球蛋白测出，其余的自身抗体只需用抗 IgG 免疫球蛋白即可测出。直接抗球蛋白试验可以作为诊断的参考，有抗-C 3d 的直接抗球蛋白试验阳性在自身免疫溶血性贫血的诊断上有重要意义。

二、血型抗原

抗原是能够刺激机体免疫系统产生免疫应答并能与相应免疫应答产物（抗体或致敏淋

巴细胞)在体内、外发生特异性结合反应的物质。抗原具有免疫原性和反应原性。免疫原性是指抗原分子能够刺激机体产生免疫应答,产生特异性抗体及免疫效应细胞。反应原性或抗原性是指抗原分子与免疫应答产物发生特异性结合的性质。

血型抗原是指能够刺激机体产生相应血型抗体的物质,包括红细胞血型抗原、白细胞血型抗原、血小板血型抗原。

(一)血型抗原的生物化学性质

红细胞血型抗原的产生与细胞膜的结构紧密相关。红细胞膜是由双层磷脂层构成的液态镶嵌膜。镶嵌于双层磷脂骨架中的蛋白质被称为整合蛋白(integral protein),疏水部分位于脂质双层内部,亲水部分位于脂质双层外部。由于存在疏水结构域,整合蛋白与膜的结合非常紧密。有些整合蛋白可以多次跨越双层磷脂骨架结构,呈环状,像一条线一样将双层磷脂紧密地结合在一起。例如,Rh 血型蛋白中的 D 多肽可跨膜 12 次,Duffy 血型蛋白可跨膜 7 次。整合蛋白的生物学功能之一就是维持细胞膜磷脂层骨架结构的稳定性。由于它本身是蛋白质,具有抗原性,也就奠定了形成红细胞血型的物质基础。

从生物化学的角度看,构成红细胞膜的脂质和蛋白质都可以通过化学键与糖分子结合,例如,通过糖脂键形成糖脂,通过 N-连接或 O-连接形成糖蛋白。结合到细胞膜上的由多个单糖分子构成的糖链都伸到细胞外,而糖链结构同样具有抗原,是形成红细胞血型的另一类重要物质。

总之,形成红细胞血型抗原的物质基础是红细胞膜上的蛋白质及结合到脂质和蛋白质上的糖分子,所以根据红细胞上抗原的生化特性,红细胞血型抗原可以分为两类:一类是由糖分子结构决定的血型抗原,例如,ABO、Hh、Lewis、P、I 等血型;另一类是由蛋白质结构决定的血型抗原,例如,Rh、MNS、Kell、Kidd 等血型。

(二)血型抗原分布及位点数目

从狭义上讲,血型抗原主要指红细胞上的血型抗原。血型抗原有的突出在红细胞表面,有的镶嵌在细胞膜内。从广义上讲,血型抗原不仅仅分布在红细胞膜上。血型抗原是由糖分子决定的,只要有蛋白质和脂质的地方就有可能结合糖分子,所以血型抗原分布极广,可分布在人体除中枢神经细胞外的各种组织细胞、体液和分泌液中,所以又被称为组织血型(histo-blood group)。为区分分布在组织细胞与体液中的红细胞血型抗原,通常将分布在体液中的可溶性红细胞血型抗原称为血型物质(blood group substance)。可溶性的血型物质包括由红细胞自身合成的和由非红细胞合成的糖类血型抗原,例如,可溶性的 ABH 由红细胞自身合成,而存在于血浆中的 Lewis、Chid、Rodgers 血型物质并非红细胞合成。位于红细胞表面的血型抗原大部分是由红细胞合成的,小部分是从血浆中的血型物质吸附而来的,例如,红细胞将血浆中的 Lewis、Chid、Rodgers 血型物质吸附到细胞表面后便可使红细胞表现出相应的抗原特性。此外还有 Bg 抗原,它实际是白细胞抗原,可能从白细胞脱落到血浆中,再从血浆中吸附到红细胞上,表现为红细胞的抗原。红细胞蛋白质类抗原绝大多数分布在红细胞或骨髓造血干细胞来源的血细胞上,所以它又被称为器官血型(organic-blood group)。

各型细胞上的抗原数目多少不一,疏密程度不一。同时,一种血型抗原可能会有很多个抗原位点,即抗原决定簇。它可以是氨基酸、多糖、脂类,甚至是核苷酸。每一个抗原决定簇,其性质和空间构型决定着一种特异性,可与一种抗体结合。

(三) 红细胞血型基因与抗原的表达

红细胞血型抗原的表达受基因控制。基因表达(gene expression)的产物是蛋白质,所以蛋白质类红细胞血型抗原的合成与表达受基因的直接控制。糖类抗原的合成与表达受糖基转移酶的调控,而糖基转移酶的合成又受基因的控制,所以基因是通过间接方式来调控糖类抗原的表达。

基因与抗原表达的调控非常复杂。蛋白质类抗原的表达普遍遵循着这样一条原则,即有相应的基因就有可能表达出相应的蛋白。蛋白质类抗原是否表达不仅取决于基因是否存在,同时还受其他因素的影响。若没有相应的基因,则不会表达出相应的蛋白。例如,RHD 基因阳性的个体不一定会产生 D 抗原,而 RHD 基因阴性的个体不会产生 D 抗原,RHD 基因究竟是否表达,还受转录及翻译等因素的调控。任何蛋白质抗原的表达都离不开这一规律。

与蛋白质类抗原的表达相比,糖类抗原的表达更加复杂,不仅受基因的间接调控而且还受底物的制约。红细胞糖类抗原的合成过程是酶促生化反应过程,一种新抗原的合成往往以另一种抗原为底物。如以 Ii 血型糖链结构为底物,在 α-1,2-L-岩藻糖基转移酶(简称 H 转移酶)催化下合成 H 抗原。以 H 抗原为底物在 α-1,3-N-乙酰半乳糖氨基转移酶(简称 A 转移酶)、在 α-1,3-D-半乳糖氨基转移酶(简称 B 转移酶)催化下可分别合成 A、B 抗原。若作为底物的抗原不存在,即使有相应的糖基转移酶也无法合成相应的新抗原。

(四) 红细胞糖类血型抗原的特点

1. 红细胞血型糖类 构成糖类蛋白或糖脂的单糖主要有:葡萄糖(glucose,Glc)、半乳糖(galactose,Gal)、甘露糖(mannose,Man)、N-乙酰半乳糖胺(N-acetylgalactosamine,GalNAc)、N-乙酰葡萄糖胺(N-acetylglucosamine,GlcNAc)、岩藻糖(fucose,Fuc)、N-乙酰神经氨酸(N-acetylneuraminic acid,NeuAc,也称唾液酸)等。糖分子可通过糖苷键与蛋白质分子糖基化位点以天冬酰胺的酰胺基、N 端氨基酸的 α 氨基及赖氨酸或精氨酸的 ω 氨基为连接点,形成 N-糖苷键型或以丝氨酸、苏氨酸和赖氨酸的羟基为连接点,以形成 O-糖苷键型的方式结合形成糖蛋白,也可与脂类通过糖脂键相连接形成糖脂。红细胞血型糖类抗原中的糖链结构对维持糖蛋白、糖脂及细胞膜结构的稳定性起着重要作用。

2. 抗原性 糖蛋白与糖脂均具有抗原性,可形成细胞表面抗原。具有抗原性的血型糖链比较短,通常是由 2～10 个单糖构成的寡糖链。构成红细胞糖类血型抗原的寡糖链具有同源性的骨架结构,在此骨架结构上再结合上其他单糖分子,如半乳糖、岩藻糖或其他单糖的衍生物,如 β-D-N-乙酰基葡萄胺、β-D-N-乙酰半乳糖胺、N-乙酰神经氨酸,就形成红细胞的糖类血型抗原。糖链结构的分子生物学基础决定了红细胞糖类血型抗原之间存在着复杂的内在联系及依存关系。

3. 相关性 糖链分子的酶促生物化学合成过程赋予了红细胞血型糖类抗原之间密切相关的特性。糖类抗原特异性决定簇虽各有不同,但其前身物质的糖链结构具有同源性,而且一种抗原的合成往往是以另一种抗原的存在为基础,一种抗原的形成是另一种抗原糖链的延伸或重复,从而形成了糖类血型抗原相互依存、相互制约的复杂内在联系。例如,糖分子抗原有共同的结构单位:D-半乳糖-N-乙酰氨基葡萄糖-R,它是构成血型抗原的基本骨架,仅由这一骨架构成的抗原被称为 Ii 抗原。以 Ii 抗原为底物在 α2-岩藻糖转移酶作用下,将岩藻糖结合到 D-半乳糖分子上就形成了 H 活性结构,即 H 抗原。以 H 抗原为底物,在 A 或 B 转移酶作用下加上相应的单糖,形成 A 抗原或 B 抗原。

4. 竞争抑制此消彼长 这是以酶促生化反应为特征的糖类血型抗原合成的另一个显著特点。合成不同抗原的糖链基本骨架上结合单糖的位点是有限的,在不同位点上经不同的糖基转移酶可结合不同的单糖分子。红细胞血型糖类抗原的合成就是在相互竞争的环境下完成的,决定竞争能力的关键在于糖基转移酶的活性。糖基转移酶的活性越强,相应单糖结合到活性位点的数量越多,反之亦然。H 抗原性由强到弱的顺序为 $O > A_2 > B > A_2B > A_1 > A_1B$,$A_1$ 转移酶的活性高于 A_2 转移酶和 B 转移酶活性。

5. 量变与质变 红细胞血型糖类抗原的量变与质变涉及复杂的红细胞血型亚型的划分。现代免疫学由于检测手段的改进,基因检测、转染表达等检测技术的应用,对于血型亚型的本质有了更清楚、更全面的了解,搞清了基因变化的位点、氨基酸序列的变化以及相应糖基转移酶活性的强弱。但这些本质上的变化肉眼是看不出来的,肉眼可见的仅是它的外在表现形成——血清学试验结果。血型亚型无论是抗原的量变还是质变,它的外在形成都一样,仅表现为凝集的强弱。血型亚型存在着抗原数量上的变化,具体见表 2-1。

表 2-1 A 亚型上 A 抗原数量的变化

A 亚型	A 抗原数量
A_1	81 万~117 万个
A_2	24 万~29 万个
A_3	3.5 万个
Ax	4800 个
Am	700 个
A_1B	46 万~85 万个
A_2B	12 万个

血型亚型之间不仅存在量的变化,而且还存在质的变化。如 A_1 与 A_2 是两种不同性质的抗原。即使是由经典免疫学试验结果而划分的同一种亚型,也可能是由于碱基置换导致糖基转移酶的相应变化而引起的,说明表象相同的同一亚型也可能存在着质的不同。

三、血型抗体

(一)血型抗体基本特性

红细胞血型抗体(antibody,Ab)是机体受到血型抗原刺激后,B 细胞被活化、增殖并分化为浆细胞,其产生能与相应抗原特异性结合,并引起免疫反应的免疫球蛋白(immunoglobulin,Ig),广泛存在于血液及体液中。

血型抗体是免疫球蛋白的一部分,血清蛋白电泳时主要位于 γ 球蛋白区,少数可延伸到 β 及 $α_2$-球蛋白区。不耐热,60~70 ℃时可被破坏,并能被多种蛋白酶水解。

（二）抗体的分类

1. 根据是否与抗原发生可见反应分类

（1）完全抗体（complete antibody） 与抗原结合后，在电解质或其他因素参与下，能出现凝集、沉淀、补体结合等可见反应者称为完全抗体。完全抗体具有 2 个以上的结合位点，所以称为二价抗体。多数为 IgM 类抗体，在盐水介质中就能够直接凝集红细胞。

（2）不完全抗体（incomplete antibody） 与抗原结合后，不出现可见的凝集反应者称为不完全抗体。不完全抗体只有 1 个结合位点，所以称为单价抗体。其性质多数为 IgG 类抗体，在盐水介质中能使红细胞致敏，但不出现可见的凝集反应，需通过抗球蛋白或其他介质使红细胞凝集。这种抗体与相应抗原结合后不出现凝集现象，但能封闭抗原决定簇，使其不能再与完全抗体结合。

2. 根据有无抗原刺激分类

（1）天然抗体（natural antibody） 即无明确的抗原刺激而"天然"存在的抗体。没有输血、妊娠等免疫途径，血液中就存在的抗体，似乎天然产生。然而"天然抗体"也是机体对于某种抗原刺激产生免疫应答的产物。其产生机制可能与环境中广泛存在的多种微生物、花粉、粉尘等有关，这些物质与某些血型抗原相似，通过隐性刺激机体产生了红细胞血型抗体。天然抗体多为 IgM 类抗体，最佳反应温度低于室温，主要存在于 ABO、Hh、MN、P、Lewis 等血型系统。

（2）免疫抗体（immune antibody） 即已知抗原刺激机体所产生的抗体。一般是通过输血、妊娠、注射三种途径接触同种异体抗原后产生的。血细胞是最佳抗原，输血又是最佳免疫途径，所以输血是最强的免疫刺激。受血者接受了与自己血型抗原不一致的血液，就有可能产生相应的抗体。免疫抗体多数是 IgG 类抗体，最佳反应温度是 37 ℃，需要用非盐水介质方法检测。常存在于 Rh、MNS、Kell、Kidd、duffy 等血型系统。

3. 根据抗体产生有无规律性分类

（1）规则抗体 红细胞表面存在某种抗原，在血液中规律地出现不针对该抗原的抗体，称为规则抗体（regular antibody）。在全部血型系统中，只有 ABO 血型抗体的产生是有规律的，符合 Landsteiner 规则，但要除外亚型或疾病等因素导致的特殊情况。例如，A 型血清中有抗-B，B 型血清中有抗-A。O 型人血清中有抗-A 和抗-B，AB 型人血清中没有抗-A 和抗-B，因此 ABO 血型鉴定要做正反定型。

（2）不规则抗体 除外 ABO 血型系统，其他血型系统的抗体产生均不符合 Landsteiner 规则，即抗体的产生没有规律性，称为不规则抗体。ABO 系统的亚型，变异型抗-A1 等抗体也称不规则抗体。无输血史和妊娠史的血液中很少有不规则抗体。不规则抗体亦称为意外抗体（unexpected antibody），输血前要常规检测不规则抗体。

4. 单克隆抗体与多克隆抗体

（1）单克隆抗体（monoclonal antibody，McAb） 由一个 B 细胞分化增殖的子代细胞（浆细胞）产生的针对单一抗原决定簇的抗体。单克隆抗体的特点是高特异性、可重复性、效价高。可广泛应用于血清学诊断、免疫治疗以及免疫学研究等领域中。

（2）多克隆抗体（polyclonal antibody，PcAb） 采用传统的免疫方法，将抗原物质经过不同的途径注入动物体内，经数次免疫后采血所获得的抗血清即为多克隆抗体。

5. 外源性凝集素 某些植物含有抗体样物质，能凝集人的红细胞，称为植物血凝素

(phytohem-agglutinin,PHA)。许多动物体内也有这类凝集人红细胞的物质,统称为外源性凝集素(lectin)。外源性凝集素是蛋白质,比人血清中的抗体分子要小,与抗原出现反应的时间较短,保存期间的变化不大。

在免疫血液学上有意义的是血型特异性的凝集素,例如,双花扁豆(dolichus biflorus)含有抗 A_1 特异性凝集素和抗 N 凝集素;禾豆种子含有抗 M 凝集素;葡萄蜗牛(helix pomata)的蛋白腺体里含有抗 A 特异性凝集素;加纳豆科籽(Griffonia simplicifolia)提取物含有抗 B 凝集素;欧洲荆豆(ulexeuropeaus)含抗 H 特异性凝集素。

第三节 红细胞血型系统

一、红细胞血型抗原

(一)红细胞血型抗原的命名

红细胞血型是进入 20 世纪后被陆续发现的,其血型抗原的命名没有统一规定。最初由于抗原数量少,仅用单一字母命名,例如 ABO 血型抗原。MN 血型抗原是通过免疫学方法发现的血型。有的血型抗原是用发现第 1 例抗体的患者的姓氏命名的,例如 Lewis、Duffy、Kidd 等血型;有的是为了纪念血型专家而命名,例如 LW 抗原代表 Landsteiner 和 Wiener。随着被发现的血型系统越来越多,涉及的抗原也越来越多,仅用字母无规律的命名在一定程度上出现了混乱。1980 年国际输血协会(ISBT)成立了"红细胞表面抗原命名工作组",后更名为"血型命名委员会"。经过整理长期以来无规则命名的血型系统和抗原后,1996 年该委员会确立了新的命名方法,建立了一套既便于认读又便于计算机识别的血型命名系统:全数字命名法和字母/数字命名法。数字命名法使用 6 位数字,前 3 位数字表示血型系统,后 3 位数字表示血型抗原特异性。例如 001001 表示 ABO 血型系统 A 抗原,001002 表示 ABO 血型系统 B 抗原,该方法适合于计算机,一般较少使用。字母/数字命名法是用 2~5 个大写字母表示血型系统,血型抗原用字母加数字表示。表型的记录方式用系统符号、冒号,再加上系统内抗原数字编号,各数字间用","隔开,不存在的抗原前加"-"。例如,Rh 血型系统用 RH 表示,其抗原 D、C、E、c 和 e 分别用 001、002、003、004 和 005 表示,其表型记录为 RH:1、2、3、4 和 5。红细胞血型基因和基因型的大写字母和符号均用斜体字表示,基因是用系统符号、星号、等位基因所编码的抗原数字来表示,无效等位基因或无效基因用 0 表示。例如 KEL * 1/2/3/0。

(二)红细胞血型抗原的分类

通过对红细胞血型抗原的整理,根据红细胞血型抗原的生化特性、遗传学特性、血清学表现等特点,2012 年 10 月 ISBT 将目前已发现并经证实的红细胞血型抗原分别归为 33 个血型系统(共 266 个以上抗原)、7 个血型集合(共 19 个抗原)及 2 个血型系列(低频率抗原 700 系列有 18 个抗原,高频率抗原 901 系列有 6 个抗原)。ISBT 对红细胞血型具体分类见表 2-2。

表 2-2　红细胞血型系统（ISBT，2012.10）

序号	系统名称	系统符号	基因名称	染色体	抗原数	CD	抗原决定簇
001	ABO	ABO	*ABO*	9q34.2	4		寡聚糖
002	MNS	MNS	*CYPA/B/E*	4q31.21	43	CD235	血型糖蛋白 A 和 B
003	P1PK	P1PK	*A4GALT*	22q13.2	1		糖脂
004	Rh	RH	*RHD,RHCE*	1p36.11	45	CD240	蛋白质
005	Lutheran	LU	*LU*	19q13.32	18	CD239	蛋白质（Ig 超家族）
006	Kell	KEL	*KEL*	7q34	23	CD238	糖蛋白
007	Lewis	LE	*FUT3*	19p13.3	6		糖类（岩藻糖片段）
008	Duffy	FY	*DARC*	1q23.2	6	CD234	蛋白质， 趋化因子受体
009	Kidd	JK	*SLC14A1* 或 *JK*	18q12.3	3		蛋白质， 尿素通道蛋白
010	Diego	DI	*SLC4A1* 或 *AE1*	17q21.31	18	CD233	糖蛋白， 带 3 蛋白
011	Yt	YT	*ACHE*	7q22.1	2		蛋白质， 乙酰胆碱酯酶
012	Xg	XG	*XG,MIC2*	Xp22.33	1	CD99	糖蛋白
013	Scianna	SC	*ERMAP*	1p34.2	3		糖蛋白
014	Dombrock	DO	*ART4*	12p12.3	5	CD297	糖蛋白 （GPI 固定膜上）
015	Colton	CO	*AQP1*	7p14.3	3		水通道蛋白
016	Landsteiner- Wiener	LW	*ICAM4*	19p13.2	3	CD242	蛋白质 （Ig 超家族）
017	Chido/Rodgers	CH/RG	*C4A，C4B*	6p21.3	9		C4A/C4B （补体片段）
018	H	H	*FUT1*	19q13.33	1	CD173	糖类（岩藻糖基）
019	Kx	XK	*XK*	Xp21.1	1		糖蛋白
020	Gerbich	GE	*GYPC*	2q14.3	7	CD236	GPC/D （血型糖蛋白 C 和 D）
021	Cromer	CROM	*CD55*	1q32.2	10	CD55	糖蛋白（DAF）
022	Knops	KN	*CR1*	1q32.2	5	CD35	糖蛋白， 免疫复合物受体
023	Indian	IN	*CD44*	11p13	2	CD44	糖蛋白
024	Ok	OK	*BSG*	19p13.3	1	CD147	糖蛋白

续表

序号	系统名称	系统符号	基因名称	染色体	抗原数	CD	抗原决定簇
025	Raph	RAPH	CD151	11p15.5	1	CD151	跨膜糖蛋白
026	John Milton Hagen	JMH	SEMA7A	15q24.1	1	CD108	蛋白质 (GPI 固定膜上)
027	I	I	GCNT2	6p24.2	1		不分支(I)/ 分支(i)多糖
028	Globoside	GLOB	B3GALT3	3q26.1	1		糖脂
029	Gill	GIL	AQP3	9p13.3	1		水通道蛋白 3
030	Rh-associated glycoprotein	RHAG	RHAG	6p21-qter		CD241	
031	FORS	FORS	GBGT1	9q34.13			
032	JR	JR	ABCG2	4q22			
033	LAN	LAN	ABCB6	2q36			

1. 血型系统(blood group systems) 血型系统是指由单一基因位点或多个紧密连锁基因位点上的等位基因编码的一组抗原。每个血型系统代表一组在遗传学上、化学上有关系的,血清学上可区分的抗原,由等位基因或连锁基因所控制。不同的血型系统在遗传上是相互独立的。例如,Rh 血型系统抗原的分布频率在 A、B、O 和 AB 型间是相同的,说明这两种血型抗原独立遗传,分别属于两个血型系统。ABO 血型与 MNSs 血型在遗传上也是独立的,是不同的血型系统,而 MN 血型与 Ss 血型在遗传上是有关联的,所以是一个血型系统。

2. 血型集合(blood group collections) 血型集合是指在血清学、生物学或遗传学方面有相关性,但又提供不出可以独立遗传的证据,尚未达到血型系统命名标准,与血型系统无关的血型抗原(表 2-3)。

表 2-3 红细胞血型集合(ISBT,2012.10)

系 列			抗 原		
序号	名称	符号	序号	符号	频率/(%)
205	Cost	COST	205001	Cs^a	95
			205002	Cs^b	34
207	Ii	I	207002	i	*
208	Er	ER	208001	Er^a	>99
			208002	Er^b	<1
			208003	Er3	>99
209		GLOB	209002	...	
			209003	LKE	98
			209004	PX2	

续表

系　　列			抗　　原		
210			210001	Le^c	1
			210002	Le^d	6
212	Vel	VEL	212001	Vel	＞99
			212002	ABTI	＞99
213		MN	213001	Hu	
		CHO	213002	M$_1$	
			213003	Tm	
			213004	Can	
			213005	Sext	
			213006	Sj	

注：＊能以标准的血清检测为低频率。

3. 血型系列(blood group series)　血型系列是目前尚不能归为血型系统和血型集合的血型抗原。在人群中出现的频率小于 1‰ 即为低频率抗原(table of low incidence antigens)700 系列(表 2-4)，而大于 90％ 即为高频率抗原(table of high incidence antigens)901 系列(表 2-5)。

表 2-4　低频抗原组(ISBT,2011.9)

序　号	名　称	符　号	序　号	名　称	符　号
700002	Batty	By	700039	Milne	
700003	Christiansen	Chr^a	700040	Rasmussen	RASM
700005	Biles	Bi	700044		JFV
700006	Box	Bx^a	700045	Katagiri	Kg
700017	Torkildsen	To^a	700047	Jones	JONES
700018	Peters	Pt^a	700049		HJK
700019	Reid	Re^a	700050		HOFM
700021	Jensen	Je^a	700052		SARA
700028	Livesay	Li^a	700054		REIT

表 2-5　高频抗原组(ISBT,2012.10)

序　号	名　称	符　号
901003	August	At^a
901008		Emm
901009	Anton	AnWj
901012	Sid	Sd^a
901014		PEL
901016		MAM

（三）红细胞血型抗原的生化结构

1. 组织与器官血型抗原 血型抗原是红细胞上的化学构型。按照生化性质，人红细胞抗原决定簇可分为糖分子和多肽两类。决定簇为糖类的抗原，例如 ABO、Hh、Lewis、P、Ii 等，其决定基因并不直接编码抗原，而是编码糖基转移酶，由酶将糖分子转移到蛋白质或脂质上从而产生抗原特异性。此类抗原不仅存在于红细胞表面，也存在于大部分上皮细胞、初级感觉神经元以及各种体液及分泌液中，例如，血浆、唾液、胃肠液、尿液、乳汁、泪液等，因此也称为组织血型抗原。决定簇为多肽的抗原，例如 Rh、MNS、Kell、Kidd 等，由基因直接控制而形成，此类抗原化学组成为蛋白质、糖蛋白、脂蛋白，只分布于红细胞膜或其他血细胞膜上，因此也称为器官血型抗原。组织血型抗原与器官血型抗原生化性质的区别见表 2-6。

表 2-6 红细胞血型抗原分类

	组织血型抗原	器官血型抗原
化学组成	糖蛋白、糖脂	蛋白质、糖蛋白、脂蛋白
决定簇	糖分子（糖抗原）	多肽（蛋白抗原）
血型抗原	ABO、Hh、Lewis、P、I	Rh、MNSs、Kell、Kidd
人体分布	各种组织细胞（除神经细胞）及体液、分泌液	人体红细胞及其他血细胞膜
成熟	出生后	出生时
抗体	天然为主，少数免疫抗体	免疫抗体
与疾病有关	多见	很少
肿瘤标志	存在	未见
自然界	细菌、真菌、动植物细胞	少数高级哺乳动物细胞

2. 单次和多次穿膜蛋白分子 携带血型抗原的蛋白即血型糖蛋白（glycophorin，GP）分别以单次穿膜、多次穿膜或连接于糖基磷脂酰基醇（glyco-phosphatidylinositol，GPI）方式嵌入红细胞膜上，不同血型抗原的氨基酸数量、N 端所在位置及生物学功能相差很大（表 2-7、表 2-8）。

表 2-7 单次穿膜蛋白分子上的血型抗原

系统符号	系统名称	基因产物	氨基酸数	N 端	功能
MNS	MNS	GPA	131	膜外	唾液酸载体
		GPB	72	膜外	补体调节
GE	Gerbich	GPC	128	膜外	唾液酸载体
		GPD	107	膜外	与细胞骨架 4.1 带反应
KEL	Kell	Kell 糖蛋白	732	胞质	内肽酶
LU	Lutheran	LU 糖蛋白	597	膜外	黏附分子
XG	Xg	Xg 糖蛋白	180	膜外	可能为黏附分子
LW	Landsteiner	LW 糖蛋白	241	膜外	整联蛋白配体
N	Indian	CD44	341	膜外	可能为黏附分子

系统符号	系统名称	基因产物	氨基酸数	N端	功　能
KN	Knops	CD35(CR1)	1998	膜外	补体调节
OK	Oka	CD147	248	膜外	可能为细胞-细胞黏附
Scianna	ERMAP		475	膜外	可能为黏附分子

表 2-8　多次穿膜蛋白分子上的血型抗原

系统符号	系统名称	基因产物	氨基酸数	跨膜次数	功　能
RH	Rh	D 和 CE 多肽	416	12	阳离子转运
FY	Duffy	Fy 糖蛋白	338	7*	疟原虫和细胞因子受体
DI	Diego	AE1(band 3)	911	14	阴离子转运通道
CO	Colton	CHIP-1	269	6	水转运通道
JK	Kidd	尿素转运通道	391	10	尿素转运
XK	Kx	Kx 糖蛋白	444	10	可能是神经介质
DIL		AQP3	342	6	转运甘油/水/尿素

注：* N端在细胞膜外，C端在细胞质内。其他所有的多肽链 N 端和 C 端都在细胞质内。

（四）红细胞血型抗原的免疫原性

一种物质能对宿主引发免疫反应的程度，称为该物质的免疫原性。免疫原性强的红细胞抗原，容易刺激缺乏该抗原的个体产生相应抗体。不同血型抗原的相对免疫原性见表 2-9。

表 2-9　不同血型抗原的相对免疫原性

抗　　原	D	K	c	E	k	e	Fyᵃ	C	JKᵃ	S	JKᵇ	s
免疫原性/(%)*	50	5	2.05	1.69	1.5	0.56	0.23	0.11	0.07	0.04	0.03	0.03

注：* 指缺乏该抗原患者，输入 1 U 含该抗原红细胞后产生相应抗体的概率。

二、红细胞抗原抗体反应

红细胞抗原与相应抗体无论是在体内或是在体外，均可发生反应，称为抗原抗体反应。体外反应根据抗原性状、抗体类型及参与反应的介质不同，可表现为凝集反应、溶血反应、沉淀反应等不同类型。体外试验的抗原抗体反应中，抗体多以血清的形式存在，又称为血清学试验。由于红细胞抗原抗体结合具有高度特异性，因此临床上采用已知的抗原或抗体，检测未知的抗体或抗原，用于血型鉴定、抗体筛查与鉴定、交叉配血等输血前各项检查。

（一）抗原抗体反应的主要类型

1. 凝集反应(agglutination reaction)　凝集反应是指颗粒性抗原如红细胞抗原与相应红细胞抗体在一定条件下反应后形成肉眼和显微镜下可见的凝集块。完全抗体可以使带有相应抗原的红细胞在盐水介质中直接发生凝集反应，而不完全抗体在盐水介质中只能使有相应抗原的红细胞致敏，但不形成肉眼可见的凝集，必须在辅助条件下才能形成可见的凝集。

2. 溶血反应（hemolysis reaction） 溶血反应是指某些血型抗体与红细胞结合后，在补体存在的情况下，能够破坏红细胞，使血红蛋白释放到液体介质中，呈现红色。在红细胞抗原抗体反应中，溶血也是阳性结果。因此用试管法进行血清学试验时，首先观察液体上清的颜色是非常重要的，切不可遗漏溶血现象而误判为阴性结果。

3. 沉淀反应（precipitation reaction） 沉淀反应是指可溶性抗原（如多糖、蛋白和类脂等）与相应的抗体反应后形成的不溶于液体的肉眼可见的沉淀物。沉淀反应要求抗原抗体比例要适当，如果抗体或抗原量过多，就不会形成肉眼可见的沉淀物，抗体量过多引起前带现象，抗原量过多引起后带现象。

（二）抗原抗体反应的特点

1. 特异性 这是抗原抗体反应最主要的特点。一种抗原只能与相应的抗体结合，而不能与其他无关抗体发生反应。抗原抗体结合要求在空间构型、化学成分上相匹配，即抗原决定簇与抗体分子的超变区两者相互适应，通过化学键结合在一起。

2. 比例性 比例性是指抗原抗体反应表现出可见的结果，需要适当的浓度和比例。抗原一般是多价的，IgG 类抗体是二价的，IgM 类抗体是 $5\sim10$ 价的。如果二者比例适当，抗原抗体结合最充分，能够相互交叉聚集形成网格状复合体，反应明显，结果出现快，称为等价带。

3. 可逆性 抗原抗体结合要通过化学键，由氢键、静电引力、疏水键及范德华力构成，这些结合力仅约为共价键结合力的 1/10。因此这种非共价键的结合是可逆性的表面结合，具有相对稳定性，但并不牢固，在某种条件下可达到动态平衡。抗原抗体复合物在一定条件下可以解离，解离后生物活性不变，称为抗原抗体反应的可逆性。

4. 阶段性 抗原抗体反应分为两个阶段。第一阶段是致敏阶段，抗体与红细胞表面抗原决定簇特异性结合，通过非共价键连接成为抗原抗体复合物，此时不出现可见的反应现象，但此阶段可以激活补体。第二阶段是凝集阶段，即致敏的红细胞互相连接形成非特异性聚集，出现可见的凝集物或沉淀物。

（三）影响抗原抗体反应的因素

1. 温度 温度对抗原抗体结合影响较大。温度过高会使抗原抗体变性，过低则降低生物活性。所以抗原抗体反应需要最适温度。通常 IgM 类抗体在低温（4~27 ℃）时反应较强，此类抗体也称为冷抗体。IgG 类抗体在 37 ℃时活性较好，也称为温抗体。

2. 离子强度 红细胞膜上的唾液酸，使其带有大量负电荷，在生理盐水和血浆中又被带有正电荷的阳离子云所覆盖，造成了红细胞相互排斥，使红细胞之间的距离至少 25 nm，避免发生自发聚集。

3. pH 值 pH 值太高或太低，有可能使抗原和抗体变性，目前认为大部分血型抗体最佳 pH 值接近生理 pH 值范围。抗 D 最佳 pH 值是 7.0 左右，抗 M 及抗 I 最佳 pH 值是 5.5。

4. 孵育时间 抗原抗体反应达到平衡需要一定时间，所需时间视免疫球蛋白类型及反应条件而定。例如使用低离子溶液可减少孵育时间。一般在盐水介质中，37 ℃孵育 30 min 可以检出多数具有临床意义的抗体。对于活性较弱的抗体，可以适当延长孵育时间。

5. 介质 应用蛋白酶介质如木瓜蛋白酶、菠萝蛋白酶、胰蛋白酶、无花果蛋白酶破坏红细胞膜上唾液酸,使细胞表面电荷减少,再用抗球蛋白抗体将附在红细胞上的补体或不完全抗体连接起来而出现凝集现象;低离子溶液介质减少了红细胞周围的阳离子云,从而促进了带正电荷的抗体与带负电荷的红细胞发生反应。

6. 抗体亲和力 即一个抗体结合部位与一个抗原决定簇相互作用的强度。在评价血型抗体时,用出现凝集所需的时间和在一定时间内抗原抗体复合物凝集块的大小间接表示抗原抗体间的结合强度。

(四)红细胞血型抗体检测的临床意义

红细胞血型抗体种类很多,但不一定都具有临床意义。只有导致红细胞寿命缩短、溶血性输血反应及新生儿溶血病的抗体,才具有临床意义。通常在 37 ℃温度下,抗体与红细胞不发生反应者,一般无临床意义。例如,MNS、P 系统抗体多数情况下无临床意义,少数情况可能会导致输血反应或新生儿溶血病,那么该抗体就有临床意义,不能一概而论。抗体如果有临床意义,输血时应选择交叉配血试验(抗球蛋白方法)阴性,相对应抗原阴性的血液。抗体如果没有临床意义,输血时选择交叉配血试验阴性的血液即可。常见红细胞抗体的特性见表 2-10。

表 2-10　常见红细胞抗体的特性

血型系统	抗体	盐水介质			ITA	酶试验(菠萝蛋白酶/木瓜蛋白酶)	补体结合	HTR	HDN
		4 ℃	22 ℃	37 ℃					
ABO	抗 A	多数	多数	多数	多数	多数、增强	是	是	是
	抗 B	多数	多数	多数	多数	多数、增强	是	是	是
	抗 AB	多数	多数	多数	多数	多数、增强	是	是	是
	抗 A1	多数	多数	罕见	罕见	多数、增强	是	稀少	否
	抗 H	多数	多数	罕见	罕见	多数、增强	是	稀少	否
	抗 H(孟买)	多数	多数	罕见	罕见	多数、增强	是	是	是
MNS	抗 M	多数	多数		稀少	罕见、减弱	否	否	稀少
	抗 N	多数	多数		稀少	罕见、减弱	否	稀少	稀少
	抗 S		多数		多数	罕见、减弱	稀少	是	是
	抗 s				多数	少数、减弱	稀少	是	是
	抗 U				多数	多数	否	是	是
P	抗 P1	多数	多数		罕见	多数、增强	是	稀少	否
Rh	抗 D		少数	少数	多数	多数、增强	否	是	是
	抗 C		少数	少数	多数	多数、增强	否	是	是
	抗 C^W		少数	少数	多数	多数、增强	否	是	是
	抗 c		少数	少数	多数	多数、增强	否	是	是
	抗 E		少数	少数	多数	多数、增强	否	是	是
	抗 e		少数	少数	多数	多数、增强	否	是	是

续表

血型系统	抗体	盐水介质			ITA	酶试验（菠萝蛋白酶/木瓜蛋白酶）	补体结合	HTR	HDN
		4 ℃	22 ℃	37 ℃					
Lutheran	抗Lu^a		多数		多数	少数	稀少	否	稀少
	抗Lu^b		少数		多数	少数	稀少	是	稀少
Kell	抗Js^a				多数	少数	否	是	是
	抗Js^b				多数	少数	否	是	是
	抗K		少数		多数	多数	稀少	是	是
	抗k				多数	多数	否	是	是
	抗Kp^a				多数	少数	否	是	是
	抗Kp^a				多数	多数	否	是	是
Lewis	抗Le^a	多数	多数	多数	少数	多数、增强	是	是	否
	抗Le^b	多数	多数	多数	少数	多数、增强	是	稀少	否
Duffy	抗Fy^a				多数	罕见、减弱	稀少	是	是
	抗Fy^b				多数	罕见、减弱	稀少	是	稀少
Kidd	抗Jk^a				多数	多数、增强	是	是	是
	抗Jk^b				多数	多数、增强	是	是	是
Diego	抗Di^a				多数	多数	否	是	是
	抗Di^b				多数	多数	否	是	否

注：ITA为间接抗球蛋白试验；HTR为溶血性输血反应；HDN为新生儿溶血病。

三、ABO 血型系统

（一）ABO 血型系统的生化性质

ABO抗原的化学结构是糖蛋白，其血清学特异性取决于糖链末端3个糖的结构（图2-1）。A型个体带有N-乙酰半乳糖基转移酶，能够将N-乙酰半乳糖加在H物质的岩藻糖末端上，产生A抗原特异性。B型个体带有半乳糖基转移酶，能将半乳糖加在H物质的岩藻糖末端产生B抗原特异性。AB型个体带有A和B两种糖基转移酶，因此红细胞上同时有A抗原和B抗原。O型个体不具有A酶和B酶，所以不能生成A抗原或B抗原，细胞上只有H抗原。

（二）ABO 血型抗原的发育

在5周的胎儿中，其内皮细胞表面已能测到ABH抗原，但一般在儿童18个月后其红细胞才能充分表现抗原性。人体中ABO抗原广泛存在于细胞膜和体液、分泌液里。A和B抗原在某些组织早期发育中会消失，但有时重新出现在恶性肿瘤组织上，因此这些抗原可以作为某些癌症的预兆检测因子，例如，在正常成人结肠组织中，A和B抗原是缺乏的，但是在结肠癌组织中A和B抗原重新表达。Koscielak认为是因为ABH抗原决定簇覆盖

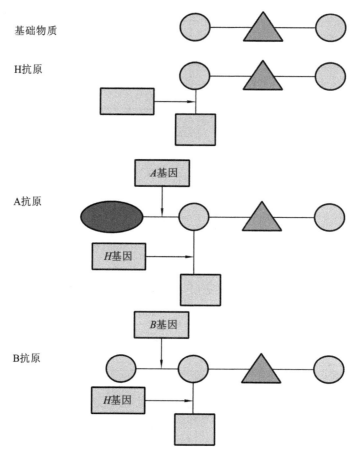

图 2-1 ABO 血型抗原糖基结构及 ABH 基因作用位点

注：◯ 半乳糖； ⬬ N-乙酰葡萄糖胺； ▢ N-乙酰半乳糖胺； △ L-岩藻糖。

在与外源凝集素有关的寡糖链末梢结构上。

（三）ABO 血型基因

1. ABO 血型基因结构　人类 *ABO* 基因位于染色体 9q34.1～34.2，其基因产物是糖基转移酶，通过糖基转移酶控制 ABO 血型抗原的生物合成。A 和 B 等位基因编码 353 个氨基酸的蛋白质，由一个短 N 端、一个疏水跨膜区、一个长 C 端催化区构成的 Ⅱ 型转膜糖基转移酶。大约有 200 种糖基转移酶涉及 ABO 血型抗原及它们变异型的构成。

ABO 基因包含长度为 28～688 bp 的 7 个外显子和长度约为 19514 bp 的 6 个内含子，它总长为 18～20 Kb。多数编码序列（1062 bp 中 823 bp）位于第 6 和第 7 外显子上，它们编码了糖基转移酶的催化区域（图 2-2）。

2. H 基因及 AB 基因作用　ABO 血型在红细胞表面只有两个抗原，一个是 A 抗原，另一个是 B 抗原。A 和 B 抗原的前体物质是 H 物质（也称为 H 抗原），H 物质的形成是受 *H* 基因控制（图 2-1）。*H* 基因（基因型 *HH* 和 *Hh*）位于人类 19 号染色体上，编码产生 L-岩藻糖基转移酶，在该转移酶作用下，一个 L-岩藻糖分子被连接在糖蛋白前体物质链末端的半乳糖上，形成 H 物质。*H* 基因频率高于 99.99%。

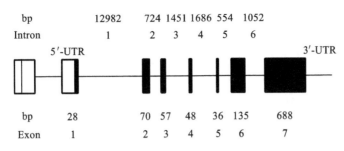

图 2-2 ABO 血型基因的结构图

还有一种特殊 O 型称为孟买型,其基因型是隐性纯合子 hh,该个体没有 L-岩藻糖基转移酶,不能产生 H 物质,红细胞不能被植物血凝素凝集。孟买型个体可以有 A 基因或 B 基因,有相应的糖基转移酶,但因为没有 H 物质,所以不能形成 A 抗原或 B 抗原。

3. ABO 血型基因的单核苷酸多态性 ABO 基因长 19~20 kb,有 7 个外显子,其中第 6、7 外显子占编码区的 90% 以上,编码酶全部的催化区,决定了糖基转移酶催化活性和性质。ABO 基因不直接编码 ABH 抗原,其基因产物是特异性糖基转移酶,并由这些转移酶分别将糖分子转移到红细胞膜的前体物质上,形成 ABH 抗原。

A 型抗原基因序列常见的是 A^1 基因,是 ABO 基因的共有序列,并作为其他的 ABO 等位基因的参照。A 血型 cDNA 具有 1062 个 bp,编码的糖基转移酶包含 351 个氨基酸(aa),且有 3 个功能区的蛋白质。A^1 和 B 型 cDNA 有 7 个核苷酸不同,导致糖基转移酶多肽链上第 176、235、266 和 268 位 4 个 aa 不同,其中第 235、266 和 268 位三个 aa 更能确定 A 型和 B 型特异性,即 A→B(Gly235Ser,Leu266Met,Gly268Ala)。

Yamamoto 等合成了 O 血型 cDNA,称为 O^1。O 和 A 型 cDNA 核苷酸序列基本一致,只是 O 型 cDNA 在 261 位有一个核苷酸 G 缺失,引起可读框移位,提前形成一个终止密码,肽链合成在 116 位 aa 终止,产生一条短肽链,它没有催化功能区,因而不能转移单糖分子至肽链上。在 268 位 aa 替换是出现 O 抗原活性的原因。除 O^1 基因外,还有 2 个常见的 O^{1v} 和 O^2。O^{1v} 最为普通,与 O^1 核苷酸链比较,其在 261 位上被删除一个碱基,不能产生具有活性的酶,但是至少有 9 个碱基与 O^1 和 A^1 不同。O^2 在 261 位无碱基删除,但与 A 比较有 2 个碱基不同(526C>G;802G>A),导致酶分子第 176 位精氨酸变为甘氨酸(Arg176Gly),第 268 位的甘氨酸变为精氨酸(Gly268Arg)。

ABO 亚型是由基因突变导致的,A^2 基因是在 cDNA 核苷酸序列 1059 位的核苷酸(C)被删除,此处正位于 A^1 等位基因核苷酸序列终止密码子之前的一个密码子内,导致终止密码子失效,因而继续合成 A-糖基转移酶,产生的转移酶分子在 C 末端多出了 21 个氨基酸的多肽,从而形成了 A_2 亚型。而更为罕见的顺式 AB,其基因编码产生的是同时具有 A 型和 B 型糖基转移酶特点的嵌合酶。O^1 和 O^{1v} 基因 G 被删除的第 261 位核苷酸位于第 6 外显子区;区别 A、B 和 O^2 基因的核苷酸变化位于第 7 外显子区。来自 O^1 和 O^{1v} 第 6 外显子区,并未发生 G261 删除的杂交基因是无活性的。来自 A 和 B 第 6 外显子区的杂交基因具有活性,由源自第 7 外显子区的基因确定其特异性。源自 A^1 或 O^1 第 7 外显子区的具有 A^1活性;源自 O^{1v} 第 7 外显子区的酶产生弱 A 活性抗原,例如,A_2 和 Ax 亚型。

4. ABO 等位基因及命名 到目前为止,已发现 200 多个 ABO 等位基因多态性的序列,这些序列均被收录在国际血型抗原突变数据库。多态性的等位基因构成了 ABO 血型分子生物学分型的基础。A 等位基因分为六大类等位基因：A1、A2、A3、Ax、Ael、Aw；B 等位基因可分为 5 类：B1、B3、Bx、Bel 和 Bww；O 等位基因，到目前为止，至少 70 个不同等位基因被描述；ABO 血型中最为特殊是 Cis-AB 和 B(A)这两种血型，现已知道两者在基因上可以用双重复合型 ABO 糖基转移酶等位基因来解释。

ABO 新等位基因的名称，是以相同的血清学特征及发现时间顺序命名，用 w 表示不符合有确定定义亚型标准的其他亚型。不同的 ABO 亚型可能有相同的分子生物学基础，不同的分子生物学基础可能造成相似的血清学反应格局。造成经典血清学与分子生物学分类不一致的原因可能有两个：一是不同实验室及操作者对血清学中弱凝集的判断有差异，二是由于大量高效价的单克隆血清代替多克隆血清在临床上广泛使用，故以往基于人源性多克隆血清制定的 ABO 亚型鉴定标准，其适用性值得探讨。

5. 中国人群 ABO 等位基因的特点

红细胞血型系统的基因直接或间接编码着红细胞表面的血型抗原。血型抗原有特定生物学功能。红细胞血型抗原和血型基因不仅仅有着遗传学多态性特点，同时它们能揭示种族或地区人群特性。在不同种族、同一种族的不同群体中，同一种表型所对应的血型基因分子遗传背景也不尽相同。国内对 ABO 血型基因的研究自 20 世纪 90 年代中期开始，有关的实验室使用多重 PCR、PCR-SSP、PCR-RFLP、序列测定、基因克隆和单倍体分型等技术对我国人群 ABO 血型基因遗传多态性进行了研究，发现了为数不少新的单核苷酸点突变，初步揭示出中国人群 ABO 等位基因有着自己的特点。

中国汉族人群 A 型以 A102 占优势，未发现 O03 等位基因，而 O02(O1v)基因较为常见。在白种欧洲人中，O01 与 O03 等位基因占据了 O 等位基因的绝大多数。中国汉族人群大多数的 A2 等位基因具有多样性，构成不仅限于 A201，而以 A205 等位基因为主。ABO 等位基因比例见表 2-11。

表 2-11 ABO 等位基因比例

等位基因	中国汉族人/(%)	黑人/(%)	高加索人/(%)
A1	23	12	22
A2	<1	6	7
B	18	12	6
O	58	70	65

（四）ABO 血型遗传

在人类红细胞血型中，ABO 血型是最早被发现和确定的，也是最重要和最常见的。ABO 血型系统被单一座位上的 A、B 和 O 三个复等位基因所控制，位于第 9 号染色体上。这三个复等位基因可以形成 AA、AO、BB、BO、AB 和 OO 六种基因型和 A、B、AB 和 O 四种表现型(血型)。

ABO 血型的遗传严格遵守孟德尔遗传规律，它是常染色体显性遗传。根据遗传学原理，每个子代均可从亲代得到一个单倍体，因此根据父母的血型可以推断子女的血型(表2-12)。

表 2-12　亲代与子代 ABO 血型遗传关系

亲代血型	亲代遗传因子	子代遗传因子	子代血型
A×A	AA×AA	AA	A
	AA×AO	AA、AO	A
	AO×AO	AA、AO、OO	A、O
A×B	AA×BB	AB	AB
	AA×BO	AO、AB	A、AB
	AO×BB	BO、AB	B、AB
	AO×BO	AO、BO、AB、OO	A、B、AB、O
A×O	AA×OO	AO	A
	AO×OO	AO、OO	A、O
A×AB	AA×AB	AA、AB	A、AB
	AO×AB	AA、AO、BO、AB	A、B、AB
B×B	BB×BB	BB	B
	BO×BB	BB、BO	B
	BO×BO	BB、BO、OO	B、O
B×O	BB×OO	BO	B
	BO×OO	BO、OO	B、O
B×AB	BB×AB	BB、AB	B、AB
	BO×AB	AO、BB、BO、AB	A、B、AB
O×O	OO×OO	OO	O
O×AB	OO×AB	AO、BO	A、B
AB×AB	AB×AB	AA、BB、AB	A、B、AB

（五）ABO 亚型

亚型是指属于同一血型抗原,但抗原结构和性能或抗原位点数有一定差异所引起的变化。ABO 亚型主要有 A 亚型和 B 亚型。A_1 和 A_2 亚型占全部 A 型的 99.9%。

1. A 亚型　A 亚型最主要的血清学特征是红细胞抗原数量减少,红细胞与试剂血清表现为弱凝集或者不凝集,与抗-H 反应较强,某些人血清中有抗-A_1。

（1）A_1 与 A_2 亚型　A_1 和 A_2 亚型是用血清学方法最早确认的、最重要的亚型。A_1 亚型在 A 型人群中最为常见。A_1 和 A_1B 亚型的 A 抗原表达量分别强于 A_2 和 A_2B 亚型。A_2 亚型约占 A 型 20%,亚洲人中 A_2 亚型少见。

A_1 细胞与标准血清抗-A 及抗-A_1 均发生凝集反应,而 A_2 细胞只与抗-A 发生凝集反应,与抗-A_1 不发生凝集反应。双花扁豆属种子的提取液,经过适当的稀释,可以凝集 A_1 和

A_1B 亚型红细胞,而不会凝集 A_2 和 A_2B 亚型红细胞,是一种很有效的抗-A_1 抗体试剂。对此种现象的血清学解释是 A_1 和 A_2 亚型红细胞表面都有 A 抗原,A_1 亚型红细胞还有 A_1 抗原,而 A_2 亚型红细胞表面则缺失 A_1 抗原。但是对于新生儿来说,区别 A_1 和 A_2 亚型并不太容易,有些婴儿的红细胞不与抗-A_1 抗体反应,成年后却很明显是 A_1 亚型。用抗-H 凝聚素检测婴儿红细胞可能有助于区别 A_1 和 A_2 亚型,A_2 亚型与抗-H 的反应要强于 A_1 亚型红细胞(表 2-13)。

表 2-13　A_1 和 A_2 亚型的鉴别

血　型	抗　原	抗-A(B 型人血清)		植物血凝素(双花扁豆)
		抗-A	抗-A_1	
A_1	A、A_1	+	+	+
A_2	A	+	−	−

(2) A_{int} 亚型　A_{int} 亚型红细胞 A 抗原强度在 A_1 和 A_2 亚型之间,同时有增强的 H 抗原,在 A_{int} 亚型人血清中可检出一种 A 型转移酶,它对 UDP-N-乙酰半乳糖胺的亲和力比 A_2 酶强,对 $2'$-岩藻糖(是一种可溶性的膜结合 H 物质的类似物)的亲和力比 A_1 酶弱。A_{int} 亚型在黑种人中比白种人中多。

(3) A_3 亚型　A_3 亚型红细胞最大的特点是细胞与血清的反应呈混合视野凝集(mixed field,mf),即 A_3 亚型红细胞与抗-A 和大多数抗-AB 孵育后,出现一些由数个红细胞形成的小凝块,其周围有较多的游离红细胞。大部分 A_3 亚型人的血清中没有抗-A_1,偶有 A_3 亚型人的血清中有抗-A_1;A_3 分泌型唾液中含有 A 血型物质。A_3 亚型红细胞表面有较强 H 抗原,但 A_3 亚型人血清中 H 转移酶水平明显低于 A_1 和 A_2 亚型。

(4) A_{end} 亚型　A_{end} 亚型红细胞与抗-A 和抗-A_1B 的凝集反应类似于 A_3 亚型,表现为混合视野凝集,但是 A_{end} 分泌型的唾液中仅有 H 物质,而没有 A 物质。

(5) A_x 亚型　A_x 亚型红细胞与多数抗-A 不出现凝集反应,与 O 型人的抗-A_1B 发生凝集反应,但不出现混合视野凝集。A_x 亚型血清中常含有抗-A_1,偶尔含有既凝集 A_1 亚型红细胞也凝集 A_2 亚型红细胞的抗体;血清中检测不出 A 糖基转移酶,偶尔检出极弱的 A 糖基转移酶;A_x 分泌型唾液中有正常的 H 物质和极少的 A 物质;A_x 亚型红细胞能吸收抗-A,放散能力比 A_1 亚型红细胞强。

(6) A_m 亚型　A_m 亚型红细胞与抗-A 和抗-A_1B 均不出现凝集反应或凝集极弱;能吸收抗-A,放散能力较强;A_m 分泌型唾液中含有正常的 H 和 A 物质;血清中一般不含有抗-A_1,可明确检测到 A 酶活性。

(7) A_y 亚型　A_y 亚型与 A_m 亚型类似,不同之处是:A_y 亚型红细胞吸收抗-A 后,其放散能力弱于 A_m 亚型;A_y 分泌型唾液中含有的 A 物质比 A_m 亚型少,而 H 物质略多;A_y 亚型血清中只含有微量 A 糖基转移酶,而 A_m 亚型血清中可明确检测到 A 酶活性。

(8) A_{el} 亚型　A_{el} 亚型红细胞通常情况下不被抗-A 及抗-AB 凝集,但经吸收放散试验可证实细胞结合了抗-A 及抗-B;A_{el} 分泌型唾液中只有 H 物质,没有 A 物质;血清中有抗-A_1,检测不到 A 糖基转移酶,而 H 糖基转移酶要弱于 A_1 和 A_2 亚型人血清中的酶。

各种 A 亚型血清学的特征见表 2-14。

表 2-14 各种 A 亚型血清学特征

血型	血清中抗-A_1	血型物质	血清中糖基转移酶	抗原数/细胞($\times 10^3$)
A_1	无	A、H	阳性 pH6.0	810~1170
A_2	4%	A、H	阳性 pH7.0	240~290
A_3	很少	A、H	弱阳性	35
A_x	几乎全有	H	非常弱	4
A_m	无	A、H	阳性 pH6/7	0.2~1.9
A_{end}	无	H	阴性	200(只有 10% 细胞产生凝集)
A_{el} *	经常	H	阴性	0.1~1.4
A_y *	无	A、H	弱阳性	1

注:* 只能用吸收放散试验检出。

2. B 亚型 B 亚型要少于 A 亚型,包括 B_3、B_x、B_m 和 B_{el} 等,其判断标准与 A 亚型类似。

(1)B_3 亚型 B_3 亚型红细胞的最大特征是混合视野凝集。绝大部分 B_3 亚型血清中无抗-B,唾液中有正常的 B 物质。B_3 亚型出现的频率很低,易误认为是 O 型。白血病时血型抗原减弱,出现与 B_3 亚型类似的反应。B_3 亚型在基因水平上也具有异质性;在 B_3 亚型血清中可以查出 B 转移酶,但在 B_3 亚型红细胞上未查出 B 转移酶。

(2)B_x 亚型 主要血清学特征是 B_x 型红细胞与抗-B 和抗-AB 发生弱凝集。血清中含很弱的抗-B。B_x 分泌型唾液中含有 B 物质,B_x 亚型红细胞可以作为指示细胞,经凝集抑制试验证实唾液中有 B 物质。B_x 亚型血清或红细胞膜中未检出 B 转移酶。

(3)B_m 亚型 主要血清学特征是 B_m 亚型红细胞与抗-B 及抗-A_1B 均不凝集或弱凝集,经吸收放散试验可检出 B 抗原。B_m 分泌型唾液中含有正常 B 和 H 物质,且 B_m 亚型人血清中不含有抗-B。B_m 亚型红细胞膜有很少的 B 转移酶,在血清中减少一半,唾液中有基本正常或减少的 B 转移酶活性。

(4)B_{el} 亚型 B_{el} 亚型红细胞不被抗-B 或抗-AB 凝集,但经吸收放散试验可证实 B_{el} 亚型红细胞与抗-B 和抗-AB 结合,从而证实 B_{el} 亚型红细胞有 B 抗原的存在。B_{el} 亚型人唾液中只含有 H 物质,不含有 B 物质。血清中可能含有抗-B(有时有弱的抗-B)。B_{el} 亚型血清中及红细胞膜上均查不到 B 转移酶,血清中的 H 转移酶要弱于 A_1 和 A_2 亚型人血清中的酶。

各种 B 亚型血清学特征见表 2-15。

表 2-15 各种 B 亚型血清学特征

血型	正定型试验			血清中抗-B	唾液血型物质	血清中糖基转移酶
	抗 B	抗 AB	抗 H			
B	4+	4+	2+	无	B、H	阳性
B_3	2+~mf	2+~mf	3+	无	B、H	弱阳性
B_x	wk/0	wk/1+	3+	弱抗-B	H	阴性
B_m *	0/wk	0	3+	无	B、H	弱阳性
B_{el} *	0	0	3+	有时有弱抗-B	H	阴性

注:* 只能用吸收放散试验检出。

3. 亚型鉴定 亚型通常情况下是在进行 ABO 血型鉴定时,发现正、反定型不符,或凝集强度较弱,在做进一步试验时发现的。

除常规试验外,正定型试验增加抗-H、抗-A_1、抗-AB 血清;反定型试验增加 O 型红细胞、A_1亚型红细胞(如有 A_2亚型红细胞更好)。还应进行吸收放散试验、唾液中血型物质检测等。

亚型鉴定的意义在于为受血者选择合适的血液。如果患者血液中没有抗-A_1等不规则抗体,通常不必进行亚型鉴定。

(六)特殊 ABO 血型

1. B(A)和 A(B)表型 B(A)表型是常染色体显性遗传,其特点为:B 型红细胞上有弱 A 抗原,与抗-B 出现强凝集,与抗-A 出现弱凝集(<++)。血清中有抗-A_1,能凝集 A_1 和 A_2亚型红细胞。血清中有高活性的 B 糖基转移酶,这种酶具有多态性即 Pro234Ala、Ser235Gly,能转移半乳糖产生 B 抗原,能转移 N-乙酰基半乳糖胺产生微量的 A 抗原。A(B)表型与 B(A)相似,产生的原因是 H 酶增多导致 H 抗原增多,使 A 酶能够合成弱 B 抗原。

2. 获得性 B 抗原 获得性 B 抗原指 A 型个体检测出 B 型抗原活性的现象。获得性 B 红细胞最主要的血清学特征:在正常 pH 血浆介质中,获得性 B 红细胞与抗-B 血清发生凝集;在 pH≤6.0 时凝集消散。常具有以下特点:①这种个体血清中有抗-B,不与获得性 B 红细胞反应;②获得性 B 抗原的抗原性很弱,能够发生多凝集,通常与 AB 型人血清出现很弱反应;③分泌型获得性 B 人唾液中有正常量的 A 与 H 物质,而不含 B 物质;④常发生于癌症或感染性疾病患者,特别是多见于结肠癌、直肠癌患者;⑤获得性 B 抗原是一过性的,程度随病情变化而变化。获得性 B 抗原反应格局见表 2-16。

表 2-16 获得性 B 抗原反应格局

正定型				反定型			
抗-A	抗-B	抗-AB	酸化抗-B(pH6.0)	A_1	B	O	自身对照
4+	1+	4+	—	—	4+	—	—

3. 顺式 AB 型(Cis-AB) 顺式 AB 型是指 A 与 B 基因同在一条染色体上以基因复合物的方式遗传的一种稀有 ABO 血型,其基因型是 AB/O,以家族成员的特殊方式遗传。Cis-AB 型人在不同血源的家庭间存在着基因、酶及抗原水平的异质性;在同一血源的家庭中存在着同质性。产生的原因是:A、B 基因发生不等互换或 ABO 基因发生单碱基错义突变产生一种嵌合酶,该酶既能合成 A 抗原,也能合成 B 抗原。

Cis-AB 型的血清学特点包括:①Cis-AB 型的红细胞与抗-A 及抗-B 血清反应很弱,与抗-H 试剂的反应较强;②Cis-AB 型的 A 抗原比 A_2B 型的 A_2抗原强,比 A_1B 型的 A_1抗原弱;③Cis-AB 型的 B 抗原弱,像 B_3亚型;④Cis-AB 型血清中有弱抗-B,能与所有普通 B 型人红细胞反应,但不与 Cis-AB 人红细胞反应;⑤分泌型个体唾液中有正常 A 物质、少量 B 物质及非常多的 H 物质。

4. 反式 AB 型(Trans-AB) 反式 AB 型是指 A 与 B 基因在两条染色体上的正常 AB 型。

Cis-AB 型与 Trans-AB 型用血清学方法难以区分,必须从家庭调查中去发现,或用分子生物学方法检查。目前发现的 Cis-AB 型主要有：A_1B、A_1B_2、A_1B_3、A_2B、A_2B_3、A_2B_x 及 A_xB。

（七）ABO 血型系统抗体

ABO 抗体几乎存在于所有缺乏相应抗原的血清中。新生儿自出生后开始产生抗体，3～6 个月时可能被检出，5～10 岁时达到高峰，成年人抗体水平有一逐渐减少的过程，65 岁以上者水平较低，80 岁老年人抗体水平与 6 个月的婴儿近似。

A 型或 B 型者血液中的 ABO 抗体是以 IgM 类抗体为主，也有少量的 IgG 和 IgA 类抗体。机体内各种分泌液和体液中的 ABO 抗体，多数是 IgA 类抗体。O 型人的抗-AB 以 IgG 类抗体为主。

妊娠或者输注了 ABO 不相容的血液，可刺激机体 ABO(IgG 类)抗体亲和性及效价增高，37 ℃的溶血活性增强，并且很难用 A 和 B 血型物质中和。

O 型人的抗-AB 不是抗-A 和抗-B 的混合物，将 B 细胞与 O 型血清孵育后，做放散试验，其放散液不仅与 B 细胞反应，同样也与 A 细胞反应。如果将抗-A 与抗-B 混合，则无此种现象发生，提示抗-AB 识别的是 A 抗原和 B 抗原上共同的表位。所以在 ABO 亚型鉴定中常使用 O 型血清。

A 亚型人血清中可有抗-A_1，A_2B 亚型人血清中产生抗-A_1 抗体的概率要高于 A_2 亚型个体。抗-A_1 可干扰血型鉴定或者交叉配血试验，导致正反定型不符或配血不合。抗-A_1 多数是 IgM 类抗体，最佳反应温度是室温或低于室温，多数情况没有临床意义。如果抗-A_1 在 37 ℃与 A_1 或 A_1B 细胞出现阳性结果，表明该抗体有临床意义，此时输血应选择 O 型红细胞，或者 A_2(或 A_2B)型红细胞。

四、Rh 血型系统

（一）Rh 血型遗传

Rh 血型的基因位于第 1 号染色体上。多数人认同英国统计学家和遗传学家 RA·Fisher 和 RR·Race 的学说，即 Rh 血型为三个紧密连锁的座位所控制，三个座位构成一个基因复合体，每个座位上有一对等位基因，分别为 C 和 c、D 和 d、E 和 e，总共可以构成 8 种 Rh 基因复合体(CDE、CDe、CdE、Cde、cDe、cDE、cdE 和 cde)。这 8 种基因复合体构成 36 种基因型和 18 种表现型。已经用 5 种抗血清检出 5 种相应抗原，但是尚未发现抗 d 血清，因此，推断"d"基因是一个无效基因。最新的关于 Rh 血型系统的学说认为，决定 Rh 抗原的基因只有两组，即 RHD 和 $RHCE$。RHD 基因没有相应的"d"等位基因。Rh 抗原的基因位于染色体 1p34-36.9 上，RHD 和 $RHCE$ 基因全长分别为 57295 bp 和 57831 bp，各由 10 个外显子，编码 RhD 和 RhCE 抗原，具有 97% 同源性。传统上以是否有 D 抗原将 Rh 血型分为两种，即 Rh 阳性和 Rh 阴性。Rh 阳性个体在中国人中占 99.7% 左右，而在白种人中只占 85%；Rh 阴性个体在中国人中只占 0.3% 左右，而白种人中要占 15% 左右。因此白种人由于胚胎和母体 Rh 血型不合而引起的新生儿溶血症要比中国人高得多。

（二）RH 基因及 $RhAG$ 基因

1. RH 基因 在 20 世纪 90 年代初期，应用分子生物学技术明确了 Rh 血型系统基因与遗传的分子基础，并确认 Rh 血型系统基因有两组，即 RHD 和 $RHCE$。

RH 基因位于染色体 1p34-36.9 上,由 *RHD* 和 *RHCE* 两个紧密连锁的基因构成,分别编码 D 抗原及各种不同组合的 CE 抗原,如 CE、ce、cE、Ce,该血型系统确认的抗原有 50 个,其中最常用的只有 D、C、c、E 和 e 等 5 个抗原。由于没有相应的"*d*"基因,因此没有"d"抗原。由于基因突变、基因重排等可以产生许多新的 Rh 复合物(新的抗原),所以该系统非常复杂。

　　RHD 及 *RHCE* 基因结构相似(图 2-3),各由 10 个外显子和 10 个内含子组成,其基因全长分别为 57295 bp 和 57831 bp,二者方向相反,以 3′端相邻,之间含有一个功能未知的小膜蛋白 1 基因(small membrane protein 1,SMP1),长约 30 kb,编码一种 18 kD 的膜蛋白(SMP1 分子),推测 *SMP1* 基因与 *RHD* 及 *RHCE* 基因的转录有关,但其确切作用仍然不清楚。*RHD* 基因两侧各有一段侧翼序列,分别称为上、下游序列框(或称为 Rh 盒子,Rh boxes),全长同约为 *9000* bp,二者之间存在 *98.6%* 的同源性,大多数 RhD 阴性个体的 *RHD* 基因缺失发生在两个侧翼序列框之间,并形成杂合序列框,形成发夹样结构,遗传物质容易通过基因转换进行交换,形成杂合基因,产生杂合蛋白。现已发现近 40 种 *RHD* 和 *RHCE* 基因重组方式。*RHD* 和 *RHCE* 基因之间交换产生的杂合蛋白,会导致 *RHD* 基因中有部分 *RHCE* 结构,或者 *RHCE* 基因中有部分 *RHD* 结构,这些杂合蛋白的产物可能会表现为很独特的抗原决定簇。

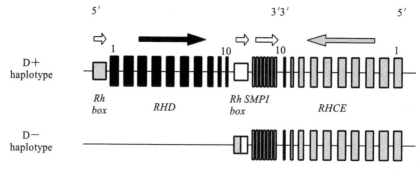

图 2-3　Rh 血型基因结构图

　　RHD 和 *RHCE* 基因编码的 RhD 和 RhCE 蛋白均由 *417* 个氨基酸组成,在成熟过程中 N 端的蛋氨酸被去掉,成为 *416* 个氨基酸的成熟蛋白,是一种具有强疏水性的非糖基化蛋白。RhD 和 RhCE 蛋白结构相似,有约 *35* 个氨基酸不同,这取决于 *RhCE* 的组合(*ce*、*cE*、*Ce* 和 *CE*)。在欧洲人中,Rh 阴性通常无 *RHD* 基因,只有 *RHCE* 基因,而且多数人是 ce 抗原表型。而在亚洲人和非洲人中,部分 Rh 阴性者携带 *RHD* 基因,但该基因为沉默基因,这些个体通常有 Ce 抗原。*RHCE* 基因产物 C 与 c 抗原差异在于第 *103* 位氨基酸不同,若为丝氨酸则表现为 C 抗原,脯氨酸则为 c 抗原;E 与 e 抗原差异在于第 *226* 位氨基酸不同,若为脯氨酸则为 E 抗原,丙氨酸则为 e 抗原。

　　2. RhAG 基因　　*RhAG* 基因位于染色体 6p11-21.1 上,与 *RHD* 和 *RHCE* 基因也很类似。*RhAG* 基因也有 10 个外显子,第 2～9 外显子序列与 *RHD* 和 *RHCE* 的基因基本相同。*RhAG* 和 *RHD* 基因具有较高的同源性和基因特征,说明 Rh50 和 Rh30 基因可能起源于共同的染色体,在遗传中突变转化为 2 个相互独立的基因座位,因此通过 Rh50 的基因结构分析,有利于预测临床表现为不同程度的慢性溶血性贫血者,即常染色体隐性遗传的红细胞膜异常情况下,有潜在的 *RH* 基因的缺失。Rh 抗原在红细胞膜上的表达与其他膜蛋白有关。研究表明,细胞膜上的 Rh 蛋白是一种大分子复合物,由 2 个 Rh 蛋白分子(又称为 Rh30,包括 RhD 和 RhCcEe)和 2 个 Rh 相关糖蛋白(Rh-associated glycoprotein,RhAG,又称为 Rh50)多肽分子以及附属蛋白[CD47、LW、血型糖蛋白 B(GPB)和带 3 蛋白]组成的四聚体。RhAG 是由 409 个氨基酸组成的糖基化蛋白,分子质量大约为 50 kD。目前 RhAG 已经被确定为第 30 个血型系统。与 Rh30 蛋白不同,Rh50 蛋白并不携带 Rh 抗原,它通过对 Rh30 蛋白的相互作用,作为共表达者才能使 Rh 抗原被识别,即红细胞膜上 Rh 抗原表达必须有 RhAG 蛋白的存在。RhAG 蛋白与 O_2、NO、NH_3 的运转有关,也与红细胞膜的稳定性有关。

(三)Rh 命名

1. Fisher-Race 命名 1943 年 Fisher 和 Race 提出该命名方法,又称为 CDE 命名法。该命名方法基于早期对 Rh 血型基因的认识。当时认为 Rh 血型有 3 个紧密相连的基因位点,每一个位点都有一个等位基因,即 D 和 d、C 和 c、E 和 e,3 个基因是以复合体形式遗传的。根据该理论 3 个连锁基因有 8 种组合体(*Cde、cDE、cDe、CDE、CDe、cdE、cde、CdE*),子代通过遗传从父母双亲各获得一种基因组合体,从而形成 36 种基因型和 18 种表现型。

由于受早期技术条件的限制,对 Rh 血型基因认识的错误,导致该命名方法不正确。但目前在日常工作中还在使用 CDE 命名法,如 CcDee、cCDEE 等。鉴于 Rh 血型基因的遗传特征,*RHD* 和 *RHCE* 为两组基因,ISBT 推荐用 DCE 的表述方式,如 DCcee、dccee。"d"抗原实际不存在,这只是相对于 D 抗原的一个表达方式。

2. Wiener 命名法 又称为 Rh-Hr 命名法。Wiener 认为,*Rh* 基因产生的凝集原,包括一系列因子,每一个因子由一种抗体去识别。虽然该方法不够正确,但是可以用简单的名称表示或描述由一个单体型产生的抗原,例如大写 R 表示有 D 抗原,小写 r 表示无 D 抗原;R_1 表示 DCe,R_2 表示 DcE,R_z 表示 DCE 等。

3. 字母数字命名法 1962 年 Rosenfield 提出一种更适于电子计算机语言的字母/数字命名法,每一个 Rh 抗原都按照其发现顺序被赋予一个数字,红细胞上有某种抗原用正数表示,缺乏某种抗原用负数表示。如 D^+ 红细胞为 Rh:1;D^- 红细胞为 Rh:-1;C^+ 红细胞为 Rh:2;E^+ 红细胞为 Rh:3;c^+ 红细胞为 Rh:4;e^+ 红细胞为 Rh:5。

ISBT 红细胞抗原专业命名专业组在 Rosenfield 字母数字命名法的基础又规范了 Rh 血型的字母/数字和数字表示的方式。ISBT 确定 Rh 血型在红细胞系统中序列为 4,符号表示 RH,数字表示 004。目前已确定 Rh 血型抗原有 50 个,其中 D、C、E、c、e 抗原分别表示为 RH1、RH2、RH3、RH4、RH5 或 004.001、004.002、004.003、004.004、004.005。

4. 现代命名法 Rh 血型系统的现代命名法应包括区分抗原、基因和蛋白质。抗原用字母表示,如 D、C、c、E 和 e 等。基因用大写斜体字母 *RHD* 和 *RHCE* 表示,并根据其所编码的抗原进行命名,如 *RHCE * ce*、*RHCE * CE* 等。部分 D 或变异 D 表示为 *RHD * DFR*、*RHD * DⅥ* 等。蛋白质按照携带的抗原命名,如 RhD、RhcE、RhCe 等。

(四)Rh 抗原

Rh 系统中,与临床关系最密切的抗原是 D、C、c、E、e。免疫原性强弱顺序是 D>c>E>e>C。血型鉴定常规检测 D 抗原。Rh 抗原(D 除外)一般都显示剂量效应,纯合子的抗原性比杂合子强。

1. Rh 表型 使用标准血清抗-D、抗-C、抗-c、抗-E、抗-e 试剂检测标本,能够检出 5 种常见的 Rh 抗原,称为 Rh 表型。一般情况下可以根据表型推测基因型。由于种族不同,基因频率差别较大,表型相同者,基因型有可能不同,所以推测基因型不是十分准确。另外,血清学检测不能确定 D 阳性者是 D/D 纯合子,还是 $D/d(D/-)$ 杂合子基因。

Rh 单体型会影响红细胞 D 抗原表达水平。当某一个体有 C 基因时,D 抗原水平降低。例如 DcE/DcE 与 DCe/DCe 个体相比,前者 D 抗原量更多。不同单体型的个体,D 抗原强度也不同,依次为:DcE/DcE> DcE/DCe> DCe/DCe>DcE/Dce> DCe/Dce。

2. D 抗原 D 抗原 ISBT 命名法记为 RH1 或者 004.001。其抗原频率在欧洲人和北美白种人为 82%～85%,非洲黑人约 95%,亚洲黄种人更高,为 99% 以上,中国人和日本人约 99.7%,某些地方甚至高达 100%。D 抗原只存在于人类的红细胞膜上,体液和分泌液中无 D 抗原。

D 抗原位于 RHD 基因编码的 D 多肽链上,该多肽链由 416 个氨基酸组成,并贯穿红细胞膜 12 次,形成 6 个环。N 端和 C 端均位于胞质内。D 抗原决定簇(或称为表位)结构较为复杂,多个表位涉及细胞外环,细胞内的氨基酸改变,也能导致 D 表位的改变。目前用针对不同表位的单克隆抗体已经发现 D 抗原有 30 余种表位,用 epD1～epD9 表示。

(1) D 抗原阳性 D 抗原的表达既有质的变化,也有量的变化。质的变化主要是指 D 抗原表位减少,这类人群红细胞也表现为 D 阳性,但是也有可能通过输血或者妊娠,产生针对本身红细胞缺失的抗原表位的抗体(抗 D)。

D 抗原量的变化表现为抗原数量的多少,而抗原表位正常。D 抗原量最多,放散 D (Del)量最少。D 抗原数量正常为 1 万～3 万,弱 D 为 200～1 万,增强 D 为 7.5 万～20 万。

(2) 弱 D(weak D) 红细胞膜上的 D 抗原数量减少称为弱 D。一般情况下,弱 D 红细胞与 IgM 类抗-D 试剂反应呈阴性,抗球蛋白方法检测为阳性。弱 D 产生的原因是 RHD 基因的点突变即单个核苷酸的突变,其产生的氨基酸改变位于细胞膜内或者是跨膜区,突变影响到 D 抗原多肽链插入细胞膜,使红细胞 D 抗原数量减少,但不会影响 Rh 蛋白的免疫反应性。许多突变会形成弱 D 表型,弱 D 分为弱 D1～弱 D73 型,其中最常见的是弱 D1 型。如果 D 抗原阳性的个体,同时有 RHD 和 $RHCe$ 基因,且两个基因不在同一条染色体上,由于位置效应也使得 D 抗原减少。

弱 D 献血者和受血者在临床上意义不同。弱 D 献血者由于红细胞上带有 D 抗原,可以刺激 D 阴性者产生抗-D,所以该类血液应作为阳性血供给临床。而对于弱 D 受血者,因常用的血清学技术无法鉴别是 D 抗原数量减少(弱 D),还是 D 抗原表位部分缺失(部分 D),此种情况一般认作 D 抗原阴性,所以应该输给 D 阴性血液。

(3) 部分 D(partial D) 一些 D 抗原表达弱的个体在接触到 D 抗原后也会产生抗-D 抗体,因此推测部分 D 的产生是由于 D 抗原表位的部分缺失所致。这种血清中含有抗-D 抗体的 Rh 阳性者,称为部分 D。完整的 D 抗原应包括 9 个抗原决定簇,应用单克隆抗体可以发现缺乏不同抗原决定簇的部分 D。通过分子生物学技术发现部分 D 的产生多数是由于 RHD 基因部分被 $RHCE$ 基因替代,产生了杂合基因。而杂合基因产生的杂合蛋白不仅丢失了部分 D 抗原决定簇,而且可能会产生新的抗原。有些部分 D 表型是由于单个氨基酸改变所致,与弱 D 不同的是这些氨基酸的改变位于细胞膜外(胞外区),因而可能影响到 Rh 蛋白的免疫反应性。从临床的观点来说,部分 D 的个体只能接受 Rh 阴性的血液,尤其是需要生育的女性。

(4)放散 D(Del) D 抗原在红细胞上表达极弱,用常规的血清学方法常被漏检,易误判为 D 抗原阴性。但用吸收放散试验在放散液中可检测到抗-D 抗体,说明这些阴性细胞实际上带有微弱的 D 抗原,称为放散 D。RHD 基因的位点突变可能是 Del 产生的原因,其形成可能受到多重分子机制的影响。亚洲人 D 阴性者中 Del 型占 10%～30%,欧洲人约占 0.027%。由于 Del 型血清学检测常为阴性,因此需要进行吸收放散试验和基因检测。RhD 阴性患者输入 Del 型血液后,会产生抗 D 抗体或体内抗 D 抗体效价升高,可能引起输血不良反应。

(5)DⅥ型 DⅥ型属于部分 D 的类型,分为Ⅰ、Ⅱ和Ⅲ型,均为 RHD-CE-D 融合基因编码。Ⅰ型为 RHD 基因的第 4 和 5 外显子被 RHCE 基因的 E 基因替代,Ⅱ型是 RHD 基因的第 4～6 外显子被 RHCE 基因的 e 基因替代,Ⅲ型是 RHD 第 3～6 外显子被 RHCE 基因相应部分替代形成的。除 RHD-CE(2-9)-D 融合基因外,在中国人中,DⅥ Ⅲ型是另一种较为常见的部分 D 型。

(6)D 增强型 D 和 CE 抗原结构被阐明后,对来源于表达不同 Rh 血型表现型的基因测序又发现了不同的基因型。从本质上讲,造成这些表型多态性的机制是核苷酸的替代(包括缺失)和基因融合转换。核苷酸的替代会导致抗原蛋白质单个氨基酸序列的改变。某些表现型,如 D-、Dc- 和 DCw-,其 D 抗原的表达明显增强,同时分别会伴有缺失、弱表达或 CE 的亚型,这种血型被称为 D 增强型。

(7)D 抗原阴性 用血清学方法检测红细胞表面没有 D 抗原,则称为 D 抗原阴性。D 抗原阴性在白种人中较为常见,在亚洲人中则少见。种族不同其 D 抗原阴性个体所携带的基因也有差异。白种人多数情况是完全缺乏 RHD 基因,而其他种族的 D 抗原阴性常因 RHD 基因失活突变所致。例如非洲裔 D 抗原阴性的个体中,66% 是由于 RHD 基因中插入一段 37 bp 肽链,产生了提前终止密码。另有 15% 具有 RHD-CE-D 杂合基因,表现为红细胞无 D 抗原,C 抗原减弱。亚洲裔 D 抗原阴性的个体,多数由于一条染色体 RHD 基因突变,另一条染色体为 Ce 单体型。亚洲 D 阴性者有 10%～30% 实际是 Del 型。因此在输血时要引起高度重视。

(8)Rh_null 型和 Rh_mod 型 红细胞表面无任何 Rh 抗原,与任何 Rh 系统抗体都不发生反应的表型称为 Rh_null 型,用---/---表示。Rh_null 型有两种类型,即无效功能型(amorph type)和调节基因型(regulator genotype)。血清学检查两者结果完全一致,但可通过家系调查和分子遗传学技术进行鉴别。

无效功能型 Rh_null 代表 RHD 和 RHCE 位点沉默基因的纯合子状态,是 RHD 基因删除和 RhCE 基因突变失去活性所致。调节基因型 Rh_null,其 RHD 基因正常,是 RHAG 基因突变失去活性,并呈现纯合子状态。Rh 抗原表达依赖于 RHAG 基因的存在,无 RhAG 相关蛋白的表达也就无 Rh 抗原的表达。

Rh_mod 型是一种非常罕见的表型,是由于 RHAG 基因发生了 trans 位置(位于两条不同的染色体链上)的错义突变引起的。其红细胞上 Rh 抗原表达非常弱,一般要经过吸收放散试验才能检查出来,可能是 D、C、E、c 和 e 都被检测出,也可能只检查出一个抗原。

3. C/c 和 E/e 抗原 RHCE 基因编码 C 和(或)c 及 E 和(或)e 抗原。RHCE 有 50 多

种等位基因,基因突变会导致抗原表达改变或者减弱,还可能缺乏某些高频抗原。

（1）复合抗原　目前已经清楚地认识到复合抗原是在同一蛋白质分子上表达。复合抗原包括 ce、Ce、CE、cE。ISBT 规范命名 ce 为 RH6,Ce 为 RH7 和 RH41 两种,CE 为 RH22,cE 为 RH27。

（2）变异体　*RHCE* 基因突变会导致 C/c 和 E/e 抗原数量及质量的改变,C 和 e 抗原改变较为常见。欧洲人中 C 抗原的改变与 RhCe 蛋白第一个细胞外环氨基酸突变有关,伴有 C^w 或者 C^x 抗原表达,还有可能产生新的抗原。这些红细胞虽然表现为 C 抗原阳性,但是受到免疫刺激后,可能产生抗-C 或者抗-Ce 抗体。非洲人的 C 抗原表达的改变和杂合基因有关,该基因不编码 D 抗原,编码异常的 C 抗原。

RHce 基因多处突变可发生 e 抗原的变异,常见于非洲人。该红细胞表达 e 抗原,但由于基因突变有可能产生抗-e 抗体,且容易误认为是自身抗体。

（五）Rh 抗原抗体检测的临床意义

1. 新生儿溶血病（HDN）　Rh 血型抗体主要是 IgG 类,包括 IgG_1、IgG_2、IgG_3、IgG_4 四种亚类,其中 IgG_1 和 IgG_3 含量较多,IgG_2 和 IgG_4 含量较少。IgG 类抗体能够通过胎盘,导致 HDN。

抗 D 是 HDN 最主要的原因,常发生于第二次妊娠。Rh 血型抗体引起的 HDN 要比 ABO 血型抗体引起的 HDN 严重。一是 ABO 血型抗原在出生时发育尚不完全;二是 ABO 溶血依赖于补体,而补体在新生儿时期量很少,Rh 抗体对于补体依赖性较差,一般不结合活化补体,但是具有细胞毒作用,能够促使淋巴细胞、单核细胞破坏红细胞,促使巨噬细胞接触和吞噬红细胞,可同时引起血管内（需补体参与）和血管外溶血（不需补体参与）,病情更为严重复杂,需要及时治疗。

2. 溶血性输血反应（HTR）　在临床输血中,Rh 血型抗原的意义仅次于 ABO 血型的 A/B 抗原。不同于 ABO 血型的是中国人中 Rh 阴性个体少见（0.2%～0.5%）,Rh 抗体更少见。有资料显示,D 阴性个体受 D 阳性红细胞免疫刺激后,约 2/3 产生抗-D 抗体。在中国人中,比较常见的 Rh 抗体是抗-E,这与抗原分布有关。尽管 Rh 抗体少见,如果输血前检测漏检该类抗体,会发生 HTR。

需要引起重视的是自身免疫性溶血性贫血（autoimmune hemolytic anemia,AIHA）等有较强自身抗体患者的配血试验和血液选择。在配血试验中,患者血清中非特异性自身抗体可与所有供者样本出现凝集,寻找到完全相合的样本十分困难。此外,由于自身抗体的存在,同种抗体的发现和鉴定也会非常困难,因此会有输入不相合血液的可能性。对于 AIHA 患者,能不输尽量不输血,必要时才给予输血。通常对于这类有自身抗体的实验样本的配血原则是:在交叉配血不完全相合时,应选择多份 ABO 血型相同的血液作相容性试验,采用受血者血清与献血者红细胞反应弱于自身对照的血液输注。

五、其他血型系统

（一）MNS 血型系统

MNS 是继 ABO 血型之后,第二个被发现的血型系统,其复杂性仅次于 Rh 血型系统。ISBT 将其命名为 MNS,数字序列为 002,有 46 个抗原。

1. MNS基因 MNS 基因位于染色体 4q31.21 上,是两个紧密连锁的基因,即血型糖蛋白 A(GYPA)基因和血型糖蛋白 B(GYPB)基因,分别编码血型糖蛋白 A(glycophorin A,GPA)和血型糖蛋白 B(glycophorin B,GPB)。GYPA 基因有 7 个外显子,GYPB 基因有 5 个外显子和 1 个无功能的外显子。

2. MNS抗原的生化特征 MNS 抗原决定簇位于 GPA 和 GPB 上,并以单次跨膜方式嵌入红细胞膜。N 端位于细胞外,C 端位于细胞内。GPA 在红细胞上的数量多达 10^6,GPB 数量约为 2×10^5。GPA 和 GPB 是红细胞磷脂双层中的基础和主要蛋白质,并在很大程度上被糖基化和唾液酸化。

GPA 和 GPB 是红细胞膜上主要的唾液酸糖蛋白。GPA 有 131 个氨基酸,氨基酸序列分为 3 个功能区:①红细胞膜外 N 端区域,有 72 个氨基酸;②疏水性跨膜区,有 23 个氨基酸;③C 端细胞质内区,有 36 个氨基酸。GPB 有 72 个氨基酸,也分为 3 个区域:①N 端糖基化细胞外区,有 44 个氨基酸;②疏水性跨膜区,有 20 个氨基酸;③细胞质内区 C 端,有 8 个氨基酸。GPB 氨基端 26 个氨基酸结构与带有 N 抗原的 GPA 相同,因此 GPB 上有少量的 N 抗原。

MN 抗原决定簇位于 GPA 上,MN 抗原特异性是由 GPA 氨基末端第 1 位和第 5 位氨基酸所决定。M 抗原第 1 位是丝氨酸,第 5 位是甘氨酸;N 抗原第 1 位是亮氨酸,第 5 位是谷氨酸。

S 和 s 抗原决定簇位于 GPB 上,S 和 s 抗原的区别在于 GPB 肽链第 29 位氨基酸的不同,S 抗原是蛋氨酸,s 抗原是苏氨酸。

U 抗原位于 GPB 分子细胞膜外肽链 N 端的 33~39 位氨基酸处。ISBT 将 U 抗原命名为 MNS5,数字序列为 002.005。红细胞上 U 抗原的表达,常常需要其他红细胞膜抗原的存在,如 RhAG。

MN 基因位点有一种罕见的等位基因产物——M^g抗原。该抗原与抗-M 和抗-N 试剂均不发生反应,易将基因型 M^gN 误定为表型是 NN 型;基因型 M^gM 误定为表型是 MM 型。

3. 常见的抗原抗体及临床意义

(1)抗-M 抗体 多为自然产生,也有通过输血或感染细菌后刺激机体而产生的。抗-M 以 IgM 类抗体为主,少部分是 IgG 类抗体。抗-M 抗体最佳反应温度是 4 ℃。部分抗-M抗体有剂量效应,即与纯合子细胞(M+N-)的反应强度要高于杂合子细胞(M+N+)。有的含有弱抗-M 的标本,常用 M+N+细胞检测时,往往检测不到。在婴儿,特别是烧伤患者中,抗-M 的产生更为常见。抗-M 几乎不结合补体,能够在盐水介质中凝集红细胞。因此,绝大部分抗-M 含有 IgM 成分,不过其中的 78% 又同时含有部分 IgG,而且这些 IgG 也可以在盐水中凝集 M+红细胞。抗-M 的最适 pH 值是 6.5,在 pH7.5 时几乎没有反应,当低于 pH6.5 时它们又变成无特异性。

(2)抗-N 抗体 抗-N 抗体比较罕见,大多数抗-N 是 IgM 类,表现为典型的冷凝集性质,在 25 ℃以上很快失去活性。也有反复多次输血免疫刺激产生抗-N 的,这些个体通常是红细胞表型为 M+N-S-s-U-非洲黑人。抗-N 抗体也有剂量效应,其最适反应 pH 值低于 7。

木瓜蛋白酶、菠萝蛋白酶、无花果蛋白酶等对 MNS 系统的抗原具有破坏作用。这些酶处理红细胞时会破坏大部分 GPA 和 GPB,因此 MN 抗原也会随之被破坏。但用木瓜蛋白酶处理的红细胞,不易破坏 S 抗原。所以在做抗体筛查时,也可灵活应用酶处理红细胞的方法,来进行抗体鉴别。多数抗-M 及抗-N 抗体在 37 ℃不发生反应,所以没有临床意义。

如果患者血液中检出 37 ℃有活性的抗-M 或抗-N 抗体,输血时应选择抗球蛋白试验配血相合的血液,或者相应抗原阴性的红细胞。该抗体引起新生儿溶血病较少见。

(3) 抗-S 和抗-s 抗体　通常是免疫性抗体,抗-S 抗体其反应条件是正常的离子强度、10~22 ℃之间,抗球蛋白试验在 37 ℃也有反应。抗-s 抗体最佳反应条件是 22 ℃。抗-S 和抗-s 抗体通常是非补体结合性 IgG 类抗体,能够引起严重的新生儿溶血病和溶血性输血反应。在 AIHA 中也能发现自身抗-S 抗体存在。

4. 其他抗原抗体　MNS 系统还包括某些低频抗原和高频抗原。*GYPA* 和 *GYPB* 基因有部分相似,可能发生基因互换重组而产生杂合基因,从而导致某些低频抗原产生,或者高频抗原缺乏。由 *GYPA* 和 *GYPB* 基因的杂合基因产生的表型,可以与抗-Mi^a 发生凝集反应。Mi^a 抗原在白种人的频率<0.01%,而在中国人和东南亚人群中高 15%,抗-Mi^a 很少引起溶血性输血反应,但可引起轻、中度 HDN。Mur(MNS7)抗原在白种人和黑种人中罕见,中国人阳性率为 7%。我国香港和台湾曾报道,抗-Mur 是除了抗-A、抗-B 之外,最常见的血型抗体,可引起较为严重的溶血性输血反应和 HDN,因此针对这类人群的抗体筛查细胞应包括 Mur 抗原。

(二) P 血型系统

P 血型系统是第三个被发现的血型系统。目前 ISBT 对于在血清学和生物化学等方面有一定关联性的这些抗原定义为:P 血型系统(P$_1$,003)、Globoside 血型系统(P,028)和血型集合(209)。P 血型系统只包括 1 个抗原,即 Pl(003.001);Globoside 血型系统也只有 1 个抗原,即 P(028.001);血型集合包括 P(GLOB 1,209.001)、P^k(GLOB 2,209.002)和 LKE(GLOB 3,209.003)三个抗原。虽然这些抗原不受同一基因控制,抗原的生物合成途径也不同,但因其血清学等方面的相关性,因此笼统地称为 P 血型。

1. 基因及生化特征　P$_1$ 血型系统基因位于染色体 22q12.3-13.1 上,编码 P$_1$ 合成酶。P$_1$ 合成酶是一种 α-半乳糖基转移酶,以副红细胞糖苷脂为底物,合成 P$_1$ 抗原。P^k 抗原合成酶也属于 α-半乳糖基转移酶,以乳糖基神经酰胺为底物合成 P^k 抗原。P 合成酶是 β-1,3-N-乙酰基半乳糖氨基转移酶,以 P^k 为底物合成 P 抗原。三种抗原合成的途径见图 2-4。

人们定义 P$_1^+$ 和 P$_1^-$ 表示从副红细胞糖苷脂(paragloboside)产生的 P$_1$ 基因。P^{k+} 和 P^{-k} 表示从乳糖-N-脂酰鞘氨醇产生的 P^k 基因,并用 P$^+$ 和 P$^-$ 表示从 P^k 产生 P 基因。又根据红细胞与抗-P$_1$、抗-P 等几种抗血清的反应性确定 P 血型表型(表 2-17)。P$_1$ 红细胞为 P$_1^+$;P$_2$ 红细胞为 P$_1^-$;P$_1^k$ 红细胞为 P$_1^+$P$^-$P^{k+};P$_2^k$ 红细胞 P$_1^-$P$^-$P^{k+}。无 P 血型抗原(null)的称为 p 表型。

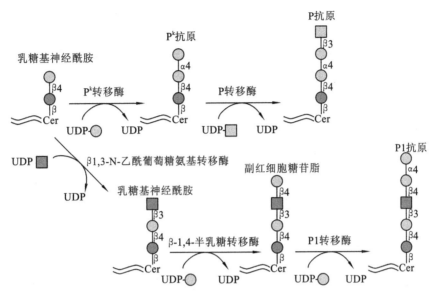

图 2-4　P 血型三种抗原合成的途径

表 2-17　P 血型表型与抗体

表型	频率%（白种人）	抗-P1	抗-P	抗-Pk	抗-LEK	抗 PP1Pk
P1(P1+)	75	+	+	−*	+	+
P1(P1−)	25	−	+	−*	+	+
p	罕见	−	−/w	−	−	−
P1k	罕见	+	−	+	−	+
P2k	罕见	−	−	+	−	+
LEK+	98	+/−	+	−	+	+
LEK−	2	+/−	+	+**		+
抗体来源		P2型人、动物，单抗	Pk型人，单抗	被 P1细胞吸收，单抗，抗-PP1Pk	LEK 型人	P 型人

注：＊表示应用 P1细胞吸收抗 PP1P 制备的抗-Pk，是非常弱的 P 抗原红细胞；

＊＊表示 P1k和 P2k细胞 Pk抗原表达比 LEK-细胞 Pk抗原性强；w 表示弱的阳性反应。

2. 临床意义

（1）P1抗原频率在人群中差异较大，白种人约为 80％，非洲人更高些，亚洲人稍低，中国人和日本人约为 30％。婴幼儿时期 P1抗原尚未发育成熟，7 岁以后逐渐发育完全。流式细胞仪分析显示 P1抗原除了在红细胞表达，还在粒细胞、淋巴细胞和单核细胞表达。

人血清中抗-P1很常见，一般是冷抗体，凝集反应很弱，很少有抗-P1因红细胞刺激而产生。抗-P1在温度高于 25 ℃时一般不出现凝集反应，也不会发生溶血反应，因此临床意义不大，不用挑选 P1抗原阴性的红细胞输血。如果抗-P1在 37 ℃有活性并固定补体，用抗球蛋白法交叉配血阳性,就可引起溶血性输血反应,应选择配血阴性血液进行输血。

(2)P 抗原是一种红细胞糖苷脂,除了表达极罕见的 p 和 P^k 抗原外,所有红细胞均表达 P 抗原。P 抗原在出生时已发育完全,但在脐血细胞,P_2 表型的 P 抗原要比 P_1 表型弱。P 抗原是微小病毒 B19 的细胞受体,B19 可引起儿童疾病,偶尔引起红细胞生成严重失调。微小病毒 B19 空壳能够凝集携带 P_1 和 P_2 抗原的红细胞,不能凝集 p 和 P^k 红细胞。该病毒对 p 表型个体的骨髓细胞及红细胞克隆无细胞毒作用,即 p 表型个体对微小病毒 B19 有天然抵抗力。

所有 P^k 表型的红细胞(无论该个体是 P_1 或 P_2 型红细胞)都表达 P^k 抗原,而且所表达的 P^k 抗原强度是一致的。其血清中都含有天然抗-P,在补体存在的情况下,抗-P 可使 P 抗原阳性红细胞发生溶血。人血清中的大部分抗-P 是 IgG 和 IgM 的混合体,少部分 p 个体的抗-P 为 IgM,这当中还有一些抗-P 中混有 IgA 类抗-P。

阵发性寒冷性血红蛋白尿症(PCH)是一种罕见的自身溶血性贫血,多发生于儿童感染病毒后。患者体内能检测到自身抗-P(即 Donath-Landersteiner antibody,DL 抗体),DL 试验呈阳性结果,当温度降至 20 ℃ 以下时,该抗体与红细胞结合并激活补体。当温度升高至 37 ℃ 时,抗体与红细胞分离脱落到血浆中,已激活的补体导致溶血。PCH 患者血清能与 P1 和 P2 细胞反应,但与 p 和 P^k 细胞不反应,常为 IgG 类抗体。只能在室温、低离子强度介质中检出的自身抗-P,不会引起 DL 试验阳性反应。

(三)Lutheran 血型系统

Lutheran 血型系统 ISBT 命名为 LU,数字序列为 005,有 18 个抗原,依次排序命名为 LU1~LU20,其中 LU10 和 LU15 已被废弃。Lutheran 抗原(LU 抗原)是由红细胞膜上免疫球蛋白超家族的两种糖蛋白(CD239)携带的,这两种糖蛋白的分子质量分别为 78 kD 和 85 kD。在脐带血红细胞上表达很弱,常被认为是 Lu(a−b−),到 15 岁左右逐步发育成熟,达到成人水平。

1. 基因及生化特征 LU 基因位于染色体 19q13.2 上,是位于包括 Secretor、Lewis、H 和 LW 基因座连锁群的那一部分。基因产物是 Lutheran 糖蛋白,由 597 个氨基酸组成的多肽链,单次穿过红细胞膜,在成熟的 LU 蛋白上有 5 个二硫键。在细胞外有 2 个可变区和 3 个恒定区,属于免疫球蛋白超家族的功能区。该糖蛋白是一种胞外基质糖蛋白即层黏连蛋白的受体,可能具有黏附功能和介导细胞内信号传递的生物学功能。

2. 临床意义 LU 抗原强度在家系之间的差别较明显,不同家庭成员之间的 Lu(a+) 细胞上携带的抗原(LU1)数目是不同的,但同一个家系中所携带的抗原强度又几乎都是相同的。同时,有时需要借助吸收放散试验来检测 Lu(a+b+) 细胞上弱 Lu^b(即 LU2)抗原的存在,也就是说,LU 抗原的强度常表现出剂量效应。同一个体细胞上的 LU 抗原强度也有异质性,所以导致用抗-LU 血清,尤其是抗-Lu^a(即抗-LU1)与红细胞反应时会出现混合视野凝集。

抗-Lu^a 抗体一般都是通过反复输血和妊娠产生的,但也有自然产生的,它的出现常常伴随着其他抗体的共同出现,如与红细胞反应的 HLA 抗体。抗-Lu^b 抗体较为罕见,基本上都是由输血和妊娠产生的,且常单独存在。LU 抗体以 IgM 类为主,也有 IgG 和 IgA。LU 抗体可用盐水法及抗球蛋白法检测。用胰蛋白酶或 α-糜蛋白酶处理红细胞可破坏 LU 抗原,而木瓜蛋白酶处理红细胞对 LU 抗原作用不明显。

一般认为 LU 抗体临床意义不大,由抗-Lu^a和抗-Lu^b引起的新生儿黄疸很少见,且都比较轻,只需用光照疗法即可治愈。LU 抗体与轻微的迟发型溶血性输血反应以及输血后黄疸有关,但与即发型溶血性输血反应无关。

(四) Kell 血型系统

Kell 血型系统是应用直接抗球蛋白法检出的第一个血型系统。Kell 血型系统 ISBT 命名为 KEL,数字序列为 006,有 31 个抗原,其中 KEL1～7 抗原相对较多(表 2-18)。由于 Kell 血型抗原性较强,所以在输血中具有重要意义。

表 2-18　KEL 血型系统常见抗原

ISBT 命名	传统命名	抗原频率	等位基因	分子基础
KEL1	K	低	*K*	193 位蛋氨酸→苏氨酸
KEL2	k	高	*K*	193 位苏氨酸→蛋氨酸
KEL3	Kp^a	低	*Kp^b*、*Kp^c*	281 位色氨酸→精氨酸或谷氨酰胺
KEL4	Kp^b	高	*Kp^a*、*Kp^c*	281 位精氨酸→色氨酸或谷氨酰胺
KEL5	Ku	高	—	完整
KEL6	Js^a	低	*Js^b*	597 位脯氨酸→亮氨酸
KEL7	Js^b	高	*Js^a*	597 位亮氨酸→脯氨酸

1. 基因及生化特征　*KEL* 基因位于染色体 7q33 上,长度约 21.5 kb,编码区有 19 个外显子,编码 732 个氨基酸,产物是 II 型糖蛋白,位于 CD238 上,跨膜一次,是分子质量大约为 93 kD 的红细胞跨膜糖蛋白,是一种金属肽链内切酶。*K1* 和 *K2* 是两种常见的基因,DNA 序列差异在于第 6 个外显子,因此其产物有所不同,即 193 位的苏氨酸变为蛋氨酸。

Kell 糖蛋白的胞外结构域上有 15 个半胱氨酸残基,其间的二硫键对巯基还原剂敏感而被破坏,进而对红细胞上的 Kell 抗原造成破坏。所有的 Kell 抗原都能被二硫苏糖醇(dithiothreitol,DTT)、氨基乙硫醇(aminoethanethio,AET)等破坏,表明保持抗原活性的基础是二硫键。

2. 临床意义　抗-K 是除 ABO 和 Rh 系统以外最常见的红细胞血型抗体。

抗-K 及抗-k 主要是通过输血和妊娠等免疫刺激产生的,通常是 IgG 抗体,而且大多是 IgG_1。抗-K 引起的新生儿溶血病常同时伴有抗-D、抗-c 等血型抗体,共同导致严重的新生儿溶血病。抗-K 也能引起急性和迟发性溶血性输血反应,使用间接抗球蛋白试验能够检出该抗体,具有临床意义。

白种人献血者中 K 抗原阳性者约 10%,阴性者约 90%,所以血液中有抗-K 患者较容易找到相合血液。以前一直认为中国汉族人群几乎 100% K 抗原阴性,近年来国内多有报道在献血者和干细胞捐献者中发现 K 抗原阳性,但是到目前为止尚未有抗-K 的报道。因此抗-K 在中国汉族人群中意义不大。抗-k 发生率极低,其临床意义和血清学特征与抗-K 相似。

抗-Kp^a、抗-Kp^b、抗-Js^a及抗-Js^b抗体均较抗-K 少见,但临床意义相同,均可发生溶血性输血反应和新生儿溶血病。

如果患者有 Kell 系统抗体,应选择交叉配血相合且相应抗原阴性的血液输注。

Kell 系统抗体与某些 AIHA 有关,少部分 AIHA 患者的自身抗体针对 Kell 抗原,不易区分自身抗体和同种抗体。

(五) Lewis 血型系统

ISBT 命名 Lewis 血型系统为 LE,数字序列为 007,有 6 个抗原,传统命名为 Le^a、Le^b、Le^{ab}、Le^{bH}、ALe^b 和 BLe^b,ISBT 将这 6 个抗原依次命名为:LE1~6。其中最重要的是 Le^a 和 Le^b 的三种表型,即 Le(a+b−)、Le(a−b+)及 Le(a−b−)。除红细胞外,血小板、内皮细胞、泌尿生殖系统及消化系统上皮细胞也表达 Lewis 抗原。Lewis 不是由红细胞合成,而是从血浆中吸附而来的,唾液、尿液、胃肠液、精液、乳汁及羊水中也含有 Lewis 抗原。

1. 基因及生化结构 Lewis 抗原的合成取决于 *Lewis* 基因(*Le* 基因或 *FUT3*)及 *Se* 基因(*FUT2*)。Le^a 的合成是经 *Le* 基因、*Se* 基因编码的糖基转移酶在前体物质 I 型链末端加上岩藻糖,形成 I 型 H 链。在此基础上 *Le* 基因编码的 α-1,4-L-岩藻糖转移酶,将岩藻糖连接到 I 型链次末端 N-乙酰葡萄糖胺上,形成 Le^a 抗原。如果在 *Se* 基因糖基转移酶作用下,在 I 型链末端 H 抗原上再加另一个岩藻糖,就形成了有两个岩藻糖的 Le^b 抗原。

2. Lewis 抗原表达 新生儿时期的红细胞很少表达 Lewis 抗原,用盐水直接凝集方法检测脐带血标本,大多数表现为 Le(a−b−)。若使用间接抗球蛋白试验或者用无花果蛋白酶处理脐带血红细胞,约 50% 能检出 Le^a 抗原。出生后不久,首先生成 Le^a 抗原。由于 Se 酶的活性很低,Le^b 抗原频率也很低,随着 Se 酶活性增高,可能表现为一过性的 Le(a+b+)。5~6 岁以后,Lewis 抗原表达与成人相同。

妊娠期间 Lewis 抗原量可能会减少,出现一过性 Le(a−b−)表型,甚至可能产生抗 Lewis 抗体。分娩后随着 Lewis 抗原的恢复,抗体逐渐消失。

红细胞为 Le(a+b−)或者 Le(a−b+)的唾液能够抑制抗-Le^a 的活性,前者的抑制能力更强。另外在人的乳汁、尿液、消化液、羊水等中可检测出 Lewis 抗原。

3. Lewis 抗体 Lewis 抗体多数为 IgM 类,一般没有明确的免疫刺激,是自然产生的抗体。Le(a−b−)的个体,可能产生抗-Le^a、抗-Le^b 及抗-Le^{a+b} 抗体。抗-Le^{a+b} 抗体既能凝集 Le^a 阳性细胞,又能凝集 Le^b 阳性细胞。红细胞表型为 Le(a−b+)一般不产生抗-Le^a 抗体,因为唾液和血浆中含有少量的 Le^a 抗原。

大多数 Lewis 抗体最佳反应温度是室温,在 37 ℃ 出现的凝集反应要弱于室温反应。用间接抗球蛋白试验有时可检出该抗体。但 Lewis 抗体一般没有临床意义,因为该抗体在 37 ℃ 没有活性,另外供者血浆中 Le^a、Le^b 抗原,以及供者红细胞表面 Le^a、Le^b 抗原也会脱落释放到血浆中,这些抗原中和了患者的 Lewis 抗体,所以临床极少出现 Lewis 抗体引起的溶血性输血反应。对于有 Lewis 抗体的患者,选择 37 ℃ 交叉配血相合的血液输注即可,一般不需要检查供血者该抗原是否阴性。

尽管 Lewis 抗体比较常见,但该抗体不能通过胎盘,并且出生时抗原发育差,通常不发生新生儿溶血病。临床偶见该抗体是 IgG 类,且在 37 ℃ 具有活性,可以引起新生儿溶血病。

(六) Duffy 血型系统

ISBT 命名 Duffy 血型系统为 FY,数字序列为 008,有 6 个抗原,传统命名为 Fy^a、Fy^b、Fy^3、Fy^4、Fy^5、Fy^6,ISBT 将这 6 个抗原依次命名为 Fy1~6。

1. 基因及生化特征 Duffy 血型基因（*DARC*）位于染色体 1q21～q25 上,有 1 个外显子,编码 FY 糖蛋白(GPFY),是含有 338 个氨基酸的多肽链,其分子质量为 35～45 kD,贯穿红细胞膜 7 次或 9 次,N 端在细胞外,C 端在细胞质内。Duffy 抗原位于细胞膜表面的糖蛋白上,属于一种趋化因子受体,是 G 蛋白偶联家族的成员,在多种器官组织上存在,但在粒细胞、淋巴细胞、单核细胞、血小板和肝脏、胎盘上未发现。

Fy^a 和 Fy^b 抗原为共显性等位基因的产物,二者的区别在于 FY 糖蛋白第 42 位氨基酸的不同,即 Fy^a 是甘氨酸,Fy^b 是天冬氨酸,是人类第一个在常染色体定位的遗传标记。

2. 临床意义 Fy 抗体在 IAT 中,凝集反应最强。用木瓜蛋白酶、菠萝蛋白酶、无花果蛋白酶和胰蛋白酶处理红细胞可破坏 Fy^a 和 Fy^b 抗原,因此用酶处理红细胞与 Fy 抗体反应,通常表现为阴性结果。但唾液酸酶对 Duffy 抗原没有任何影响。

该血型系统抗体是通过输血或者妊娠免疫产生的,是 IgG 类抗体,而且多数是 IgG_1。抗-Fy 抗体多数是抗-Fy^a,少数是抗-Fy^b,其他抗体更为罕见。抗-Fy^a 抗体能引起中、重度的 HDN 和中、重度急性或迟发性 HTR,但有些急性反应一旦发生,将可能是致命的。抗-Fy^b 抗体是一个稀有抗体,引发的免疫反应要弱于抗-Fy^a,急性 HTR 很少见。抗-Fy3 抗体存在于 Fy(a−b−)个体血清中,能与蛋白酶处理的 Fy^a 和 Fy^b 抗原阳性细胞反应,可引起急性或迟发性 HTR。

人类红细胞膜 FY 糖蛋白是间日疟原虫的受体,Fy(a−b−)个体对间日疟有着天然的免疫力,因此不感染间日疟。在非洲,尤其是非洲西部的黑人,大部分人的红细胞都是 Fy(a−b−)的表型。

FY 糖蛋白是红细胞趋化因子受体,能结合多种炎症趋化因子,趋化因子主要促使各类细胞因子参与多项细胞活动,特别是白细胞活化等,具有清除体内前炎性多肽的功能。

（七）Kidd 血型系统

ISBT 命名 Kidd 血型系统为 JK,数字序列为 009,有 3 个抗原,即 Jk^a(JKl)、Jk^b(JK2)和 Jk^3(JK3)。目前未发现可溶性 Jk 抗原,Jk 抗原在红细胞和中性粒细胞表达,在肾脏细胞也有 Jk 抗原。Kidd 系统的抗体常常造成迟发型 HTR,且较难被检测到,因此,它们具有潜在的危险性。

1. 基因及生化特征 Kidd 血型基因位于染色体 18q11-12 上,基因名称为 *JK* 或者 *HUT11* 或者 *SLC14A1*(溶质携带物家族 14A1)。*JK* 基因含有 11 个外显子,该抗原载体分子为 391 个氨基酸,分子质量为 43 kD,贯穿红细胞膜 10 次,形成 5 个环,C 端和 N 端均位于胞质内。Jk^a 和 Jk^b 是 Kidd 血型系统的一对等位基因,它们在各种人群中都呈现多态性。由于基因中 G838A 发生突变,导致 JK 蛋白序列中第 4 个膜外环中单一氨基酸的改变(Asp280Asn),产生了 Jk^a 抗原和 Jk^b 抗原。Jk^a 等位基因的 G838 形成了 *Mnl* I 限制位点,可以被用来进行基因型检测和预测 Kidd 表型。不同种群中 Jk 血型抗原表型频率不同,在亚洲人中,Jk(a+b−)占 23.2%,Jk(a−b+)占 25.8%,Jk(a+b+)占 49.1%,Jk(a−b−)占 0.9%。

JK 蛋白多肽是尿素转运蛋白分子,正常表达 Jk 抗原的红细胞在 2 mol/L 尿素溶液中迅速肿胀并溶解。但 Jk(a−b−)细胞能较长时间抵抗这种溶解作用,根据细胞这一特征,可筛选 Jk(a−b−)细胞。

2. 临床意义 Jk^a、Jk^b 和 Jk^3 抗原不被蛋白酶破坏,用木瓜蛋白酶、菠萝蛋白酶、无花果蛋白酶、胰蛋白酶和链霉蛋白酶等处理红细胞可增加 Jk^a、Jk^b 和 Jk^3 抗原与 Kidd 抗体的反应性。但唾液酸酶或氨基乙硫醇（AET）会使 Kidd 抗原失活，从而不与 Kidd 抗体发生反应。

抗-Jk^a 和抗-Jk^b 抗体并不多见，是由缺乏相应抗原的个体产生的。抗-Jk3 是由 Jk(a-b-)个体产生的，它们都是免疫性抗体，主要是 IgG 类，IgM 类抗体较少。按照亚类区分，大部分是 IgG_1 和 IgG_3，还有少部分的 IgG_2 和 IgG_4。大约有一半的 Jk 抗体能够结合补体而引起溶血。

抗-Jk^a 抗体可以引起严重和致命的即发型 HTR，也可引起迟发型 HTR；抗-Jk^b 抗体也能引起严重的迟发型 HTR；二者引起严重的 HDN 非常罕见。抗-Jk^3 抗体也可引起即发型 HTR 和迟发型 HTR，但其引起的 HDN 临床表现较轻，很少病例需进行蓝光治疗。对于已检出 Jk 抗体者，需要输注交叉配血阴性或相应抗原阴性的血液。

（八）Diego 血型系统

ISBT 命名 Diego 血型系统为 DI，数字序列为 010，有 21 个抗原，ISBT 依次命名为 DI 1～21。其中有两对对偶抗原：Di^a（DI1）和 Di^b（DI2）以及 Wr^a（DI3）和 Wr^b（DI4）抗原。Di^b 和 Wr^b 抗原是高频抗原，其他 19 种均为低频抗原，均是显性遗传。Di^a 抗原频率在中国汉族人群中约为 2%，在南美洲印第安人约为 36%，在白种人和澳洲土著人中极为罕见，因此 Di^a 抗原是重要的人类学标记之一。中国人 Di(a+b+)表型约 4.5%，Di(a-b+)表型约 95%，Di(a+b-)表型约 0.5%。

1. 基因及生化特征　Diego 血型基因位于染色体 17q21.31 上，称为 *AE1* 或 *SLC4A1*。有 20 个外显子，编码产物为细胞膜第 3 带蛋白，为阴离子交换蛋白（AE1）或溶质携带物家族 4A1（SLC4A1）。Di^a 和 Di^b 蛋白序列的差异是在第 854 位上，前者是亮氨酸，后者是脯氨酸。Wr^a 和 Wr^b 蛋白序列的差异是在第 658 位上，前者是赖氨酸，后者是谷氨酸。

2. 临床意义　Di^a 和 Di^b 抗原在出生时就已经发育成熟。该抗原用木瓜蛋白酶、胰蛋白酶、α-糜蛋白酶、链霉蛋白酶和 AET 等处理红细胞后，其 Di^a 和 Di^b 抗原性保持不变。抗-Di^a 和抗-Di^b 是通过妊娠和输血等免疫刺激产生的，二者经常单独存在，属于 IgG_1 和 IgG_3，都具有临床意义，使用 IAT 可检出该抗体，个别可在盐水介质中出现凝集反应。抗-Di^a 能够引起严重的 HDN，也能引起急性 HTR，但患者血液中混杂有其他抗体如抗-c，因此确定为 HTR 有一定困难。抗-Wr^a 在人群中检出率很高，为 1%～2%，抗体产生的原因尚不明确，一部分人为 IgM 类抗体，一部分人为 IgG 类抗体，抗-Wr^b 少见。一些 AIHA 患者血清中含有抗-Wr^a 和抗-Wr^b 抗体。抗-Wr^a 和抗-Wr^b 抗体能引起 HDN，少见引起 HTR。

（九）Xg 血型系统

Xg 血型系统是 X 染色体连锁基因编码的血型系统。ISBT 命名为 XG，数字序列为 012，有 2 个抗原：Xg^a、CD99 抗原。XG 血型在红细胞上表达，同时在成纤维细胞，胎儿的肝、脾、胸腺、肾上腺和成人骨髓细胞上也有表达。尚未见有可溶性 Xg 血型抗原存在。

1. 基因及生化特征　Xg 血型系统有 2 个基因，即 *Xg^a* 基因和 *CD99*（或 *MIC2*）基因。*Xg^a* 基因位于 Xp22.33 上，有 10 个外显子，长度为 60 kb，编码产物为 Xg^a 糖蛋白（抗原）。这一抗原受 X 染色体短臂上 Xg 座位两个等位基因 *Xg^a* 和 *Xg* 控制，Xg 是无效等位基因，表型可以是 Xg(a+)或 Xg(a-)，见表 2-19。

表 2-19 Xg 血型系统的基因型和表型

性　别	基　因　型	表　型
女性	$Xg^a Xg^a$、$Xg^a Xg$	Xg(＋)
	XgXg	Xg(－)
男性	$Xg^a Y$	Xg(＋)
	XgY	Xg(－)

MIC2 基因位于 Xp22.2 及 Yp11.2 上,有 10 个外显子,长度为 52 kb,基因产物为 CD99(黏附分子)。由于 CD99 和 Xg^a 是由两个靠得很近的同源基因所编码,因此 CD99 变成了 Xg 系统的 XG2。二者是研究 X 连锁和 Y 连锁基因、X-Y 配对和重组、X 失活、性别决定、非整倍体的 X 和 Y 以及各种性别错乱,特别是 XX 男性等情况的重要工具。

用菠萝蛋白酶、无花果酶、木瓜蛋白酶、链霉蛋白酶、胰蛋白酶和糜蛋白酶等处理红细胞后,Xg^a 抗原被破坏,而用唾液酸酶处理则不被破坏。

2. 临床意义 Xg^a 分布在女性为 89％阳性,男性为 66％阳性。抗-Xg^a 抗体以 IgG 为主,也有 IgM,一般需要用抗球蛋白法检测,但也曾经观察到其在盐水中出现凝集。抗-Xg^a 不会引起 HDN 或 HTR,无临床意义。CD99 在人群中的阳性频率＞99％,抗-CD99 罕见,为 IgG 抗体,也无临床意义。

(十)I 血型系统和 i 血型集合

ISBT 曾将 Ii 抗原命名为血型集合 207,I 是 I_1(207.001),i 是 I_2(207.002)。当克隆和鉴定出将糖链 i 抗原转变为糖链 I 抗原的编码基因 I 的变异体后,ISBT 才将 I 抗原列为第 27 位血型系统,即 I,027,只有 1 个抗原(I)。i 抗原仍然被列为血型集合(I2,207.002)。

1. 基因及生化特征 *I* 基因位于染色体 6p24.2 上,在 *I* 基因编码产生的 β-1,6-N-乙酰糖基转移酶的作用下,i 抗原非分枝状直链寡糖结构被催化转化成分枝状寡糖结构的 I 抗原。

红细胞膜上普遍存在 I 和 i 抗原,两者抗原结构密切相关。两个抗原共有的表位是半乳糖或者 II 型前体链,是 ABO 等 II 型糖链抗原的基础物质。当 Ii 抗原末端 Gal β1 被 H 转移酶岩藻糖化后,生成 H 活性结构,再进一步分别经 A 和 B 转移酶作用,分别加上 N-乙酰半乳糖胺和半乳糖就生成了 A 和 B 抗原结构。对孟买型 Oh 表型的红细胞,由于缺少 H 转移酶,Ii 抗原糖链末端 Gal β1 没有岩藻糖化,未生成 H 抗原,因此孟买型红细胞 I 抗原表达增强。

2. 临床意义 I 抗原和 i 抗原互为竞争关系,在胎儿、新生儿红细胞上 i 抗原表达较强,随着年龄增长 i 抗原逐渐减少,而 I 抗原逐渐增加,到两岁左右红细胞基本完全表达 I 抗原。成人 i 表型(I－i＋)非常少见,多是常染色体隐性遗传,是 *I* 基因突变所致。遗传性有核红细胞增多症,是获得性或先天性 N 糖基化缺陷,i 抗原明显增多,伴有慢性溶血。患有慢性溶血性疾病患者,其 i 抗原增多是过度造血的表现。

高效价的同种抗-I 往往存在于 i 抗原正常成人中,一般是 IgM 类冷抗体,最佳反应温度是 4 ℃,效价通常＜64。抗-I 与成人红细胞出现强凝集反应,与脐带血细胞不出现凝集反应,或只有微弱凝集反应。在 4 ℃孵育或者用蛋白酶处理红细胞,会增强抗-I 活性。A_1 亚型个体可产生抗-IH 抗体,该抗体与富含 H 抗原的 O 型及 A_2 亚型红细胞出现强凝集。

抗-I 多为自身抗体,可干扰血型鉴定等输血前检测,虽然该抗体在低温出现反应,但是在 IAT 中也可能出现阳性反应,特别是使用多克隆抗球蛋白试剂。可采用冷自身吸收技术去除自身抗体。

自身抗-i 抗体常常存在于一些感染性疾病(例如,网状细胞增多症、髓系白血病、单核细胞增多症)的患者血清中,偶尔造成溶血。抗-i 既有 IgM 也有 IgG,或为两者混合。抗-i 的存在与免疫缺陷有关,例如,罕见的 X 连锁隐性免疫缺乏症(Wiskott-Aldrih 综合征)患者中,50% 的个体存在自身抗-i 抗体;艾滋病(AIDS)患者自身抗-i 抗体的检出率为 64%。母亲体内的 IgG 自身抗-i 可以通过胎盘造成脐带血的直接抗球蛋白试验阳性以及中等程度的新生儿黄疸。

冷凝集素综合征和混合型 AIHA 患者,其血液中可含有病理性抗-I 及抗-i 抗体。某些感染性疾病,例如支原体肺炎等,可出现自身高效价抗-I 抗体,甚至出现一过性溶血的临床表现。

六、多凝集红细胞

多凝集红细胞是由遗传、细菌或病毒感染等引起红细胞膜结构改变,从而使红细胞多与其他所有人的血清,甚至包括自身血清都出现凝集。引起多凝集现象的因素有两种,一种是获得性因素,包括微生物和非微生物;另一种是遗传性因素。

(一)微生物引起的多凝集

微生物引起的多凝集与多种疾病相关,例如,菌血症、伤口感染、消化系统或呼吸系统感染、肠梗阻等均可引发多凝集现象。这些细菌酶通过肠壁或其他方式进入血液,达到一定数量时,就会修饰红细胞膜,表现为多凝集。健康人偶尔也可检出微生物导致多凝集红细胞,可能是亚临床感染所致。

微生物引起的多凝集现象多数情况下是短暂的,当感染控制后,多凝集现象也随之减弱、消失。

1. T 多凝集 T 多凝集产生原因是微生物唾液酸酶作用于红细胞膜上的唾液酸,主要是切除了 GPA 和 GPB 的唾液酸四糖分子,暴露 T 抗原,同时 M 或者 N 抗原减弱或消失。植物血凝素有助于 T 多凝集的诊断。

大肠埃希菌、产气荚膜杆菌、霍乱弧菌、肺炎双球菌及白色念珠菌等产生的唾液酸分解红细胞膜糖蛋白或糖脂末端的 N-乙酰唾液酸,使细胞膜上的隐蔽抗原 T 抗原暴露出来。婴幼儿比成人更容易产生 T 激活红细胞,故尤其要注意肠道疾病。

有 T 激活红细胞者,白细胞和血小板也可能同时表达 T 抗原。T 多凝集偶尔伴发溶血。儿童患肺炎双球菌肺炎后溶血性尿毒症,可能就是该细菌酶的作用。T 抗原暴露于红细胞、血小板和肾小球,可能是溶血性贫血、血小板减少及肾功能衰竭的病因。据报道,有 T 多凝集红细胞的患者,输注了血浆或者血浆制品后,发生了严重的 HTR。

2. Th 多凝集 Th 多凝集与 T 多凝集在于与植物血凝素的反应不同。水中棒状杆菌唾液酸酶可以激活红细胞 Th 抗原。如果持续存在 Th 多凝集,可能是糖基合成不完全所致。在先天性发育不全性贫血和先天性脊髓发育不全患者中,可发现 Th 激活红细胞。

3. Tk 多凝集 GSⅡ是从 Griffonia simplicifolia 的种子中提取的一种凝集素,能与 Tk 多凝集红细胞反应,与其他多凝集红细胞均不凝集。木瓜蛋白酶处理红细胞经后 Tk 与试剂的反应性增强。Tk激活红细胞上有正常的唾液酸。

Tk多凝集见于败血症、胃肠道损伤、伤口感染,脆弱拟杆菌、黏质沙雷菌、白色念珠菌、曲霉菌产生的β-半乳糖苷酶切断血型糖链前体末端的半乳糖,使N-乙酰葡萄糖胺暴露出来。同时使ABO、Ii、P抗原明显减弱,甚至失去活性。Tk多凝集同时多伴有获得性B。

(二)非微生物引起的多凝集

非微生物引起的多凝集主要是获得性的Tn多凝集。Tn多凝集是造血干细胞发生突变,使红细胞膜糖基化过程被阻断而导致红细胞膜异常。Tn抗原是T抗原前体,T抗原又是红细胞唾液酸糖蛋白双唾液酸四糖的前体。Tn多凝集是缺乏T转移酶(β-3-D-半乳糖基转移酶),使Tn单糖结构不能转变为双糖结构所致。由于Tn抗原的免疫原性多糖为N-乙酰胺基半乳糖胺,和A抗原相同,所以会导致ABO血型鉴定时出现正、反定型不符。

Tn激活红细胞,唾液酸含量减少,M和N抗原量减少,T隐蔽抗原也减少。与抗-Tn反应呈混合视野凝集。1%无花果酶或木瓜蛋白酶处理红细胞可破坏Tn抗原,从而可以测出正确的ABO血型。

红细胞的Tn活化作用是永久的,与细菌性或病毒性感染无关。Tn多凝集常伴有溶血性贫血、白细胞减少和血小板减少。在健康献血者中,偶尔也可发现Tn阳性红细胞。也有人认为,Tn抗原与白血病、MDS相关。另外,某些恶性肿瘤,也会出现T或Tn抗原暴露。

(三)遗传性多凝集

遗传性多凝集包括Cad、Hyde Park、HEMPAS、NOR多凝集。

1. Cad多凝集　常染色体显性遗传,与红细胞高频抗原Sda有关。正常人的血清中一般含有抗-Cad,所以Cad阳性红细胞被认为是多凝集红细胞。Cad抗原是Sbª抗原的强表达。Cad细胞和Tn细胞都与Salvia horminum及Dolichos biflorus(抗-A1)反应,但是将两种细胞经过木瓜蛋白酶处理后,Cad与Salvia horminum反应增强,而与Tn细胞不反应,以此鉴别这两种抗原。多凝集红细胞特点见表2-20。

表2-20　多凝集红细胞特点

植物血凝素	多凝集					
	T	Th	Tk	Tx	Tn	Cad
Arachis hypogaea	＋	＋	＋	＋	－	－
Glycine saja	＋	－	－	－	＋	＋
Salvia sclarea	－	－	－	－	＋	－
Salvia horminum	－	－	－	－	＋	＋
Griffonia simplicifolia Ⅱ	－	－	＋	－	－	－
Vicia cretica	＋	－	＋	－	－	－
Dolichos biflorus	－	－	－	－	＋	＋

2. Hyde Park多凝集　首先发现于南非一混合种族大家庭中,有的成员有罕见的变异血红蛋白,同时有红细胞多凝集现象。

3. HEMPAS多凝集　遗传性多核幼红细胞伴酸化血清溶血试验阳性,又被称为先天性红细胞生成异常性贫血Ⅱ型。

4. NOR 多凝集　Norfolk 首先发现 NOR 多凝集,抗原决定簇不详,可与 P 血型系统有关。NOR 红细胞与脐血血清不发生凝集。

第四节　白细胞血型系统

人类白细胞抗原(human leukocyte antigen,HLA)系统包括一系列复杂的基因及其编码的蛋白。HLA 抗原可识别"自我"与"非我"抗原刺激产生的免疫应答,具有协调细胞免疫和体液免疫的功能。

人类白细胞膜上的抗原可以分为三类:第一类是红细胞血型抗原,例如,ABO、P、LE、XG、Sc、Do、CROM、KN、LN、OK、JMH 及 GLOB 等血型系统抗原;第二类是白细胞本身所特有的血型抗原,例如,粒细胞特异性抗原(human neutrophil alloantigens,HNA);第三类是白细胞与其他组织细胞共有的,也是最强的同种抗原,即 HLA。本章重点介绍白细胞表达的与输血医学有关的抗原即白细胞血型抗原。

人类白细胞表达的 HLA 在移植医学、输血医学及法医学等领域都有极其重要的作用。HLA 是人们在对移植时的组织相容性研究中被认识的,组织相容性是指器官或组织移植时供者与受者相互接受的程度。组织相容性由供者与受者细胞表面组织抗原的特异性决定;假若供者与受者组织抗原的特异性相同,供者的移植物可被受者组织相容,否则供者移植物就被受者组织排斥。人们把这种代表个体特异性的同种异体抗原称为移植抗原或组织相容性抗原(histocompatibility antigen)。组织相容性抗原是一个复杂的抗原系统,组织相容性抗原中能引起快速而强烈排斥反应的抗原系统称为主要组织相容性系统(major histocompatibility system),而引起慢而弱排斥反应的抗原系统称为次要组织相容性系统(minor histocompatibility system)。编码主要组织相容性抗原的基因群称为主要组织相容性复合体(major histocompatibility complex,MHC)。

一、HLA 基因与遗传

(一)HLA 复合体

1. HLA 复合体的结构　HLA 复合体位于染色体 6p21.3 区域,全长 3600 kb,包括 128 个功能性基因和 96 个假基因,共 224 个基因位点,按编码分子特性的不同,这些基因分为三类即 HLA-Ⅰ类、HLA-Ⅱ类及 HLA-Ⅲ类基因,每一类基因均含有多个位点(图 2-5)。

(1)HLA-Ⅰ类基因　HLA-Ⅰ类基因位于 6 号染色体短臂的顶端,长度为 2000 kb,包括经典 HLA-Ⅰ类基因和非经典的 HLA-Ⅰ类基因。①经典的 HLA-Ⅰ类基因:位于 HLA-Ⅰ类基因区的 HLA-A、B、C 三个位点基因属于经典的 HLA-Ⅰ类基因,又称 HLA-Ⅰa 基因,经典的 HLA-Ⅰ类基因编码相应的 HLA-Ⅰ类分子的重链,而且表达量最高。②非经典的 HLA-Ⅰ类基因:HLA-E、F、G 三个位点基因为非经典的 HLA-Ⅰ类基因,又称 HLA-Ⅰb 基因,其等位基因数量有限,编码产物分布较局限。HLA-E、G 基因可能在胎母免疫中起重要作用,另外,E 基因也参与调节 T 淋巴细胞功能。

(2)HLA-Ⅱ类基因　HLA-Ⅱ类基因靠近染色体着丝粒,从中心侧开始依次为 DP、

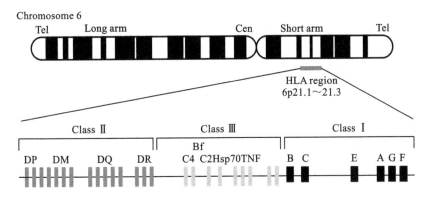

图 2-5 MHC-HLA 复合体的结构

DMA、DMB、LMP2、TAP1、LMP7、FAP2、DQ 及 DR 基因亚区域。其中 DR、DP 和 DQ 称为经典的 HLA-Ⅱ类基因，而 LMP、TAP 和 DM 称为非经典的 HLA-Ⅱ类基因。非经典的 HLA 分子等位基因不多，表达量少，细胞分布不广泛，表达的分子不在膜上，而在细胞质内，它们与抗原加工和呈递有关，与移植和输血关系不大。

（3）HLA-Ⅲ类基因 HLA-Ⅲ类基因位于 HLA 基因复合体的中段，长度为 1000 kb，包括与免疫系统有关的基因 C4B、C4A、C2、Bf、肿瘤坏死因子（TNFA、TNFB）和热休克蛋白 70（HSP70），分别编码 C4、C2、B 因子、TNF-α、TNF-β 和 HSP70 分子。

2. HLA 等位基因的命名 根据 IMGT/HLA 数据库 2012 年 10 月的统计，共发现 HLA 等位基因 8496 个，其中 HLA-Ⅰ类等位基因 6725 个，HLA-Ⅱ类等位基因 1771 个。见表 2-21。

表 2-21 HLA 等位基因（IMGT/HLA 数据库，2012. 10）

HLA-Ⅰ类等位基因（6725 个）				HLA-Ⅱ类等位基因（1771 个）			
真基因 6685 个		假基因 40 个		等位基因	个数	DRB 等位基因	个数
等位基因	个数	等位基因	个数				
A	2132	H	12	DRA	7	DRB1	1196
B	2798	J	9	DRB	1297	DRB2	1
C	1672	K	6	DQA1	49	DRB3	58
E	11	L	5	DQB1	179	DRB4	15
F	22	P	5	DPA1	36	DRB5	20
G	50	V	3	DPB1	158	DRB6	3
				DMA	7	DRB7	2
				DMB	13	DRB8	1
				DOA	12	DRB9	1
				DOB	13		

1967 年 WHO 规定了 HLA 命名标准，经过 15 届组织相容性专题讨论会的不断更新、完善，目前有两套命名系统。

（1）第一套建立在血清学或细胞免疫反应性基础上，用 HLA 代表 MHC，后面的大写字母 A、B、C、DR、DQ、DP 代表不同位点，数字代表等位基因特异性，A、B 位点共用一套数字，由 1 开始，按照抗原发现顺序顺延排列（如 A1、A2、A3、B5、B6、B8、B9、B10、A11、B12等）。新发现的基因在未被 WHO 命名委员会认可前通常冠以"w"。但是，HLA-C 位点中的 w 并无此义，而是为了区分 C 位点等位基因与补体组分。HLA-DP 和 HLA-DW 中包含的 w 代表它们最初是以混合淋巴细胞培养分型技术检测的两组广泛特异性抗原。Bw4 和 Bw6 中的 w 表明二者是生理学意义上的交叉反应抗原。

（2）第二套命名体系以核苷酸序列进行基因分型编码，用 HLA 代表 MHC，用"-"与基因座位分隔；用一系列大写字母（包括或不包括数字）指定特异性位点或座位。* 后面的第 1 和第 2 位数字代表等位基因的家族，它往往对应于同种异体携带的血清型抗原；第 3 和第 4 位数字分配在其中的序列已确定顺序。前 4 位数字代码不同的等位基因，表示一定有一个或多个核苷酸的突变，从而改变了编码的蛋白质的氨基酸序列。等位基因如果仅仅在编码区表现为无义核苷酸的突变，则使用第 5 和第 6 位数字进行区分。等位基因序列差异发生在内含子序列的多态性或在 5′、3′的非翻译区则用第 7 和第 8 位数字进行区分。当某些核苷酸序列产物也能被血清学方法识别时，用延长的数字表示该等位基因核苷酸序列和血清学命名一致性，例如，MHCⅠ类血清学特异性的 HLA-A210 即 HLA-A＊0201 等位基因的产物。第二套命名系统中包含的"N"表示该基因不表达（无效基因），而"L"代表非编码区发生突变，基因产物表达量下降；"S"表示该基因为隐匿性；"A"表示该基因异常；"Q"表示该基因可疑；"C"表示基因产物只在细胞质中存在。如 HLA-A＊03010102N，见表 2-22。

表 2-22　HLA 命名规则

	数字	1	2	3	4	5	6	7	8	9
HLA-	A＊	0	3	0	1	0	1	0	2	N
前缀	基因座位	等位基因组（血清学特性）	等位基因亚型（外显子区碱基取代）		碱基同义突变（外显子区沉默取代）		内含子突变（内含子区碱基取代）		基因表达的差异（无效基因）

2008 年 9 月在巴西里约热内卢第 15 届国际组织相容性和免疫遗传学大会上，WHO HLA 系统命名委员会决定，从 2010 年开始执行新的命名法。

（1）抗原等位基因名称现已决定用冒号（:）作为单独的字段的分隔符运用到等位基因的名字中。这样强制性的隔开当前等位基因中引导数字 0，有助于减轻一些以往命名方式转换中的混乱。例如，A＊01010101 转换为 A＊01：01：01：01；B＊0808N 转换为 B＊08：08N。对于多达 100 个等位基因，例如，A＊9201 转换为 A＊02：101、B＊9501 转换为 B＊15：101，IMGT/HLA 数据库提供新旧 HLA 等位基因全部的名称以供对照参考。

（2）HLA-Cw 抗原和等位基因的命名　"w"将从 HLA-C 等位基因的名字中删除，但抗原命名还将保留 HLA-Cw，以避免与补体系统和经常被命名为 C1 和 C2 作为杀伤细胞免疫球蛋白样受体的 HLA-C 分子表位相混淆。例如，Cw＊020201 转换为 C＊02：02：01。

（3）表达含糊的抗原等位基因型　采用众多 HLA 分型技术但不能够使得某单个等位基因被明确分配，这被称为模糊等位基因。

3. HLA 复合体的遗传特点

（1）单体型遗传　单体型（haplotype）是指连锁在一条染色体上的 HLA 各位点的基因

组合。HLA 是单体型遗传的,一个二倍体细胞应含有两条 HLA 单体型,其中一条来自父亲,另一条来自母亲。所以,子女与父亲和母亲至少有一条 HLA 单体型相同,而同胞之间 HLA 基因型完全相同和完全不相同的概率均为 25%,一个单体型相同的概率则为 50%。HLA 单体型遗传的特点在法医学及器官移植配型工作中具有重要意义。

(2) 多态性现象 多态性(polymorphism)是指在基因水平上一个物种内某个基因有多种变异体,即具有多个等位基因。HLA 基因多态性现象的机制如下。①复等位基因:HLA 各个位点上等位基因随机组合,导致人群中出现非常庞大的 HLA 基因型;②共显性遗传:HLA 某位点的等位基因不论是纯合子还是杂合子均能同等表达。HLA 基因的多态性是 HLA 复合体最显著的特点,多态性现象使无关个体间 HLA 型别完全相同的可能性极小,这在法医学上具有重要意义。

(3) 连锁不平衡 连锁不平衡(linkage disequilibrium)是指不同位点上的两个等位基因出现在同一条单体型中的频率显著高于或低于期望值。目前,HLA 基因连锁不平衡的发生机制尚不清楚,探讨 HLA 基因连锁不平衡的发生机制有助于某些疾病的诊断和治疗。

(二) HLA 抗原

1. HLA 抗原的结构与特点

(1) HLA-Ⅰ类抗原结构与特点 HLA-Ⅰ类抗原结构:所有 HLA-Ⅰ类抗原(57 kD)均由两条多肽链组成,一条是由 HLA 基因编码的糖蛋白重链(α链,45 kD);另一条是由第 15 号染色体上非 HLA 基因编码的轻链(β2 微球蛋白,β2m,12 kD),两者通过非共价键结合形成 HLA-Ⅰ类抗原。HLA-Ⅰ类抗原的 α 链可以区分为胞外区、跨膜区和胞内区。①胞外区:由 3 个结构域即 α1、α2 及 α3 组成,每个结构域含 90～100 个氨基酸残基。位于顶部的 α1 和 α2 两个结构域构成肽结合槽,是 HLA-Ⅰ类抗原与外源多肽结合和呈递的位点。由于肽结合槽很小,蛋白质抗原必须经过加工成小片段才能与 MHC 结合并被 T 淋巴细胞识别。α3 结构域起始于 α2 的羧基端,终止于插入的质膜部分,是 HLA-Ⅰ类抗原与 T 淋巴细胞表面 CD8 分子的结合部位。②跨膜区:α 链从 α3 结构域延伸出一个短的连接区形成一个 α 螺旋,穿过质膜的双脂层疏水区,使 HLA-Ⅰ类抗原锚定在膜上。③胞内区:HLA-Ⅰ类抗原 α 链最靠羧基端的 30 个氨基酸残基存在于胞质中,与细胞内、外信号传递有关。

HLA-Ⅰ类抗原特点:HLA-Ⅰ类抗原广泛分布于体内所有的有核细胞表面,其中,淋巴细胞 HLA-Ⅰ类抗原的表达量最高;其次是巨噬细胞、树突状细胞及中性粒细胞;而心、肝、肺、肌细胞、成纤维细胞、神经细胞及角膜细胞表达 HLA-Ⅰ类抗原水平较低。

(2) HLA-Ⅱ类抗原结构与特点 HLA-Ⅱ类抗原结构:HLA-Ⅱ类抗原(HLA-DR、DQ、DP)(63 kD)的空间结构与 HLA-Ⅰ类抗原类似,由 34 kD 的 α 链和 29 kD 的 β 链通过非共价键连接组成的糖蛋白异二聚体,两条多肽链的 2/3 以上在胞外。①胞外区:α 链和 β 链的胞外部分可分成两个 90 个氨基酸残基的结构域,分别称为 α1、α2 和 β1、β2。α1、β1 结构域相互作用共同组成肽结合槽,后者是抗原肽的结合位点。α2 和 β2 结构域都有链内二硫键,它们折叠成类似于免疫球蛋白的结构域,是 T 淋巴细胞表面 CD4 分子特异的结合部位。②跨膜区:α2 和 β2 的羧基端伸出一个短的连接区,接着是 25 个左右的疏水性氨基酸残基,这就是所谓的跨膜区。跨膜区的羧基端有几个碱性氨基酸,随后是一个亲水的短胞质尾,将整条多肽链固定在胞膜上。③胞内区:HLA-Ⅱ类抗原的羧基端伸入胞质内,参与跨膜信号的传递。

HLA-Ⅱ类抗原特点:HLA-Ⅱ类抗原的表达范围极其狭窄,主要表达在巨噬细胞、树突状细胞及 B 淋巴细胞等专职抗原提呈细胞。此外,激活的 T 淋巴细胞及单核细胞也表达 HLA-Ⅱ类抗原。而中性粒细胞、未致敏的 T 淋巴细胞、肝、肾、脑及胎儿滋养层细胞等均不表达 HLA-Ⅱ类抗原。

此外,游离的可溶性的 HLA-Ⅰ类和Ⅱ类抗原也可在血、尿、唾液、精液及乳汁中检出。

2. HLA 抗原的命名　HLA 基因有 A、B、C、DR、DQ 及 DP 等位点,HLA 不同基因位点的产物便是相应的 HLA 抗原或 HLA 分子,例如 *HLA-A* 基因位点的产物是 HLA-A 抗原,*HLA-B* 基因位点的产物是 HLA-B 抗原等。HLA 抗原的命名应遵循下列原则。

(1)HLA-A、B、C、DR、DQ 及 DP 基因位点的产物分别命名为 HLA-A、B、C、DR、DQ 及 DP 抗原。

(2)HLA 抗原的特异性用基因位点后的数字表示,而且数字相互不重复,从 1 开始依次排列。例如有 $HLA-A_1$、$HLA-A_2$ 和 $HLA-A_3$,但没有 $HLA-B_1$、$HLA-B_2$ 和 $HLA-B_3$;有 $HLA-B_7$ 和 $HLA-B_8$,而没有 $HLA-A_7$ 和 $HLA-A_8$ 等。

(3)由细胞学技术及处理淋巴细胞试验确定的 HLA-D 及 HLA-DP 特异性以 $HLA-D_w$ 和 $HLA-DP_w$ 表示。

(4)一般情况下,某一基因的产物单一,血清学特异性也单一,但有些 HLA 抗原可以进一步裂解,如 $HLA-A_{10}$ 可以裂解为 $HLA-A_{25}$ 和 $HLA-A_{26}$,裂解前为宽特异性,裂解后为窄特异性,因此需在其后加括号注明原来的宽特异性,如 $HLA-A_{25}$(10)或 $HLA-A_{26}$(10)等。

(5)各抗原特异性之间以“,”隔开,各位点之间以“;”隔开。

3. HLA 的生物学功能

(1)HLA-Ⅰ类分子作用　HLA-Ⅰ类分子合成的多肽抗原插入到内质网的肽结合槽。多肽抗原适合Ⅰ类肽的结合槽一般长为 8～9 个氨基酸,来源于细胞自身合成的内源性蛋白。这些内源性蛋白可能是正常的细胞自身蛋白质,改变的自身蛋白可被细胞质内大量多功能蛋白酶(LMP)降解,并通过抗原提呈载体(TAP)运输到内质网。当 HLA-Ⅰ类分子被运送到细胞表面,它们可与 CD8$^+$ T 淋巴细胞相互作用。如果 T 淋巴细胞受体结合特定 HLA-Ⅰ类分子,这种结合会激活 T 淋巴细胞的细胞毒特性,引起炎症反应。HLA-Ⅰ类分子抗原表达非常重要,尤其是在宿主防御病毒病原体和恶变时。由于肿瘤细胞不表达 HLA-Ⅰ类分子,因而可以逃避这种免疫监视。

(2)HLA-Ⅱ类分子作用　HLA-Ⅱ类分子也在内质网合成,结合于 MHC 抗原结合槽的多肽有两种不同来源。外来抗原经过抗原提呈细胞(APC)捕获、处理,然后在 MHC-Ⅱ类分子协助下提呈,即外来抗原经胞吞作用进入细胞,在脂质体被消化,与 MHC-Ⅱ类分子结合后由溶酶体转运到细胞表面,成为 CD4$^+$ 辅助的靶抗原。内源性抗原,包括宿主自身的胞内肽或病毒感染细胞产生的蛋白降解物,由 TAP 分子运输到内质网,再与 MHC-Ⅰ类分子结合并转移到细胞表面,被 CD8$^+$ 淋巴毒性细胞识别。

(三)HLA 系统在医学上的应用

HLA 抗原能刺激 B 淋巴细胞产生抗体,抗体通过激活补体产生一系列免疫反应。

HLA 抗体产生的原因有妊娠、输血、器官移植或某些疾病等免疫因素,因此 HLA 系统在输血医学、移植医学、法医学及一些疾病的诊断上均具有重要作用。

1. HLA 系统在妊娠方面的应用　妊娠妇女由于母胎 HLA 不合可以产生白细胞抗体,抗体随着妊娠次数的增加而相应增高。这种 HLA 抗体属于 IgG,可以通过胎盘,使胎儿产生同种免疫性中性粒细胞减少症及同种免疫性血小板减少症。现代免疫学认为,母胎 HLA 相容性越大,母体就不能识别胚胎抗原,就不能产生封闭抗体,胚胎得不到封闭抗体的保护而遭排斥,即产生病理性妊娠。有资料表明 HLA 抗体与病理性妊娠(如流产、不孕、妊高征和早产等)均有一定关系。

2. HLA 系统在输血医学的应用

(1) 发热性非溶血性输血反应(febrile non-hemolytic transfusion reaction,FNHTR)　FNHTR 的主要发病机制是输入的供血者白细胞与受血者体内的 HLA 抗体发生抗原抗体反应,引起白细胞的破坏和致热原的释放,患者表现为畏寒、发热及恶心、呕吐等消化道症状。

(2) 血小板输注无效(platelet transfusion refractoriness,PTR)　PTR 的发病机制是血小板表面存在 HLA 抗原,受血者产生的 HLA 抗体可以破坏输入的血小板,造成血小板输注无效。

(3) 输血相关性急性肺损伤(transfusion-related acute lung injury,TRALI)　TRALI 的发病机制是供血者血中的 HLA 抗体、粒细胞特异性抗体与受血者体内的白细胞发生抗原抗体反应,白细胞在肺循环中凝聚,患者表现为肺水肿或呼吸窘迫等。

(4) 嵌合体及输血后移植物抗宿主病　嵌合体是指供血者的细胞在受者体内出现。输血后嵌合体的持续存在可能导致受血者体内移植物抗宿主病(GVHD)的发生。输血后的 GVHD 取决于以下因素:受血者免疫受损的程度;所输血液成分的数量和淋巴细胞活性;供血、受血者 HLA 的配合程度。利用从亲缘获得的新鲜血液成分观察输血后的 GVHD 突出显示了 HLA 系统在 GVHD 中的作用。

(5) 溶血性输血反应　HLA 抗原-B7、B17 和 A28,可在红细胞上有很弱表达,当患者存在这些 HLA 抗体时,可能会导致带有这些抗原的红细胞寿命缩短,引起 HTR。这种不相容通过传统的输血前试验可能检测不到。

3. HLA 系统在移植医学的应用　HLA 作为人体组织细胞的遗传学标志,在抗原识别、提呈、免疫应答、免疫调控及破坏外来抗原靶细胞等方面具有重要作用,是器官移植免疫排斥反应的主要抗原。

(1) HLA 系统在造血干细胞移植中的应用　造血干细胞移植在恶性血液病及免疫性疾病等的治疗中具有极其重要的地位。造血干细胞来源于骨髓、外周血及脐带血,含有大量的免疫细胞如成熟的 T 淋巴细胞等,可引起严重的免疫排斥反应。因而,造血干细胞移植对供、受者之间 HLA 匹配程度的要求在所有器官移植中最为严格,最好是 HLA-A、HLA-B 及 HLA-DRB1 完全匹配。

(2) HLA 系统在肾移植中的应用　影响肾移植的基因位点主要是 HLA-A、HLA-B 及 HLA-DR 位点。其中,HLA-DR 位点与肾移植的近期存活有关,而 HLA-A 及 HLA-B 位点与肾移植的远期存活有关。

(3) HLA 系统在其他实质器官移植中的应用　①HLA 系统在肝脏移植中的应用:

HLA 配型在肝移植中的作用尚存在争议。临床上已经实施的肝移植手术大多 HLA 配型不完全相合，目前未观察到 HLA 配型与排斥反应及肝移植存活率的相关性。肝移植时 HLA 配型与排斥反应没有相关关系可能与肝脏具有免疫特性器官的性质有关。②HLA 系统在胸腔器官移植中的应用：胸腔器官移植包括心脏移植、肺脏移植及心肺联合移植。这类移植手术大多属紧急移植手术，术前 HLA 配型难以进行。初步观察显示 HLA-A、HLA-B 及 HLA-DR 位点匹配可减少心、肺移植免疫排斥反应的发生，并提高心、肺移植的存活率。

4. HLA 系统在法医学上的应用　HLA 基因终身不变，具有高度多态性，使其成为最能代表人体特异性的遗传标志。无血缘关系的个体之间 HLA 型别完全相同的概率极低，通过 HLA 基因型或表型检测已经成为法医学上个体识别和亲子鉴定的重要手段之一。

近年来，随着分子生物学技术的发展，采用短串联重复序列检测或采用线粒体 DNA 的序列分析用于个体识别或亲子鉴定更加简便、准确。目前，以上两种技术已经取代 HLA 检测成为个体识别或亲子鉴定的重要手段。

5. HLA 系统在一些疾病诊断中的应用　HLA 与疾病关联程度用相对危险度（relative risk，RR）来表示，RR 值越大，相关程度越大（表 2-23）。

表 2-23　HLA 系统与疾病的关联

疾　　病	HLA	RR
强直性脊柱炎	B27	＞103.5
Reiter 综合征	B27	35.0
沙门氏菌感染后的关节炎	B27	29.7
耶尔森菌感染后的关节炎	B27	17.6
急性前葡萄膜炎	B27	14.6
亚急性甲状腺炎	B35	14
先天性肾上腺皮质增生症	B47	15.4
肾小球肾炎咯血综合征	DR2	15.9
多发性硬化症	DR2,DQ6	12
疱疹样皮肤病	DR3	56.4
干燥综合征	DR3	9.7
系统性红斑狼疮	DR3	5.8
类风湿性关节炎	DR4	4.8
淋巴瘤性甲状腺肿	DR5	3.2
青少年型风湿性关节炎	DR8	8
重症肌无力	DR17	4
腹腔疾病	DQ2	＞250
乳糜泄	DQ2	30
嗜睡症	DQ6	＞38
1 型糖尿病	DQ8	14

二、粒细胞系统的基因与遗传

早在 20 世纪初期,Charles Doan 最先发现某些人的血清可以引起其他人的白细胞发生凝集。直到 1960 年 Lalezari 在研究 1 例新生儿同种免疫性粒细胞减少症时,发现了人类粒细胞同种抗原(human neutrophil alloantigen,HNA)。目前,已经发现的 HNA 有 7 种,归属于 5 个粒细胞抗原系统。粒细胞抗原分为两大类,一类是粒细胞与其他细胞共有的抗原,例如,HLA 抗原和红细胞血型抗原等;另一类是粒细胞及其前体细胞的特异性抗原即 HNA。

(一)粒细胞特异性抗原

HNA 是指仅分布于粒细胞(包括中性粒细胞、嗜酸性粒细胞和嗜碱性粒细胞)表面的抗原。但由于正常人血液中嗜酸性粒细胞和嗜碱性粒细胞数量极少,至今很难用实验方法检测,因此统称为粒细胞特异性抗原。

1. HNA 的命名 1998 年 ISBT 粒细胞抗原命名原则如下。

(1)命名为 HNA。

(2)抗原糖蛋白膜位点用数字依次编号,如 HNA-1、HNA-2 等。

(3)同一糖蛋白位点上的不同抗原用英文小写字母依次表示,如 HNA-1a、HNA-1b 和 HNA-1c 等。

(4)新发现的粒细胞抗原暂时用字母缩写命名,直至粒细胞工作委员会决定需要将它归入 HNA 命名系统。

(5)粒细胞抗原的等位基因编码依照国际人类基因图谱研究组的规定命名。

目前发现的 HNA 的命名见表 2-24。

表 2-24 HNA 的命名 (ISBT,2009)

抗原系统	发现时间/年	发现者	糖蛋白载体(位点)	相应 CD	抗原	曾用名	等位基因
HNA-1	1960	Lalezari	FcrRⅢb	CD16b	HNA-1a	NA1	FCGR3B * 01
					HNA-1b	NA2	FCGR3B * 02
					HNA-1c	SH	FCGR3B * 03
HNA-2	1971	Lalezari	Gp56~64kD (GpNB1)	CD177	HNA-2	NB1	CD177 * 01
HNA-3	1964	Van leeuwen	Gp70~95kD	—	HNA-3a	5b	未定义
HNA-4	1986	Klin	MAC-1,CR3,$\alpha_M\beta_2$-整合素	CD11b	HNA-4a	MART	ITGAM * 01 (230G)
HNA-5	1979	Decay	LFA-1,$\alpha_L\beta_2$-整合素	CD11a	HNA-5a	OND	ITGAL * 01 (2372G)

2. HNA 的生化特性 HNA-1 抗原系统包括 HNA-1a、HNA-1b 及 HNA-1c 3 个抗原,均位于糖蛋白 FcrRⅢb 上,FcrRⅢb 只分布在粒细胞上,是 IgG1 和 IgG3 的低亲和力受体,它与 IgG 抗体的 Fc 段结合,静息的中性粒细胞主要通过 FcrRⅢb 结合免疫复合物,进

而将它们从循环中清除。编码 FcrRⅢ 的基因为 FCGR3B,该基因位于 1 号染色体长臂上。

HNA-2a 是一个分子质量为 56～64 kD 的糖蛋白,编码 HNA-2 的基因位于 19q13.2 上。HNA-3a 是一个分子质量为 70～95 kD 的糖蛋白,编码 HNA-3a 的基因位于 4 号染色体上。HNA-4a 位于 Leu-CAM 家族整合素超家族和 β_2(CD$_{18}$)整合素上,而 HNA-5a 位于白细胞 β_2-整合素家族的 α 轻链(αL 链)上。

3. HNA 的基因频率　不同人群中各种 HNA 的基因频率是不同的,见表 2-25。

表 2-25　不同人群 HNA 的基因频率

人群	HNA-1a	HNA-1b	HNA-1c	HNA-1null	HNA-2a	HNA-3a	HNA-4a	HNA-5a
巴西人	100	83	11	NT	97	86～95	96	91
巴西印度人	83	36	0	NT	NT	NT	100	96
中国人	90	52	0	0～0.2	99	NT	NT	65
日本人	88	51～61	0	＜0.4	89～99	NT	NT	NT
韩国人	78	75	＜1	NT	86	NT	99	96
北美洲白种人	56～62	89	5	NT	97	NT	NT	96
欧洲白种人	54～52	87～89	5～7	0.2～0.8	87～97	89～99	96	96
非洲人	46～66	78～84	23～31	4	98	NT	NT	88
印度人	44	83	16	NT	NT	NT	NT	NT

注:NT,not tested,意为未验证。

(二)粒细胞抗体

粒细胞抗体是由粒细胞抗原刺激机体后产生的,包括抗 HNA-1a、抗 HNA-1b、抗 HNA-1c、抗 HNA-2a、抗 HNA-3a、抗 HNA-4a 及抗 HNA-5a 抗体 7 种,多数为 IgG,也有一些是 IgM 或 IgM 和 IgA 的混合抗体。在多数情况下,粒细胞与 IgG 抗体结合,不管是特异性还是非特异性结合,都能导致粒细胞在肝和脾的网状内皮系统中被破坏而清除。粒细胞的细胞毒素通常是 IgM,也可能是 IgG,但是结合补体的粒细胞抗体非常少见。这些抗体可通过免疫性反应引起粒细胞破坏或成为一些输血不良反应的原因之一(表 2-26)。

表 2-26　粒细胞抗体引起的疾病及输血不良反应

粒细胞抗体	引起的疾病及输血不良反应
抗-HNA-1	新生儿同种免疫性粒细胞减少症
	自身免疫性粒细胞减少症
	输血相关性急性肺损伤
抗-HNA-2a	新生儿同种免疫性粒细胞减少症
	自身免疫性粒细胞减少症

续表

粒细胞抗体	引起的疾病及输血不良反应
	输血相关性急性肺损伤
	药物诱导的免疫性粒细胞减少症
	骨髓移植后同种免疫性粒细胞减少症
抗-HNA-3a	输血相关性急性肺损伤
抗-HNA-4a	新生儿同种免疫性粒细胞减少症
	自身免疫性粒细胞减少症
抗-HNA-5a	未知

(三)粒细胞抗原系统的意义

1. 粒细胞抗体引起的输血不良反应

(1)发热性非溶血性输血反应 FNHTR 发病机制主要包括细胞因子的作用,白细胞、血小板、血浆蛋白及其抗体的作用以及致热原的作用等。当患者体内产生粒细胞抗体时,输入的粒细胞与相应抗体发生抗原、抗体反应并激活补体,导致粒细胞的破坏和致热原(如白细胞介素)的释放。

(2)输血相关性急性肺损伤 TRALI 发病机制主要是输入含有粒细胞抗体(抗-HNA-1、抗-HNA-2a 和抗-HNA-3a)的血液制剂时,供者血中的粒细胞抗体与受者体内的粒细胞在肺循环中凝集形成肺浸润并激活补体。中性粒细胞在肺血管内聚集、黏附,释放蛋白酶、酸性脂质和氧自由基等,使肺血管内皮细胞受损、血管通透性增强,液体由血管内渗入到肺间质和肺泡内,导致肺水肿及呼吸窘迫综合征的发生。

(3)输血相关性同种免疫性粒细胞减少症(transfusion-related alloimmune neutropenia,TRAIN) 发病机制是供血者血浆中含有高滴度抗 HNA 抗体(如抗 HNA-1b 抗体),而受血者体内有相应的抗原(如 HNA-1b 等),输血后通过免疫反应导致患者体内粒细胞被破坏,从而引起粒细胞减少。

2. 粒细胞抗体引起的免疫性粒细胞减少症

(1)新生儿同种免疫性粒细胞减少症(neonatal alloimmune neutropenia,NAN) 这是一种与新生儿溶血性疾病的发病机制相似的以粒细胞减少为主要表现的综合征,发病概率约为 2‰。父亲遗传给胎儿的粒细胞抗原与母亲的粒细胞抗原特异性不同,刺激母体产生 IgG 型类粒细胞抗体,通过胎盘引起新生儿粒细胞破坏。胎儿出生后,可发生感染症状,严重者可死亡。50%以上的 NAN 可以检出抗 HNA-1a、HNA-1b 和 HNA-2a 抗体,少部分也可以检测出抗 HNA-1c、HNA-3a 和 HNA-4a 抗体。

(2)自身免疫性粒细胞减少症(autoimmune neutropenia,AIN) 它是由于机体产生针对自身粒细胞的自身抗体(包括抗 HNA-1、HNA-2a 和 HNA-4a 抗体),引起粒细胞的破坏、减少。可分为原发性 AIN 和继发性 AIN,前者无明确的病因,唯一血清学异常是中性粒细胞减少,没有其他可能引起中性粒细胞减少的疾病或因素;后者常继发于自身免疫性疾病,如自身免疫性贫血、系统性红斑狼疮、类风湿关节炎、传染性单核细胞增多症、各种免疫缺陷病及甲状腺病等,其发生机制还不十分清楚。

(3) 药物诱导的免疫性粒细胞减少症(drug induced neutropenia,DIN)　发病机制比较复杂,是由药物作为抗原诱导机体产生的抗体破坏粒细胞,或药物相关的免疫复合物与粒细胞结合从而引起粒细胞破坏,或药物通过补体介导的免疫性粒细胞破坏等。产生 DIN 的相关药物包括抗炎药、止痛药、抗精神病药、抗抑郁症药、抗惊厥药、抗甲亢药及抗生素等。常在患者接受药物治疗后数小时至 1～2 d 时发生,之前患者常常已经接触过此种药物。

(4) 骨髓移植后同种免疫性粒细胞减少症(immune neutropenia after bone-marrow transplantation)　即骨髓(造血干细胞)移植后由于患者体内的粒细胞抗体引起的免疫性粒细胞减少,其发病机制包括同种免疫作用与自身免疫作用两种,相关抗体包括 IgM 及 IgG 抗体。

三、新基因的发现和鉴定

随着 HLA 检测技术的不断发展,新的等位基因不断地被发现,其命名规则,即接受新等位基因序列应包括以下条件。

(1) 若序列来自 cDNA 或 PCR 产物并且在测序前被再次克隆,则必须对多个克隆子测序。

(2) 新等位基因应进行正、反方向同时测序。

(3) 如果 PCR 产物被直接测序,至少单独进行 2 次以上 PCR 扩增,然后分别测序。

(4) 个体座位上为杂合子,必须先将新等位基因与另一个已知等位基因分离后测序。

(5) 提交的新等位基因序列不应包括引物序列。

(6) 采用 DNA 分型技术,如 PCR-SSO 或 PCR-SSP 验证所提交的新等位基因(新突变点或以前未见的核苷酸序列)时,应对验证所用的探针或引物以及相应的试剂加以说明。

(7) 必须获得数据库序列号。

(8) 推荐提供全长序列,提交的序列最低限度是:Ⅰ类基因必须包括第 2、3 外显子;Ⅱ类基因包括第 2 外显子。

(9) 如果新等位基因位于内含子或不表达基因区域,则必须提供全长序列,其中要包含这个表达或不表达区段。对于提交非全长的新等位基因序列,如果其已知相关的等位基因外显子相同,同样需要全长序列。

(10) 尽可能提交一篇相应的新论文,并通过电子邮件或传真向数据库提交论文复印件。

(11) 从肿瘤组织标本中获得的新序列,不被承认。

(12) 在提交的材料中要包括标本的 HLA-A、B、DRB1 基因型,另外,如果标本是杂合子,其另一个等位基因也要鉴定。

(13) 实验所用的 DNA 或其他材料,特别是细胞株,应在公共的保存场所,至少在被发现的实验室保存备用。

(14) 向 WHO 命名委员会提交新基因序列可以使用网址:www. ebi. ac. uk/imgt/hla/subs/ submit. html。研究者要填一份序列有关的调查表并提供一份新序列与已知相关等位基因比较的资料。

第五节 血小板血型系统

一、血小板抗原的概述

血小板除了具有黏附、聚集和分泌等基本功能外,还具有辅助、调控炎症和免疫反应的功能。血小板表面大约有 45 种不同的辅助结构,分为 5 大类,包括黏附分子、免疫调控分子、受体、血型抗原以及其他分子结构,使得血小板具有不同的生理功能。

血小板表面具有复杂的由遗传决定的血型抗原系统,在自身免疫、同种免疫和药物诱导的血小板免疫反应中起重要作用。血小板血型抗原主要有两大类,即血小板相关抗原和血小板特异性抗原。血小板相关抗原(platelet-associated antigen)是血小板表面存在的与其他细胞或组织共有的抗原,又称血小板非特异性抗原或血小板共有抗原,包括组织相容性抗原和红细胞血型系统相关抗原,例如,ABO、Lewis、I、P 等血型抗原。血小板特异性抗原是存在于血小板和巨核细胞表面,由血小板特有的抗原决定簇组成,表现出血小板独特的遗传多态性,又称为人类血小板抗原(human platelet antigen,HPA)。近来发现有很少的血小板特异性抗原也存在于其他细胞和组织上。

(一)血小板相关抗原

1. 红细胞血型抗原 血小板表面存在 ABO、Lewis、I 和 P 系统的抗原,不存在 Rh、Duffy、Kell、Kidd 和 Lutheran 系统的抗原。血小板表面的 A、B 抗原主要有两个来源:大部分是血小板本身固有的,即从巨核细胞分化而来;小部分是从血浆中吸附的。这些抗原物质在不同的个体血小板表面的含量差异很大,即使是同一个体的血小板上的红细胞抗原量也不同。A_2 亚型个体的血小板上检测不到 A 抗原,因此可以作为 O 型血小板使用,甚至可以输注给具有高效价抗-A 或(和)抗-B 的血小板输注无效症患者。A/B 血型抗原高表达的血小板输给 O 型受血者比较容易导致血小板输注无效。在 ABO 次侧不相容的血小板输注(如 O 型血小板输注给 B 型受者),由于抗-B 抗体可能和受者血清中的可溶性 B 物质结合形成抗原-抗体复合物,后者可以通过 Fc 受体结合至血小板表面,加速血小板的破坏。因此,目前普遍推荐血小板应该选择 ABO 血型同型输注。

2. HLA 系统血型抗原 血小板表面存在 HLA-I 类抗原,即 HLA-A、HLA-B 和 HLA-C 位点的抗原,未发现血小板表面存在 HLA-II 类抗原,即 HLA-DR、HLA-DP 和 HLA-DQ 等位点的抗原。但在细胞因子的刺激下,血小板表面会表达 HLA-DR 抗原。血小板上的 HLA 抗原大部分是血小板固有的,即内源性生成的完整的膜蛋白,小部分是从血浆中可溶性 HLA 抗原吸附到血小板上的。用氯喹或 0 ℃的冷酸溶液处理血小板能够除去血小板表面的 HLA 抗原,可用于治疗血小板输注无效症。输注相关的 HLA 同种免疫抗体的产生,与基础疾病、免疫抑制剂的使用以及制品中是否含有足量的白细胞等因素有关。供体的白细胞含有 HLA-I、HLA-II 类抗原,输注后可刺激受者产生 HLA 同种抗体,导致输入的血小板被破坏。所以,目前推荐血液制剂在输注前要进行白细胞滤过处理,以减少由白细胞产生的不利影响。

（二）血小板特异抗原

HPA 是构成血小板膜结构的一部分，是位于血小板膜糖蛋白（glycoprotein，GP）的抗原表位（图 2-6）。至少 5 种糖蛋白［GPⅠa，Ⅰb（α 和 β），Ⅱb，Ⅲa 及 CD109］具有多态性并与同种免疫有关。3%～5% 的亚洲人和黑人缺乏第 6 种血小板糖蛋白（GPⅥ，CD36），在输血或妊娠后可以导致对该种糖蛋白的致敏。到 2012 年 10 月为止，通过血清学方法已检出 33 个 HPA 抗原，包括在血小板糖蛋白结构上的位置、血小板表面的抗原密度、编码抗原的 DNA 多态性均已阐明。最新的研究发现，血小板特异性抗原并非为血小板特有，一些特异性抗原也分布于其他细胞上，如 HPA-1 和 HPA-4 也存在于内皮细胞、成纤维细胞、平滑肌细胞上；HPA-5 存在于长效活化的 T 淋巴细胞和内皮细胞上等。

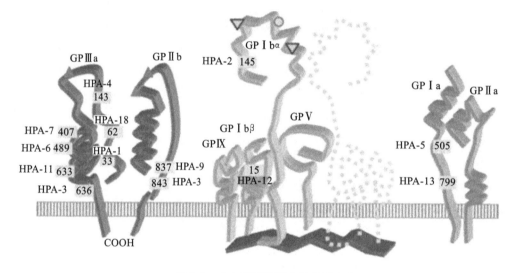

图 2-6　血小板膜糖蛋白的抗原表位

二、血小板抗原的基因与遗传

目前已被国际输血协会在分子水平上确认的 HPA 已有 33 个，见表 2-27。每一个抗原都有两种不同的表型，表达互不影响，因此这些抗原的遗传模式均为常染色体双等位基因共显性遗传，HPA 多态性分布存在种族差异。目前所发现的血小板特异性抗原的多态性都是由单一核苷酸的改变或几个碱基的缺失引起个别氨基酸的不同而形成的。

表 2-27　血小板特异性抗原血型系统

系统	抗原	曾用名	基因频率	染色体	糖蛋白	CD	DNA多态性	蛋白质多态性
HPA-1	HPA-1a	Zwa,PlA1	0.9945	17	GPⅢa	CD61	T176	Leu33
	HPA-1b	Zwb,PlA2	0.0055				C176	Pro33
HPA-2	HPA-2a	Ko^b	0.9339	17	GPIbα	CD42b	C482	Thr145
	HPA-2b	Ko^a,Sib^a	0.0661				T482	Met145

续表

系统	抗原	曾用名	基因频率	染色体	糖蛋白	CD	DNA多态性	蛋白质多态性
HPA-3	HPA-3a	Bak^a,Lek^a	0.5786	17	GPⅡb	CD41	T2621	Ile843
	HPA-3b	Bak^b	0.4214				G2621	Ser843
HPA-4	HPA-4a	Yuk^b,Pen^a	0.9928	17	GPⅢa	CD61	G506	Arg143
	HPA-4b	Yuk^a,Pen^b	0.0072				A506	Gln143
HPA-5	HPA-5a	Br^b,Zav^b	0.9611	5	GPIa	CD49b	G1600	Glu505
	HPA-5b	Br^a,Zav^a,Hc^a	0.0389				A1600	Lys505
	HPA-6bw	Ca^a,Tu^a	0.015	17	GPⅢa	CD61	G1544A	Arg489Gln
	HPA-7bw	Mo^a	0	17	GPⅢa	CD61	C1297G	Pro407Ala
	HPA-8bw	Sr^a	0	17	GPⅢa	CD61	C1984T	Arg636Cys
	HPA-9bw	Max^a	0	17	GPⅡb	CD41	G2602A	Val837Met
	HPA10bw	La^a	0	17	GPⅢa	CD61	G263A	Arg62Gln
	HPA11bw	Gro^a	0	17	GPⅢa	CD61	G1976A	Arg633His
	HPA12bw	Iy^a	0	22	GPIbβ	CD42c	G119A	Gly15Glu
	HPA13bw	Sit^a	0	5	GPIa	CD49b	C2483T	Thr799Met
	HPA14bw	Oe^a		17	GPⅢa	CD61	1909~1911 AAG 缺失	Lys611 缺失
HPA-15	HPA-15a	Gov^b	0.5375	6	CD109	CD109	C2108	Ser682
	HPA-15b	Gov^a	0.4624				A2108	Tyr682
	HPA-16bw	Duv^a		17	GPⅢa	CD61	C497T	Thr140Ile
	HPA-17bw	Va^a		17	GPⅡb/Ⅲa	CD41/61	C662T	Thr195Met
	HPA-18bw	Cab^a		5	GPIa	CD49b	G2235	Q716
	HPA-19bw	St^a		17	GPⅢa	CD61	487A	K137
	HPA-20bw	Kno		17	GPⅡb	CD41	1949C	T619
	HPA-21bw	Nos		17	GPⅢa	CD61	1960G	E628
	HPA-22bw	Sey		17	GPⅡb	CD41	584A	K164
	HPA-23bw	Hug		17	GPⅢa	CD61	1942C	R622
	HPA-24bw	Cab^{2a+}		17	GPⅡb	CD41	1508G	S472
	HPA-25bw	Swi^a		5	GPIa	CD49b	3347C	T1087
	HPA-26bw	Sec^a		17	GPⅢa	CD61	1818G	K580
	HPA-27bw	Cab^{3a+}		17	GPⅡb	CD41	2614C	L841

三、血小板抗原的命名与分类

(一)血小板抗原的命名

(1) HPA 系统按发现时间顺序排列,大多数以发现者的名字或以最先提供抗血清的患者名字命名的,如 Duzo、P_1^A(Zw)、P_1^E、Ko(Sib)、Bak(Lek)、Yuk(Pen)、Br(Hc、Zav)、PL^T、Nak、Gov、Sr 等。

(2) 1990 年国际血液学标准化委员会/国际输血协会(ICSH/ISBT)联合组成了血小板命名委员会(PNC),采用了国际系统命名法:①血小板特异性同种抗原系统一律命名为 HPA;②不同的抗原系统按命名的先后顺序用数字编号;③对偶抗原按其在人群中频率由高到低,用字母命名,高频率抗原(public antigen)用"a"表示,低频率抗原(private antigen)用"b"表示,用"w"表示没有对应等位基因的抗原;④今后发现新的 HPA 系统,须经该工作会议批准,方能取得正式国际命名。

(3) 2012 年 ISBT 和国际血栓与止血协会(ISTH)在 1990 年命名的基础上,对血小板抗原系统命名进一步完善。通过国际正式命名为 33 个血小板抗原,其中 12 个抗原归入 6 个 HPA 系统(HPA-1、HPA-2、HPA-3、HPA-4、HPA-5、HPA-15),各包括 2 个对偶抗原;其余的抗原仅通过同种抗体鉴定到相应的抗原,未发现其对偶抗原,因此未达到系统标准。在已知其分子机制的 33 个血小板抗原中,其基因多态性绝大多数是由于相应血小板膜糖蛋白结构基因中的单核苷酸多态性引起,而致相应位置的单个氨基酸变异所致,唯一的例外是 HPA-14bw,是由 3 个核苷酸缺失导致 1 个氨基酸残基缺失所致。见表 2-27。

(4) 目前鉴于分子生物学方法的迅速发展,PNC 又提出要确定 HPA 须满足以下 5 条标准:①必须阐明该同种抗原的遗传学基础,提供相应基因的基因组 DNA 序列资料或 cDNA 序列资料;②必须使用特异性蛋白免疫分析方法阐明基因突变和相应蛋白之间的关联;③至少有 2 个参比实验室证实血清学和分子生物学的鉴定结果;④必须提供该抗原的群体资料,如果提供家系资料将更有价值;⑤应尽可能提供血样以建立细胞株。

(二)血小板抗原的分类

1. HPA-1 血型系统(PI^A、Zw 系统) 1959 年 van Loghem 等发现了人类第一个血小板同种特异性抗原(HPA-1),定位于血小板膜 GPⅢa 分子上(CD61)。HPA cDNA 链上 T176C 核苷酸的突变导致 GPⅢa 多肽链上 Leu33Pro 的改变,产生了 HPA-1a 和 HPA-1b 抗原。HPA-1a 与 HPA-1b 的基因频率,在白种人分别为 0.89 和 0.11,在汉族人分别为 0.996 和 0.004。HPA-1 特异性抗体与输血后紫癜综合征以及大多数新生儿同种免疫性血小板减少症(NAITP)有关,因此具有重要的临床意义。

2. HPA-2 血型系统(Ko、Sib 系统) 1962 年 van der Weerdt 等发现了血小板特异性抗原 Ko。1989 年 Saji 发现了在日本人中引起血小板输注无效的 Sib^a 抗原,现已证实 Sib^a 与 Ko^a 特异性相同。Ko 抗原定位于 GPⅠbα 链上,抗-Ko 多为 IgM 型抗体,可直接使血小板凝集。Ko^a 为低频等位基因,在白种人基因频率为 0.07~0.09;而 Ko^b 为高频等位基因,在白种人基因频率为 0.91~0.93,汉族人与白种人的 HPA-2 基因频率相差不大。HPA cDNA 链上 C482T 核苷酸的突变导致 GPⅠbα 多肽链(CD42b)上 Thr145Met 的改变,产生了 HPA-2a 和 HPA-2b 抗原。

3. HPA-3 血型系统（Bak、Lek 系统） HPA-3 的抗原决定簇位于 GPⅡb 链上（CD41），由于 T2621G 核苷酸的变异导致多肽链 Ile843Ser 的改变，产生了 HPA-3a 和 HPA-3b 抗原。1980 年 Von dem Borne 在荷兰人中发现了血小板特异性抗原 Bak，并发现了第一例抗-Bak^{a}引起的新生儿血小板减少症。1989 年 McGrath 等报告抗-Bak^{b}也与新生儿血小板减少有关，家系调查证实 Bak^{a}和 Bak^{b}呈等位基因分布。1984 年 Boizard 等报道了血小板抗原 Lek^{a}与 Bak^{a}特异性相同。

4. HPA-4 血型系统（Pen、Yuk 系统） HPA-4 的抗原决定簇位于 GPⅢa 上（CD61），由于 G506A 核苷酸的变异导致多肽链 Arg143Gln 的改变，产生了 HPA-4a 和 HPA-4b 抗原。1985 年 Friedman 等报道了抗原 Pen，其相应的同种抗体发现于患新生儿血小板减少症患儿的母体血清中。1986 年 Shibata 等报道 Yuk^{a}引起两例新生儿血小板减少症，同年又报道 Yuk^a/Yuk^{b}为一个新的血小板血型抗原系统，后来证实 Yuk^{b}与 Pen^{a}特异性相同。

5. HPA-5 血型系统（Br、Hc、Zav 系统） HPA-5 抗原决定簇定位于 GPⅠa 上（CD49b），HPA-5 系统抗原的特异性在于 cDNA G1600A 的多态性引起氨基酸 Glu505Lys 改变。1988 年 Kiefel 等报道 Br^{a}抗原，后来证实 Br^{a}与 1989 年 Woods 等报道的 Hc^{a}和 Smith 等报道的 Zav^{a}抗原特异性相同，在淋巴细胞上也有表达，并统一命名为 HPA-5 系统。

6. HPA-15 血型系统（Gov 系统） HPA-15 系统抗原的特异性在于 cDNA C2108A 的多态性引起 Ser682Tyr 改变，进一步的实验显示相应的抗原位于 CD109 糖蛋白上。1990 年 Kelton 等报道了 Gov^{a}及其对偶抗原 Gov^b，在一位多次输血的肾移植患者血清中发现了抗-Gov^a，导致血小板输注无效；在另一位出血异常多次输血的患者血清中发现了抗-Gov^b，也导致血小板输注无效。

7. 其他 HPA 血型抗原

（1）HPA-6bw 血型（Tu^a、Ca^a） 1993 年 KeKomäki 等在 GPⅢa 上（CD61）发现一个低频抗原，命名为 Tu^a（HPA-6bw），它与 1993 年 McFarland 等发现的 Ca^{a}抗原特异性相同。HPA-6w 系统的多态性的产生在于 cDNA 的 G1544A 突变导致 GPⅢa 氨基酸 Arg489Gln 的改变。

（2）HPA-7bw 血型（Mo^a） 位于 GPⅢa 上（CD61），其多态性的产生在于 cDNA 的 C1297G 突变，导致氨基酸 Pro407Ala 的改变。

（3）HPA-8bw 血型（Sr^a） 位于 GPⅢa 上（CD61），多态性的产生在于 cDNA 的 C1984T 突变，导致氨基酸 Arg636Cys 的改变。

（4）HPA-9bw 血型（Max^a） 位于 GPⅡb 上（CD41），Max^{a}是低频抗原，多态性的产生在于 cDNA 的 G2602A 突变，导致氨基酸 Val837Met 的改变。

（5）HPA-10bw 血型（La^a） 位于 GPⅢa 上（CD61），多态性的产生在于 cDNA 的 G263A 突变，导致氨基酸 Arg62Gln 的改变。

（6）HPA-11bw 血型（Gro^a） 位于 GPⅢa 上（CD61），多态性的产生在于 cDNA 的 G1976A 突变，导致氨基酸 Arg633His 的改变。

（7）HPA-12bw 血型（Iy^a） 位于 GPⅠbβ 上（CD42c），Iy^{a}是低频抗原，多态性的产生在于 cDNA 的 G119A 突变，导致氨基酸 Gly15Glu 的改变。

（8）HPA-13bw 血型（Sit^a） 位于 GPⅠa 上（CD49b），多态性的产生在于 cDNA 的

C2483T 突变,导致氨基酸 Thr799Met 的改变。

(9) HPA-14bw 血型(Oeᵃ)　位于 GPⅢa 上(CD61),多态性的产生在于 cDNA 的 1909～1911 缺失 AAG,导致氨基酸 Lys611 缺失。

(10) HPA-16bw 血型(Duvᵃ)　位于 GPⅢa 上(CD61),多态性的产生在于 cDNA 的 C497T 突变,导致氨基酸 Thr140Ile 的改变。

(11) HPA-17bw 血型(Vaᵃ)　位于 GPⅢa 上(CD61),多态性的产生在于 cDNA 的 C662T 突变,导致氨基酸 Thr195Met 的改变。

随着血小板血型研究的进展,最近又报道检出了 HPA-18bw～HPA-27bw。另外曾经报道的血小板抗原有 Mouᵃ,尚未被定位,其等位基因结构多态性和蛋白结构多态性也尚不了解,故暂时未被归入 HPA 命名。

四、血小板抗原的同种免疫

血小板表面存在众多复杂的血型抗原,主要有 HPA 以及相关抗原(HLA-A、HLA-B 位点和 ABO 抗原)。通过输血、妊娠或骨髓移植等免疫刺激可产生同种血小板抗体 (HPA、HLA 抗体)。血小板抗体是造成同种免疫性血小板减少症的直接原因。最常见的是血小板输注无效(platelet transfusion refractoriness,PTR)、输血后紫癜(post-transfusion purpura,PTP)、新生儿同种免疫性血小板减少症(neonatal alloimmune thrombocytopenia,NAITP)、被动免疫性血小板减少症(passive alloimmune thrombocytopenia,PAITP)、移植相关的同种免疫性血小板减少症(transplantation-associated alloimmune thrombocytopenia,TAITP)等。

(一) 血小板输注无效

1. PTR　PTR 是指至少 2 次 ABO 血型相合而保存时间不超过 72 h 的血小板输注后,血小板数目增加不满意,即临床出血症状未见改善,血小板计数未见明显增高,有时反而会下降。

2. 血小板输注的效果判定　可以通过血小板校正增加指数或血小板输注后的回收率 (percentage platelet recovery,PPR)来衡量。

(1) $CCI = PI(10^9/L) \times S(m^2)/N(10^{11})$

输注后血小板升高数 $PI = $ 输血后血小板计数$(10^9/L) - $ 输血前血小板计数$(10^9/L)$

体表面积 $S(m^2) = 0.0061 \times$ 身高$(cm) + 0.0128 \times$ 体重$(kg) - 0.01529$

N 为输入血小板总数(10^{11})。

输注后 1 h CCI<7.5,24 h CCI<4.5,说明血小板输注无效。

(2) $PPR = PI(10^9/L) \times$ 血容量$(L)/N \times 2/3$

血小板计数单位为 L;血容量按照 75 mL/kg 体重计算;2/3 表示输入的血小板有 1/3 进入脾脏的血小板储存池。

血小板输注后 1 h 回收率<30%,24 h 回收率<20% 为血小板输注无效。

3. 血小板输注无效的原因

(1) 输注血小板的质量　浓缩血小板在制备、保存、运输以及输注过程中,因血小板质量受到损害均可导致 PTR。影响质量的因素主要包括采集血小板数量不足、离心损伤、不合适的温度和振荡、保存条件和保存时间以及保存器材的质量、运输过程和输注过程中操作不当等。目前输注单采血小板质量较好,发生 PTR 较少。

（2）非免疫因素 已逐渐成为血小板输注无效的主要原因。脾大伴功能亢进、感染、发热、药物作用(阿司匹林、肝素、两性霉素等)、DIC 等,均可使血小板破坏或消耗增加,从而导致 PTR。还有脓毒血症、严重出血、异基因移植、输注前血小板储存不佳、血栓性血小板减少性紫癜、移植物抗宿主病、全身放射治疗以及血清中高胆红素、高环孢素水平等也可导致 PTR。

（3）免疫因素 反复输注血小板或有妊娠史的妇女,其血清中可产生血小板同种抗体,当再次输入具有相应抗原血小板后,会产生血小板抗原抗体的免疫反应,导致输入的血小板被大量巨噬细胞所吞噬破坏,血小板计数不升高或者下降。免疫因素包括 HLA 抗体、HPA 抗体、ABO 抗体、免疫复合物等。输注血小板后产生抗体的频率主要取决于输注的次数,次数越多,抗体产生的频率也越高。

①HLA 抗体:免疫性 PTR 的主要原因,约占免疫因素的 80%。反复输注血小板的患者有 50%～70% 可产生 HLA 抗体。主要是由于血小板悬液中混杂有大量的白细胞所致。

②HPA 抗体:输注与受血者不配合的血小板就可能产生 HPA 抗体。欧美国家 PTR 多数是由 HPA-1a 抗体引起,我国 HPA-1a 阳性者高于 99%,阴性者很少,故 HPA-1a 抗体引起的 PTR 并不多见。HPA-3 易引起宿主免疫系统产生血小板同种抗体。我国也曾报道一例 PTR 是患者体内的 HPA-2b(Sib^a)抗体引起。

③红细胞血型抗原:以 ABO 抗原最为重要。ABO 主侧不合和次侧不合对血小板输注都有明显的不良影响,所以提倡输注 ABO 血型相合的血小板。ABO 主侧不合是指受血者体内的抗-A/B(IgM 或 IgG 抗体)与输注的血小板表面 A/B 抗原相互作用,导致血小板被破坏或寿命缩短;ABO 次侧不合为患者体内的可溶性 ABO 抗原与供者的 ABO 抗体结合形成复合物,被血小板膜上的 Fc 和补体受体吸附,由单核-巨噬细胞系统清除,导致 PTR,并可能存在溶血反应的危险。ABO 不相合血小板输注的患者更易产生 HLA 和 HPA 抗体。

④药物免疫性血小板减少:有些药物可通过免疫介导血小板被破坏。药物本身或药物的代谢产物是半抗原,可与体内的血浆蛋白或血小板膜蛋白结合形成完全抗原,刺激受者免疫系统,产生相应的抗体。当再次用药时,药物与抗体结合形成复合物,吸附于血小板膜上,同时激活补体,引起血小板溶解破坏。常见的药物有青霉素、头孢菌素、红霉素、磺胺类、吲哚美辛、苯巴比妥、可待因、哌替啶、普鲁卡因胺、肝素、干扰素、硝酸甘油等。

⑤血浆蛋白同种免疫和免疫复合物:异体血浆蛋白可导致同种异型免疫反应的发生,反复输血或输血浆的患者,可以产生异体血浆蛋白抗体。目前,单采血小板或浓缩血小板的悬浮液基本上采用献血者血浆,所以输注血小板的同时也输入了异体血浆。献血者的血浆蛋白可与受血者体内相应的同种抗体形成免疫复合物,吸附于受血者或输入的血小板上,导致血小板破坏。

（二）输血后紫癜

PTP 是一种非常罕见的输血后急性出血性并发症,多发生在女性,有输血和妊娠史。起病往往在输注红细胞、血浆或血小板后 5～15 d,大部分患者突然出现严重的血小板减少性紫癜(PLT<10×10⁹/L),主要表现为皮肤淤点、淤斑和黏膜出血,严重者有内脏甚至发生颅内出血而危及生命。PTP 是一种自限性疾病,多可在 21 d 内恢复(PLT>100×10⁹/L),

超过 40 d 者往往较严重。与 PTP 有关的抗体通常是抗 HPA-1a 抗体。中国人 HPA-1a 的抗原频率高于 99.99%,至今尚未发现该抗原阴性者。因此,HPA-1a 的抗原对中国人意义不大。与红细胞抗体不同,PTP 自身的抗原(通常 HPA-1a)阴性的血小板,与输入的抗原阳性的血小板一起也被破坏。该病应用皮质激素是有效的治疗方法,使用大剂量静注免疫球蛋白治疗后一般在 4~5 d 内血小板可升高到 $100×10^9/L$。也可进行治疗性血浆置换,降低患者血浆中的血小板抗体含量。

(三)新生儿同种免疫性血小板减少症

NAITP 与 HDN 发病机制相似,遗传自父亲的基因使胎儿和母亲的血小板血型不合,胎儿的血小板抗原刺激母体产生血小板同种抗体,后者通过胎盘进入胎儿体内,与胎儿血小板反应导致胎儿或新生儿血小板被破坏和减少。NAITP 是最常见的胎儿或新生儿血小板减少的原因,最严重的并发症是颅内出血。该病在白种人的发病率为 1/1000~1/2000,其中 75% 左右的 NAITP 是由 HPA-1a 抗体引起的,20% 是由 HPA-3 抗体引起的;但是在黄种人中,由于 HPA-1a 抗原频率极高,推测 HPA-3a 和 HPA-4a 抗体可能是引起 NAITP 的主要原因。

本病经常发生于第一胎,婴儿出生时即有严重而广泛的淤点和淤斑,或出生后几小时到几天后发病。患儿可出现内脏和中枢神经系统出血、脑水肿等症状,实验室检查血小板显著减少,死亡率达 13%。因此,对母体和胎儿进行 HPA DNA 分型可为 NAITP 的产前诊断提供依据,其实验诊断原理基本同 HDN。本症的治疗措施主要是给患儿输入相合的血小板,同时配合静脉注射免疫球蛋白,以纠正患儿的血小板数。如果找不到相合的血小板,可以输注经洗涤的母亲的血小板。也可以给患儿进行换血治疗以纠正患儿的血小板减少。预防上主要是对母亲进行血浆置换以降低母亲体内的抗体含量,减少对胎儿或新生儿的影响。NAITP 的诊断一旦确立,母亲再次妊娠时有同样的患病风险。此时给予静脉注射免疫球蛋白或类固醇激素的治疗可以达到比较好的效果。

(四)被动免疫性血小板减少症

PAITP 是在输注血液制剂(主要为血浆)几个小时后出现的血小板减少症,主要是由于患者输入了被免疫的供血者提供的含有血小板特异性抗体(HPA)的血浆。在输血后立即发病,大约一周可自行缓解。一旦发现献血员有此情况应暂停献血,主要是由于妊娠产生抗体的献血者。

(五)移植相关的同种免疫性血小板减少症

TAITP 是器官移植后因血小板血型引发的血小板减少症,发病率极低。1989 年 Panzer 在一名 32 岁患有慢性髓系白血病的男患者骨髓移植后 18 个月出现了严重的血小板减少症,经检测发现患者体内含有抗 HPA-1a 抗体。进一步研究发现,患者自身残存的淋巴细胞产生了抗供体血小板血型的抗体,与供体骨髓分化产生的血小板发生了反应。后来又发现造血干细胞移植后发生了 HPA-3 引起的血小板减少症。1999 年又发现肾移植和肝移植患者手术后 5~8 d 出现了血小板减少症,这是由于供体器官中残存的淋巴细胞产生了抗宿主血小板抗体。本症治疗主要采用免疫球蛋白疗法和脾切除术,能使血小板数正常化。

（六）自身免疫性血小板减少症

AITP(autoimmune thrombocytopenia,AITP)是由于自身免疫系统失调,机体产生针对自身血小板相关抗原(包括 HPA、HLA 等)的抗体,从而引起免疫性血小板减少,表现为出血症状,这是免疫性外周血小板破坏增加而引起的最常见的出血性疾病。这种抗血小板自身抗体可与血小板上的相关抗原结合,成为血小板相关免疫球蛋白(platelet associated IgG,PAIgG),也可游离于血清中。自身抗体的存在可使 PAIgG 升高,其升高的水平与血小板减少的程度有关。绝大多数自身抗体是 IgG,极少数为 IgM 或 IgA,在血清中可以结合补体。血小板自身抗体不仅与自身和同种血小板结合,而且也可与巨核细胞结合。因此,不仅可引起血小板破坏,也可影响血小板的生成。

针对血小板表面 GPⅡb/Ⅲa、Ⅰa/Ⅱa、Ⅰb/Ⅸ/Ⅴ 的抗体可能是引发 ITP 的主要原因。这些抗体连接到巨噬细胞的 Fc-γ 受体,导致它在网状内皮系统特别是在脾脏被清除。因此,ITP 治疗时血小板的输注仅在血小板计数低至可能引起导致生命危险的出血时才考虑应用。

慢性 ITP 临床上最为常见,往往在明确诊断前已经有数月至数年的隐匿性血小板减少,患者数量在性别上没有差异。疾病罕有自发缓解,治疗上可以采用类固醇激素或静脉注射免疫球蛋白,有效的免疫抑制剂(如硫唑嘌呤、环磷酰胺、达那唑等)和脾脏切除术可以作为二线治疗措施。急性 ITP 主要是在儿童出现的病毒感染后的突发性血小板减少,患者在发病 2～6 个月后多数会自发缓解。静脉注射免疫球蛋白往往可有效提高血小板数量。

五、血小板同种抗体与输血

（一）血小板同种抗体和血小板输注效果

血小板输注效果的判定主要以 CCI 和 PPR 为指标。血小板的回收率与发热、感染、DIC、出血、脾大等因素有关,重要的还有患者体内是否存在血小板同种抗体。将 ^{51}Cr 标记的正常人的血小板注入体内 3～10 min 后,约有 35% 的血小板进入脾脏,因此血小板的回收率应以输入血小板总数的 65% 计算。正常人输入的血小板 3～4 d 进入半衰期,有抗血小板同种抗体或自身抗体患者输入的血小板寿命显著缩短,往往在输注 1 h 后血小板回收率为 0 甚至为负数。因此血小板的同种免疫是影响血小板输注效果的重要因素。

（二）血小板同种抗体特异性

在反复输注血小板的患者血清中,血小板特异性抗体单独存在的频率较低(2%～3%),一般常与 HLA 抗体共存(约18%),因此必须首选识别及去除血清中存在的 HLA 抗体,才能分析血小板抗体的特异性。由于血小板同种异型在临床输血上日益重要,因此提倡进行血小板抗体筛选及特异性鉴定。如具有抗 HPA-1a 抗体的患者必须选择 HPA-1a 阴性(即 HPA-1b)的血小板进行输注,或选择血小板交叉配合试验相合的血小板进行输注,才能避免血小板同种免疫反应的发生。

（三）血小板配合性输注的要点

进行配合性血小板输注时要严格掌握适应证,排除 DIC、发热、感染、活动性出血、脾大及脾功能亢进等临床非免疫性因素。因为由这些因素造成无效状态的患者,输入的血小板被额外地消耗或破坏,以致配合性血小板输注得不到良好效果。

1. ABO 血型的选择 对于手工制备的浓缩血小板,由于混入的红细胞数量较多(一般高于 5 mL/U),为避免溶血反应,必须进行交叉配血且 ABO 同型的血液输注。而对于一个治疗量的单采血小板,混入的红细胞大约在 0.5 mL,即使 ABO 血型不同,一般也不会引起溶血反应。但是,在输注量较大时偶尔也可发生溶血,且血小板上也有 ABO 系统的血型抗原,因此应尽量选择 ABO 同型血小板输注,一般不须做交叉配血。

2. Rh 血型的选择 血小板上没有 Rh 抗原,理论上可以不考虑 Rh 血型问题,但是血小板制剂中混有的 Rh 阳性红细胞足以使 Rh 阴性受血者产生同种免疫,因此对于 RhD 阴性的患者,特别是无妊娠史的女性,应尽可能地选择 RhD 阴性血小板进行输注,以防止患者体内产生抗 D 抗体。如急需输注血小板时,常规地输注 RhD 阳性供者血小板也是合理的,但对育龄妇女可以注射 Rh 免疫球蛋白,以防止免疫作用。若患有血液系统疾病的 RhD 阴性男性或无怀孕可能的妇女接受 RhD 阳性血小板,也可不必注射 Rh 免疫球蛋白。对于已被 Rh 抗原免疫过或产生过 Rh 抗体的患者,可以直接输注 Rh 阳性的单采血小板,但不要输注手工分离的血小板。

3. 血小板特异性抗原及 HLA 型配合 妊娠、输血或器官移植后有些患者可产生抗 HLA 或 HPA 的抗体,这些抗体缩短了血小板的生存时间,因而这些患者接受随机献血者的血小板常不能达到治疗效果。而应采用血小板抗体筛选与抗体特异性鉴定及血小板交叉配合试验来选择 HPA 与 HLA 配合的血小板输注,才能有效避免同种免疫的发生而大大提高输注疗效。

虽然同种免疫反应中 HLA 抗体发生率较高,但 HLA 抗体阳性的患者中只有 30% 发生血小板输注无效,其中多数患者的 HLA 抗体往往是多特异性的。若 HLA 抗体较弱或血小板缺乏相应的 HLA 抗原,患者虽有 HLA 抗体也不会出现输注无效;相反,HPA 抗体虽然发生率低,但导致的血小板输注无效比 HLA 抗体更为常见。因此不能以抗体频率的高低来决定检查项目的重要性,而应以确保输血的安全和有效为目的。

由于反复多次输血患者产生的抗体越来越多,有时同一患者体内可以同时产生多种特异性抗体,而使以后的交叉配型难度增加。为了防止血小板同种抗体的产生及提高血小板输注疗效,应尽量做到:①提倡做血小板抗体筛选及输血前血小板交叉配合试验,选择交叉配型阴性的血小板输注;②建立已知 HPA、HLA 型的单采血小板供者资料库,为血小板输注无效症患者提供 HPA、HLA 配合型供者血小板进行输注;③采用过滤去除白细胞、紫外线照射灭活抗原提呈细胞功能等措施,可避免由于 HLA 抗原抗体引发的血小板免疫性输血反应的发生;④有条件时也可通过血浆置换,静脉输注免疫球蛋白等措施避免血小板输血反应的发生。

小 结

血型是一种人类遗传的性状,而决定遗传的物质基础是染色体上携带有遗传信息的 DNA 片段。血型的遗传遵循遗传学定律,即孟德尔的分离规律、自由组合规律以及连锁与互换规律。血型的遗传方式包括常染色体显性或共显性遗传、常染色体隐性遗传和性联显性或共显性遗传。血型抗原存在剂量效应及位置效应,而且基因之间存在着相互作用,当血型基因发生突变时会产生不同的血型或亚型。可以用群体遗传学来研究血型是否世代维持恒定,揭示血型基因在群体中的分布、进化和演变过程,还可以应用在亲子鉴定等司法工作中以及在临床输血中为特殊血型的患者找到相配合的血液。

免疫的基本功能包括抵抗感染、自身稳定和免疫监视。基本功能出现异常会引起变态反应、机会感染、自身免疫病等。免疫系统包括免疫器官、免疫细胞和免疫分子。抗原抗体结合后会激活补体,发挥细胞溶解作用、免疫复合物清除作用和炎症介质作用。红细胞上吸附异体抗体或自身抗体后可直接激活补体系统引起血管内溶血,IgG 和(或)补体致敏的红细胞主要在脾脏被巨噬细胞清除,引起血管外溶血。抗原根据来源不同可分为同种抗原、异种抗原和自身抗原三种。抗原又分为完全抗原和不完全抗原两种。形成红细胞血型抗原的物质基础是红细胞膜上的蛋白质及结合到脂质和蛋白质上的糖分子,根据红细胞上抗原的生化特性,红细胞血型抗原可以分为两类,即一类是由糖分子结构决定的血型抗原;另一类是由蛋白质结构决定的血型抗原。糖类抗原的合成与表达受基因编码的糖基转移酶调控,而蛋白质类抗原的合成与表达直接受基因的控制。基因突变会引起抗原数量和结构的异常,从而形成不同的亚型。构成血型的糖蛋白及糖脂质不仅是红细胞膜的标志物而且具有多种生物学功能。血型抗体包括 IgG、IgM 和 IgA 三类,其中 IgA 少见,且常与 IgG 共存,三者均能固定补体引起溶血,但只有 IgG 能够通过胎盘引起新生儿溶血病。抗体根据不同的方法可以有不同的命名,由于抗体本身是蛋白质,因此也具有抗原性,即也可以刺激机体产生抗体,包括同种型、同种异型和独特型的抗体。

红细胞抗原是完全抗原,药物类半抗原与红细胞结合,可以刺激机体产生抗体,严重者可发生药物性溶血。决定红细胞抗原特异性的是抗原决定簇(表位)。红细胞抗体是免疫球蛋白,但免疫球蛋白不一定是红细胞抗体。根据免疫球蛋白种类不同,抗体的特性及临床意义也不同。红细胞抗原抗体反应具有高度特异性、可逆性和比例性,而且有多种因素影响抗原抗体的凝集反应。

截至 2012 年 10 月 ISBT 已经证实的红细胞血型系统有 33 个,其中最具有临床意义的是 ABO 和 Rh 血型系统。如果血型不相容,可引起严重的溶血性输血反应和新生儿溶血病。

ABO 血型定型是依据红细胞是否存在 A、B 抗原,相应血清中是否含有抗 B、抗 A。在所有血型系统中,只有 ABO 血型鉴定必须做正、反定型。某些生理因素和疾病可导致正、反定型不符。红细胞凝集和溶血都是阳性结果。常见的亚型是 A_2,亚型的临床意义在于是否有抗-A1,且在 37 ℃有活性,如果 37 ℃没有活性就无临床意义。不同的亚型有不同的血清学特征。

Rh 血型系统是最复杂的血型系统,最常见的有 5 个抗原。临床常根据 D 抗原的有无确定 Rh 血型阳性或者阴性。D 抗原表位数量及质量的变化,导致 D 抗原表达不同,形成不同的亚型。同样是弱 D 抗原,对于献血者和患者意义不同,处理方式也不同。

蛋白酶可破坏 MNS 和 Duffy 血型系统抗原,有助于不规则抗体的筛选与鉴定。由于多凝集红细胞的存在,常出现血型鉴定错误或交叉配血不合,应引起高度重视。

HLA 是人们研究移植时组织相容性认识的。组织相容性是指器官或组织移植时供者与受者相互接受的程度,由供者与受者细胞表面组织抗原的特异性决定的,编码主要组织相容性抗原的基因群称为 MHC。

人类 MHC 称为 HLA 复合体或 HLA 系统,HLA 复合体位于 6p21.3 区域,是调控人体特异性免疫应答的主要基因系统。按编码分子特性的不同,HLA 复合体的基因分为 HLA-Ⅰ类、HLA-Ⅱ类及 HLA-Ⅲ类基因,其编码的产物相应称为 HLA-Ⅰ类分子、HLA-Ⅱ类分子及 HLA-Ⅲ类分子。HLA 等位基因以及 HLA 分子的命名均遵循一定的原则。HLA-Ⅰ类分子广泛分布于体内所有的有核细胞表面,HLA-Ⅱ类分子主要表达在巨噬细胞、树突状细胞及 B 细胞等专职抗原提呈细胞表面,游离的可溶性的 HLA-Ⅰ类和 HLA-Ⅱ类分子也可在血、尿、唾液、精液及乳汁中检出。

HLA 复合体的遗传特点包括单体型遗传、多态性现象及连锁不平衡。单体型遗传及多态性现象使 HLA 系统在法医学上具有重要意义。

HLA 系统与输血医学、移植医学和法医学均有密切的联系,还与一些疾病如强直性脊柱炎等相关。HLA 系统引起的输血反应主要包括 TRALI、FNHTR、PTR 及输血后 GVHD。

HNA 有 7 种,归属于 5 个抗原系统,即 HNA-1(HNA-1a,HNA-1b,HNA-1c)、HNA-2a、HNA-3a、HNA-4a 和 HNA-5a,每种 HNA 都有相应的抗体。HNA 及其相应抗体可引起输血相关性急性肺损伤、发热性非溶血性输血反应及多种免疫性粒细胞减少症(包括 NAN、AIN、DIN、骨髓移植后同种免疫性粒细胞减少症及输血相关同种免疫性粒细胞减少症)。

血小板表面的抗原也非常复杂,既有与其他组织或细胞共有的抗原,也有其特有的抗原。2012 年 ISBT 和 ISTH 进一步完善对 HPA 系统命名,并建立了命名原则和认可新抗原的标准。目前被国际正式命名的 HPA 有 33 个抗原,其中 12 个抗原归入 6 个 HPA 系统即 HPA1～HPA5 和 HPA15,各包括 2 个对偶抗原。掌握血小板的血型系统,对于理解临床血小板减少症的发病机制和相关疾病的处理以及输血治疗,具有重要意义。

思 考 题

1. 红细胞血型抗原、抗体的性质与特点各有哪些?
2. 红细胞抗原抗体反应特点及其影响因素有哪些?
3. ABO 血型系统为什么做正、反定型? ABO 血型的判定依据是什么?
4. RhD 抗原有哪几种表型? 其临床意义是什么?
5. Rh 五种常见抗原的临床意义是什么?
6. 中国汉族最具有临床意义的两个血型系统是什么?
7. MNS 和 P 血型系统的临床意义是什么?
8. 什么是 MHC? 它有哪些重要的免疫学功能?
9. 什么是 HLA? HLA 等位基因的命名应遵循哪些原则?
10. HLA-Ⅰ类、HLA-Ⅱ类及 HLA-Ⅲ类基因的结构怎样? HLA 复合体的遗传特点有哪些?
11. 什么是 HLA 复合体的单体型遗传? 什么是 HLA 复合体的多态性现象?
12. HLA 分子的结构怎样? 如何命名?
13. HLA 系统在医学上的应用有哪些?
14. HLA 系统可引起哪些输血不良反应? 其机制分别是什么?

15. 粒细胞特异性抗原有哪些？粒细胞抗体可引起哪些输血不良反应？其机制分别是什么？

16. 血小板膜表面有哪些抗原？

17. 血小板血型的国际命名法则是什么？

18. 如何判定血小板输注的效果及如何进行配合型的血小板输注？

（袁忠海　肖露露）

第三章 红细胞血型检测

学习目标

掌握：标本采集、保存和细胞悬液的制备；ABO 血型正、反定型不合的原因及解决办法；ABO 血型的临床意义；Rh 血型检测中应注意的问题；不规则抗体的筛选及鉴定；聚凝胺及微柱凝胶技术交叉配血的原理和注意事项；新生儿溶血病产前及产后的血清学检测等。

熟悉：血液相容性检测的原则；盐水介质试验、酶处理试验、直接和间接抗球蛋白试验、吸收放散试验的原理、结果分析及影响因素；新生儿溶血病的发病机制及临床表现等。

了解：输血前检查的程序；试剂对照细胞的制备；ABO 及 Rh 血型的基因检测方法；唾液中 ABH 血型物质的检测；新生儿溶血病的治疗与预防等。

第一节 概 述

一、血液相容性和有效输血

1900 年 Landsteiner 发现了人类 ABO 血型后，Ottenbergy 于 1908 年报道了输血前血型定型和交叉配血的重要性，从此血液的相容性也逐步得到人们的重视。相容，是指输入患者体内的血液制剂（例如，红细胞、血浆和血小板等）能够与患者体内的血液成分和谐共存，不发生免疫性的相互破坏。例如，输入的红细胞或血小板不被患者体内的抗体所破坏；输入的血浆中含有的抗体也不会破坏患者的红细胞或血小板。血液之间的相容性，可以通过体外试验进行检测。

血液相容性试验是有效输血的前提，是输血安全得以保障的免疫学试验技术。没有输血相容性试验就没有输血免疫学的安全和有效输血的治疗作用。

供血者和受血者之间的血液相容性检测，涵盖内容较多，但供血者和受血者血型抗原和抗体的检测始终是相容性检测的核心。就红细胞输注而言，供血者和受血者之间 ABO 和 RhD 血型相容性对安全输血意义最大；在实际工作中，不但要系统地检测受血者和供血者的 ABO 和 RhD 血型，更要注意对不规则血型抗体的检测和分析。因此，供血者和受血者之间血液相容性检测是安全输血的重要保障。

二、血液相容性检测的基本要求

(一)血液相容性检测的主要内容和技术

输血前受血者和供血者的血液要做多项血型血清学试验,目的是选择有效的血液进行输注,使受血者获得恢复健康所需要的血液成分。血液相容性检测的主要内容包括:ABO血型正反定型、RhD血型定型、受血者不规则抗体筛选和鉴定、交叉配血试验等。所涉及的检验技术主要有:盐水介质试验技术、酶处理试验技术、抗球蛋白试验技术、聚凝胺介质试验技术、微柱凝胶试验技术、聚合酶链式反应(polymerase chain reaction,PCR)技术、吸收放散试验、凝集抑制试验等。

(二)血液相容性检测的原则

(1)血液相容性检测要求以临床输血安全和临床输血治疗的有效性为保障,两者缺一不可。

(2)分析血液相容性血清学检测结果时,要密切联系临床,充分与临床交流,根据患者的病情综合考虑,再确定配合输血的输注。

(3)不规则抗体筛选或交叉配血试验出现弱凝集时,一定要考虑首选输血原则,即鉴定出特异性抗体,输注无此类抗体的血液,或多袋交叉配血中凝集最弱的且弱于自身对照的血液。

(4)多种试验技术要能够灵活应用,包括检测规则和不规则抗体的试验。

(三)血液相容性检测试验的注意事项

血液相容性检测试验影响因素较多,要严格掌握各种试验技术的原理和关键点,同时还应注意如下事项。

(1)所有试管及玻片均应干净,要清楚地进行标记。

(2)使用商品化试剂时,要严格按照厂家提供的说明书进行操作。

(3)所有的试验技术要严格按照标准操作规程进行。

(4)试管法进行血清学试验时,通常是先加入血清,再加入红细胞,并且检查确认每个试管已加有血清。判读多个试管的反应结果时,要逐管判读,切忌一手持多个试管进行判读。通常先判读对照管的结果,再判读试验管的结果。

(5)记录试验结果时,所有的凝集反应均应用评分系统来表明反应强度。

(6)在抗体检测中出现溶血时应当记录。当检测抗体效价时发生溶血,则应在灭活补体后重复试验。

(7)试验结果应当立即记录,不能凭记忆进行记录。试验记录应当包括试剂厂家、批号、试验日期、操作人员和复核人员签名等。

(8)只有在准确、完整地记录了所有的试验结果后,才能对试验结果进行分析。

三、血液样本的处理

(一)受血者标本的采集

(1)护士应在病床边核对受血者的姓名、性别、年龄、科别、床号、住院号等,如遇意识不清的受血者,可通过询问家属或通过受血者腕带及其他标识来确定其身份,准确无误后进行采血。

（2）标本应直接从静脉中抽取,不得从补液的输液管或输液侧静脉中抽取。

（3）严格遵守一次只能为一位受血者抽取标本,并由另一人检查核对无误,方可送检。

（4）受血者如使用右旋糖酐、聚乙酰吡咯烷酮(PVP)等治疗,试验前应对红细胞进行洗涤,或抽取治疗前的血液标本送检,以防止红细胞缗钱状凝集对试验结果的干扰。

（二）受血者标本的接收

输血科(血库)接收临床用于输血相容性检测的标本时必须做到如下事项。

（1）核对受血者血样的姓名、试验条码、检测项目名称、送检时间、采集、运送和接收者签名等信息。

（2）应尽可能了解受血者有无输血史、药物史、妊娠史等情况。前3个月内患者输过血或已经妊娠,则交叉配血试验使用的标本不得在这次输血的48 h前抽取,受血者最后一次输注红细胞已间隔24 h,应重新采集一份标本进行交叉配血试验,避免因回忆反应产生的抗体漏检。新近的输血或妊娠可以引起意外抗体的迅速出现,如果对患者的输血史或妊娠史不明,使用的样本必须是输血前48 h内抽取的。

（3）受血者标本在采集或运输中导致溶血,一般不能使用。因为溶血后的游离血红蛋白可以掩盖抗体引起的溶血,导致假阴性结果。

（4）受血者配血试验的血液标本必须是输血前3 d内的,如再次输血时,不得用输血科(血库)逾期的血液标本,应重新采样。

（5）血清或血浆均可用于输血前检查,但是用血浆标本时,应注意排除纤维蛋白的干扰,因为血浆中有时有少许纤维蛋白凝块,容易导致凝集结果的判读困难。

（6）血液相容性试验受血者样本必须保存于2～8 ℃至少7 d。

（三）供血者的血液标本

（1）供血者的血样必须清楚标记条码、成分种类、数量、采集时间、保存期限、保存温度和条件等信息。

（2）供血者的血样在与受血者进行交叉配血之前应与原血液成分条码一致。

（3）血液相容性试验供血者样本必须保存于2～8 ℃至少7 d。

第二节 红细胞 ABO 血型

一、ABO 血型的血清学检测

常规使用盐水法进行 ABO 定型,必须包括用已知血型特异性的抗体试剂检查红细胞的抗原(正向定型),以及用已知血型的试剂红细胞检查血清中的抗体(反向定型)。我国标准抗-A 和抗-B 血清试剂,效价均不低于128。O 型血清中的抗-AB,在测定 A 或 B 亚型中十分有用。当区分 A_1 和 A_2 亚型时,可用抗-A_1 血清。在反向定型中,一般需用 A_1、B 和 O 型细胞。O 型红细胞用于检查不规则抗体,当怀疑有抗-A_1 时,需用 A_2 细胞。ABO 血型常规鉴定见表 3-1。

表 3-1　红细胞 ABO 血型常规鉴定

正 向 定 型		反 向 定 型			结果	判读频率 /(%)
抗 A	抗 B	A 细胞	B 细胞	O 细胞		
0	0	+	+	0	O	40
+	0	0	+	0	A	28
0	+	+	0	0	B	27
+	+	0	0	0	AB	5

二、ABO 血型正反定型不合的原因及分析

(一)ABO 血型正反定型不合的原因

1. 技术错误

(1)假阴性结果　试管中没有加入抗体试剂或血清;没能认识溶血也是阳性反应;血清或试剂与红细胞比例不当;离心速度、时间不够;使用了失效的或错误的抗体或红细胞试剂;没能正确地记录和解释试验结果等。

(2)假阳性结果　离心速度过大和离心时间太长;使用了受到细菌污染的抗体试剂、红细胞和盐水;不清洁的玻璃器皿可以产生假阳性反应;弄错样本或试剂、错误的记录结果或解释等。

2. 被检者自身血型的问题

(1)血液嵌合体原因导致混合外观凝集　试验前曾输入过其他 ABO 型别的血液,使血液标本成为不同型别的红细胞混合物,定型时显示"混合外观凝集"现象,这为获得性血型嵌合体。还有一类是先天性嵌合体,它又可分为 Twin Chimeras 和 Tetragmetic Chimeras,前者是由于双生子之间的血管存在交叉吻合,造血细胞通过吻合的血管交换而产生的,后者为全身性的嵌合体,是由于多个受精体减数分裂可能产生多种不同来源的细胞系,同一个体的不同组织中存在着不同来源的细胞的现象,通常是在一些性别异常的个体(如雌雄同体)中被发现的。这两种先天性嵌合体现象可以单独或同时存在。

(2)红细胞致敏　被免疫球蛋白致敏的红细胞,在含高蛋白介质的试剂中,可发生凝集。

(3)红细胞多凝集现象　红细胞由遗传产生 Cad 抗原活性,或被细菌酶激活的 T 或 Tk 受体,使之易发生多凝集。

(4)异常基因型　ABO 亚型的检查中,A、B 抗原可能为弱抗原,难以检出。

(5)获得性"类 B"　通常由革兰氏阴性菌引起,红细胞可获得"类 B"的活性。获得性类 B 抗原是由于某种微生物派生的酶进入循环中,把 A 抗原的末端 N-乙酰半乳糖胺的乙酰基切下,变成了半乳糖,形成了类似于 B 的结构,能与抗 B 血清反应。

(6)疾病因素导致抗原减弱　某些白血病、恶性肿瘤、难治性贫血患者,ABO 血型系统的抗原可受到抑制,检出困难。

(7)患者血清中高活性、高浓度冷自身凝集素严重致敏自身红细胞,以至自发地发生凝集,而不是与抗体试剂发生特异性作用。

3. 试验及血清出现的问题

（1）纤维蛋白　很小的纤维蛋白凝块，可被误认为是凝集团块，在使用血浆或未完全去除纤维蛋白的血清时易出现这种情况。

（2）异常的血清蛋白　受检者血浆中，纤维蛋白原升高、异常蛋白、新生儿华通胶及其他大分子物质存在比例失调都可以产生缗钱状假凝集。

（3）血型特异性物质过高　一些卵巢囊肿病例，血型物质的浓度很高，如使用患者自身的血清来悬浮红细胞，抗-A 和抗-B 定型试剂会被患者血清中的 ABO 血型物质中和，使其不能再与红细胞膜上的抗原发生反应，要得到正确的正定型结果，必须洗涤红细胞多次。

（4）药物等因素　药物、高分子血浆代用品或静脉注射造影剂，可以引起类似的细胞聚集。

（5）不规则抗体的存在　受检者血浆中，含有 ABO 血型抗体以外的不规则抗体，与试剂 A、B 细胞上其他抗原起反应。

（6）抗体水平下降或异常　预期出现的抗体缺失或减弱，可能是由于尚未产生自己的抗体或从母亲被动获得抗体的婴儿、双胞胎血型嵌合体、抗体水平下降的老人，或存在低免疫球蛋白血症。

（7）罕见的天然 ABO 抗体缺失　目前，ABO 天然性抗体的生理学作用和产生机制还不清楚，但被广泛接受认可的是：ABO 天然抗体是一些类似 A 或 B 抗原的非特异抗细菌物质和免疫系统自我调节的产物。当健康个体与广泛存在于自然界的肠道类细菌 ABO 三聚糖接触时，刺激体内产生一类对自身 ABH 抗原无反应的同种 ABH 抗体，这一免疫过程不为人们察觉。

（8）引起 ABO 抗体活性凝集反应变弱或阴性　ABO 等位基因编码的一定量的 A 抗原可能抑制抗-A 抗体产生或特殊的 ABO 基因可能引起血型鉴定困难。例如，没有核苷酸缺失位点的 O 等位基因可能就是 O 表型的反定型中弱抗-A 凝集产生，因为没有核苷酸 261 位 G 缺失的 O 等位基因已被证实能够表达弱 A 抗原。还有一些个体通过吸收放散试验都未在其红细胞表面检测到 A 抗原，其血清中抗-A 抗体水平减弱，这些个体含有例如 $A_1 10$ 或 $R_1 02$ 的重组基因。

（9）低丙种球蛋白血症　低丙种球蛋白血症患者，可能会因免疫球蛋白水平全面下降而使血清定型时不见凝集或见弱凝集反应。

（10）患者接受了 ABO 血型不同的骨髓移植　其血清中 ABO 抗体与红细胞抗原不一致。例如，A 型人接受了 O 型人的骨髓后，血液循环中有 O 型红细胞，但血清中只有抗 B。

（11）输注异型血浆　近期输用了大量非同型血浆，患者血清中可能出现所输供者提供的抗-A 或抗-B 抗体。

（12）防腐剂因素　患者可能有针对红细胞保存剂的抗体或对抗悬浮介质的抗体。处理方法是新鲜生理盐水洗涤后重新悬浮红细胞。

（二）ABO 正反定型不合的解决办法

（1）在做 ABO 血型鉴定之前，应先了解被检者的一些基本情况，包括年龄、诊断病症、输血史、用药史、免疫球蛋白水平以及妊娠史等。

（2）首先重复试验，如果先前试验中红细胞悬浮在血清或血浆中，则改为洗涤后的红细胞悬浮在盐水中，进行重复试验后仍是正反定型不符，则继续下列试验。

（3）重新取一份新鲜的血样，这样可以纠正因污染或弄错样本造成的不一致。

（4）把受检者红细胞洗涤几次，用 2%～5% 盐水细胞悬液重复试验，用抗-A、B 抗-A_1 或抗-H 做试验可提供其他有用的信息，H 抗原强度依次为 $O > A_2 > B > A_2B > A_1 > A_1B$。

（5）对受检者的红细胞做直接抗球蛋白试验（DAT），如果 DAT 为阳性，则将受检者红细胞放散至 DAT 为阴性后，再做定型。

（6）用 A_1、A_2、B、O 细胞及自身细胞检查血清，如果怀疑是抗-I，用 O 型（或 ABO 相合的）脐血细胞检查。

（7）在断定阴性结果之前，将细胞及血清在室温至少放置 30 min，离心观察凝集结果，能检测出弱的抗原抗体反应，但要用 O 型和自身红细胞做对照，以排除抗-I 或抗-H 等抗体对正反定型结果的干扰。抗-I 和抗-H 是对所有成人红细胞都反应的凝集素。

（8）吸收放散试验鉴定血型。

① 吸收放散试验是检测红细胞表面血型抗原最为敏感的方法之一。

② 可测定分泌型人的唾液中 A、B 和 H 物质。

③ 要确定某种遗传性状可能是新的血型变异体，必须对该个体即先证者进行家系调查，观察该血型基因在亲子间的遗传。

三、ABO 血型亚型

（一）ABO 亚型的检测

ABO 亚型是以抗原性弱为主要特征，一般是运用血型血清学试验检测。根据以下原则区分 ABO 亚型：红细胞与抗-A、抗-A_1、抗-B 及抗-AB 的凝集程度；红细胞上 H 物质活性的强弱；血清中是否存在抗-A_1 抗体；分泌型人唾液中的 A、B 和 H 物质。

（二）ABO 亚型的类型

（1）ABO 血型中亚型很多，A 抗原主要有两种亚型，A_1 与 A_2，这两种 A 亚型占 A 型的 99.99% 左右。A_1 和 A_2（A_1B 和 A_2B）红细胞都与抗-A 反应，A_1 细胞比 A_2 细胞反应更强烈，但是，A_1 细胞与抗-A_1 反应，A_2 细胞不与抗-A_1 反应，抗-A_1 存在于 A_2 和 A_2B 个体中。因此，A 抗原上的 A_1 和 A_2 数量上和质量上都不一样。A_2 转移酶同为 N-乙酰半乳糖胺转移酶，事实上比 A_1 转移酶效率低，有不同最适 pH 值。

（2）中国汉族人群中 B 亚型明显多于 A 亚型，最常见的亚型为 A_2 和 A_2B，分别占人群总数的 0.16% 和 0.42%，其他 ABO 亚型占人群总数的 1.5/万～2.0/万。当 A_1 以外的 A 亚型者产生抗-A_1 抗体，特别是 37 ℃ 能够与 A_1 红细胞发生凝集反应的抗-A_1 才具有临床意义。A、B 亚型中分别检出不规则抗-A、抗-B（同时存在 A 抗原和抗-A 或 B 抗原和抗-B），分别占 A 亚型和 B 亚型总数的 90% 和 50%，A 亚型产生抗-A 的比例明显多于 B 亚型产生抗-B 的比例。

（3）ABO 亚型的血清学分类规律　ABO 亚型采用血清学方法进行区分，在 A 类表现型亚型可有 A_1、A_2、A_3、Ax、Am、Aend、Ael 和 Ay 等，而 B 亚型的分型一般参照 A 亚型的试验特点。经正反定型、吸收放散试验确定受检者的 A、B 抗原，并对唾液血型物质进行检测，可最终确认为相应的亚型。

各种 ABO 亚型的血型血清学特性见表 3-2。

表 3-2　红细胞 ABO 亚型的血型血清学特性

红细胞表现型	红细胞与已知抗血清反应					血清与试剂红细胞反应				唾液分泌型
	抗 A	抗 B	抗 AB	抗 H	抗 A_1	A_1	A_2	B	O	
A_1	4＋	0	4＋	＋	4＋	0	0	4＋	0	A 或 H
Aint	4＋	0	4＋	3＋	＋＋	0	0	4＋	0	A 或 H
A_2	4＋	0	4＋	2＋	0	＋	0	4＋	0	A 或 H
A_3	2＋mf	0	2＋mf	3＋	0	＋	4＋	4＋	0	A 或 H
Am	0/w＋	0	0/w＋	4＋	0	0	0	4＋	0	A 或 H
Ax	0/w＋	0	＋/2＋	4＋	0	2＋	0/＋	4＋	0	H
Ael	0	0	0	4＋	0	2＋	4＋	4＋	0	H
B	0	4＋	4＋	＋		4＋	4＋	0	0	B 或 H
B_3	0	＋mf	＋＋mf	4＋		4＋	4＋	0	0	B 或 H
Bm	0	0	0/w＋	4＋		4＋	4＋	0	0	B 或 H
Bx	0	0/w＋	0/2＋	4＋		4＋	4＋	0	0	H
O	0	0	0	4＋		4＋	4＋	4＋	0	H
Oh	0	0	0	0		4＋	4＋	4＋	4＋	0

注:＋至 4＋表示凝集强度顺增;w＋表示弱凝集;mf 表示混合外观凝集;0 表示无凝集。

(三) 孟买型

孟买型是一种罕见的血型,首先在印度发现。它的血清学特点是红细胞与抗-A、抗-B 血清均不反应,血清与标准 A、B、O 细胞反应,能够引起体内溶血反应。

孟买型的遗传机理是与 *A*、*B* 基因相独立的 H-h 系统,红细胞上 H 物质的合成受控于 FUT1 遗传座位上的 H 基因,其产物是 α-1,2-岩藻糖转移酶,存在于 19 号染色体的长臂上 (19q13.3)。孟买型的基因型是 hh 纯合子,不能合成表达 A 或 B 抗原的前身物质——H 物质。因此,即使携带有正常的 *A* 和/或 *B* 基因的个体,也不能产生 A 和/或 B 抗原。

四、ABO 血型基因检测技术

国际上陆续发现并公布了 30 余种方法揭示出 ABO 血型物质的其他等位基因的 DNA 序列,已陆续发现了以 50 个多态性位点为基础的 200 余种 *ABO* 等位基因。

1. PCR 限制性酶切结合 Southern Blot 技术　早期使用这项技术来检测 O 型特异性的 G261 缺失。

2. PCR 限制性片段长度多态性(PCR-RFLP)技术　PCR-RFLP 是目前使用的最简便 ABO 分型方法,例如,使用限制酶 Kpn Ⅰ/Bst Ⅱ分辨 O1 的 G261 缺失,使用 HpaⅡ/Alu Ⅰ 酶分辨 B 基因的 G703A 替代。

3. PCR 单链构象多态性(PCR-SSCP)技术　PCR-SSCP 最大优点在于能够检测出意外的 *ABO* 基因突变点,但是由于需要复杂的 DNA 对照,临床上使用不便。

4. PCR 序列特异性寡核苷酸探针(PCR-SSO)技术　最初 PCR-SSO 是用来检测 *O* 等位基因及核苷酸 646、771、829 位的突变。

5. PCR 序列特异性引物(PCR-SSP)技术 PCR-SSP 是一项针对 *ABO* 基因突变位点的不同核苷酸分别设计一系列特异性引物,扩增 *ABO* 等位基因片段的检测技术,这种方法简捷、易操作、结果直观,但不能检测出新的突变。

6. 反转录酶-聚合酶链式反应(RT-PCR) RT-PCR 可检测 *ABO* 基因位点的转录结构,可发现新基因突变或直接克隆测序技术等。

五、ABO 血型的临床意义

(一) ABO 血型与临床输血

ABO 血型的发现使得安全输血成为可能。输血时若 ABO 血型不合会使输入的红细胞发生凝集,引起血管阻塞和血管内溶血,造成严重的输血反应。在常规输血中,A_2 或 A_2B 型人的血清可含有抗-A_1 抗体,因此,供血者应该是 A_2 或 A_2B 型,或者选择与受血者相配合的供血者血液。若一位弱亚型个体错误地定型为 O 型,作为受血者,输注 O 型血,预期无严重后果,但作为 O 型供血者,输给 O 型患者,则会引发严重的输血反应。所以在输血前必须作 ABO 血型鉴定,输血原则是供受者的 ABO 血型必须相同。

(二) ABO 血型与新生儿溶血病

母子血型不合时可能引起同种免疫性溶血及新生儿溶血病(HDN)。以 ABO 血型不合最常见,其中最多见的是母亲为 O 型,胎儿或新生儿为 A 型或 B 型。由于免疫性抗-A、抗-B 也可由注射疫苗、细菌感染等其他原因刺激产生,所以第一胎胎儿就可以因免疫性抗体发生 HDN,也可造成不孕或习惯性流产。在 HDN 当中 ABO-HDN 占 85.3%,Rh-HDN 占 14.6%,MN-HDN 占 0.1%。ABO 血型不合中约 1/5 发病,RhD 血型不合者约 1/20 发病。

(三) ABO 血型与造血干细胞移植

ABO 血型在器官移植中处于主要免疫屏障的位置。虽然对于单采技术下的异基因造血干细胞移植存活、粒系和血小板的恢复、移植物抗宿主病(GVHD)及长期无病生存率均无统计学意义上的显著影响,但是,研究显示,进行 ABO 血型基因不合的造血干细胞移植术后,部分患者红系造血功能重建时间明显延长。

(四) ABO 血型与实体器官移植

A_2 亚型是 ABO 血型中常见的变异型,随着临床医学的发展,人们对它的重要性认识越来越深刻。譬如近十年来,发现 A_2 亚型的器官(心、肝、肾脏等)供者捐给非 A 型(包括 B 型、O 型)的受者显著延长存活率,加大了供体库的数量。在器官移植中,*ABO* 基因分型技术可以用于造血干细胞移植存活的植入证明,在接受不同 ABO 血型的造血干细胞移植的患者体内出现供者 *ABO* 基因的时间大大短于出现供者 ABO 血型的时间。

(五) ABO 血型与肿瘤

近年来研究发现 ABO 血型与许多疾病的发生发展相关。有报道 A 和 B 抗原表达变化与肿瘤形成的关系,在各类癌症中常常发现 A 和 B 抗原缺失表达或 ABH 血型物质减少,而且研究还进一步证实了 ABO 抗原的缺失先于肿瘤的转移,与肿瘤的分级、患者的存活概率有关联。ABO 抗原形成是由一系列复杂的细胞事件构成:翻译、翻译后修饰影响被转录的 A 或 B 信使 RNA 最终在细胞膜上表达成 A 和 B 抗原结构、A 和 B 抗原结构通过不同的 A 和 B 糖基转移酶促进反应合成等。某些肿瘤导致 ABH 血型物质减少的现象已引起关注,多种恶性肿瘤中血型抗原的异常表达状态与其恶性程度、转移和预后等生物学行为有关。探索血型抗原作为肿瘤标志物并应用于肿瘤的临床诊断及免疫治疗中意义重大。

第三节　红细胞 Rh 血型

一、Rh 血型的血清学检测

Rh 血型系统有 50 个抗原,在临床输血实践中,常见的具有显著临床意义的抗原有 5 个,即 C、c、D、E、e 抗原,可分别使用抗-D、抗-C、抗-c、抗-E、抗-e 定型试剂,通过血凝试验来检查红细胞膜上是否存在相应的抗原,在临床输血中,D 抗原最为重要。凡被检红细胞和抗-D 试剂凝集者为 RhD 阳性,不凝集者为 RhD 阴性,C、c、E、e 抗原鉴定和 D 抗原一样,与相应的定型试剂凝集者为阳性,不凝集者为阴性,下面以 D 抗原为例介绍几种常见的检测方法。

(一)玻片法

1. 检测原理　使用抗-D 分型试剂检测红细胞是否有 RhD 抗原,通过凝集反应判断被检红细胞 RhD 血型。

2. 技术特点与适用范围　操作简便、快速,适用于 RhD 血型的快速筛查。

(二)试管法

1. 检测原理　与玻片法相同。

2. 技术特点与适用范围　操作简便,适用于 RhD 血型的筛查。

(三)微量板法

1. 检测原理　与玻片法相同。

2. 技术特点与适用范围　适合大样本检测。

(四)微柱凝胶法

1. 检测原理　微柱凝胶检测法是凝胶分子筛技术和免疫学抗原抗体反应的结合,通过调节凝胶(葡聚糖)的浓度,控制凝胶间隙大小,只允许游离红细胞通过,从而达到分离游离红细胞和凝集红细胞的目的。如果红细胞沉积在凝胶管底部,表明红细胞未发生凝集,即凝集试验阴性;如果红细胞聚集在凝胶上部或中部,表明红细胞发生凝集,即凝集试验阳性。

2. 技术特点与适用范围　操作简便,结果观察直观易读,可快速确定 RhD 血型。该法还可用于不规则抗体检测、交叉配血等。

二、Rh 血型表型分型

C、c、D、E 和 e 五种抗血清的检查结果可有 18 种表型:CcDEe、CCDee、CcDee、

CCDEE、ccDEE、ccDEe、ccDEe、CCDEe、CcDEE、CCdee、ccdEE、CcdEe、Ccdee、ccdEe、CCdEE、CCdEe、CcdEE、ccDee。

（一）直接抗球蛋白试验

1. 检测原理 直接抗球蛋白试验（direct antiglobulin test，DAT）是直接检测红细胞表面有无不完全抗体，即有无致敏红细胞。应用抗球蛋白试剂（抗-IgG 和/或抗-C3d）与红细胞表面的 IgG 分子结合，如红细胞表面存在抗体，则出现凝集反应。

2. 技术特点与适用范围 检测方法较为敏感，适用于致敏红细胞的检测。

3. 结果判断 阳性对照试验结果为凝集且阴性对照试验结果为不凝集时，试验结果有效。被检测样本为凝集则 DAT 阳性，不凝集为 DAT 阴性。

4. 注意事项 若 DAT 阳性，则需选择不破坏红细胞膜结构的方法对红细胞进行放散处理。对放散后的红细胞进行 DAT，检测 IgG 抗体是否被完全放散。呈阴性结果时，收集放散液进行 IAT。若 DAT 阴性，则可直接进行 IAT。

（二）间接抗球蛋白试验

1. 检测原理 间接抗球蛋白试验（indirect antiglobulin test，IAT）是应用试剂红细胞与受检血清混合孵育，如血清中存在不完全抗体，则红细胞被致敏，再应用抗球蛋白试剂检测红细胞，可出现凝集反应。

2. 技术特点与适用范围 检测方法较为敏感，适用于 RhD 弱抗原及血清中游离抗体的检测。

3. 结果判断 各阳性对照管均凝集且阴性对照管无凝集，试验结果有效；只要任一抗-D 管呈凝集反应，即可判为 RhD 阳性；3 个抗-D 管均呈无凝集，则可判为 RhD 阴性。

4. 注意事项 抗-D 分型试剂应是来源于不同细胞株的单克隆抗体，或是来源于不同个体的多克隆人源抗-D；抗-D 管均凝集时，也可能是由于红细胞洗涤不完全，残余抗-D 中和了抗球蛋白试剂所致。可通过加入 IgG 致敏红细胞的方法来加以验证，若出现凝集，则说明无抗-D 残存，否则需重新检测。

三、Rh 血型检测中应注意的问题

Rh 血型检测应按相关试剂的使用说明进行，并注意设立对照。若使用 IgM 型抗-D，则用盐水法检测；若使用 IgG 型抗-D，则用抗球蛋白试验或酶法等进行检测。

若 IgM 型抗体与被检红细胞呈阳性反应，则可判为 RhD 阳性；若呈阴性反应，不能立即断定其为 RhD 阴性，应改用 IgG 抗体与被检红细胞反应，运用抗球蛋白试验或酶法等进行检测，若为阴性结果，则可暂时判为阴性；若为阳性结果，则需检测该受检红细胞的 DAT，若为阴性，则前述的阳性结果可靠，受检者应判为 RhD 变异型；若 DAT 结果为阳性，则应进一步做放散试验后，重新定型该受检红细胞。

（一）导致 RhD 定型假阳性结果的原因

（1）受检红细胞已被免疫球蛋白致敏，或标本血清中含有引起红细胞凝集的因子。

（2）受检红细胞与抗体孵育时间过长，含高蛋白的定型试剂会引起缗钱状凝集。

（3）标本抗凝不当，受检过程中出现凝血或小的纤维蛋白凝块，误判为阳性。

（4）定型血清中含有事先未被检测出来的其他特异性抗体，造成假阳性定型结果。

（5）多凝集细胞造成的假阳性。

（6）检测用器材或抗体被污染，造成假阳性。

（二）导致 RhD 定型假阴性结果的原因

（1）受检红细胞悬液浓度太高，与抗体比例失调。

（2）漏加或错加定型血清。

（3）定型血清的使用方法错误，没有按说明书进行。

（4）离心后重悬细胞时，振摇力度过大，摇散了微弱的凝集。

（5）定型血清保存不当，已经失效。

四、RhD 抗原及弱 D 抗原检测原则

Rh 血型系统不同于 ABO 血型系统，血清中并不存在针对性的抗体，因此 Rh 血型血清学鉴定只采用已知特异性的抗体检测红细胞上的未知抗原，由于 RhD 抗原存在强、弱和表位缺失等性质，使检测具有一定的复杂性。C、c、E、e 抗原检测分别使用特异性的单克隆抗-C、抗-c、抗-E 和抗-e 试剂，这些试剂多含高效价的 IgM 类抗体，或为 IgM＋IgG 混合抗体，被检红细胞洗涤后直接与相应特异性的抗体反应，肉眼观察凝集，判断结果，较少存在抗原表位缺失现象。

RhD 抗原的定型原则是，先采用初筛盐水法检测，多使用 IgM＋IgG 混合抗-D 单克隆抗体试剂，与 C、c、E、e 抗原检测一样，肉眼观察凝集反应，有凝集反应者判断为 RhD 阳性，无凝集者判断为初筛阴性。对于初筛 D 抗原阴性样本需采用 IAT 进一步确认，IAT 的检测结果须经显微镜判读，IAT 确认试验为阴性者判断为 RhD 阴性，当 IAT 确认试验阳性时，则为 D 抗原弱阳性表型，主要有弱 D 型和部分 D 型。

（一）弱 D 型和部分 D 型检测

对于 D 抗原弱阳性表型的样本，须使用多种抗-D 单克隆抗体试剂，通过 IAT 试验进一步检测，这些抗-D 抗体针对不同的 D 抗原表位，抗体种类越多，结果越可靠。如果一部分抗-D 试剂反应为阴性，而另一些抗-D 反应为阳性，可判断为部分 D 型；如果所有反应都为阳性，则多为弱 D 型。弱 D 型和部分 D 型检测的结果判断要注意以下问题：

（1）少数弱 D 型可能存在 D 抗原表位缺失，例如弱 D15 型。

（2）要准确鉴别 D 抗原弱阳性样本中的弱 D 型和部分 D 型需使用全部或大部分抗-D 抗原不同表位的单克隆抗体。

（3）可采用 PCR-SSP 技术鉴别弱 D 型和部分 D 型。

（4）有些个体或某些型别的部分 D 型红细胞 D 抗原密度较高，在盐水法检测可能被直接判断为 RhD 阳性。

（二）Del 型检测

有一种特殊的 RhD 表型，称为 Del 型（或 D 放散型），Del 红细胞的 D 抗原不论在盐水介质中，还是 IAT 检测均为阴性，须采用吸收放散技术鉴定，吸收放散试验阳性为 Del 型，阴性则为真实 RhD 阴性。由于吸收放散试验操作比较复杂，结果稳定性和重复性不好，而且人为因素影响大，因此 Del 鉴定常采用 PCR-SSP 技术，特别是中国人 Del 型的检测，因为中国人 Del 型基本上均携带 RHD1227A 等位基因。

五、Rh 血型基因分型和基因测序

(一) Rh 血型基因分型

Rh 血型基因分型一是利用 *RHD* 基因缺失原理设计相应的方法检测 Rh 盒子序列,鉴定 *RHD* 基因存在与否;二是采用 PCR 技术检测 *RHD* 基因,预测 D 抗原表型,这是通常所说的 *RHD* 基因分型。

第一个 *RHD* 基因分型方法建立于 1993 年,主要采用 PCR 技术检测 *RHD* 基因 3′-非编码区,但随后发现存在较多假阳性现象。为降低假阳性率和假阴性率,人们采用复式PCR 技术同时检测多个 *RHD* 基因区域。但随着 D 抗原阴性的特殊机制,以及弱 D 型、Del 表型和部分 D 型分子基础的先后揭示,人们开始根据不同等位基因的频率和序列,检测特定的 *RHD* 基因区域,不仅简化了操作,且将假阳性率和假阴性率降到最低。*RHD* 基因分型技术发展较快,近几年临床实际应用迅速增加,但血清学目前依然是主要的血型鉴定技术,基因分型可用于辅助解决血清学不能解决的问题,可用于下列几个方面。

(1) 血清学定型结果难以判定。

(2) D 抗原弱阳性个体的弱 D 型或部分 D 型具体型别的鉴定。

(3) 通过羊水预测胎儿的 D 表型。

(4) 慢性多次输血患者、大量输血患者、同种免疫或自身免疫溶血性贫血患者以及红细胞 DAT 阳性患者的 D 抗原表型的检测和纠正。

(5) 鉴定 Del 表型。

(二) *RHD* 基因分型的其他方法

RHD 基因分型还有很多其他的方法,例如 PCR-SSP、PCR-SSO、PCR-RFLP、PCR-SSCP、PCR-LUMINEX 等。不同的引物设计,或针对不同的民族,或特定的等位基因检测,都有不同的扩增反应条件。

1. 检测原理 利用 RHD 的多态性及与 RHCE 序列上的区别,设计扩增各种 *RHD* 等位基因的引物,鉴定 *RHD* 基因,根据基因预测 D 抗原阴性、阳性、弱 D 型、部分 D 型和 Del 型等。

2. 技术特点与适用范围 根据不同的试剂盒或引物设计,能够鉴定出绝大多数中国人的 *RHD* 基因型。

(三) *RHD* 基因测序

在过去 20 多年的时间里,人们共发现了数百个 *RHD* 等位基因,可以预料 RHD 依然还有许多变异未知,这些突变均有可能导致不正确的基因分型结果,从而导致不合适的临床指导。为了检测所有的等位基因,进行 *RHD* 基因编码区序列分析要比很多基因分型更加可靠。1999 年,Wagner 等建立了第一个采用 DNA 进行 *RHD* 基因编码区序列分析的方法,但是较为烦琐,之后几年人们在 *RHD/RHCE* 基因之间又发现了一些新的差异,因此可以利用这些差异设计一套新的序列分析方案,可使用更短的扩增产物进行测序。

以下简要介绍德国哥廷根大学输血医学系 T. J. Legler 博士建立的 *RHD* 基因序列分析技术。该方法分别采用 10 对内含子引物(表 3-3),PCR 分别扩增 *RHD* 基因全部 10 个外显子(Ds1-Ds10),产物经纯化后,分别以各外显子的特异性测序引物(Ds1-seq～Ds10-

seq)直接用 BigDye™ Terminator Cycle 标准方法在 ABI Prism™测序仪上进行序列测定，结果用仪器相应软件进行分析和比较。PCR 反应总体积 50 μL，反应条件同 PCR-SSP 方法，扩增条件为 95 ℃预变性 10 min，接 92 ℃ 20 s、64 ℃ 30 s(扩增第 5、7 外显子时退火温度改为 60 ℃)、68 ℃ 90 s 共 40 个循环，最后延伸 5 min。

表 3-3　PCR 引物和测序引物

引　　物	序列 5′-3′	特　异　性
Ds1-s	TCAACTGTGTAACTATGAGGAGTCAG	D
Ds1-a	GCTATTTGCTCCTGTGACCACTT	D
Ds1-seq(re01)	TCCATAGAGAGGCCAGCACAA	D
Ds2-s	TGACGAGTGAAACTCTATCTCGAT	D
Ds2-a	GGCATGTCTATTTCTCTCTGTCTAAT	D/C
Ds2-seq	CCTGGATTCCTTGTGATACACG	D/C
Ds3-s(rb20d)	GTCGTCCTGGCTCTCCCTCTCT	D
Ds3-a	CTTTTCTCCCAGGTCCCTCCT	D,C,E
Ds3-seq(rb21)	GGTCCCTCCTCCCAGCAC	D,C,E
Ds4-s	GCCGACACTCACTGCTCTTAC	D,C,E
Ds4-a	TGAACCTGCTCTGTGAAGTGC	D
Ds4-seq(rb22)	GGGAGATTTTTTCAGCCAG	D,C,E
Ds5-s(rb11)	TACCTTTGAATTAAGCACTTCACAG	D
Ds5-a(rb15)	TTATTGGCTACTTGGTGCC	D,C,E
Ds5-seq(rb24)	AGACCTTTGGAGCAGGAGTG	D,C,E
Ds6-s	CAGGGTTGCCTTGTTCCCA	D,C,E
Ds6-a	CTTCAGCCAAAGCAGAGGAGG	D
Ds6-seq	CTTCAGCCAAAGCAGAGGAGG	D
Ds7-s(re621)	CATCCCCCTTTGGTGGCC	D
Ds7-a(re75)	AAGGTAGGGGCTGGACAG	D
Ds7-seq	GTCTCACCTGCCAATCTGCT	D,C,E
Ds8-s	GGTCAGGAGTTCGAGATCAC	D
Ds8-a	TGGCAATGGTGGAAGAAAGG	D,C,E
Ds8-seq(re73)	AGTCCTTTTTGTCCCTGATGACC	D,C,E
Ds9-s	TGCAGTGAGCCGAGGTCAC	D
Ds9-a(re93)	CACCCGCATGTCAGACTATTTGGC	D,C,E
Ds9-seq(re82)	GAGATTAAAAATCCTGTGCTCCAAAC	D
Ds10-s(re91)	CAAGAGATCAAGCCAAAATCAGT	D,C,E
Ds10-a(rr4)	AGCTTACTGGATGACCACCA	D
Ds10-seq(rr3)	CAGTCTGTTGTTTACCAGATGTTGTTAT	D

第四节 不规则抗体筛选和鉴定

不规则抗体筛选和鉴定主要是指在输血前检测患者血液中是否存在不规则抗体,以便发现有临床意义的抗体,从而选择合适的血液制剂给患者输注,避免输血不良反应的发生,提高输血安全性。

一、不规则抗体的定义

ABO 血型抗体是人体最为主要的"天然"产生的抗体。红细胞上缺乏 A 或 B 抗原者,血清中规律地存在相应的抗-A 或抗-B。即 A 型的人具有抗-B,B 型的人具有抗-A,AB 型的人两种抗体皆无,而 O 型的人同时存在两种抗体。

随着更多的血型系统被发现,人们了解到除抗-A、抗-B 规则抗体外,其他红细胞血型抗体的存在与否是没有规律的,例如,Rh 血型系统中的抗-D、抗-E 抗体,因此,称这类抗体为不规则抗体。

ABO 血型系统中的亚型,如 A_1、A_2 亚型,有时 A_2 和 A_2B 型人血清中会出现抗-A_1 抗体,也称为不规则抗体。不规则抗体多为 IgG 抗体,主要经输血、妊娠或人体计划免疫等免疫刺激产生。

二、不规则抗体的临床意义

不规则抗体的主要临床意义是溶血性输血反应。

(一)不规则抗体对临床输血安全和效果的影响

血液中含有不规则抗体的患者一旦输入具有相应抗原的红细胞,抗原抗体发生免疫性结合,在补体的参与下,输入的红细胞溶解,发生溶血性输血反应。不规则抗体在正常群体检出频率为 0.3%～2.0%,而在特殊群体中(贫血患者、孕妇、新生儿溶血病等)检出频率高达 11.32%。一旦不相合血液输注,患者会出现发热、贫血、黄疸和血红蛋白尿等症状,严重时甚至危及生命。因此对于临床有意义的血型抗体的筛选和鉴定技术,已广泛应用于交叉配血、输血反应的诊断等方面,这是确保输血安全有效的一项重要检查。

(二)常见的不规则抗体

常见的不规则抗体主要指 Rh 血型系统。Rh 血型是最为复杂和多态性的血型系统,其临床意义仅次于 ABO 血型。在已知该系统 50 多个抗原中,5 种主要抗原 D、C、c、E、e 具有很强的免疫原性(表 3-4),不规则抗体产生多为 Rh 血型系统。根据我国汉族人群 Rh 抗原分布特点,D 阴性率为 0.3%,E 阳性率为 43.53%,临床上 RhE 血型不配合的概率是 RhD 的 3 倍,在检出的 Rh 不规则抗体中抗-E 所占的比例最高,因此,D 抗原阳性而 E 抗原阴性者输血前抗-E 抗体检测值得重视。缺少该血型抗原的患者,对单次含有该抗原的红细胞输血,有可能产生相应的抗体。

表 3-4　不同血型抗原相对的免疫原性

血型系统	血型抗原	免疫原性/(%)	血型系统	血型抗原	免疫原性/(%)
Rh	D	50.00	Kell	K	5.00
Rh	c	2.05	Kell	k	1.50
Rh	E	1.69	Kidd	Jka	0.07
Rh	e	0.56	Kidd	Jkb	0.03
Rh	C	0.11	MNSs	S	0.04
Duffy	Fya	0.23	MNSs	s	0.03

（三）ABO 血型系统中的不规则抗体

ABO 亚型中抗-A_1 抗体也属于不规则抗体，也是引起溶血性输血反应的一个重要因素。A、B 亚型中分别检出不规则抗-A、抗-B（同时存在 A 抗原和抗-A 或 B 抗原和抗-B）占 A 亚型和 B 亚型总数的 90% 和 50%。在临床配血中 A_2 和 A_2B 型患者血清内含有抗-A_1 抗体，可能造成含有 A_1 抗原的细胞凝集易被误判为 B 型或 O 型，故配血时需警惕。

三、不规则抗体筛选

不规则抗体筛选是输血相容性试验之一，是避免 ABO 血型相同血液输注后溶血性输血反应的一项重要和不可替代的试验。

（一）不规则抗体的种类

引起各类免疫性输血反应、新生儿溶血病或使输入红细胞存活时间缩短的特异性抗体，被认为是有临床意义的抗体。不规则抗体中绝大多数被认为是有意义的同种抗体，而某些无特异性冷抗体干扰试验检测，但没有临床意义。

（二）不规则抗体筛选的原理

用已知抗原表型的试剂谱红细胞，通过直接凝集等试验手段，筛选血液制剂中可能存在的血型不规则抗体，避免含有临床意义的血型同种抗体随血液制剂一同输入。受血者的血清（血浆）必须用单一供体的 O 型筛选试剂红细胞进行检测，排除 ABO 规则抗体的干扰，以查明是否存在不规则抗体。除要求在室温中作检测外，还应在 37 ℃ 中孵育后作抗球蛋白试验。若能有相似的灵敏度和特异性证明，也可采用其他方法代替抗球蛋白试验作检测，识别和鉴定不规则抗体。

（三）筛选细胞的组成

不规则抗体筛选试剂红细胞通常由 3 个单人份的 O 型红细胞组成，通常要包括以下抗原：D、C、E、c、e、M、N、S、s、P、Le^a、Le^b、K、k、Fy^a、Fy^b、Jk^a、Jk^b、Di^a、Di^b 等。筛选细胞的组成原则：一是筛选细胞之间的抗原尽量互补；二是针对不同群体抗体出现的频率高低的不同，进行筛选细胞对应抗原的定型。

（四）不规则抗体筛选的结果分析

一般而言，筛选细胞与被检者血清反应出现阳性结果时，表明存在不规则抗体。但具体情况要具体分析，体现在：是否为单一同种抗体？是否为自身抗体？是否为自身抗体合并同种抗体？是否有临床意义？等等。此外，还要注意，阴性结果并不一定就说明受检者血清没有不规则抗体，因为一些抗低频抗原的抗体或有剂量效应的抗体可能被漏检。

四、不规则抗体鉴定

一旦不规则抗体被检出，应作抗体鉴定试验，以确定其特异性，根据其抗体特异性选择相合的血液。如果患者血清中确实有抗体，必须输给缺乏相应抗原的血液。

（一）不规则抗体鉴定的原理

待检血清与一组含数十个已知抗原表型的试剂红细胞进行反应，这组红细胞上的血型抗原经过了详细的检测和鉴定，通常称为谱红细胞(panel red cell)，根据谱红细胞反应格局表(表 3-5)判定不规则抗体的特性。由于 Mur(MNS7)抗原在中国人阳性率为 7%，我国香港和台湾曾报道，抗-Mur 是除了抗-A、抗-B 之外，最常见的血型抗体，可引起较为严重的溶血性输血反应和新生儿溶血病，因此针对这类人群的抗体筛查谱红细胞应包括 Mur 抗原。

（二）谱红细胞的组成

谱红细胞的选择非常严格，不仅涵盖常见的具有临床意义的抗体，还包含某些稀有抗体，且要保证抗原在这组细胞上的分布具备特异性，以便在相应抗体检测时出现其特异格局以判别。选择不同的谱红细胞，可以鉴定不同特异性的抗体。

此外，为了保证每一种抗体鉴定的正确性，每一种血型抗原最好在谱红细胞上具有一定的阴性和阳性比例，从而使血清学试验的结果表现客观而非偶然。单价抗体需要保证含有相应抗原的红细胞为一个以上才能予以确认。

（三）不规则抗体鉴定的结果分析

分析抗体鉴定试验结果时，对照谱红细胞抗原格局表(表 3-5)，使用排除原则判定特异性抗体。单价特异性抗体最容易判别，多价特异性抗体和自身抗体鉴别较困难，需借助有相应特殊抗原的细胞或者是分子生物学手段进行辅助检测，才能有助于明确抗体的特异性。两种或两种以上抗体，采用其中一个抗原阳性一个抗原阴性的谱红细胞来鉴定，如有难度找不到这样的细胞，可采用血型物质抑制试验、吸收放散试验来证实两种抗体同时存在。此外还可变换试验条件如添加增强剂、采用不同温度、pH 值等。

表 3-5 不规则抗体鉴定谱红细胞反应格局表

序号	Rh−hr					MNSs				Kidd		Duffy		Lewis		Diego		Lutheran		Kell				P	Xg	
	D	C	E	c	e	M	N	S	s	Jk^a	Jk^b	Fy^a	Fy^b	Le^a	Le^b	Di^a	Di^b	Lu^a	Lu^b	K	k	Kp^a	Kp^b	P_1	Xg^a	
1	+	+	−	−	+	+	+	+	+	−	+	+	−	+	−	−	+	−	+	+	−	+	−	+	−	
2	+	−	−	+	+	+	−	+	+	+	+	+	−	+	−	+	−	+	−	+	−	+	−			
3	−	−	+	−	+	+	−	+	+	+	+	−	+	+	−	+	−	+	−	+	−	+	−	+		
4	+	−	−	+	+	−	+	+	+	+	−	+	−	+	−	+	−	+	−	+	−	+	−		+	
5	+	+	−	−	+	+	−	+	+	+	+	+	−	+	−	+	−	+	−	+	−	+	−			
6	+	+	−	−	+	+	−	−	+	+	+	−	+	+	−	+	−	+	−	+	−	+	−			
7	+	+	−	+	+	+	−	+	+	+	−	+	−	+	−	+	−	+	−	+	−	+	−			

续表

序号	Rh-hr					MNSs				Kidd		Duffy		Lewis		Diego		Lutheran		Kell				P	Xg	
	D	C	E	c	e	M	N	S	s	Jkᵃ	Jkᵇ	Fyᵃ	Fyᵇ	Leᵃ	Leᵇ	Diᵃ	Diᵇ	Luᵃ	Luᵇ	K	k	Kpᵃ	Kpᵇ	P₁	Xgᵃ	
8	−	−	−	+	+	−	+	−	+	−	+	+	−	−	+	−	+	−	+	+	−	+	−	−	+	
9	−	+	−	+	+	+	−	+	+	+	+	+	+	−	+	−	+	−	+	+	−	+	−	+	+	
10	+	+	+	−	−	−	+	−	+	+	+	−	−	−	−	+	−	+	−	+	−	−	−	−	−	
11	+	+	−	+	+	−	+	−	+	+	−	−	−	−	+	−	+	−	+	+	−	−	−	+	+	
12	+	+	+	+	+	−	+	−	+	+	+	−	+	−	−	+	−	+	−	+	+	−	+	−	+	Mur

总之，可综合下列资料：受检血清与每个谱红细胞的反应结果，包括不同温度、悬浮介质的情况；受检血清与其自身细胞的反应结果；受检血清与酶处理细胞的反应结果；在阳性反应的细胞中，反应强度是否有差异，是否出现剂量效应；是否有溶血现象；对自身红细胞抗原的检测，可从其缺乏的抗原情况，提示是否存在相应抗体，进行综合分析，正确解释谱红细胞的反应结果，确定抗体特异性。

第五节　交叉配血试验

一、定义和内容

交叉配血试验也称配合性试验或相容性试验，是检查受血者与供血者之间血液是否相合的试验，实际上是排除不配合性。交叉配血试验阴性，表明受血者和供血者之间没有不相配合的抗原和抗体成分，即配血相合，可以输注。

1. 主侧交叉配血　受血者血清与供血者红细胞反应，检测受血者体内是否有针对供血者红细胞抗原的抗体。

2. 次侧交叉配血　供血者血清与受血者红细胞反应，检测供血者血液中是否含有针对受血者红细胞抗原的抗体。

3. 自身对照　受血者血清与自身红细胞反应，以排除自身抗体、DAT 阳性及红细胞缗钱状凝集等干扰试验结果判读的影响因素。

4. 交叉配血方法　交叉配血试验除了使用盐水介质法外，还要选做一种能够检出 IgG 抗体的试验方法，例如，抗球蛋白技术、酶处理技术、聚凝胺促凝技术、低离子溶液增强技术、微柱凝胶技术或其他合适的方法。交叉配血试验应该达到：在相关试验的任何步骤均不出现溶血或同种凝集。

二、交叉配血试验的局限性

交叉配血试验尽管有多种方法和技术做保障，但毕竟是在体外模拟体内环境进行的配合性试验，与真实的体内免疫学过程有一定的差异，因此，存在着局限性，主要体现在如下方面。

（1）尚不能保证输入的红细胞完全有正常的存活率。

（2）不可能从受血者的血清中检出所有的红细胞抗体。

（3）尚不能在配血阶段排除记忆性抗体应答引起的延迟性溶血反应。

（4）尚不能完全排除受血者和供血者的 ABO 和 Rh 血型错误。

（5）尚不能检出红细胞以外的抗体，例如，血小板抗体、白细胞抗体等。

（6）可能找不到完全配合的血液，例如，温自身抗体引起的交叉配血困难。

三、盐水介质交叉配血试验

盐水介质中红细胞上的抗原决定簇与相应抗体分子上的抗原结合部位结合，交叉连接形成肉眼可见的凝集块。盐水介质凝集试验用于 IgM 抗体的检出、鉴定、盐水交叉配血试验和用盐水抗体鉴定的血型抗原检测，例如，ABO、MN、P 等血型系统抗原。在盐水介质中，凝集是 IgM 抗体的行为。ABO 血型系统中的 A、B 抗原位点多，当 IgG 型抗-A、抗-B 的效价特别高时，在盐水介质里也能与相应的红细胞发生凝集反应。

（一）基本方法

根据试验载体不同，可有三种方法：平板法、试管法和微孔板法。

1. 平板法 根据试验所用耗材不同，分为玻片法、纸片法、陶瓷板法、搪瓷板法等，为定性试验。操作时在平板上做好标记，加 1 滴（或 0.05 mL）待检血清或单克隆抗体，然后加入 2%～5% 的红细胞盐水悬液 1 滴，混匀后室温放置，并不时转动反应板以加速凝集反应的发生。在混匀数秒后即可出现凝集，2 min 内判读完结果，以防止水分蒸发干扰试验结果。

2. 试管法 试管法是血型血清学试验中常用的敏感性较好的方法。可以根据试验设计加入不同的试剂量或被检标本量；也可以根据温度设置，将试管放在不同温度的环境中进行抗原抗体反应；也可将试验过程中的标本进行洗涤操作等。其特点是操作简便、快速，结果准确、可靠；缺点是振摇试管时易受操作者个人因素的影响。

具体操作时按需要取小试管 1 支或数支，做好标记，每管加血清 2 滴（0.1 mL），然后加入 2%～5% 相应红细胞盐水悬液 1 滴，按照试剂要求观察结果，或以专用血型血清学离心机以 1000 r/min 离心 1 min 后观察结果。

3. 微孔板法 为定性试验，加样与观察结果可参考试管法。

（二）试验结果判读和记录

判读结果前应当预先设计好记录册，一定要一边观察，一边记录结果，不能事后记录。常用的记录符号和所示凝集强度如下。

4＋：一个大凝集块，背景透明，无游离红细胞。

3＋：数个较大凝集块，背景透明，几乎无游离红细胞。

2＋：许多小凝集块，肉眼可见，大小均匀，背景基本透明，游离红细胞较少。

1＋：很小的凝集块，肉眼可见，背景不透明，游离红细胞较多，常要用显微镜观察。

W＋：微小凝集块，肉眼很难看清，背景浑浊，要用显微镜观察。

一：无凝集，无溶血，全部是游离红细胞，要用显微镜观察。

PH：部分溶血。

H：完全溶血。

四、酶介质交叉配血试验

(一) 试验原理

红细胞表面有丰富的唾液酸,带有负电荷,是红细胞相互排斥保持悬浮状态的原因。蛋白水解酶能消化破坏这种唾液酸,减少红细胞表面的负电荷,降低 Zeta 电位,红细胞的间距缩短,从而使 IgG 抗体分子能与有相应抗原的红细胞产生凝集。酶法能够显著增强 Rh 和 Kidd 系统的抗原抗体反应,但蛋白酶能破坏 M、N、S、s、Fy^a 和 Fy^b 抗原,因此,酶法不适用于这些抗原的检测。

(二) 常用酶液的种类及配制

常用的酶有菠萝蛋白酶、木瓜蛋白酶、无花果酶、胰蛋白酶。国内用得较多的是菠萝蛋白酶和木瓜蛋白酶。

1. 0.5%菠萝蛋白酶液的配制 将 0.5 g 菠萝蛋白酶干粉于研钵内,加少许 pH 值为 5.5 的 PBS(磷酸盐缓冲液),充分研磨,然后用 pH 值为 5.5 的 PBS 洗入容量瓶或其他容器中,再定容至 100 mL,3000 r/min 离心 5 min,上清液即为 0.5%的菠萝蛋白酶应用液。4 ℃可保存 1 周,也可少量分装,−20 ℃可保存 2 个月。

2. 半胱氨酸活化木瓜蛋白酶溶液的配制 研钵中置数毫升 pH 值为 5.5 的 PBS,加 0.5 g 木瓜蛋白酶干粉,充分研磨,用 190 mL pH 值为 5.5 的 PBS 将木瓜蛋白酶悬液洗入 250 mL 容量瓶中,再加入半胱氨酸溶液 10 mL(0.6 g 半胱氨酸盐酸盐溶于 10 mL 蒸馏水),37 ℃孵育1 h,离心取上清液分成小包装,−20 ℃可保存 2 个月。用前融化,当日用不完的应弃去。

3. 配制酶液的注意事项

(1) 在配制酶液时要注意防护,应戴好手套、口罩,并在通风橱中进行操作。

(2) 每批新配制的酶液应测定最佳稀释度和用于处理红细胞时的最佳孵育时间,保证试验结果的可靠性。

(3) 各种酶粉都容易潮解,要注意密封,宜在 4 ℃保存。

(三) 酶处理试验技术的分类

酶处理试验技术可分为一步法和二步法。一步法是将酶液直接与被检血清和红细胞反应,操作简便,但敏感性稍差。二步法是先用酶液处理红细胞,增强红细胞抗原性,洗涤去除酶液后,与被检血清反应,操作复杂,但敏感性较强。

1. 一步法酶试验 适用于菠萝蛋白酶和木瓜蛋白酶。操作时在已标记好的试管中加入 2 滴血清和 1 滴 5%的红细胞盐水悬液,再加 1 滴酶液,37 ℃孵育 15 min,1000 r/min 离心 1 min,轻摇后观察结果,或 37 ℃孵育 30 min 后直接观察结果。试验系统要设置阴性对照、阳性对照和自身对照。

2. 二步法酶试验 适用于木瓜蛋白酶和无花果酶。第一步是酶处理红细胞:在 1 份洗涤后的压积红细胞中加入 2 份木瓜蛋白酶溶液,37 ℃孵育 30 min 后,用大量 pH 值为 7.4 的 PBS 洗涤 3 次,用生理盐水配成 5%的悬液备用。第二步是在已标记好的试管中加入受检血清 2 滴,再加入 1 滴酶液处理过的红细胞悬液,37 ℃孵育 10 min 后,取出试管,1000 r/min 离心 1 min,轻摇后观察结果,凝集和溶血皆属于阳性结果。同时设立阴性和阳性对照。

五、聚凝胺介质交叉配血试验

1980 年 Lalezari 和 Jiang 首先将聚凝胺法(polybrene method)应用在输血工作中,使试验技术较盐水法在灵敏度上有很大的提高。聚凝胺试验技术可快速、简便检测红细胞不完全抗体 IgG,但 IgG 的抗-K 抗体除外。而对中国汉族人群来说,到目前为止尚未发现 K 抗原阳性者,因此也未检出该抗体,所以采用此方法进行输血前检测相对安全。

(一)试验原理

聚凝胺是带有高价阳离子的多聚季铵盐$[(C_{13}H_{30}Br_2N_2)_x]$,溶解后能产生很多正电荷,可以大量中和红细胞表面的负电荷,减弱红细胞之间的排斥力,使红细胞彼此间的距离缩小,出现正常红细胞可逆性的非特异性凝集;低离子强度溶液降低了红细胞的 Zeta 电位,进一步增加抗原抗体间的引力,增强了血型抗体凝集红细胞的能力。当血清中存在 IgM 或 IgG 类血型抗体时,在上述条件下,与红细胞紧密结合,出现特异性的凝集,此时加入枸橼酸盐解聚液以消除聚凝胺的正电荷,由 IgM 或 IgG 类血型抗体与红细胞产生的凝集不会散开,如血清中不存在 IgM 或 IgG 类血型抗体,加入解聚液可使非特异凝集散开。

(二)结果判断

如主侧管和次侧管内红细胞凝集散开,则为聚凝胺引起的非特异性集,表示配血相合,可以输用。

如主侧管和次侧管或单独一侧管内红细胞凝集不散开,则为抗原抗体结合的特异性反应,表示配血不相合,禁忌输血。

(三)注意事项

(1)若受血者用血量大,需要 10 个以上献血员时,献血员间也要进行交叉配血。

(2)溶血标本不能用于交叉配血,因为配血试管中发生溶血现象,表明有抗原抗体反应,同时还有补体参与,是配血不合的严重情况。

(3)血清中存在冷凝集素时,可影响配血结果的判断。此时可在最后滴加解聚液时,将试管立即放入 37 ℃水浴中,轻轻转动试管,并在 30 s 内观察结果。

(4)聚凝胺介质交叉配血试验中,可以用 EDTA 的血浆标本代替血清使用。

(5)当解聚液加入以后,应尽快观察结果,以免反应减弱或消失。

(6)聚凝胺是一种抗肝素试剂,若患者血液标本中含有肝素,如洗肾患者,须多加几滴聚凝胺液以中和肝素。

六、微柱凝胶交叉配血试验

微柱凝胶试验是利用红细胞膜抗原和相应抗体在凝胶介质中进行凝集反应的试验,是一种免疫学检测新技术。自 1986 年 Lapierre 发明以来,经过不断的改进、更新和应用,目前该方法已经比较完善,广泛应用于临床。

(一)试验原理

在微柱凝胶介质中,红细胞抗原和相应抗体结合而产生凝集反应,利用凝胶颗粒的分子筛作用,选择适当的凝胶,使分子筛只允许游离红细胞通过,从而达到分离大颗粒的凝集红细胞和小颗粒的游离红细胞的目的。经低速离心,凝集的红细胞不能通过凝胶柱而悬浮在凝胶上或凝胶中,为阳性反应结果;未和抗体结合的红细胞呈游离状态穿过凝胶柱沉于底部(管底尖部),为阴性反应结果(图 3-1)。

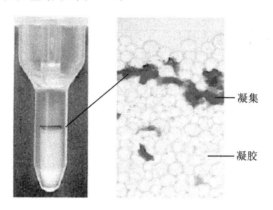

凝集

凝胶

图 3-1　微柱凝胶试验原理示意图

(二) 微柱凝胶的分类

1. 中性凝胶柱　凝胶不含任何抗体,它的作用是固定凝集。可用于检测 IgM 类抗体和红细胞抗原的反应,例如,ABO 反定型、MN 血型等,也可用于酶法试验。

2. 特异性凝胶柱　凝胶中预先混入血型抗体,例如,抗-A、抗-B、抗-D、抗-E、抗-C、抗-c和抗-e 等,可直接用于血型检测。

3. 抗球蛋白凝胶柱　凝胶中含有抗球蛋白试剂,可用于检测 IgG 类抗体和相应抗原的反应。DAT 和 IAT 均可用这种凝胶柱进行。抗球蛋白凝胶柱根据所含的蛋白抗体不同,可分为多特异性抗球蛋白凝胶、抗-IgG 凝胶和抗-C3 凝胶,可对 DAT 进行分型。

(三) 试验结果的分析

(1) 4+　离心后,红细胞成线条状停留在凝胶管表面。

(2) 3+　离心后,大部分红细胞停留在凝胶管表面,少部分降至凝胶管中上部。

(3) 2+　离心后,少部分位于凝胶管中上部,大部分红细胞位于凝胶管中部。

(4) 1+　离心后,红细胞位于凝胶管下部,接近管底部。

(5) ±　与同卡内阴性对照做比对,如与阴性对照有差别,可判为±,为弱反应;如与阴性结果一致,可判为阴性。

(6) 0　离心后,红细胞完全沉积于凝胶管底部。

(7) M　为混合反应表示符号,指有部分红细胞居于凝胶管表面或凝胶管内,而另一部分红细胞则沉积于管底。

(8) H　为溶血反应表示符号,指反应腔内液体呈清澈透明红色,表示出现红细胞溶血。完全溶血为凝胶管内完全没有凝集及未凝集红细胞存在;不完全溶血指仍有残留的红细胞存在于凝胶管表面、中间或底部。

微柱凝胶试验结果判断标准示意图,见图 3-2。

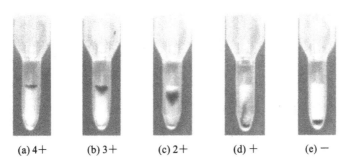

(a) 4+   (b) 3+   (c) 2+   (d) +   (e) −

图 3-2　微柱凝胶试验结果判断标准示意图

（四）微柱凝胶技术的应用

1. 用于抗球蛋白试验　DAT 和 IAT。IAT 可用于交叉配血和同种抗体筛选与鉴定。

2. ABO 血型定型　可单纯做 ABO 正定型，也可同时做正、反定型。

3. 其他血型抗原系统检测　例如 Rh 血型系统等。

（五）微柱凝胶技术的优点

（1）简便快速　红细胞不用洗涤，简化了试验程序，缩短了试验时间。孵育时间较试管法缩短了约 15 min。

（2）结果清晰，重复性好。

（3）敏感性较高　敏感性高于试管法 10 倍左右，很少有假阳性出现。

（4）标本用量少　标本用量为试管法的 1/10～1/5，有利于新生儿及某些难采集患者的血标本的检测。

（5）操作加样标准化　试验全过程及结果判读均易于规范化、标准化。

（6）保存时间长　检测完后反应格局在室温条件下可保存数天，甚至数周不发生变化。还可将其拍照长期保存。

（六）微柱凝胶技术的注意事项

（1）微柱凝胶卡要垂直平稳放于 18～25 ℃条件下，避免重物挤压，避免阳光直射，远离热源，并保持一定的湿度。防止温度过高、湿度过低导致凝胶脱水、干涸。也要防止温度过低，导致凝胶颗粒浓缩变形，柔滑度变低，凝胶颗粒间隙变小，使单个红细胞的通过受阻，影响试验结果。

（2）试验前将微柱凝胶卡置专用离心机上离心数分钟，使因搬运、振动而移动的凝胶面恢复至水平位置。

（3）向反应腔内加样必须先加红细胞后再加抗体试剂（血清或分型抗体试剂）。

（4）用于配制红细胞悬液的稀释液在冰箱取出后必须先行复温，防止冷凝集现象发生，影响试验结果。

（5）加样时一定要加至微柱凝胶卡反应腔内。目的是避免抗体与抗原不能充分结合，也为了防止气泡形成，影响试验结果。

第六节　抗球蛋白试验

一、抗球蛋白试验的原理及分类

（一）试验原理

抗球蛋白试验（antiglobulin test，AGT）又称 Coombs 试验，是检查不完全抗体的主要方法之一。不完全抗体主要是 IgG 类，IgG 免疫球蛋白为 7 s 的单体结构，分子质量小。由于不完全抗体只能与一个红细胞抗原决定簇结合，不能同时与另一个红细胞抗原决定簇结合，因此，在盐水介质中，不完全抗体只能致敏红细胞，即与红细胞表面相应抗原牢固结合，而不会出现肉眼可见的凝集反应。加入抗球蛋白试剂后，抗球蛋白分子的 Fab 段与包被在红细胞表面的球蛋白分子的 Fc 段结合，从而通过抗球蛋白分子的搭桥作用而产生红细胞凝集，未被致敏的红细胞则不出现凝集。抗球蛋白试验除了可以检测 IgG 抗体外，还可以测定 IgM 和 IgA 抗体，也可以检测补体成分（C3、C4）。所谓的广谱抗球蛋白试剂则包括抗 IgG 和抗 C3。抗球蛋白试验原理见图 3-3。

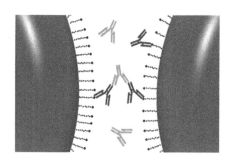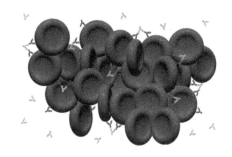

图 3-3　抗球蛋白试验原理示意图

（二）试验分类

抗球蛋白试验可分为 DAT 和 IAT。

1. DAT 用于检测体内致敏红细胞　检查红细胞是否已经被不完全抗体所致敏，例如，新生儿溶血病（胎儿红细胞被母体血型抗体所致敏）、溶血性输血反应（输入的不相合红细胞被患者不完全抗体致敏）、自身免疫性溶血性贫血（患者红细胞被自身抗体致敏）以及药物诱导产生的自身抗体（由甲基多巴类药物、青霉素类药物所致）。

2. IAT 用于检测血清中不完全血型抗体　即用已知抗原红细胞测定受检血清中相应的不完全抗体，或用已知抗体的抗血清测定受检红细胞上相应抗原。常用于血型鉴定、抗体筛选和鉴定、输血前交叉配血试验以及其他的特殊研究。

二、直接抗球蛋白试验

（一）结果分析

（1）DAT 管观察到凝集反应为阳性结果，表明红细胞被同种血型抗体所致敏，支持临床黄疸的体征和临床检验数据。

（2）DAT 管观察到无凝集反应为阴性，表明临床黄疸的体征和临床检验数据非血型同种免疫原因所致。

（二）注意事项

（1）标本采集后应立即进行试验，延迟试验或中途停止试验都可能使抗体从细胞上放出。

（2）抗球蛋白试剂应按说明书使用最适稀释度，否则，可能产生前带和后带现象，而误认为阴性结果。

（3）受检红细胞一定要用盐水洗涤 3 次，除去红细胞悬液中混杂的 IgG 抗体，防止假阴性结果出现。

（4）红细胞上吸附抗体太少，DAT 可呈阴性反应。

（5）全凝集或冷凝集血液标本及脐血标本中含有华通胶，洗涤不充分时，都可产生假阳性结果。

三、间接抗球蛋白试验

（一）结果分析

（1）IAT 为 10～12 个已知红细胞抗原的标准红细胞作"棋盘凝集反应"，视受检血清与任何一个或多个谱红细胞发生凝集反应为阳性，表明受检血清中有谱红细胞表达的相应血型抗原的不规则抗体。

（2）受检血清与任何谱红细胞均无凝集反应为阴性，表明受检血清中没有谱红细胞表达的相应血型抗原的不规则抗体。

（二）注意事项

（1）红细胞洗涤应当迅速，一旦开始洗涤就不应中途停止。洗涤用盐水要足量并用力冲入管底，使压积红细胞松散离开管底。

（2）离心速度和时间十分重要，应按规定进行。

（3）洗涤后的试验红细胞，应立即加入抗球蛋白试剂。因为结合在红细胞上的 IgG 抗体可以脱落，游离在液体介质中，一方面会降低红细胞的凝集强度，另一方面游离的 IgG 抗体会抑制抗球蛋白试剂的活性。

四、抗球蛋白试验的临床意义

（1）用于疾病诊断。例如，血型同种免疫性疾病（新生儿溶血病、自身免疫性溶血性贫血、患者红细胞被自身抗体致敏）的诊断等。

（2）用于输血反应诊断。例如，输入的不相合红细胞被患者不完全抗体致敏的溶血性输血反应等。

（3）用于药物不良反应的鉴别诊断。例如，药物诱导产生的自身抗体（由甲基多巴类药物、青霉素类药物所致）等。

（4）用于疑难血型鉴定、输血前相容性试验及溶血性输血反应的试验诊断和鉴别诊断等。

五、抗球蛋白试验的结果评价

(一)直接抗球蛋白试验结果评价

DAT 阳性对照管应观察到凝集,阴性对照管应无凝集。对照管结果完全正确时,表明本次试验结果可靠。然后观察测试管,若出现凝集,则为阳性结果,表明受检者红细胞上有不完全抗体或(和)补体包被;无凝集则为阴性结果,可加入 1 滴 3%的阳性对照红细胞悬液,离心后观察结果。若出现凝集,证明原来的阴性结果正确,表明受检者红细胞未能检出有抗体或补体包被的情况;如加入阳性对照红细胞悬液后未出现凝集,则表明原先的阴性结果不准确,需要查明试验失败的原因。

(二)间接抗球蛋白试验结果评价

1. 试验质控评价 IAT 阳性对照管应观察到凝集,阴性对照管应无凝集。对照管结果完全正确时,表明本次试验结果可靠。再观察自身对照管。

2. 无自身抗体的试验评价 当自身对照管无凝集反应时,若受检试验管呈现凝集反应为阳性结果,表示受检者血清内含有不规则抗体;受检试验管无凝集反应为阴性结果,表示受检者血清内没有不规则抗体。

3. 有自身抗体的试验评价 当自身对照管有凝集反应时,若受检试验管呈现凝集反应为阳性结果,表示该抗体可能为自身抗体,受检者血清内是否含有不规则抗体需要在去除了自身抗体后再做第二次 IAT 来确认。去除了自身抗体后的第二次 IAT 中,受检试验管无凝集反应为阴性,表示受检者血清内没有不规则抗体;受检试验管有凝集反应为阳性,表示受检者血清内既有自身抗体,也有不规则抗体。

六、抗球蛋白试验的影响因素

1. 抗体亲和力 即一个抗体结合部位与一个抗原决定簇相互作用的强度,常用亲和力常数来表示。亲和力常数越高,抗原抗体反应致敏阶段的抗体水平越高。对实验室的具体实验来说,其条件设计是在平衡状态下,要求和细胞结合的抗体量最大,以利于抗原或抗体的检测。

2. 孵育时间和温度 IgG 抗体最适反应温度是37 ℃,补体致敏的最适温度也是37 ℃,温度如果较低,特异性抗体结合到红细胞抗原的量将减少;温度过高时,红细胞抗原和抗体会变性,受到损害。红细胞悬浮于生理盐水中,37 ℃孵育 30~60 min,能检出多数临床上的重要抗体。

3. 离子强度 低离子强度溶液可以加快致敏速度或增强敏感性,增强抗体的结合作用,试验孵育时间可缩短到 15~30 min。临床常用的方法有低离子介质法、牛血清白蛋白法、聚乙二醇法等。

4. 抗原、抗体比例 通常情况下,增加抗体量可增强反应体系的敏感性。在红细胞血清学试验中,常用的比例是 2 滴血清对 1 滴 2%~5%的红细胞悬液,如果加大血清量到原血清量的 10 倍,可以发现在标准实验条件下未检测出的抗体。特别是调查溶血性输血反应时,可以试用此方法。

5. 红细胞的洗涤 血清或血浆中的 IgG 能够中和抗球蛋白试剂,导致试验出现假阴性,所以要用洗涤的方法去除血清或血浆,降低未结合的免疫球蛋白浓度。通常红细胞至少要用生理盐水洗涤 3 次以上。

6. 体外补体致敏 在 DAT 的判读中,C3 阳性往往并不代表患者体内的情况,C3 成分可以因血样采集和保存因素的影响而致敏在红细胞上。常见的过程是血液采集后置于较冷的环境中,血液中的冷抗体结合在红细胞上,导致补体系统激活,使红细胞表面存在 C3 成分。要尽量避免这种情况发生,最有效的方法是将血液标本直接采集到 EDTA 抗凝管中,足量的 EDTA 可以完全地螯合血液中的 Ca^{2+},从而阻断补体系统活化过程。

7. 红细胞自身凝集 患者体内存在常温下具有活性的冷抗体时,红细胞经过洗涤后仍可能在离心后出现红细胞自身凝集。为避免自身凝集造成抗球蛋白试验出现假阳性结果,需要在试验中加入盐水对照试验,如果盐水对照阳性,则试验结果不可靠;如果盐水对照阴性,则试验结果可靠。

第七节 吸收放散试验

吸收放散试验是目前检测红细胞表面血型抗原最为敏感的方法之一。根据抗原与抗体结合的特异性,将具有抗体活性的血清加入具有相应抗原的红细胞后,抗体的活性下降或消失,这种作用称为吸收试验(absorption test)。对于未知抗体可以用已知抗原进行吸收,吸收后抗体活性下降或消失,说明未知抗体中含有与已知抗原相对应的抗体;对于未知抗原,则可用已知抗体进行吸收试验来检测抗原。放散试验是利用抗原与抗体的结合是可逆的特性,在物理条件改变时,抗体又会从抗原抗体复合物上解离下来,然后检测解离下来的抗体。因此,根据试验的目的不同可采取不同的方法,或单独使用吸收试验和放散试验,或同时使用吸收放散试验。

一、吸收试验

根据被检标本中所含抗体的最适反应温度,利用红细胞特异性地吸附血型抗体。IgM 类抗体通常在 4 ℃ 比在 22 ℃ 或 37 ℃ 更容易被吸收,且容易被完全吸收;IgG 类抗体通常在 37 ℃ 吸收效果最好,但难以吸收完全;某些酶增强的抗体如 Rh 抗体,可用酶处理红细胞进行吸收。

(一)试验原理

当受检细胞加入已知效价的抗-A 及抗-B 血清后,若红细胞上有相应的抗原,便吸收血清中的抗体。再用已知抗原的红细胞来滴定,比较吸收前后血清中抗体的效价,便可证明受检红细胞上有无相应抗原及强度,间接判定受检红细胞的血型及其亚型的种类,同时也可用于抗体的鉴别。

(二)结果分析

1. 血型鉴定 吸收后抗体效价较吸收前降低两个滴度以上(Am 亚型除外)者为阳性。吸收后抗-A 或抗-B 效价较未吸收前抗-A 或抗-B 效价显著降低或消失者为 A 型或 B 型;吸收后抗-A 及抗-B 效价较未吸收前抗-A 及抗-B 效价显著降低或消失者为 AB 型;吸收后抗-A 及抗-B 效价较未吸收前抗-A 及抗-B 效价无明显差异者为 O 型。

如试验的目的是鉴定 A 亚型,则按受检者红细胞的吸收强度,$A_1 > A_2 > A_3 > Ax > Am$ 规律来判定。B 亚型的鉴定与此相似。

2. 冷自身抗体　吸收后的血清加自身红细胞无凝集,表示标本血清中的冷抗体已被完全吸收;吸收后的血清加自身红细胞后有凝集,表示标本血清中的冷抗体没有被完全吸收。

3. 温自身抗体　无凝集,表示标本血清中的抗体已被完全吸收;有凝集,表示标本血清中的抗体吸收不完全。

（三）注意事项

（1）抗-A、抗-B 血清要标定,效价不宜过高,否则抗血清被亚型红细胞吸收后,效价下降不明显,结果难以判断。

（2）洗涤红细胞制成压积红细胞时盐水应尽量除尽,以免抗血清被稀释。

（3）根据抗原抗体反应的最适温度来决定吸收试验的温度。ABO 系统以 4 ℃为宜,Rh 系统以 37 ℃为宜。

（4）检测冷自身抗体的标本应注意保温,放置于 37 ℃水浴箱内,避免冷抗体吸附于红细胞表面。

（5）用 O 型红细胞进行自身抗体吸收,其血清只能用于 ABO 血型鉴定,不能用于交叉配血及抗体筛选。因为 O 型红细胞可能会吸附同种抗体,必须用自身红细胞吸收后才能用于交叉配血及抗体筛选。

（四）临床意义

（1）应用于 ABO 亚型的鉴定、全凝集或多凝集红细胞的定型以及某种原因引起红细胞血型抗体减弱时的定型。

（2）可结合放散试验鉴定抗体特异性,探明是单一抗体、混合抗体或复合抗体,是何种免疫球蛋白,是否为冷凝集素等。

（3）可在多种抗体中通过吸收试验去除某种不需要的抗体,保留某种需要的特异性抗体,达到获取单一特异性抗体的目的。

（4）消除自身抗体的干扰,如用自身红细胞吸收血清中的自身抗体,解决配血困难问题。

二、放散试验

当特异性抗体吸附于红细胞表面后,可以通过放散试验而被检出。通过放散试验获得的含有或不含有抗体的溶液称为放散液。放散试验常常用于两种情况:一种是确认红细胞上是否存在结合的抗体;另一种是确认没有抗体吸附的红细胞。

（一）热放散试验

1. 原理　红细胞上的抗原与血清中的抗体在适合条件下(天然冷抗体的最适反应温度是 15～25 ℃,免疫性温抗体是 37 ℃)发生凝集或致敏。这种结合是可逆的,如果将溶液温度提高到 56 ℃,抗体又可以从结合的红细胞上脱落,放散到溶液中。再用相应标准红细胞检测放散液,判定原来红细胞的抗原类别或红细胞上吸附抗体的性质和强度。

2. 适用范围 主要用于红细胞上各种 IgM 抗体的检测和 ABO 抗原物质的检测。

3. 注意事项

(1)为了使放散液内获得最多的抗体,吸收血清的量应是压积红细胞的 2 倍以上。

(2)放散液中抗体易变性,必须立即测定。如需保存,就将抗体放散于 AB 型血清或牛血清白蛋白液中。

(3)放散时应严格注意温度和时间。温度过高红细胞易溶解,温度过低抗体放散不完全。

(4)如试验目的是鉴定 A 亚型,则可用已知 A 亚型红细胞同时作放散试验,按放散液抗体的强度 $A_1 > A_2 > A_3 > Ax > Am$,判定受检者红细胞亚型的类别。B 亚型的放散液鉴定方法与 A 亚型的相似。

(5)直接抗球蛋白试验阳性的红细胞,经洗涤后可作抗体放散试验,以标准 A、B、O 型红细胞鉴定。如各管均无凝集,表明放散液中没有与已知 A、B、O 型红细胞相对应的血型抗体;如只与 A 或 B 型标准红细胞出现凝集,表明该放散液中含有相应的血型抗体;若与 O 型红细胞出现凝集(无论与 A 或 B 型标准红细胞凝集与否),表明放散液中含有 ABO 系统以外的血型抗体,需进一步用谱红细胞鉴定。按放散液与谱红细胞反应格局表上的结果进行抗体分析,确定抗体的特异性并测定抗体效价。

(二)乙醚放散试验

1. 适用范围 主要用于红细胞上各种 IgG 抗体的检测。

2. 注意事项

(1)乙醚放散液最好用在抗球蛋白技术中,否则检查凝集反应会因红细胞的凝集与暗红色的放散液颜色相似而使盐水、酶介质反应的结果判读发生困难。

(2)剩余的乙醚会使检验用的细胞发生溶解,如果放散液中还残存少量的乙醚,则在加红细胞之前,可以把含 2 滴放散液的试管放在 37 ℃水浴中孵育 5 min。

(3)利用 56 ℃加热可将乙醚彻底去除,但当乙醚蒸发时应防止放散液溢出。

(三)磷酸氯喹放散试验

1. 原理 免疫性血型抗体多为温抗体,其活性在 37 ℃时较好。把直接抗球蛋白试验阳性的红细胞置于磷酸氯喹冷环境中,抗体就会从红细胞膜上放散到溶液中。再用标准红细胞检测放散液,判定被标准红细胞吸附的抗体性质和强度。

2. 适用范围 主要用于红细胞上各种 IgG 抗体的检测。

3. 注意事项

(1)调节放散液 pH 值时加液要缓慢,防止 pH 值过高或过低。

(2)放散液中抗体特异性检测后可进一步做免疫球蛋白强度测定,计算时应考虑制备放散液时的稀释倍数。

(3)本放散试验可破坏 Kell 系统抗原,特别是 K_1 抗原,因此本试验放散后的细胞不能进行 Kell 系统定型试验。

(4)放散后红细胞与抗-IgG 不凝集,可洗涤全部处理的红细胞做试验用;若仍与抗-IgG 有反应,要重复孵育和检测,但总的孵育时间不要超过 2 h。

(5)用二磷酸氯喹处理被检红细胞时,应同时用已知抗原的对照红细胞,以证实在处理过程中未丢失抗原。

（四）冷酸放散试验

冷酸放散试验主要用甘氨酸-HCl进行放散，用磷酸盐缓冲液调节pH值。

1. 适用范围 主要用于红细胞上各种IgG抗体的检测。

2. 注意事项

（1）本试验过程中的甘氨酸应保持在冰浴条件下，以维持正确的pH值；磷酸盐缓冲液应预先保存在2～8 ℃，使用前应平衡至37 ℃。

（2）加入磷酸盐缓冲液要求使酸性放散液恢复成中性，因为酸性放散液可造成试剂红细胞溶血，此时加入22%的白蛋白与放散液1:4混合，可减少这种溶血。

（3）红细胞经洗涤后压积，盐水应尽量弃去，以免血清中的抗体被稀释。

（4）患者被检样本经离心洗涤制备成2%～5%红细胞悬液。

（5）除中性液保存在室温，其他所有试剂和红细胞都要在4 ℃条件下预冷。

第八节 凝集抑制试验

凝集抑制试验是检测分泌型个体的唾液中ABH血型物质表达的试验技术。

分泌型个体：ABH抗原不仅存在于红细胞膜、白细胞、血小板等血液成分上，也存在于大多数器官和组织以及人体组织液中。用凝集抑制试验检出可溶性ABH血型物质者称为分泌型个体。

非分泌型个体：用凝集抑制试验不能检出可溶性ABH血型物质者称为非分泌型个体。

一、凝集抑制试验原理

在人体的血浆、唾液、尿液、汗液等体液中，含有溶解形式的血型抗原物质，称为可溶性血型物质，如ABH、Lewis、I、P等物质。这些可溶性血型物质能特异性地与相应抗体结合，从而抑制抗体与相应红细胞发生凝集。对于体液中的可溶性血型物质，不能直接用血凝试验检测，而是利用这些血型物质可以结合相应抗体的性质，用试剂红细胞检测抗体是否被吸收或被中和的情况，从而间接地证明是否有相应的血型物质存在。这种试验称为凝集抑制试验。

二、凝集抑制试验的试剂和材料标化

常规采用的体液为无创性获得的唾液，故以唾液为例。

（一）唾液的留取

被检者漱口后留取自然流出的唾液约2 mL，患者或婴儿可用棉签放在舌下数分钟，取得唾液，然后将棉签放入含有数滴清洁生理盐水的试管中用钳子挤压。将留取的唾液离心，以除去沉淀，取上清液放入沸水中煮沸10 min以灭活唾液中特异性蛋白酶及分泌型抗-A、抗-B。再以1300 r/min离心10 min，留取上清备用。

（二）标化抗血清

试验前需要标化抗血清,用以中和唾液血型物质,如抗体过剩,不被血型物质中和,易发生假阴性结果;反之,抗体过少,则凝集块太小,不易判定结果。要以出现 4＋凝集块的最高稀释度为最适稀释度。同时要用已知分泌型和非分泌型唾液作为对照。

三、凝集抑制试验注意事项

（1）如果唾液在加热前不先离心并除去沉淀,则可以从任何存在的细胞释放 H 物质,使非分泌型误判为分泌型。

（2）欲从唾液中得到清晰的不含黏液的液体,最好的办法是将唾液冰冻保存数天融化后离心,除去细胞碎屑,冰冻唾液的活性可保留几年。

（3）为了防止弱分泌型的漏检,可同时做盐水对照试验,比较二者凝集强度。

四、凝集抑制试验临床意义

凝集抑制试验阳性说明有血型物质存在,其临床意义如下。

（1）测定唾液中血型物质,确认和鉴定 ABO 血型。唾液中微量的可溶性 ABH 血型物质可以与相应 ABH 抗体结合,因此,也能够中和血清中抗体使其消耗掉,使得中和后的血清与具有相应抗原的红细胞不再发生凝集反应,由此,可以识别和鉴定 ABO 血型表型。

（2）确认分泌型个体。采用唾液进行凝集抑制试验,检测体液中可溶性的 ABH 血型物质,并借此确认该个体是分泌型,还是非分泌型。

（3）血型物质中和 ABO 血型系统中的"天然抗体",以便筛选和鉴定 ABO 以外的不规则抗体。

（4）凝集抑制试验还可以用于检查羊水,预测胎儿 ABO 血型,用于宫内输血治疗前的输血相容性试验。

第九节　新生儿溶血病

一、新生儿溶血病的定义

新生儿溶血病(hemolytic disease of the newborn,HDN),是指母婴血型不合引起的胎儿或新生儿免疫性溶血性疾病。该病往往始于胎儿时期,胎儿和新生儿的红细胞被来自母亲的 IgG 血型抗体所致敏,并在单核巨噬细胞系统内受到免疫性破坏,出现一系列溶血性征象。每个病例的严重程度不同,从宫内死亡到临床上不易看出的仅凭血清学试验才能检出的健康婴儿,因此准确地应该称该病为胎儿和新生儿溶血病(hemolytic disease of the fetus and newborn,HDFN)。常见的 HDN 的种类有 ABO-HDN、Rh-HDN 及其他血型系统(MN、Kell 等)的 HDN。

二、新生儿溶血病的病因

胎儿自身只能合成很少量的免疫球蛋白,母亲通过胎盘转移到胎儿体内的抗体大多对新生儿有保护作用,直到他(她)自己的免疫系统成熟,但并非所有类型的免疫球蛋白都能够输送入胎儿体内,只有 IgG 类型的抗体能够穿过胎盘,在妊娠后期,抗体转移将加速进行,脐带血的 IgG 水平甚至可以比母亲高 20%~30%,尽管大部分来自母体的抗体对新生儿有益,但 IgG 血型抗体却是对胎儿和新生儿有害的。

HDN 就是因胎儿或新生儿遗传了父亲血型抗原的红细胞被来自母亲的 IgG 血型同种抗体破坏所致,母亲体内同种抗体除 ABO 血型系统抗体天然存在外,大多数特异性血型抗体的产生是由于以前输血、曾经及目前的妊娠等同种免疫引起的,尽管大多数妊娠和输血不会产生抗体。母亲的 IgG 血型同种抗体通过胎盘进入胎儿体内与红细胞结合,形成抗体致敏红细胞,被脾脏中的巨噬细胞清除,出现胎儿或新生儿贫血、黄疸、水肿、肝脾肿大,甚至造成死胎、新生儿核黄疸及死亡。

(一)ABO 新生儿溶血病

母婴 ABO 血型不合是引起 HDN 最常见的原因,ABO 血型区别于其他血型系统的特点在于血浆中天然存在 IgG 的 ABO 血型抗体,不需要经免疫刺激产生,ABO-HDN 可发生在任何一次妊娠中,包括第一次妊娠。ABO-HDN 经常发生在 O 型母亲孕育的 A 型或 B 型婴儿身上,因为 O 型妇女比 A 型或 B 型妇女更易产生高效价的 ABO 血型 IgG 抗体,而且 O 型人血浆中除了抗-A 和抗-B 外还有抗-AB 抗体。

ABO-HDN 虽常见,但大多数患儿并没有在临床上表现出严重的溶血和贫血,原因之一是胎儿的 ABO 抗原并未发育成熟,新生儿的 ABO 抗原发育仍不完全,无论在数量上还是在质量上都与成人红细胞抗原有较大区别,红细胞上能结合 IgG 抗体的数量也会存在差异,而红细胞上结合 IgG 抗体数量的差异决定了溶血的程度。另一方面 ABO 血型有其特殊性,分泌型个体中存在与抗原表型相同的血型物质,进入胎儿体内的抗 A-和抗-B 抗体会被来自组织和分泌物中的可溶性的 A 或 B 血型物质中和,从而保护胎儿红细胞不被 ABO 抗体致敏,起到减轻或缓解 ABO 血型溶血病的症状。所以 ABO-HDN 的 DAT 常常是弱阳性甚至是阴性,出生后高胆红素将容易被光照治愈,光照疗法通常是适合的,极少数需要换血治疗,不必提前分娩。

孕妇体内 IgG 抗-A,抗-B 以及抗 AB-抗体的浓度,可以评估新生儿罹患 ABO-HDN 的可能性,一般认为只有当该抗体效价达到或高于 64 时才有可能造成 HDN,但母体内的 IgG 抗体的效价高低与 ABO-HDN 的严重程度并不一定密切相关。溶血的发生率和引起疾病的严重程度还由 IgG 抗体的亚类决定,IgG1 和 IgG3 比 IgG2 和 IgG4 更容易引起细胞溶血,其中 IgG1 比 IgG3 通过胎盘更早更多,所以 IgG1 性质的抗体更易引起较严重的 HDN。

(二)Rh 和其他血型系统新生儿溶血病

Rh 和其他血型系统所致的 HDN 与 ABO-HDN 不同,Rh 和其他血型抗体一定是经过同种免疫产生的,如果没有输血史,首次妊娠很少会受母婴血型不合引起的同种抗体的影响。当女性因妊娠而免疫时,抗原性刺激是胎儿的红细胞,这种红细胞的抗原对于母亲为外来抗原,这些红细胞可以因创伤、羊水、胎盘出血、流产和其他途径在妊娠期进入母亲的循环中,免疫产生同种抗体,这种情况常发生在妊娠后期和分娩时。

在妊娠后半期,少量的红细胞进入母体循环中,但一般不足以导致免疫。大多数免疫发生在分娩时,由于胎盘分离产生了较大量的胎盘出血所致,所以大多数 Rh 阴性的母亲在分娩后 72 h 内注射 Rh 免疫球蛋白(高效价的人源 IgG 抗-D 抗体),可以有效地防止 D 抗原的同种免疫;在分娩后期大约有一半妇女在循环中有胎儿细胞,在极少数情况下,免疫可以在第一次分娩时就发生,因此有些医生建议在孕中后期就注射 Rh 免疫球蛋白。

免疫产生血型抗体的关键因素取决于血型抗原对个体的免疫能力,其中 RhD 抗原是最强的免疫抗原,200 mL 血液输入体内,约有 85% 的 RhD 阴性个体内会产生抗-D 抗体,另外 15% 的 RhD 阴性个体有近一半即使反复输血也不会产生抗体。有时 0.1~1.0 mL RhD 阳性的红细胞就可以刺激机体产生抗-D,如果没有采取保护措施,大约 16% 的怀有 RhD 阳性胎儿的孕妇可能产生抗-D 抗体,其中 1.5%~2.0% 的孕妇将在首次分娩中被检出抗体,六个月之内大约有 7% 的孕妇被检出抗体,另外 7% 的孕妇可能在第二次怀孕后产生抗体。

母体内的 IgG 类 Rh 抗体的浓度与 Rh-HDN 的严重程度密切相关,这是不同于 ABO-HDN 的地方,因为新生儿的 Rh 抗原已经发育成熟,抗原的数量多,结合能力很强。根据经验,在妊娠后期,孕妇体内的 IgG 类 Rh 抗体效价小于 64 时,新生儿预后较好,当抗体效价大于 256 时,胎儿可能严重受害。如果母亲与胎儿的 ABO 不相容,可以使 RhD 免疫的发生率要低得多,因此,母亲和胎儿之间的 ABO 不相容对于 RhD 免疫有着重要的保护作用。

三、新生儿溶血病的临床症状

母婴血型不合引起的 HDN 主要临床症状有贫血、黄疸、水肿和肝脾肿大,严重患者还可以出现心力衰竭、核黄疸甚至死亡。胎儿或新生儿受损程度与来自母亲血型抗体的种类、抗体效价、与红细胞结合强度、胎儿的代偿造血能力以及免疫能力等多种因素密切相关。

胎儿的红细胞被母亲的血型抗体致敏后,将在单核巨噬细胞系统中被清除,胎儿造血组织通过加速制造红细胞来应答红细胞的破坏,因此很多未成熟的网织红细胞和有核红细胞进入循环。肝和脾肿大,这些器官含有单核巨噬细胞组织,是红细胞破坏的场所,肝脏制造白蛋白减少,引起血浆渗透压降低,如果免疫破坏是严重的,增加红细胞生产并不能完全补偿红细胞的损失,胎儿的贫血就会日益加重,严重的贫血可以导致胎儿水肿、心力衰竭,甚至会导致胎儿宫内死亡或新生儿死亡。影响严重的最早时期可以发生在孕期 18 到 20 周,通常再次怀孕时危险性会加重。

由于红细胞破坏产生的胆红素可穿过胎盘进入到母亲体循环,胎儿的未结合胆红素能够通过母亲的肝脏排泄出去,但一旦出生,母亲的排除胆红素功能已不再起作用,新生儿的肝脏白蛋白生成不足,不能有效地结合和排除胆红素,因为在未成熟的肝脏内形成结合胆红素所必需的葡糖醛酸转移酶很少。如果血清中未结合胆红素的水平超过了血浆白蛋白结合的能力,则未结合胆红素未能离开血循环。黄疸严重的时候,过多的未结合胆红素进入和留存于脑细胞中,引起核黄疸(kernicterus),形成永久性的脑损伤甚至死亡。在初生的几小时,对新生儿的主要危险是心力衰竭;在婴儿期,主要威胁是高胆红素血症导致的核黄疸。

ABO-HDN 比 Rh-HDN 的症状一般要轻得多,很少出现胎儿水肿及肝脾肿大,黄疸出现得较晚,在出生的第 2 至第 5 d,易被判断为生理性黄疸,无明显贫血,但出生后红细胞可能会迅速减少,一般极少会引起核黄疸或死亡;Rh-HDN 症状较重,胎儿水肿及肝脾肿大可以很明显,新生儿出生数小时后即可出现黄疸,且迅速加深,贫血较严重,常表现为嗜睡、少吃、少哭,甚至可以发生心力衰竭,相对于 ABO-HDN,病情发展迅速,更易导致核黄疸及死亡。

四、新生儿溶血病检测与诊断

HDN 检测与诊断主要分产前免疫血型血清学检测与新生儿试验室检测两部分。产前研究是为了预测那些其胎儿有患新生儿溶血病危险的妇女,在妊娠期间定期检测,以便估计疾病累及的程度,引起医生的关注,以确定最佳分娩日期。如有需要,还需通知血库准备相容的血液。而新生儿试验室检测部分是为了确认出生的婴儿是否患病,鉴定血型抗体的特异性,为临床诊断治疗提供依据。

(一)新生儿溶血病的产前血型血清学检测

产前血型血清学检测主要是通过对父母双方的血型鉴定,预测母婴血型存在不合的可能性,并对母亲的血浆进行抗体筛检,检测是否存在 IgG 血型同种抗体,一旦发现并鉴定出可能导致胎儿溶血的血型抗体,在怀孕期间必须定期检测抗体效价的变化,预测胎儿可能受到的影响。妊娠初期,对于胎儿父母的产前检测主要项目见表 3-6。

表 3-6　HDN 产前血型血清学检测主要项目

父　母　亲	项　　　目
母亲	ABO 正反定型
	RhD 血型鉴定
	抗体筛选与鉴定
	血型抗体效价
父亲	ABO 正定型
	RhD 血型鉴定

1. ABO-HDN 检测　对于 ABO-HDN 的产前预防,一般只对于非 O 型血型的父亲和 O 型母亲,定期做产前 IgG 抗-A 和(或)抗-B 抗体效价检测,抗体的滴度应在头三个月内检测一个基础值,以便与往后的检测值做比对。各个试验室应设定最低抗体效价水平,当抗体效价达到或高于 64 时应引起临床重视,但未必引起 ABO-HDN。

2. Rh-HDN 检测　孕妇为 RhD 阴性,父亲为 RhD 阳性,则应该高度关注孕妇的抗体筛检结果,一旦在孕妇血浆中检出了 IgG 类的抗 D 抗体,必须确定抗体效价,还要定期检测,如果效价持续升高,则表明胎儿受害可能性增大。通常抗球蛋白方法抗-D 效价设在 16~32,可视为安全,一旦抗体效价达到临床界抗体效价 64,就需要做宫内监测,估计疾病危害程度。RhD 阴性抗体筛选阴性的孕妇,应做好注射抗-D 免疫球蛋白(Rh immune globulin,RhIG)的准备。

3. 其他血型 HDN 检测　在中国,胎儿父母其他血型的不配合引起的 HDN 发病率低,在产前检测中父、母亲除 ABO 和 RhD 血型外不做其他血型是否配合的鉴定,但如果在孕妇的抗体筛检与鉴定中发现特异性的有临床意义的 IgG 血型抗体,则应检测胎儿父亲相应的血型抗原,如为阳性,随即检测孕妇的抗体效价,并定期检测抗体效价的变化;也可以使用分子生物学的方法,检测父亲红细胞上表达该抗原的基因型是否为纯合子,如为纯合子则可以确认胎儿会受损;如果为杂合子,可以从羊水、绒毛膜等取样提取 DNA,通过 PCR,检测胎儿针对该抗原的基因型,以预测胎儿受损的可能性。对于胎儿 DNA 的检测,应该在妊娠三个月以后进行。

4. 检测方法 抗体筛选的技术应该使用能检出 IgG 抗体的检测方法,一般使用单特异性抗 IgG 的抗球蛋白方法。因为 IgM 抗体不能通过胎盘,立即离心法、室温孵育及补体抗球蛋白试验方法检测结果可以不用考虑,可以用二巯基乙醇(2-ME)或二硫苏糖醇(DTT)来处理母亲血浆,以破坏 IgM 抗体的干扰,区分 IgM 及 IgG 抗体。抗体特异性如抗-I、抗-P_1、抗-Le^a 和抗-Le^b,无论是否为 IgM 或 IgG 性质的抗体均可以忽略,因为新生儿期红细胞上的此类抗原并未发育成熟,常见的有临床意义的抗体是抗-D、抗-K、抗-C、抗-c和抗-Fy^a。

(二)新生儿溶血病产后血型血清学检测

1. 检测项目 HDN 产后血型血清学检测主要项目除了做母亲与新生儿 ABO 和 RhD血型外,主要依据"三项试验":直接抗球蛋白试验(DAT)、游离试验和放散试验(表 3-7)。DAT 是用抗球蛋白方法检测新生儿红细胞是否被 IgG 抗体致敏;游离试验是检测新生儿血清中是否存在针对自身红细胞抗原的血型抗体;放散试验是将致敏在新生儿红细胞上的血型抗体放散下来,并鉴定放散液中抗体的特异性。

表 3-7 HDN 产后血型血清学检测主要项目

受 检 者	项 目
母亲	ABO 正反定型
	RhD 血型鉴定
	抗体筛选与鉴定
新生儿	ABO 正定型
	RhD 血型鉴定
	直接抗球蛋白试验
	游离试验
	放散试验
	抗体筛选与鉴定

2. 结果分析 在三项试验中,DAT 和放散试验都是检测患者红细胞是否被血型抗体致敏,直接抗球蛋白试验的强弱常可预示病情的严重程度,放散试验的特点是敏感性高,因为放散试验一般使用大量的红细胞放散抗体,浓缩了抗体的滴度,有较高的检出率。

HDN 试验检测需要结合母婴血型的不配合性,以及三项试验的鉴定结果综合判定,其主要依据是患儿红细胞是否被来自母亲的抗体致敏,DAT 和抗体放散试验二项试验阳性即可确认;游离抗体试验有时可表现为阴性,三项试验均为阴性则可否定母婴血型不合引起的新生儿溶血病。

ABO-HDN 的检测中,DAT 常呈弱阳性甚至阴性,这是 ABO-HDN 和 Rh-HDN 的不同之处。ABO-HDN 的游离试验和放散试验是用 ABO 试剂红细胞作为鉴定细胞,以 IAT 检测新生儿体内是否有针对自身 ABO 血型的 IgG 抗体。Rh-HDN 的 DAT 常为强阳性,凝集程度通常会超过 2+,母亲的 Rh 血型抗体的筛选与鉴定非常重要,新生儿的血清及放散液是以试剂谱红细胞作为鉴定细胞,进行抗体筛选与鉴定,抗体检出后应鉴定新生儿红细胞 Rh 血型,如果存在相应的 Rh 抗原,可确认 Rh 新生儿溶血病。

当出现母婴 Rh 血型不合,同时 ABO 血型也不合时,必须排除合并 ABO-HDN,应该对新生儿的血清及放散液,加做 IgG 抗-A 和(或)IgG 抗-B 抗体检测试验,此时检测使用的 ABO 试剂细胞,必须缺乏与母亲血清中 Rh 抗体反应的血型抗原。

五、新生儿溶血病的预防与治疗

HDN 的预防与治疗需要胎儿父母、妇产科医师、实验室相关检测人员的配合协作,监测产前及产后两个阶段,为避免重症胎儿产生严重的贫血、水肿及胎内死亡,减少新生儿严重并发症、核黄疸及死亡。

(一) 产前预防与治疗

通常在孕期的头三个月,建立孕妇档案,包括输血史与妊娠史,以及试验室初次产前检测记录,对于一般的 ABO 血型不配合的夫妇,即使是 O 型孕妇也没有必要采取特殊的预防措施,但对既往发生过死胎或重症 HDN 史的孕妇,例如,IgG 抗-A 或抗-B 效价超过 64,要进行预防性治疗。对于 RhD 阴性的孕妇,首次抗体筛检为阴性,应考虑预防性注射 RhIG;如已产生抗体,则需密切关注抗体效价的上升趋势。

在妊娠 22~33 周,例如,出现胎儿严重贫血的情况,应考虑采取宫内定期输血,使胎儿在母体内成熟后,可以行剖宫术产出,通常输血导管是在 B 超仪的定向监控下,穿过母亲的腹壁和子宫壁进入胎儿的腹腔内进行,输入的红细胞可通过腹膜吸收入胎儿循环。宫内输血有一定的风险,需要有经验的医师结合临床数据、试验室检测结果多方评估后方能使用,输血的最低警戒线应根据胎儿的临床来调整,病情严重的情况下,需要反复输血,使胎儿血细胞比积维持在 30%,宫内输血使得胎儿的肺及肝脏能够得以发育成熟,减少出生后换血的概率。据统计宫内输血可以拯救 74% 的水肿胎儿和 94% 的无水肿胎儿。少数严重病例,也有行宫内换血术,置换出被抗体致敏的胎儿红细胞及母体抗体。

输入血液的选择要注意如下事项。

(1) 必须是辐照后的血液或者是滤除白细胞后的红细胞,防止移植物抗宿主病。

(2) 去除巨细胞病毒的风险(去除白细胞或巨细胞病毒检测阴性)。

(3) 缺乏血红蛋白 S,防止在低氧环境下红细胞镰形化形成。

(4) 最好选择 5~7 d 内的血液,且输入浓缩红细胞的比积大约为 80%。

(5) 献血员选 O 型红细胞,如果母体有其他抗体,选择的红细胞还必须缺乏相应抗原,且该献血者还需与母亲血浆交叉配血相容。

(6) 极少数情况下,母亲体内存在针对高频抗原的抗体,难以找到适合的血液。母亲的红细胞是可选择的资源,也可以冻存少量母亲红细胞,在输血前去甘油化。母亲的同胞兄妹和稀有血型库也是相容血液的来源。

也有报道用母亲的血浆置换和使用宫内免疫球蛋白替代宫内输血,血浆置换术可以暂时性去除孕妇体内约 75% 抗体,阻止妊娠期间血型抗体的效价持续上升,一般使用血液成分分离机行血浆置换术,每次采血浆量为 1 L 左右,同时用新鲜冰冻血浆或白蛋白做置换液,但它的有效性和安全性未经证实。

使用静脉注射免疫球蛋白(intravenous immune globulin,IVIg)可以有效控制抗体滴度,抑制体内抗体产生,减少胎儿红细胞的破坏,IVIg 最好在孕 28 周以前,且胎儿未出现水肿时开始使用最有效。

(二)新生儿溶血病的治疗

1. ABO-HDN 治疗 ABO-HDN 虽然常见,但新生儿症状不会很严重,只需要光照疗法配合药物治疗即可,一般不需要换血,仅有 1/500 的新生儿需要换血治疗;ABO-HDN 预后良好。光照疗法主要是一种降低血清中未结合胆红素的治疗方法,在光和氧的作用下,脂溶性的胆红素氧化成为一种水溶性的产物,随胆汁或尿液排出体外,从而降低血清非结合胆红素的浓度。胆红素的吸收带是 400～500 nm,尤其是在 420～440 nm 波长时光分解作用最强,蓝色荧光波长主峰在 425～475 nm 之间,故多采用蓝色荧光灯进行治疗,光照疗法简单易行,效果显著。

2. ABO 以外-HDN 治疗 Rh 和其他血型系统引起的 HDN 多数为重症 HDN。如果血型抗体效价高,胎儿在妊娠期已有贫血现象,在出生后的第一天,必须密切观察胆红素水平,防止核黄疸的威胁,特别是未成熟婴儿,可以用紫外光照射。为避免高胆红素血症引发核黄疸,除了光照疗法、药物治疗外,病情严重的婴儿需用换血治疗。换血疗法是防止严重缺氧以及心力衰竭,治疗高胆红素血症,防止核黄疸发生的最迅速有效的方法。

(1)新生儿换血疗法的目的 ①为了预防核黄疸而降低血清胆红素的浓度。②用携氧能力适当的配合的红细胞代替处于加速破坏的已致敏的红细胞。③移出婴儿已致敏的红细胞,因为当这些红细胞被破坏时会增加胆红素的量。④减少婴儿体内不相容抗体的量。

(2)新生儿换血疗法的换血指证 新生儿有明显的贫血、高疸红素血症、水肿、心力衰竭现象,脐血血红蛋白和胆红素含量是换血的重要决定因素,出生时脐血血红蛋白在120～140 g/L 和胆红素＞40 g/L;或胆红素增加率＞5 g/(L·min),24 h 后血清胆红素值＞200 g/L 时,以及出现早期核黄疸症状,都可以作为换血的指征。

(3)新生儿换血疗法的血液选择 输入血液与宫内输血要求相同。对于新生儿常用 2 倍血容量换血,可置换出约 90% 的胎儿红细胞和 50% 的胆红素。

如果是 ABO-HDN,一般选用 O 型洗涤红细胞换血;在 Rh-HDN 中,如果单纯是母婴 Rh 血型不合,可采用 ABO 血型与婴儿同型或 O 型红细胞换血;如果存在 Rh 和 ABO 混合性 HDN,则仅采用 Rh 与母亲相同的 O 型红细胞换血。对于其他血型系统抗体引起的溶血,选择的红细胞必须缺乏相应抗原,且该献血者还需与母亲血浆交叉配血相容,即同时应选择与婴儿的 ABO 血型相同又与母亲血清配合的血液,或直接选择缺乏相应抗原的 O 型红细胞换血。换血用的红细胞输入时,一般同时加入 AB 型新鲜冰冻血浆或 5% 白蛋白。

如预料到婴儿的情况十分危急,最好在分娩前就准备好血液,在极少数情况下,新生儿体内存在针对高频抗原的抗体,难以找到适合的血液,也可在换血时选择 O 型红细胞,可以有效挽救患儿生命,无严重不良后果。

(4)新生儿换血前输血相容性试验 新生儿换血前的配血试验只需做主侧交叉配血。使用能检测 IgM、IgG 抗体的技术交叉配血,一般建议用盐水法和抗球蛋白方法操作。当母婴血型相容时,可使用母亲的血清代替婴儿血清配血,因为母亲血清中血型抗体效价高于婴儿,避免不配合血液的漏检;当母婴 ABO 血型不相容时,可以用婴儿红细胞放散液代替血清配血。

3. HDN 的预防

(1)人源性 IgG 抗-D 能有效防止 D 抗原的同种免疫,避免胎儿或新生儿的 RhD 阳性红细胞对孕产妇造成免疫刺激。RhIG 的免疫机制尚未完全阐明,目前已证实 D 抗原阳性的红细胞被 RhIG 致敏后,被巨噬细胞去除,并且大量的 IgG 分子遮蔽了红细胞上的 D 抗原位点,阻止了对孕产妇的免疫刺激。据观察 92% 的孕妇在孕 28 周以后免疫产生抗-D,因此常在孕 28 周时进行第一次预防注射,常用的抗-D 免疫球蛋白剂量是 $300\mu g/$支,一支能够抑制 30 mL 全血的免疫刺激,正确使用 RhIG 可以使 RhD 阴性的孕产妇被 RhD 阳性胎儿免疫的概率从 16% 降低至 0.1%。注射 RhIG 后的孕妇在检测抗体时,可检出抗-D 抗体,抗体效价一般不超过 4,偶尔可造成新生儿 DAT 阳性,且 IgG 抗体的半衰期为 25 d。

(2)抗-D 免疫球蛋白主要适应对象 ①RhD 阴性的孕产妇,且血清中尚未检测出抗-D 抗体,常在孕 28 周和/或分娩 RhD 阳性新生儿后 72 h 内注射一支,在抑制免疫方面,产前和产后联合治疗可能比单一的在产后治疗更有效。②羊膜穿刺术可以引起胎盘损伤和出血的危险,对无论什么原因做羊水穿刺的 RhD 阴性孕妇都应该注射 RhIG。③自然流产或人工流产时,少量的胎儿血可能进入母亲的循环,从而引起 RhD 抗原的免疫,因此所有的流产 Rh 阴性妇女都要注射 RhIG。④宫外孕破裂,妊娠末三个月的阴道出血,妊娠期间的胎盘出血,出现这种情况的 Rh 阴性孕妇,建议接受 RhIG 注射。⑤RhIG 不适用于所有 RhD 阳性的妇女,以及虽为 RhD 阴性妇女但已知胎儿或新生儿为 RhD 阴性的孕产妇。

病例分析 1

1. 病情摘要

母亲范某,24 岁,无输血史,首次妊娠;患儿,女,足月顺产,体重 3.2 kg,产后皮肤无黄染,出生 24 h 后,开始出现皮肤黄染,血清胆红素为 206 $\mu mol/L$,贫血,血红蛋白为 145 g/L,查黄疸原因。

2. 试验结果与分析

(1)母亲 ABO 正反定型是 O 型,RhD 阳性,抗体筛选试验盐水及抗球蛋白介质中三种细胞均为阴性,IgG 抗-A 效价 128;新生儿 ABO 正定型为 A 型,RhD 阳性,抗体筛选试验盐水及抗球蛋白介质中三种细胞均为阴性,DAT 呈弱阳性,游离试验、放散试验阳性。

(2)新生儿 DAT、游离试验和放散试验阳性,证明新生儿红细胞被来自母亲的 IgG 抗-A 抗体致敏,且新生儿血清中也存在 IgG 抗-A 抗体。

(3)母亲和新生儿抗体筛选试验均为阴性,表明未检出其他血型系统抗体,本案例可确认为母婴 ABO 血型不合引起的 HDN。

3. 预后和讨论

ABO 系统的 HDN 可出现在第一胎,多为 O 型孕妇,症状较轻,直接抗球蛋白试验多为弱阳性,甚至阴性,本案例患儿在查明病因后,经蓝光照射治疗,5 d 后病愈出院。

▌病例分析 2 ▐

1. 病情摘要

母亲齐某，36 岁，无输血史，孕 4 产 2；患儿，男，第 4 胎，顺产，体重 3.9 kg，出生时有轻微水肿，脐带血红蛋白 108 g/L，产后 4 h 开始黄染，并进行性加重，血清胆红素为 413 μmol/L，贫血，查黄疸原因。

2. 试验结果与分析

（1）母亲 ABO 正反定型是 A 型，RhD 阴性，抗体筛选试验盐水介质中三种细胞均为阴性；抗球蛋白介质中三种细胞均为阳性。运用 IgG IAT 法检测抗-D 抗体效价为 256；新生儿 ABO 正定型为 O 型，RhD 阳性，DAT 呈强阳性，新生儿血清及放散液抗体筛检均呈阳性。

（2）母亲与新生儿抗体鉴定结果（表 3-8），经排除法鉴定，母亲及患儿血清、放散液中有 IgG 抗-D 抗体，母亲体内 IgG 抗-D 效价为 256。本案例可确认为母婴 Rh 血型不合引起的 HDN。

表 3-8　母亲与新生儿抗体鉴定结果

Rh−hr					MNSs				Kidd		Duffy		Lewis		Diego		Lutheran		Kell		P	序号	试验结果		
D	C	E	c	e	M	N	S	s	Jkᵃ	Jkᵇ	Fyᵃ	Fyᵇ	Leᵃ	Leᵇ	Diᵃ	Diᵇ	Luᵃ	Luᵇ	K	k	P₁		母亲	患儿血清	患儿放散液
+	+	−	−	+	+	+	+	+	+	−	+	+	−	+	−	+	−	+	−	+	+	1	3+	2+	3+
+	−	−	+	+	+	+	−	+	+	+	+	+	−	+	−	+	−	+	−	+	−	2	3+	2+	3+
																						3		−	−
+	−	+	−	+	+	+	+	−	+	+	+	−	+	−	+	+	−	+	−	+	−	4	3+	2+	3+
+	−	+	−	+	+	−	+	+	+	+	+	+	−	+	−	+	−	+	−	+	−	5	3+	2+	3+
																						6		−	−
+	−	+	−	+	+	+	−	+	+	+	+	+	−	+	−	+	−	+	−	+	−	7	3+	2+	3+
																						8		−	−
−	−	−	+	+	+	+	+	+	+	−	+	−	+	−	+	−	+	−	+	+	+	9	−	−	−
+	+	+	−	−	−	+	−	+	+	+	+	−	−	+	−	+	−	+	−	+	+	10	3+	2+	3+
+	+	+	−	−	−	+	−	+	+	+	+	−	−	+	−	+	−	+	−	+	+	11	3+	2+	3+
+	+	+	−	+	+	−	+	+	+	+	+	+	−	+	−	+	−	+	−	+	+	12	3+	2+	3+

3. 预后和讨论

Rh 系统的 HDN 症状较严重，DAT 多为强阳性，母亲常有多次免疫史，本案例母亲为 RhD 阴性，患儿为 RhD 阳性，怀孕 4 次，曾产 1 子，母亲经多次妊娠产生了 IgG 抗-D 抗体，且抗体效价高达 256，引起症状较重，本案例患儿在查明病因后，经 O 型 RhD 阴性血液换血，配合其他药物及蓝光治疗，脱离危险，后病愈出院。

小 结

输血前受血者和供血者的血液要做多项血型血清学试验,目的是选择有效的血液进行输注,使受血者获得恢复健康所需要的血液成分。血液相容性检测的主要内容包括:受血者血液样本的处理、ABO 血型正反定型、RhD 血型定型、不规则抗体筛选和鉴定、交叉配血试验等。为了准确完成受血者输血前的检测,需要采用多种检验技术进行实验,主要包括盐水介质试验技术、酶处理试验技术、抗球蛋白试验技术、聚凝胺介质试验技术、微柱凝胶试验技术、吸收试验、放散试验、凝集抑制试验、分子生物学技术等。

盐水介质试验技术用于检测红细胞抗原和(或)抗体。盐水介质中红细胞上的抗原决定簇与相应抗体分子上的抗原结合部位结合,交叉连接形成肉眼可见的凝集块。盐水介质凝集试验用于 IgM 抗体的检测。

酶处理试验技术能够显著增强 Rh 和 Kidd 系统的抗原抗体反应,对 Rh、Kidd 血型系统的检出效果最好,但蛋白酶能破坏 M、N、S、s、Fy^a 和 Fy^b 抗原,因此,酶法不适用于这些抗原的检测。常用的酶有菠萝蛋白酶、木瓜蛋白酶、无花果酶、胰蛋白酶等,目前国内用得较多的是菠萝蛋白酶和木瓜蛋白酶。

抗球蛋白试验技术又称 Coombs 试验,主要用于检查不完全抗体(IgG 类),但也可以检测 IgM、IgA 和补体成分(C3、C4)。抗球蛋白试验可分为直接抗球蛋白试验和间接抗球蛋白试验。前者是用于检查患者红细胞是否已经被不完全抗体所致敏,例如,新生儿溶血病、溶血性输血反应、自身免疫性溶血性贫血以及药物诱导产生的自身抗体等;后者是用于检测血清中不完全血型抗体。常用于血型鉴定、抗体筛选和鉴定、输血前交叉配血试验以及其他的特殊研究。

聚凝胺介质试验技术是一种快速、简便检测红细胞不完全抗体的方法,可用来检测 IgG 抗体。微柱凝胶试验技术是利用红细胞膜抗原和相应抗体在凝胶介质中进行凝集反应的试验,是一种免疫学检测新技术:中性凝胶柱可用于 ABO 反定型、MN 血型、酶法试验;特异性凝胶柱可在凝胶中预先混入血型抗体如抗-A、抗-B、抗-D、抗-E、抗-C、抗-c 和抗-e 等,直接用于血型检测;抗球蛋白凝胶柱可用于检测 IgG 类抗体和相应抗原的反应、可对直接抗球蛋白试验进行分型。

吸收放散试验可根据试验目的的不同采取不同的方法,或单独使用吸收试验和放散试验,或同时使用吸收试验、放散试验。IgM 类抗体通常在 4 ℃比在 22 ℃或 37 ℃更容易被吸收,且容易被完全吸收;IgG 类抗体通常在 37 ℃吸收效果最好,但难以吸收完全;某些酶增强的抗体如 Rh 抗体,可用酶处理红细胞进行吸收。放散试验包括热放散试验、乙醚放散试验、磷酸氯喹放散试验、冷酸放散试验等,主要用于红细胞上各种 IgG 抗体的检测。

凝集抑制试验主要用于测定唾液中血型物质,确认和鉴定 ABO 血型;确认个体是分泌型,还是非分泌型;检查羊水,预测胎儿 ABO 血型,用于宫内输血治疗前的输血相容性试验等。

国际上陆续发现并公布了 30 余种方法揭示出 ABO 血型物质的其他等位基因的 DNA 序列,已陆续发现了以 50 个多态性位点为基础的 200 余种 ABO 等位基因。其基因分型方法采用分子生物学技术检测。

HDN 包括产前和产后血型血清学检测。产前主要是通过对父母双方的血型鉴定,预测母婴血型存在不合的可能性,并对母亲的血浆进行抗体筛检,检测是否存在 IgG 血型同种抗体,一旦发现并鉴定出可能导致胎儿溶血的血型抗体,在怀孕期间必须定期检测抗体效价的变化,预测胎儿可能受到的影响。产后血型血清学检测母亲与新生儿 ABO 和 RhD 血型,新生儿直接抗球蛋白试验、游离试验和放散试验。

思 考 题

1. 血液相容性检测的原则是什么?
2. ABO 正反定型不一致的解决办法有哪些?
3. ABO 亚型的血型血清学特点是什么?
4. ABO 血型的临床意义是什么?
5. RhD 抗原及弱 D 抗原检测的原则是什么?
6. 不规则抗体筛选的原理及临床意义是什么?
7. 聚凝胺和微柱凝胶技术交叉配血的原理是什么? 怎样判断结果?
8. 直接抗球蛋白试验的原理及注意事项是什么?
9. 怎样判断吸收放散试验的结果?
10. 热放散试验的原理及注意事项是什么?
11. 血型物质存在的临床意义是什么?
12. 什么是新生儿溶血病?
13. 新生儿溶血病产前和产后检测的项目有哪些?
14. 新生儿溶血病的临床意义是什么?
15. 举例说明新生儿溶血病产后的试验室诊断。

(姜 傀 邵超鹏)

第四章　白细胞血型检测

学习目标

掌握:补体依赖微量淋巴细胞毒试验的原理及影响因素;群体反应性抗体检测的试验原理;PCR 序列特异性引物技术、PCR 序列特异寡核苷酸探针技术、PCR 碱基序列测序技术的 HLA 基因分型的结果分析等。

熟悉:流式细胞技术检测 HLA 抗体及 HLA 基因分型的原理;基因芯片及运用 PCR 限制性长度片段多态性技术进行 HLA 基因分型;中性粒细胞抗体的检测等。

了解:混合淋巴细胞培养试验的原理;中性粒细胞抗原的基因检测;HLA 等位基因分型的意义等。

HLA 是具有高度多态性的人类免疫遗传基因。对 HLA 抗原和抗体检测及 HLA 基因分型是为了充分了解 HLA 多态性与人类遗传的关系,使之为人类服务。目前 HLA 检测技术已广泛应用于多个领域,例如,HLA 群体遗传多态性研究、HLA 生物学功能研究、器官和造血干细胞移植供受者组织相容性配型、HLA 与疾病的关联、药物个性化选择、造血干细胞捐献者库等方面,其中临床最常见的应用范围是器官移植供受者组织相容性配型。HLA 抗原的识别和新的抗原物质的分析最初是依赖血清学方法,通过一系列的特异性抗体来指定 HLA 的多态性。20 世纪 70 年代开始采用细胞学的混合淋巴细胞培养技术检测 HLA-D 抗原。20 世纪 80 年代以来,通过分子克隆技术对 HLA-Ⅰ和 HLA-Ⅱ类基因的多样性的分子结构逐渐清晰认识,促成 PCR 技术引入 HLA-DNA 基因分析的研究范畴。

第一节　人类白细胞抗原检测

HLA 抗原检测一般采用血清学方法。最初的血清学方法是用人源的已知抗体来识别移植受者和供者的 HLA 抗原。HLA 抗体首先发现于患粒细胞缺乏症的患者及输血后的患者中。因为这些抗体仅和部分人的外周血淋巴细胞反应,因此,称它们为异体免疫抗体比自然免疫抗体更确切。有生育史的女性血清中也发现了这类抗淋巴细胞抗体,推测可能是被来自父亲的抗原免疫的结果。利用血清中 HLA 抗体的淋巴细胞毒性,Terassaki 和

Mcdelland 应用补体依赖淋巴细胞毒技术（complement dependent cytotoxicity，CDC）进行 HLA 抗原检测和组织配型，该方法经美国国立卫生研究院（National Institutes of Health，NIH）和 WHO-HLA 委员会认可，命名为 NIH 标准方法，20 世纪 80 年代成为国际通用的组织配型方法。

一、补体依赖微量淋巴细胞毒试验

（一）试验原理

补体依赖微量淋巴细胞毒试验（complement dependent microlymphocytotoxic technique）的原理是个体的淋巴细胞膜表面可表达特有的 HLA 抗原，试验中将分离待检测的淋巴细胞加入到包被了一种单克隆或多克隆的已知 HLA 分型抗体的微孔反应板中，当淋巴细胞表面的 HLA 抗原与 HLA 分型抗体特性相对应时，淋巴细胞上的抗原与该抗体可结合形成抗原抗体复合物。抗原抗体复合物经过活化补体经典途径可损伤淋巴细胞膜，导致膜通透性改变或细胞死亡，再添加适当的染料后，通过观察细胞是否被染色来判断待测淋巴细胞是否损伤和死亡，进而判断淋巴细胞表面是否存在相应的抗原。

一般采用 Terasaki 微孔板包被 HLA 分型抗体。淋巴细胞可使用 Ficoll 或单克隆抗-T 淋巴细胞、抗-B 淋巴细胞抗体磁珠由外周血、脾脏或淋巴结分离获得。加入曙红（Eosin-Yellow）或荧光生物染料使死亡的淋巴细胞染成红色。在相差显微镜下清楚地观察着色细胞比例（活细胞在曙红染色下未着色，荧光染色下呈绿色），以着色细胞孔进行棋盘分析确定 HLA-A、B 或 DRB 抗原特异性（图 4-1）。当试验阳性对照死亡细胞数大于 80%，阴性死亡细胞数小于 2% 时，表明此试验结果可靠。按 NIH 标准，计数 200 个细胞，计算出着色死亡细胞的百分率；死亡细胞的百分率为 0～10% 表示阴性；为 11%～20% 表示可疑阴性反应；为 21%～40% 表示可疑阳性反应；为 41%～80% 表示阳性反应；＞80% 表示强阳性反应。

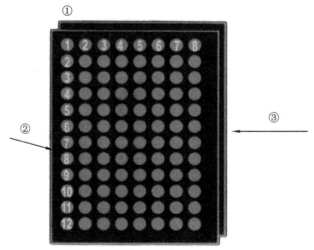

图 4-1 HLA 血清学分型方法

注：①96 孔微孔板的各孔中预先包被有针对各 HLA-Ⅰ类（或Ⅱ类）抗原的抗体；

②待检个体的外周血淋巴细胞；

③与兔补体一起孵育后，加入伊红染色，用福尔马林固定细胞后在倒置相差显微镜下观察结果。

由于 HLA-Ⅱ类分子仅表达于 B 淋巴细胞上,所以必须分离纯化 B 淋巴细胞进行 HLA-DR 和 DQ 抗原分型。分离 B 淋巴细胞的方法有尼龙毛吸附法或 CD20-单抗磁珠特异性捕获法。使用前必须检查所用同种抗血清和补体,以确定它们不会检出 HLA-Ⅰ类抗原,否则血清学检测 HLA-Ⅱ类抗原的结果不准确,难以与分子生物学方法一致。

(二)影响因素

补体依赖微量淋巴细胞毒试验易受抗血清、淋巴细胞、补体的特性及反应温度、时间和判定等方面的影响,从而影响其结果的可靠性。

1. 被检血清

(1)血清中混有脂肪、细菌以及其他杂质等颗粒时,可对结果观察带来影响。在细菌污染严重时,也可以杀死淋巴细胞,产生假阳性结果。

(2)由于被检血清活力下降,而导致假阴性反应结果。造成活力下降的原因:①血清多次反复冻融;②保存或携带过程中温度太高。

(3)运用肝素抗凝治疗的患者留取血标本时血液存在肝素化,血浆中混有纤维蛋白。处理方法,可在血浆中加入鱼精蛋白。直接避免方法为,临床必须在患者运用肝素治疗前或治疗 8 h 后再行采血。

2. HLA 抗血清

(1)选择特异性强的多克隆抗体血清。

(2)抗血清一般要通过滴定的方法选择最佳使用效价。效价较低,其结果难以判断容易导致抗原指定错误;效价过高,容易产生假阳性。

(3)HLA 抗血清存在剂量效应、协同效应和交叉反应,会干扰实验结果和影响实验结果的重复性。

3. 淋巴细胞

(1)淋巴细胞活力　当淋巴细胞活力下降时易发生假阳性反应。造成淋巴细胞活力下降的原因:①在携带过程中,外界温度变化、剧烈振荡、pH 值的变化等;②在分离过程中,不适当的 pH 值、温度以及离心力等均可能使细胞膜受到损伤。

(2)淋巴细胞悬液污染　在红细胞污染时,红细胞上的 ABO 抗原与血清中的 ABO 抗体作用,要消耗一定量的补体,而且在污染严重时造成计数困难。处理方法:①用蒸馏水或新鲜配制的 0.83%HCl 溶液处理,破坏红细胞;②血小板污染时,会产生一些凝块,影响观察结果,而且血小板也能够与相应抗体作用并消耗补体,处理时可加入凝血酶;③粒细胞污染,不但消耗补体,而且它对兔补体的细胞毒特别敏感,容易死亡而产生假阳性,严重干扰读数。

(3)其他因素　淋巴细胞数量的多少、淋巴细胞悬液中 T 淋巴细胞和 B 淋巴细胞的比例以及细胞毒冷暖抗体等原因都会对结果带来影响。

4. 孵育时间和温度　在交叉配型时,要求有最大的敏感性,可延长孵育的时间。淋巴细胞和抗体的相互作用,在 25 ℃比 37 ℃更为敏感,但不能低于 15 ℃,以免可能出现细胞毒冷抗体的干扰。

5. 补体活性和用量　补体应避免受热或反复冻融,兔补体应保存于 -80 ℃冰箱,在 -20 ℃只能保存 3 个月。试验前应先对补体进行预实验,确认补体的最适方案,包括补体量和反应时间。在淋巴细胞毒试验中,补体的量应严格控制在 5 U,这个量已被国际公认。

6. 染色 在初次使用某一批号曙红时,应预先检验该产品能否对死细胞进行有效地染色。曙红染色时间一般为 2～10 min,时间过长可使活细胞死亡而着色。目前多数实验室采用效果更好的荧光染料。

二、混合淋巴细胞培养试验

(一)试验原理

混合淋巴细胞培养(mixed lymphocyte culture,MLC)是通过将两份无关个体功能正常的淋巴细胞混合进行细胞培养,由于二者的淋巴细胞膜上的组织相容性抗原的不同,可相互刺激对方的 T 淋巴细胞发生增殖,导致对方的淋巴细胞分裂增殖和转化,淋巴细胞增殖程度与反应的个体间基因差异成正比,两者相容性差异愈大,反应愈强烈(图 4-2)。如果两个个体间 MLC 试验结果为阴性,即没有淋巴细胞增殖,说明他们 HLA-D 相容。

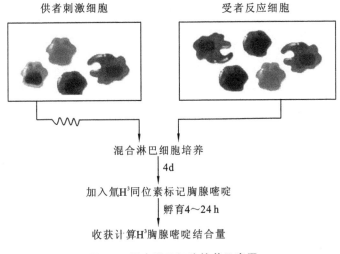

图 4-2 混合淋巴细胞培养示意图

最初认为可通过建立 MLC 反应模式确定 D 位点的等位基因,然而,现在已经明确 MLC 结果并非仅与单个 D 位点有关,它至少与 D 位点的 3 个多态性基因产物 DR、DQ 和 DP 相关。与反应有关的 HLA-D 位于第 6 号染色体上的 HLA 区域内,但在 HLA-B 之外。MLC 是研究细胞免疫反应,尤其是移植免疫的良好体外模型。体外进行 MLC 需 5～7 d,在 20 世纪 70 年代用于识别 HLA-D 抗原和预测骨髓移植后移植物抗宿主病。20 世纪 80 年代,分子生物学技术渗透到 HLA 试验领域以来,MLC 被用于预测实体移植后移植物抗宿主病。所以说,MLC 方法现在不但用子 HLA-D 分型,而且广泛用于器官移植前的组织配型。特别在骨髓移植中,通过 MLC 配型选择最佳供体往往能获得良好的移植效果。

(二)注意事项

(1)淋巴细胞培养需要一个稳定的 pH 值环境,因此淋巴细胞培养液一定要调整到 pH 值为 6.8～7.2。最好放在 5% 的 CO_2 培养环境中培养。如果没有条件,可进行密闭培养,试管口一定要密闭。

(2)在分离淋巴细胞的操作中,可用 Hanks 液稀释全血和洗涤细胞,但效果不如使用 1640 液,1640 液 pH 值稳定,细胞不易结块,如果洗涤细胞的 1640 液中加 5% 血清,还能起到保护细胞的作用。

（3）在整个操作过程中，每一步操作都要严格无菌，所有器材都必须经高压灭菌，试剂要除菌过滤。器材过火焰时，要冷却后再接触细胞悬液，以免细胞受热失活。

（4）在接触过程中，注意不要把一种细胞悬液带进另一细胞悬液或培养液中，致使对照管转化率升高。在加细胞悬液时，力求把细胞悬液混匀，保证加量准确，以免影响复管间的重复性。

第二节　人类白细胞抗体检测

一、人类白细胞抗体检测技术

目前，HLA 抗体检测主要有：NIH 认可的补体依赖淋巴细胞毒技术（CDC），简称 NIH-CDC、流式磁珠-群体反应性抗体（flow-panel reactive antibody，F-PRA）、酶联免疫吸附试验（enzyme linked immunosorbent assay，ELISA）和荧光磁珠（luminex）流式细胞技术等。

20 世纪 70 年代最先建立了基于 CDC 的血清学方法，但有部分未检出抗体的受者仍发生了抗体介导的早期加速排斥反应并丧失了移植物。通过增加洗涤步骤、去除游离抗体、延长孵育时间、加强低亲和力/低滴度抗体的结合、加入抗球蛋白增强检测低滴度和/或非补体结合抗体等方法改进后，血清学方法能特异性检出 IgG 类型的抗-HLA 抗体。至 20 世纪 80 年代，技术的进步使 HLA 抗原得以纯化并吸附于固相载体，先后出现了敏感性更高的 ELISA 和 F-PRA 方法。ELISA 法是将不同的纯化 HLA-Ⅰ、HLA-Ⅱ类抗原包被在微量板上，以夹心法测定 HLA-IgG 型 HLA 抗体，与 CDC 法相比敏感性高、重复性更好，不受淋巴细胞活力影响，特异性检测与移植密切相关的 IgG 抗体而不受其他抗体的干扰。F-PRA 法则利用包被有纯化的 HLA-Ⅰ类和 HLA-Ⅱ类抗原的微珠筛查 HLA-Ⅰ类和 HLA-Ⅱ类抗体特异性，在时效上具有明显的优势，检出的频率比 ELISA 和 CDC 方法的高 10%～20%，但在检测与移植肾存活相关抗-HLA 抗体时特异性不及 ELISA 的。进入 21 世纪，C4d 流式-PRA 开始应用，由于 C4d 可特异性沉积于肾小管周毛细血管（peritubular capillary，PTC）而作为 HLA 抗体指示剂，因此，C4d 流式-PRA 能选择性检测与 C4d 结合的潜在有害的 IgG 类抗体，进一步提高识别 HLA 特异性细胞毒抗体的准确性。2004 年 Luminex 技术被引入 PRA 研究领域，它集流式技术的快速性、杂交技术的精确性和 ELISA 技术的敏感性于一身，通过偶联 HLA 抗原的荧光编码微球以两束激光分别识别编码微球和检测微球上报告分子的荧光强度，实现对抗-HLA 抗体的定性和定量。新技术的应用使 HLA 抗体检测的敏感性得到进一步提高，移植术前测出低水平的循环抗体，即抗-HLA 抗体，能更准确地预测抗-HLA 抗体在移植排斥中的作用，避免移植物功能异常和免疫学事件的发生，保障真正的 PRA 阴性受者获得安全系数更高的移植。

二、供受者交叉配型

由于交叉配型在临床上的重要性，交叉配型试验也日趋向更敏感的技术发展，使得可以更准确地描述受者移植前获得免疫应答状态。20 世纪 90 年代,引进二硫赤藓糖醇(dithio erythritol,DTE)或二硫苏糖醇(dithiothreitol,DTT)降解连接 IgM 抗体五聚体的二硫键的方法,既不影响 IgG 分子活性,也可特异识别 HLA-IgG 抗体。再采用 CDC 或 ELISA 检出的 IgG 抗体交叉配型阳性反应,均强烈预示肾移植的不良预后。NIH-CDC 用于供受者交叉配型的试验方法见图 4-3。

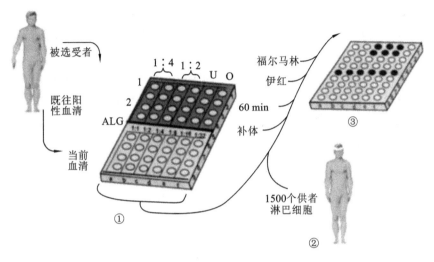

图 4-3 NIH-CDC 试验方法示意图

注:①反应板中有双份空白(O),未稀释患者血清(U),1∶2 培养液稀释的患者血清,1∶4稀释的患者血清,阳性对照的山羊抗人淋巴细胞球蛋白(ALG)。该反应板分两部分,上半部分为既往的患者阳性血清,目前待测血清在下半部分。

②加入供者的淋巴细胞和补体孵育 60 min,加入染料显色。

③该结果显示未稀释、1∶2 稀释的既往阳性血清及抗人淋巴细胞球蛋白出现阳性。

进行 CDC 实验,在发出 CDC 阴性结果之前,既往 PRA 最强的那份血清样本必须与当天或最近采集的血清同时做 CDC 试验,若两份血清与特定供者细胞均为阴性反应,则阴性结果被认为是正确的。CDC 实验目的是分析患者是否存在抗供者的 HLA 体液免疫性抗体。

NIH-CDC 不仅能检出同种抗体,也能检出无临床意义的自身抗体,这种抗体由患者产生并能引起自身细胞的裂解。因此,需要额外的试验来分析患者血清裂解自身外周血淋巴细胞的能力。自身淋巴细胞毒性抗体(大多数为 IgM 类)可产生于多种情况下,例如,传染性单核细胞增多症、自身免疫性疾病、病毒性疾病、药物反应(抗心律失常药普鲁卡因胺或降压药肼屈嗪),这种抗体不参与肾脏移植后的同种免疫应答反应。1970 年 Amos 等对 NIH-CDC 的洗涤步骤进行了改良,建立了 Amos 改良 CDC。在细胞与血清孵育后、加入补体前增加洗涤步骤,旨在去除自身抗体或仅与靶细胞微弱结合的同种抗体,减少假阳性反应的产生。

三、群体反应性抗体试验

NIH-CDC 方法可以用于 PRA。NIH-CDC-PRA 用于识别受者不可接受的 HLA 抗原；NIH-CDC 交叉配型用于识别受者可以接受的 HLA 抗原。

NIH-CDC 试验的血液采集要求具有严格的特殊性：必须选择非透析通路的外周血管；对于血液透析的患者必须在透析当天的透析前采集血液样本。因为患者的循环抗体水平会随血液透析频率、效果而波动变化或患者接受了输血及其他形式（妊娠、再次移植）的致敏。虽然用患者当前血清进行移植前交叉配型为阴性，但因为患者存在记忆性免疫应答，仍会引起超急性排斥和/或早期移植物丧失，所以应每个月或每两个月检测一次 PRA 以评估患者的血清中抗 HLA 抗体是否已产生。因此，对患者血清进行连续监测是非常有必要的。

试验原理：将多个不同个体的淋巴细胞，即配组（panel）淋巴细胞，采用 NIH-CDC 法测定未知血清中的抗-HLA 抗体。配组淋巴细胞的制备是使用包含 HLA-A、B、Cw 座位 35 个抗原，DR、DQ 座位 8 个抗原的 30 份配组淋巴细胞，检测受者血清。留有空白基因频率。结果以细胞死亡率高于 40% 为阳性反应。PRA 强度用阳性百分数表示。用电子计算机进行反应强度、反应格局和特异性鉴定（图 4-4）。

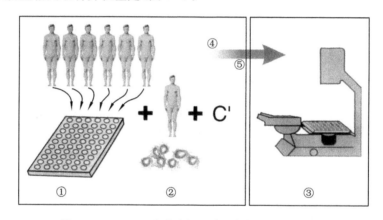

图 4-4 NIH-CDC 方法进行血清抗体筛选试验示意图

注：①微孔板的每孔装有每月等待移植的受者的血清，并将其冷冻保存。

②制备淋巴细胞并且溶解反应微孔板，将淋巴细胞和补体加入微孔板中。

③加入染料后用相差显微镜观察每孔的反应。

④加入福尔马林固定。

⑤计算 PRA 结果：阳性反应数/总细胞数。

四、酶联免疫吸附试验

为了提高 NIH-CDC 的敏感性，特别是当试验结果为阴性时，可能是由于没有抗体，也可能是所存在的抗体不能结合补体（尽管这种抗体可通过其他途径损伤移植物）或靶细胞上结合的抗体太少而不能引起细胞膜裂解。20 世纪 90 年代发展起来的 ELISA，可区别抗体量太少和没有抗体的情况。当患者血清的细胞毒性反应为阴性而血清中的抗体却可吸附于供者靶细胞上时，即发生所谓的细胞毒阴性-吸附阳性（CYNAP）现象（图 4-5）。通过对 NIH-CDC 修改的几种替代方法也可检测这种抗体，一种是延长时间的 NIH-CDC（细胞与血清孵育时间 60 min，免疫复合物与补体孵育时间 120 min），可加强低亲和力抗体与细胞的结合及补体在细胞上的固定从而识别出有针对供者的 HLA 抗体。

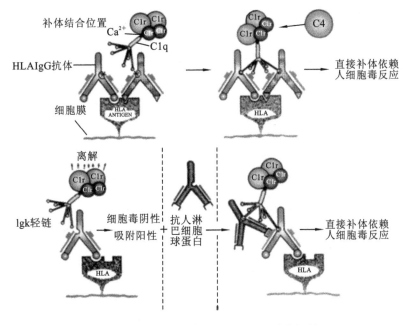

图 4-5 CYNAP 现象和 AHG-CDC 反应机制

试验原理:将纯化的 HLA 抗原按照相应的分布包被在 Terasaki 微孔板上,待测血清中的抗-HLA 抗体与微孔板上的 HLA 抗原结合后,加入抗人 IgG 免疫球蛋白酶联抗体,底物在酶的催化下呈蓝色为阳性,无色为阴性。使用固相混合抗原板(LAT-Mix)筛查 IgG 型抗-HLA 抗体,固相抗原板(LAT)分析确定 HLA 抗体强度和抗体特异性。结果使用酶标仪读板,根据阴性和阳性对照颜色之深浅,获得 cut-off 分值,判读出 0 分、2 分、4 分、8 分,OD 值≥4 分为 PRA 阳性,在此基础上确定 PRA 强度及分析抗体特异性(图 4-6)。

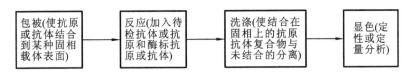

图 4-6 ELISA-PRA 的基本原理

五、流式细胞技术

随着单克隆抗体结合技术(binding techniques)的出现,1983 年,Garovoy 等提出了流式细胞技术(flow cytometry,FCM)检测 HLA 抗体,不依赖补体就可以敏感地检测到抗供者的 HLA 抗体。方法一:患者血清和供者淋巴细胞反应体系中加入补体,但未引起细胞裂解,即淋巴细胞毒试验为阴性。方法二:在患者血清和供者淋巴细胞的反应体系中加入荧光标记的兔抗人免疫球蛋白,用 FCM 检测阳性结果(图 4-7)。

流式细胞交叉配型试验是将供者细胞与受者血清孵育后,加入异硫氰酸荧光素(fluorescein isothiocyanate,FITC)标记的山羊抗人 IgG 或 IgM 抗体以及分别加入藻红蛋

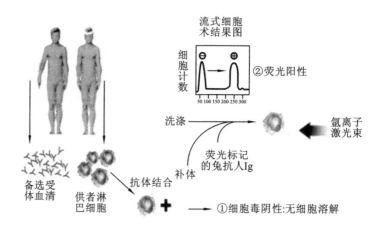

图 4-7　流式细胞交叉配型示意图

注：①将补体加入患者的血清和供体的淋巴细胞的混合液中没有引起细胞溶解。

②将荧光标记的兔抗人免疫球蛋白加入混合液用流式细胞术监测得到阳性结果。

白（phycoerythrin，PE）标记的抗-CD19 或 20 单克隆抗 B 淋巴细胞抗体和叶绿素蛋白（peridinin chorophyll protein，PerCP）标记抗 CD3 单克隆抗 T 淋巴细胞抗体，三色荧光标记单抗具有同时识别 IgG 抗 T 或抗 B 反应性抗体，而忽略由于抗体与自然杀伤细胞或单核细胞结合所形成的假阳性背景，实验设计阴性对照、供者自身血清对照作为监视系统（图4-8）。

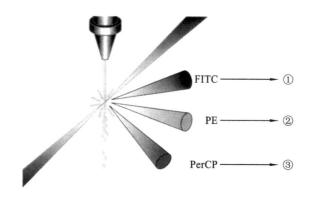

图 4-8　单一氩离子激光三色荧光分析图

将实验反应细胞流经流式细胞仪检测器时，其中带有抗原抗体复合物的淋巴细胞发出的荧光（图 4-9），由流式细胞仪提供细胞大小（前向光散射）、细胞颗粒度或内部复杂性（侧向光散射）及平均荧光强度等信息，经机内计算机结合两个光散射参数来估计细胞大小和颗粒度分出 3 群不同的细胞：淋巴细胞、单核细胞及粒细胞。若患者血清与 T 淋巴细胞反应的荧光强度道数中位数的漂移（shift）超过 20 个荧光单位，或者患者血清与 B 淋巴细胞反应的荧光强度道数中位数的漂移超过 30 个荧光单位，则为流式细胞交叉配型试验阳性，表明靶细胞上有抗体结合。

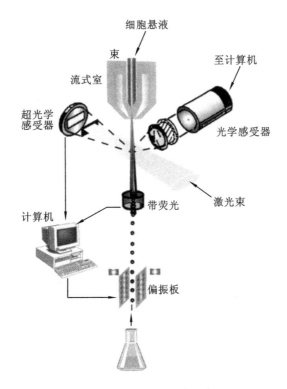

图 4-9 流式细胞仪技术示意图

第三节 人类白细胞抗原(基因)的分子生物学检测

20 世纪 80 年代以来,HLA 基因分型技术逐步发展,其分型准确率远高于血清学方法和细胞学分型方法。血清学方法和细胞学分型方法识别的是 HLA 血清学命名的抗原,属于 HLA 低分辨水平。要达到 HLA 中、高分辨水平,必须采用分子生物学技术来确定 HLA 分子生物学基因及等位基因编码。HLA 基因分型技术主要包括 PCR-序列特异性引物(PCR-sequence specific primer,PCR-SSP)技术、PCR-序列特异寡核苷酸探针(PCR-sequence specific oligonucleotide,PCR-SSO)技术、基因芯片技术、PCR-限制性片段长度多态性(PCR-restriction fragment length polymorphism,PCR-RFLP)技术、PCR-碱基序列测序(PCR-sequence based typing,PCR-SBT)技术、流式细胞分型技术等。其中 PCR-SBT 以其分析软件与直接阅读碱基序列的良好契合能力,使得对 HLA 等位基因分析和新基因识别,发挥高分辨(基因编码 * 后 4 位数)基因分型的能力,改变了对 HLA 基因功能分析的手段。

一、序列特异性引物技术

PCR-序列特异性引物(PCR-SSP)是 HLA 高分辨分型常用方法之一,其分型的原理是根据 HLA 各等位基因的核苷酸序列,设计一套针对每一等位基因特异性的或组特异性的引物,PCR-SSP 只能与某一等位基因特异性片段的碱基序列互补性结合,通过 PCR 特异性扩增该基因片段,从而达到分析 HLA 多态性的目的。该方法中 PCR 引物也有"单价"和"多价"之分,前者只扩增某独一无二的基因,需要大量的引物,实际应用中稍嫌不足;而后者可扩增数个基因,因而会产生模棱两可的定型结果。确定 HLA 等位基因(HLA-A、B、C、DR、DQ、DP)的分子生物学分型是以特异性核苷酸序列的识别为基础的。HLA-PCR-SSP 使用的 DNA 引物特异性针对每个 HLA 等位基因,待检样本 DNA 模板中若包含与 PCR 引物互补片段,就可以经扩增后形成已知片段大小的产物,PCR 产物在水平凝胶电泳中肉眼可见(图 4-10)。PCR-SSP 结果直观,便于分析,具有简便省时、特异性高、技术条件易掌握等特点。

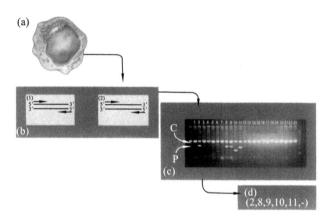

图 4-10　分子生物学方法 HLA 分型

二、序列特异寡核苷酸探针技术

PCR-序列特异寡核苷酸探针(PCR-SSO)分型试验,是用一组针对 HLA 某一位点基因高变区特异 DNA 序列的寡核苷酸探针与被检 DNA 经 PCR 扩增出的这一位点的基因片段进行分子杂交,将未杂交的探针洗脱,通过发光、显色等方法检测能特异杂交的探针,确定扩增 DNA 产物中的特异序列存在与否,从而确定样品中可能的等位基因。

目前在 PCR-SSO 配型程序中,探针吸附到 luminex 配套的 luminex 磁珠上。最多 100 种 luminex 磁珠可以混在一起进行分析,每种磁珠可以通过特异的荧光信号或者颜色区分开来。一种 SSO 探针可以吸附到一种磁珠上,所以,几个探针的混合物可以通过与它们相连的磁珠的颜色区分开来。luminex 可以确定杂交到磁珠上的 PCR 产物的相对量。因此,获得的 SSO 探针相关的信号可用来确定与扩增的 DNA 样品产生的阴性或阳性反应的探针的配盘,从而得出决定样品的 HLA 类型的信息。

三、基因芯片技术

基因芯片(gene chip)技术是 20 世纪 90 年代的前沿分子生物学技术,可将大量靶基因片段有序地、高密度地(点与点间距小于 500 pm)排列在载体上,通过荧光标记的探针杂交,计算机扫描分析获取数据,是一种快速、高效、高容量分析生物信息的工具,特别适用于一次性进行大量靶基因的杂交探测。因此,基因芯片技术无论从检测成本上或效率上,还是分型技术的快捷性与精确性方面,可能是解决众多 HLA 等位基因分型最经济、高效的方法。但是,HLA 基因芯片分型技术存在信号检测区分能力不足、方法有待标准化等问题,特别是针对 HLA 高分辨的试剂尚不成熟,目前实验室常规使用不多。

四、限制性片段长度多态性技术

PCR-限制性片段长度多态性(PCR-RFLP)的原理是利用核酸内切酶可以识别特定碱基而进行的酶切的特性,根据不同的 HLA 等位基因之间存在碱基序列上核酸内切酶识别的差异,选择合适的限制性核酸内切酶去消化 HLA 特定基因片段,这些不同的 DNA 基因片段经电泳紫外照射成像或染色后可出现不同的 DNA 条带图谱,从而确定 DNA 基因类型。

五、碱基序列测序技术

HLA 作为人类免疫中最重要的 MHC 之一,对外源性微生物免疫、肿瘤免疫及移植免疫十分重要,HLA 高分辨对研究 HLA 与疾病的关联、人类遗传学等方面也有重要的意义。由于 HLA 等位基因的变异体较多,而且 HLA-Ⅰ类基因有 2 个多态性外显子,设计完美无缺的引物或探针非常困难,并且受到 HLA 基因中大量假基因可能出现的干扰反应,所以,运用 PCR-碱基序列测序技术(PCR-SBT)分析等位基因的分型将为我们提供一种更理想的分子生物学分型方法。

(一) PCR-SBT 技术原理

PCR-SBT 依据在 DNA 扩增中双脱氧链末端终止方法,针对 HLA 系统数以亿万计庞大的基因的多步骤烦琐分析过程中,首先对待测序区进行特异性扩增反应,通过纯化扩增产物去除杂交中多余的碱基和扩增引物,然后用扩增获得的 DNA 作为模板进行上游和下游引物序列的两个方向的测序反应,以获取剪接内含子的外显子核苷酸序列。在测序反应中,当与正常碱基混合在一起的四种颜色荧光素分别标记的四种双脱氧碱基(ddNTP)掺入 DNA 复制链时,聚合反应即被终止,生成新的 DNA 分子,这样可得到一组长短不一、不同荧光色的核苷酸链终止剂结尾的 DNA 片段,经垂直长凝胶电泳过程,借助自动化程序装置中通常含有能激活染料分子的激光器和记录染料反应的监测仪,在计算机内同步将原始数据转化为色谱图格式,由专有软件根据碱基互补原则自动推算并标出模板 DNA 分子的每个位点碱基序列,将所得的一些序列与 DNA 数据库中所有已知等位基因序列进行比较分析,由此获得精确的等位基因编码。

(二) PCR-SBT-HLA 等位基因分析的意义

1. PCR-SBT 改变了对 HLA 基因功能分析的手段 PCR-SSP、PCR-SSOP 等分子生物学基因分型的分辨率取决于对已知序列的基础上的设计扩增引物位置和/或用于杂交的寡核苷酸探针的数量,自 1995 年第一个抗原序列被识别以来,至 2005 年 1 月,世界范围内已被 WHO 的 HLA 命名委员会公布的 HLA 等位基因达到 1972 个,新增等位基因数量以十个数量级的增速限制了这些方法的引物特性更新周期。通过 PCR-SBT 可以清楚显示 HLA 基因高变区的全部核苷酸序列,可以直接根据基因多态性区域的测序结果进行 HLA 高分辨基因识别,不仅提高 HLA 分型的准确性,避免漏检尚未发现的 HLA 等位基因、发现和鉴定特定人群的 HLA 等位基因,还能够分析基因的突变及其生物学功能,指导人工合成基因、设计引物或探针,特别是方便研究 HLA 与疾病的相关性等。今天,PCR-SBT 是发现新等位基因的主要鉴定方法,WHO 命名委员会要求 HLA 新等位基因申请命名前必须提供 I 类位点的第 2 和 3 外显子序列,II 类位点第 2 外显子的序列。

2. PCR-SBT-HLA 基因分型达到高通量 人类基因组工作成果为 HLA-DNA 分析提供了一个具有大规模、高通量、自动化的测序技术平台技术,即 PCR-SBT。从最初的 ABI 377 型 DNA 测序仪,到更为先进的 96 道毛细管 ABI 3730 DNA 测序仪,优化的分离胶在保证高质量的同时大大提高了实验速率,降低手工对序列电泳胶图的校正、编辑和经验值的要求,测序仪内容纳并可不断升级的 genescan 和 genotype 数据分析软件以万分之一秒的速度将碱基数据转译为 DNA 编码。Saye 教授等采用计算机软件 Assign2.0 进行高通量基因分析和自动化的全程电子版本质量控制图检测应用,实现高通量分析的要求,世界许多国家正是依靠这一技术建立起骨髓库。

3. PCR-SBT PCR-SBT 于 20 世纪 90 年代初投入使用,检出结果更准确、精度更高,并能够检测新的等位基因,到今天已经由手工测序发展到自动测序,被认为是 HLA 分型的标准方法。但是,等位基因是杂合子,有时不同等位基因的组合,可以得到相同的杂合顺序 HLA 系统的多态性;当等位基因多态性位于分析区以外,有一些等位基因的顺序未被全部测定,上述原因都可以产生模棱两可的分型结果。通常 HLA-I 类位点是测序外显子 2 和 3,而不是全基因序列的测序,如外显子 2 和 3 杂合序列相同会产生模棱两可的结果,II 类位点一般测序外显子 2,如果外显子 2 杂合序列相同也不可避免产生模棱两可的结果。通过该研究发现,由于引物设计及实验方法上都不相同,采用单一的 PCR-SSP 或 PCR-SBT 方法均不能精确鉴定出所有的 HLA 等位基因的高分辨分型结果,若 HLA 高分辨分型中同时采用 PCR-SSP 和 PCR-SBT 方法进行检测,则能提高 HLA 高分辨分型的准确性和精确度。

六、流式细胞分型技术

PCR 流式细胞 HLA 基因分型技术是一种反向序列特异性寡核苷酸(reverse sequence specific oligonucleotide,RSSO)DNA 分型系统,SSO 探针结合于荧光染料标记的微球上,以识别与探针互补的 HLA 等位基因,目的 DNA 经 PCR 反应扩增后,在同一管中与多达 100 种探针进行杂交,由流式细胞分析仪检测和相应软件分析后得到结果。与传统 RSSO 方法相比,这一技术无需杂交条或膜(荧光显色后电子阅读),杂交信号稳定,具备高通量能力(可同时测定 96 个标本),自动电子化分析 HLA-A、B、DRB1 各位点的等位基因,得到中/高分辨结果,适合建立造血干细胞库(造血干细胞库和脐血库)大样本的 HLA 基因分型。

第四节 粒细胞抗原抗体检测

粒细胞血型包括属于 MHC 的 HLA 系统和属于 MHC 的粒细胞血型。粒细胞和粒细胞血型抗原,可以存在于全血、除冷冻红细胞以外的红细胞制剂、血小板制剂和血浆制剂中。因此,粒细胞与输血传播疾病关联;粒细胞血型抗原,尤其是 HNA 抗原,与不良输血反应强关联。粒细胞抗原抗体的检测将有助于及时诊断和治疗粒细胞抗原抗体系统引起的疾病,目前粒细胞抗原抗体检测方法主要有粒细胞凝集试验、粒细胞免疫荧光试验、流式细胞技术、绵羊红细胞混合被动凝集实验、单克隆抗体粒细胞抗原免疫捕获试验、中性粒细胞抗原的基因分型等。

一、粒细胞凝集试验

粒细胞凝集试验(granulocyte agglutination test,GAT)的原理是抗体介导中性粒细胞凝集。首先运用 Ficoll 溶液分离出新鲜的粒细胞,然后将待测粒细胞与标准抗血清反应或标准粒细胞与待测血清反应,一般在 30 ℃孵育 4～6 h,当粒细胞遭遇相应血清抗体时,中性粒细胞会聚集而出现凝结现象,依据凝集情况来判断抗原或抗体特异性。该方法可检测抗 HNA-1、-2、-3、-4 和 5 抗原的抗体,并且是唯一一种可鉴定抗 HNA-3a 特异性抗体的方法。粒细胞凝集试验结果可靠,但敏感性差,目前实验室已很少使用。

二、粒细胞免疫荧光试验

粒细胞免疫荧光试验(granulocyte immunofluorescence test,GIFT)检测粒细胞抗原时,利用荧光标记的粒细胞抗体与待测粒细胞反应,当待测粒细胞存在相应的抗原时形成抗原抗体复合物,通过荧光显微镜检测荧光情况,从而判定是否存在相应的粒细胞抗原。检测粒细胞抗体是利用荧光标记抗人 IgG 抗体和荧光显微镜测定抗原抗体反应。在血清孵育前,将全血中分离的新鲜中性粒细胞经 1% 多聚甲醛处理,以阻断抗体非特异性地结合到中性粒细胞 Fc 受体上,并稳定细胞膜。然后,将处理的中性粒细胞加入到用荧光染料标记的抗人 IgG 抗体检测结合在中性粒细胞上的抗体和患者血清中,在 37 ℃孵育后,为防止抗人 IgG 抗体非特异性地结合中性粒细胞 Fc 受体,需要用 F(ab')抗人 IgG 抗体。待检血清中抗体的结合会在中性粒细胞外产生统一着色,强烈反应运用荧光显微镜容易辨认。该试验干扰因素多,目前,一般运用流式细胞仪取代荧光显微镜。

三、流式细胞技术

FCM 检测中性粒细胞的抗原或抗体在技术上与粒细胞免疫荧光分析相似,不同的是,前者用流式细胞仪确认中性粒细胞抗原或抗体,而后者是用荧光显微镜。流式细胞仪比荧光显微镜更容易将待检血清的反应同阳性、阴性对照血清的反应做比较得出结果。检测粒细胞抗体的原理是利用新鲜全血离心分离获取标准粒细胞,然后将粒细胞与待测血清反应,当待测血清存在相应粒细胞抗体时,可形成抗原抗体复合物,洗涤后加入荧光染料标记的抗人 IgG 抗体 Fc 受体,形成免疫荧光复合物,运用流式细胞仪检测荧光的情况,来判断待测血清是否存在相应的粒细胞抗体。

四、绵羊红细胞混合被动凝集试验

绵羊红细胞混合被动凝集试验是用制备的粒细胞抗原筛检抗体。这种测定法可以成批地制备粒细胞测试盘,并冰冻保存待用。用 3% 蔗糖从分离的中性粒细胞提取抗原。中性粒细胞提取物用于包被 U 形底的 Terasaki 板。待测血清和孔中包被的中性粒细胞提取物在 22 ℃孵育 3 h,结合的抗体用包被有抗人 IgG 的绵羊红细胞检测。制备好的抗原包被板在-80 ℃至少可保存1年。这种测定法已被证实可检测抗 HNA-1a、-1b、-2a 和-3a 的特异性抗体。但是该试验是待验证的一种新方法。

五、单克隆抗体粒细胞抗原免疫捕获试验

单克隆抗体粒细胞抗原免疫捕获试验(monoclonal antibody immobilization of granulocyte antigen, MAIGA)可以检测抗特异性中性粒细胞膜糖蛋白的抗体。中性粒细胞和待检血清一起孵育、洗涤,再和抗特异性中性粒细胞糖蛋白的鼠单克隆抗体一起孵育、再洗涤,然后用弱洗涤剂溶解中性粒细胞。检测孔里固定有特异性抗鼠 IgG 抗体,可溶性糖蛋白——单克隆抗体复合物被捕获。加入结合碱性磷酸酶的特异性抗人 IgG 抗体,然后加入底物,用分光光度计测定反应强度。

MAIGA 方法可用来检测抗 FcγRⅢb(CD16)、NB1 gp(CD177)、白细胞功能抗原-1(LFA-1 或 CD11a)和补体成分 C3bi 受体(CR3 或 CD11b)的抗体,也将用于检测抗 HNA-1、-2、-4 和-5 的抗体。用来自一组已知为 HNA-1 表型的献血者的中性粒细胞可以辨别特异性抗 HNA-1a 和-1b 的抗体。另外,测定的抗体有时是直接针对 FcγRⅢb 的,对 HNA-1a、-1b 或-1c 没有特异性。MAIGA 方法可以识别特异性粒细胞糖蛋白抗体,即使同时存在抗 HLA 抗体。

因此,大多数实验室进行抗体检测的策略是,采用粒细胞凝集反应和粒细胞免疫荧光分析或流式细胞仪来筛检血清中的中性粒细胞抗体,或者检测 HLA 抗体的试验筛检中性粒细胞反应的血清。如果血清既能和中性粒细胞反应,又存在 HLA 抗体,那么用 MAIGA 或类似的方法来检测是否同时存在抗中性粒细胞和 HLA 抗体。由于单克隆抗体捕获试验有时可以鉴定另外一些方法不能检测到的抗体,一些实验室用 MAIGA 方法检测所有血清样本。

六、中性粒细胞抗原的基因分型

HNA-1a、HNA-1b 和 HNA-1c 分别由 FCGR3B＊1、FCGR3B＊2 和 FCGR3B＊3 编码。FCGR3B＊1 和 FCGR3B＊2 之间有 5 个核苷酸的区别,其中一个不引起相应氨基酸的改变。FCGR3B＊2 和 FCGR3B＊3 之间有 1 个核苷酸的不同。虽然区分单个核苷酸多态性通常较简单,但是由于 FCGR3B 和编码 FcγRⅢα 的基因 FCGR3A 高度同源,使FCGR3B 等位基因的基因定型变得复杂。在 FCGR3B＊1 和 FCGR3B＊2 间不同的 5 个核苷酸中,FCGR3A 有 3 个核苷酸与 FCGR3B＊1 相同,2 个与 FCGR3B＊2 相同。所以,大多数实验室采用 PCR 和特异性序列引物鉴定 FCGR3B 的等位基因。这三个等位基因各有一套独特的引物来进行扩增。其方法有 PCR-RFLP、PCR-SSP、PCR-SBT 和多重 SNPshot 技术等。

HNA-2a 基因型的方法尚未找到。HNA-2a 阴性表型是由 CD177mRNA 剪接突变所引起。从 HNA-2a 阴性中性粒细胞的人获得的 CD177mRNA 包含有一段长度可变的与CD177 内含子序列同源的额外序列。然而,从 HNA-2a 阴性中性粒细胞的人取得的CD177 基因组 DNA 从未检测到突变。或许通过分析中性粒细胞 CD177mRNA 额外序列可以辨别 HNA-2a 阳性和阴性表型,但是用 mRNA 做试验比 DNA 难得多,当前还没有实验室通过测定粒细胞 mRNA 来评定 HNA-2a 抗原的表达。

小 结

粒细胞血型的研究已有超过半个世纪的历程，HLA研究者获得1980年诺贝尔生理学或医学奖，近20年HLA在输血医学的应用中凸显和发挥出重要的临床安全和临床有效的双重意义。对HLA抗原和抗体检测及HLA基因分型是为了充分了解HLA多态性与人类遗传的关系，使之为人类服务。HLA抗原检测一般采用血清学的方法，是用人源的已知抗体来识别移植受者和供者的HLA抗原，常见的方法是补体依赖的微量淋巴细胞毒试验，该方法易受被检血清及血清特性、淋巴细胞特性、反应温度和时间、补体特性及结果判定等因素的影响。混合淋巴细胞培养试验已经明确并非仅与单个D位点有关，它至少与D位点的3个多态性基因产物DR、DQ和DP抗原相关。HLA抗体检测主要有补体依赖淋巴细胞毒技术、酶联免疫吸附试验、流式磁珠-群体反应性抗体和荧光磁珠技术。

HLA分子生物学分型技术分型准确率远高于血清学方法和细胞学分型方法，达到了HLA中、高分辨水平，主要包括PCR序列特异性引物技术、PCR序列特异寡核苷酸探针技术、基因芯片技术、PCR限制性片段长度多态性技术、PCR碱基序列测序技术、流式细胞分型技术等。其中PCR碱基序列测序技术以其分析软件与直接阅读碱基序列的良好契合能力，使得对HLA等位基因分析和新基因识别，发挥高分辨（基因编码 * 后4位数）基因分型的能力，改变了对HLA基因功能分析的手段。

粒细胞血型包括属于MHC的HLA系统和属于MHC的粒细胞血型。粒细胞和粒细胞血型抗原，可以存在于全血、除冷冻红细胞以外的红细胞制剂、血小板制剂和血浆制剂中。因此，粒细胞与输血传播疾病关联；粒细胞血型抗原，尤其是HLA抗原，与不良输血反应强关联。粒细胞抗原抗体检测方法有粒细胞凝集试验、粒细胞免疫荧光试验、流式细胞技术、绵羊红细胞混合被动凝集试验、单克隆抗体粒细胞抗原免疫捕获试验、中性粒细胞抗原的基因分型等。

思 考 题

1. 补体依赖微量淋巴细胞毒试验的原理是什么？影响因素有哪些？
2. 群体反应性抗体检测的试验原理是什么？
3. 混合淋巴细胞培养试验的原理是什么？注意事项有哪些？
4. HLA基因分型的方法主要有哪些？
5. 选用PCR核苷酸序列测序法检测HLA等位基因分析的意义是什么？
5. PCR核苷酸序列测序法的原理是什么？
6. 中性粒细胞抗原抗体检测的方法有哪些？

（肖露露 袁忠海）

第五章　血小板血型检测

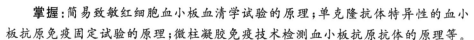

学习目标

掌握：简易致敏红细胞血小板血清学试验的原理；单克隆抗体特异性的血小板抗原免疫固定试验的原理；微柱凝胶免疫技术检测血小板抗原抗体的原理等。

熟悉：血小板抗原基因分型；改良的抗原捕获酶联免疫吸附试验的原理等。

了解：血小板免疫荧光试验；流式细胞术检测血小板抗体；混合被动红细胞凝集试验；血小板血型检测方法存在的问题及前景展望等。

血小板血型（血小板抗原和抗体）检测技术经历了三代的发展：第一代方法是以检测血小板抗体与血小板结合后，以检测血小板某些功能的变化间接显示血小板抗体的存在，属于低敏感性和低特异性的方法。例如，血小板凝集抑制试验、补体固定试验、血小板因子3释放试验、铬^{51}释放试验等。第二代方法是检测血小板相关免疫球蛋白的较为敏感但特异性较低的方法。例如，血小板免疫荧光试验、流式细胞术、放射免疫检测、补体依赖的羊红细胞溶解抑制试验、混合被动红细胞凝集试验等。第三代方法是以特异性的血小板膜糖蛋白单克隆抗体捕获血小板糖蛋白为主要特点的检测方法，可检测与位于血小板表面糖蛋白的自身抗原和同种抗原结合的抗体。例如，血小板抗原单克隆抗体特异性免疫固定检测技术（MAIPA）、抗原捕获酶联免疫吸附试验（ACE）、改良抗原捕获酶联免疫吸附试验（MACE）、免疫标记荧光微球检测、蛋白质或多肽的芯片技术等。本章简述血小板抗原抗体检测技术的主要方法。

第一节　血小板抗原抗体检测

血小板抗原抗体的检测技术应用于血小板抗原和抗体研究。目前临床上主要用于血小板抗体筛查（有没有血小板抗体？）、血小板抗体特异性鉴定（血小板抗体的特异性是什么？）和血小板输注前的交叉配合试验，以提高血小板成分输血的免疫学相容性，为临床提供适合性的血小板输注治疗，达到安全有效输血的目的等。

一、血小板免疫荧光试验

血小板免疫荧光试验（platelet immuno fluorescence test，PIFT）的原理是将血小板黏

附于一种特殊的玻璃孔中,与被检血清反应,洗涤,以异硫氰酸荧光素(FITC)标记的兔抗人 IgG 球蛋白避光静置反应后,在荧光显微镜下观察结果,根据血小板反应标记荧光的强度,并与阴、阳性对照的比较,来鉴定血清中抗体的反应性。用已知 HPA 抗体特异性的抗血清,可以鉴定待测的血小板的 HPA 抗原特异性。用一组已知 HPA 抗原特异性的血小板(血小板谱细胞),可以鉴定待检血清中未知的抗体特异性。在血小板交叉配合试验中,则根据献血员血小板和患者血清反应结果,选择交叉配合反应阴性的血小板进行输注。

二、简易致敏红细胞血小板血清学试验

简易致敏红细胞血小板血清学试验(simplified sensitized erythrocyte platelet serology assay,SEPSA)是较为理想的检测血小板抗原、抗体及交叉配合的方法。其原理是将血小板通过甲醛化固定在 U 形微孔壁上,与被检血清在低离子浓度溶液中反应后,洗涤,以抗-IgG(或抗-IgM)细胞指示反应结果。如果 U 形微孔板上血小板抗原结合了抗血小板抗体,则致敏在指示细胞上的抗-IgG(或抗-IgM)与血小板抗体结合,指示细胞向孔底移动被阻止,广泛覆盖在固定的血小板单层上,为阳性结果;血小板上无抗体,则指示细胞向孔底移动不受阻,聚集在孔底中央,细胞呈扣状,为阴性反应。

该方法操作较简单,标本微量,重复性、特异性和敏感性均较理想,固相化的血小板及抗 IgG 和抗 IgM 冻干指示细胞能长期保存备用,可用于大样本的检测工作。

三、酶联免疫吸附试验

(一)改良的抗原捕获酶联免疫吸附试验

改良的抗原捕获酶联免疫吸附试验(modified antigen capture ELISA,MACE)的原理是血小板与血清孵育,血小板被人源血小板抗体致敏,洗涤,用非离子去垢剂裂解,裂解液中含有血小板抗体与抗原的载体蛋白质(HLA-Ⅰ分子、GPⅡb/Ⅲa、GPⅠb/Ⅸ和 GPⅠa/Ⅱa 等糖蛋白)形成的免疫复合物,这些免疫复合物再分别与预先包被在酶标板孔中的单克隆抗体反应,例如抗 HLA-Ⅰ类、GPⅡb/Ⅲa、GPⅠb/Ⅸ和 GPⅠa/Ⅱa 等,然后加过氧化物酶标记的羊抗人 IgG 反应、显色,终止反应后测 450 nm 处的吸光度(A)值,A 值等于或大于 2 倍阴性对照 A 值的结果即为阳性。该法简便快速,特异性较高,既可以检出血小板抗体,也可以检出非补体结合的抗-HLA 抗体,适用于常规血小板抗体筛查和血小板交叉配型,是目前国内外普遍采用的血清学检测方法。应用此法,使用正常血小板(抗原特异性未知)时,可以将血小板抗体的特异性鉴定到血小板糖蛋白和 HLA 抗原水平。如果使用配组血小板谱细胞,该法有可能鉴定出 HPA 抗体的特异性。如果预先将血小板糖蛋白或HLA-Ⅰ类抗原通过单克隆抗体分别包被在酶标板孔,直接加入待检血清,再通过酶标抗人球蛋白显示。这种检测血小板抗体的技术称为抗原捕获酶联免疫吸附试验(antigen capture ELISA,ACE)。

MACE 方法原理见图 5-1。血小板先与血清反应,用裂解液裂解,与预包被在微孔中的特异性单克隆抗体反应,再用酶标二抗显色。

(二)单克隆抗体特异性的血小板抗原免疫固定检测技术

单克隆抗体特异性的血小板抗原免疫固定检测技术(monoclonal antibody-specific

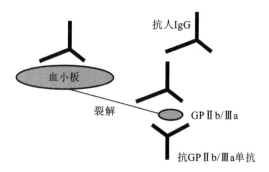

图 5-1　MACE 方法原理图

immobilization of platelet antigen assay，MAIPA)是 1987 年由 Kiefel 等报道的一项免疫学技术。首先通过特异性的血小板糖蛋白单克隆抗体将血小板特异性抗原固定,然后用待检血清与之反应,以此来鉴定血小板相关免疫球蛋白(platelet associated immunoglobulin，PAIG),1996 年 Stockelberg 等对 MAIPA 技术进行改良,避免了血清中的抗鼠抗体与鼠单克隆抗体短路反应产生的假阳性结果,克服了传统方法中血浆游离抗体滴度较低、抗体亲和力低、抗体不能接近血小板膜上糖蛋白靶位等缺陷,大大提高了血小板抗体检测的特异性和敏感性,为临床上鉴别免疫性与非免疫性血小板减少提供了特异性诊断方法。2007 年 Campbell 等对 MAIPA 作了进一步的优化和改良,缩短了实验时间,提高了血小板抗体检测的特异性和敏感性。国际输血协会血小板专业组组织全世界几十个实验室对 MAIPA 进行了连续多年的室间比较和考评。目前,MAIPA 不仅是对于 HPA 抗体检测的一种金标准方法,更是探讨未知特异性抗体的有力工具。

　　MAIPA 原理是血小板或血小板谱细胞先与待检的患者血清孵育,洗涤后又分别与识别抗血小板膜糖蛋白(例如 GP Ⅰ b，GP Ⅱ b，GP Ⅲ a、GP Ⅰ a、GP Ⅳ、CD109、HLA 等)的单克隆抗体孵育,再次洗涤,用非离子裂解液裂解双重致敏的血小板,离心去除残留碎片,将裂解液分别加入预包被羊抗小鼠 IgG 的微孔板。裂解液中的单克隆抗体-血小板膜糖蛋白-人血小板抗体(三元免疫复合物)被羊抗小鼠 IgG 捕获。洗涤后,加入酶标的羊抗人免疫球蛋白,检测之前捕获的人血小板抗体。

　　MAIPA 法检测 HPA 抗体原理见图 5-2。洗涤过的完整的血小板与人血清孵育(以

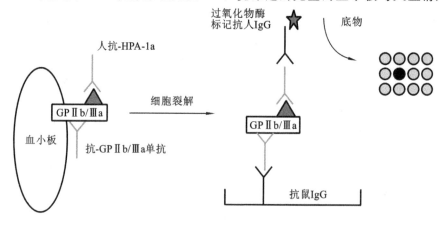

图 5-2　MAIPA 法检测 HPA 抗体原理图

HPA-1a 抗体为例），单克隆抗体与相应糖蛋白结合（以 GPⅡb/Ⅲa 为例）。裂解血小板，将上清加入先前包被抗鼠的 IgG，用过氧化物酶标记的抗人 IgG 检测结合在糖蛋白上的人抗体，显色剂显色。

四、流式细胞术检测

流式细胞仪（flow cytometry，FCM）检测血小板抗体的原理是利用荧光标记的抗人免疫球蛋白检测患者血清中所有结合到完整血小板表面的反应性抗体。检测中，洗涤后的血小板分别与患者血清或阴、阳性对照血清孵育，反复洗涤，去除血小板上非特异结合的免疫球蛋白，用荧光标记的羊抗人 IgG 的抗体（一般用 FITC 标记）标记致敏血小板上的人源血小板抗体。在流式细胞仪上，检测血小板群体的标记荧光强度，通过比较阴、阳性对照和患者组的结果，判断血小板抗体的反应性。检测结果可以用血小板所在区域的平均荧光值或峰值的比率来表示。FCM 是一种灵敏、快速、可靠的检测血小板反应性抗体的方法，目前，普遍以此作为血小板抗体检测的血清学参考方法。该方法既可以检测血清中游离的血小板抗体（间接试验），也可以检测患者自身血小板表面结合的抗体（直接试验）。使用不同荧光标记的羊抗人免疫球蛋白，既可以检测 IgG 型血小板相关抗体，也可以检测 IgM 和 IgA 型的血小板相关抗体。配合标本微量制备技术和自动进样装置，也是进行血小板交叉配合的最佳技术。免疫标记荧光微球检测技术就是借鉴 MAIPA 或 MACE 的试验原理，将特异性的单克隆抗体或血小板糖蛋白分别预先包被在一组荧光微球上，应用流式细胞仪可同步分析多种血小板抗体的特异性。

五、混合被动红细胞凝集试验

混合被动红细胞凝集试验（mixed passive hemagglutination assay，MPHA）属于第二代血小板免疫学检测方法。完整的血小板细胞通过单克隆抗体被固定在圆底的微孔板上，然后与血清反应，结合抗体。洗涤后，加入抗 D 致敏的指示红细胞和抗人免疫球蛋白，将微板低速离心，目视判读结果。如果有抗体与固定的血小板结合，指示红细胞不能因为离心力在微孔的底部形成红细胞扣，而是均匀附着在包被血小板的微孔壁上。阴性反应中，微孔底部中心形成红细胞扣。因为使用的血小板是完整的细胞，检测出的抗体可以是所针对的血小板及 HLA 或 ABO 抗原的抗体。这种方法普遍用于检测血小板抗体筛查和血小板交叉配型等。

六、微柱凝胶免疫分析技术

微柱凝胶免疫分析技术（microcolumn gel immunological analysis technique，MGIA）是近年来发展的一项快速检测血小板抗原抗体技术，在含有抗人球蛋白的葡聚糖凝胶微柱中依次加入受检者血清、血小板和指示红细胞（预先包被有小鼠抗人血小板单克隆抗体，单抗的 Fc 段结合在人红细胞膜上，游离的 Fab 段可以与血小板结合），孵育后离心，肉眼判读结果。如果受检者血清中存在人源抗血小板抗体，该抗体 Fab 段与指示红细胞单抗的 Fab 段分别与血小板表面对应的抗原结合，形成人源血小板抗体-血小板-指示红细胞的复合物，离心过程中，复合物上人源血小板抗体的 Fc 段通过凝胶中的抗人球蛋白搭桥连接成更大的网络状凝集复合物，该复合物的向下运动受阻，浮于凝胶表面或位于凝胶中，反应结果判为阳性;若受检者血清中无血小板抗体,则不能形成网络状血凝复合物,指示红细胞沉于微柱凝胶管底部,反应结果判为阴性。试验中需要设置设阴、阳性对照。该方法操作简单、快速、敏感性强,结果易于观察。可应用于血小板抗体筛查、血小板抗原血清学鉴定、血小板交叉配合试验等。

第二节 血小板抗原基因分型

对于人类血小板抗原(HPA)表型分型,由于难以获得高质量、特异性强的 HPA 抗血清,而且目前用于 HPA 分型的可靠血清学试剂比较稀有,所以很难系统确定 HPA 表型型别。随着分子生物学技术的发展,目前对 HPA 的分型主要是进行基因分型,由于基因分型技术比较成熟,所以广泛被各实验室运用于基因型别的筛查和建立已知 HPA 基因型的血小板供者库。目前已报道的 HPA 基因分型方法有多种,除 HPA-14bw 基因外,其他所有 HPA 基因多态性都表现为单核苷酸多态性(single nucleotide polymorphisms,SNP),因此检测 SNP 的方法基本上都适用于 HPA 基因分型,其共同特点是以 PCR 为基础,所不同的只是在于 PCR 引物设计以及检测 PCR 产物的方法方面。

一、血小板 PCR-SSO 分型

PCR 特异性寡核苷酸探针(PCR-SSO)杂交分型是使用 PCR 扩增包含 HPA 抗原突变位点 SNP 的基因序列,扩增产物连接到尼龙膜支持物上,再与标记的等位基因特异性的指示物——寡核苷酸探针杂交来鉴定 HPA 类型,目前,已经可以检测 HPA-1 至 HPA-16 抗原的基因型。该方法特点是以 DNA 发展杂交为基础的检测技术,需要严格控制杂交条件(温度和时间等)和设置标准对照,避免假阳性和假阴性结果。

二、血小板 PCR-SSP 分型

1993 年 Metcalfe 等首次运用 PCR 序列特异性引物法(PCR-SSP)成功地对 HPA-1 进行分型。PCR-SSP 技术通过设计特异性引物,利用引物 3′端的特异性,在退火时只能与某特定等位基因结合,直接扩增相应的 HPA 片段,然后通过凝胶电泳以紫外线透射检测 PCR 产物,根据是否得到 PCR 产物,以及产物的片段大小来判断 HPA 基因型。PCR-SSP 操作比较简单,耗时较少,适合小批量标本,是目前 HPA 基因定型中最常用的一种技术,对 HPA 1-16 抗原系统均可以进行基因分型,特别是针对 GP Ⅱ b/Ⅲ a 抗体与血小板同源表位分析的研究(图 5-3)。

三、血小板 PCR-RFLP 分型

PCR 限制性内切酶片段长度多态性(PCR-RFLP)是根据限制性内切酶能够识别 DNA 序列上的特异性位点,并切割产生一定长度的 DNA 片段。相应基因片段用含 SNP 区域的引物进行扩增,扩增产物进行聚丙烯酰胺或琼脂糖凝胶电泳,最后在紫外灯下进行 DNA 片段的带型分析。根据这些片段的分布格局指定相应的基因型。因为双等位基因中的一条就包含一个特异性限制性位点,所以对 HPA-1 至 HPA-8 系统可以使用 PCR-RFLP 分型

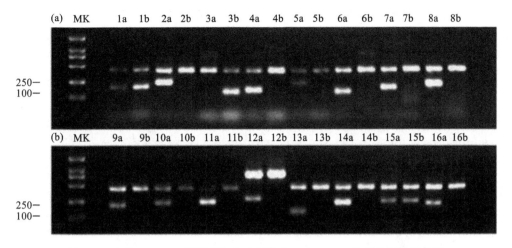

图 5-3 应用 PCR-SSP 技术进行血小板供者 HPA-1～16 抗原基因分型结果

注:1a-16b 为 HPA-1 至 HPA-16 扩增后所得不同大小的产物片段,MK 为 DNA 分子质量标记。该血小板供者的 HPA 血型为:HPA-1a/1b、HPA-2a/2a、HPA-3b/3b、HPA-4a/4a、HPA-5a/5a、HPA-6a/6a、HPA-7a/7a、HPA-8a/8a、HPA-9a/9a、HPA-10a/10a、HPA-11a/11a、HPA-12a/12a、HPA-13a/13a、HPA-14a/14a、HPA-15a/15b、HPA-16a/16a

方法。该法特点是利用限制性内切酶酶解相应位点扩增产物,不需探针杂交,但被测的 HPA 基因需有合适的限制性酶切位点(图 5-4)。

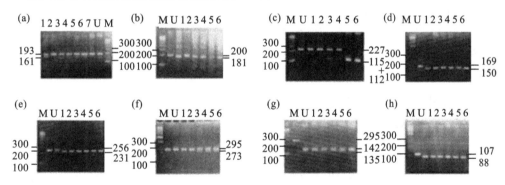

图 5-4 A-H 为 HPA-1 至 HPA-8w 应用合适的内切酶消化后所得不同大小的产物

注:(a) HPA-1(*Msp* I 酶切),1(HPA-1a/1b)、2-7(HPA-1a/1a);(b) HPA-2(*BstU* I 酶切),2(HPA-2a/2b)、1 和 3-6(HPA-2a/2a);(c) HPA-3(*Fok* I 酶切),1-2(HPA-3b/3b)、3-4(HPA-3a/3b)、5-6(HPA-3a/3a);(d) HPA-4(*BstU* I 酶切),2-6(HPA-4a/4a);(e) HPA-5(*Dde* I 酶切),1(HPA-5a/5b)、2-6(HPA-5a/5a);(f) HPA-6(*BstX* I 酶切),1-3(HPA-6a/6a)、4-6(HPA-6a/6b);(g) HPA-7w(*Ava* II 酶切),1-6(HPA-7aw/7aw);(h) HPA-8w(*BstU* I 酶切),1-6(HPA-8aw/8aw)

四、其他血小板 PCR 分型技术

(一)实时荧光定量 PCR

实时荧光定量 PCR 是指在 PCR 指数扩增期间,利用连续检测荧光信号的强弱来即时测定特异性产物的量,并据此推断目的基因的初始量。它广泛应用于定量检测 mRNA 表达水平,其特点是易操作、高通量、敏感性高和特异性强。最近,Ficko 等运用实时荧光定量

PCR 技术分析了血小板糖蛋白 GP-Ⅲa 基因的表达。该技术所使用的 TaqMan 荧光探针是美国 Perkin Elmer 公司研制的一种实时 PCR 技术,它利用了 Taq 多聚酶的核酸酶活性。Taq 酶在引物延伸过程中,特异性移去杂交的探针,利用其 5′核酸酶活性将探针启开,释放出指示荧光染料,指示染料的荧光强度随着每一个扩增循环而增加。这一方法成功运用于 HPA-1、HPA-2、HPA-3 和 HPA-15 基因定型。

(二)基因芯片技术

基因芯片(gene chip)又称 DNA 芯片或生物芯片。该技术是利用正向杂交的方法,制成针对 HPA 基因 SNP 位点的 DNA 芯片,用荧光标记的 HPA 型特异性探针分别与芯片进行杂交,用软件分析样品的杂交结果,从而确定样品的 HPA 基因型。其特点是一次性可同时检测大量样品且快速、准确。近年来,Bres 等用基因芯片对 HPA-1 等位基因系统分型,证明此方法适用于 HPA 基因分型。

(三)同源双链优先形成试验

PCR-同源双链优先形成试验(PCR-preferential homoduplex formation assay,PCR-PHFA)是指双标记扩增产物,标准双链 DNA,它的两条链分别被生物素和邻苯二甲酸二壬酯(DNP)标记与未标记的待测 DNA 双链之间杂交时的竞争。该方法特点是不需要电泳,可用软件进行结果判读。

(四)单链构象多态性分析

PCR-单链构象多态性分析(PCR-single strand conformation polymorphism,PCR-SSCP)的原理是单链 DNA 在非变性聚丙烯酰胺凝胶电泳中的迁移率与其分子大小和三级构象有关,依次来检测基因突变和多态性。此方法适合于大量筛选和检测可能的 SNP 位点,不适合常规 HPA 基因分型。

(五)血小板碱基序列测序技术

血小板碱基序列测序技术(HPA-sequence based typing,HPA-SBT)通过对 DNA 碱基序列的检测和比对,进行血小板基因分型和鉴定,是最有价值的血小板基因分型方法之一。

(六)荧光共振能量转移

荧光共振能量转移(fluorescence resonance energy transfer,FRET)是采用荧光共振能量转移原理,使用荧光标记的 SSP 引物,测定在 PCR 反应过程中荧光强度的变化,然后根据熔解温度曲线确定 HPA 的基因型。如果在 PCR 反应中,加入荧光标记的探针,该探针能够和 PCR-SSP 产物特异性地结合,通过测定荧光强度的变化也可以确定 HPA 基因型。FRET 方法的优点是敏感度高,可自动记录分析结果。

第三节 血小板血型检测存在的问题及前景展望

血小板抗原抗体检测技术的研发和实际运用比红细胞和白细胞的血清学技术困难。主要原因如下。①血小板易于活化,在标本分离和制备过程中,处理不当,可以因为血小板表面的受体和配体间的相互作用而引起血小板之间的非特异性凝集。也可以因为血小板表面非特异性免疫球蛋白的增加,而降低血小板抗体检测的灵敏性和特异性。②目前研发的血小板糖蛋白单抗都是针对 HPA 抗原载体糖蛋白上的其他抗原决定簇,没有得到一例 HPA 特异性的单抗。说明 HPA 抗原与红细胞血型抗原、白细胞 HLA 抗原相比,抗原性和反应性有其特殊性,并影响抗体特异性检测的特异性和灵敏度。所以血小板抗原抗体的检测技术无论是检测血小板自身抗体,还是检测血小板同种抗体及血小板 HPA 抗原,都比检测其他血液成分的抗原抗体困难。至今在国内外还没有一种真正在临床普遍推广应用的具有临床实用价值的血清学检测方法。

血小板 HPA 抗原的各种基因分型技术原理是基于对 HPA 抗原基因突变的检测,试剂易于人工合成和标准化,克服了 HPA 定型血清稀缺的困难,解决了血小板上 HPA 抗原定型的难题。由于种种原因,HPA 基因分型也会发生不同程度的差错,可能出现抗原基因型与抗原表现型不一致的情况。进行大规模的 HPA 基因分型试验如血小板供者库建设和群体调查时,要进行室内或室间质控,使用已知 HPA 特异性的质控标本和参比技术进行标本比对和技术比对。对于疑难或重要临床标本,基因分型结果最好与血清学定型结果的复核。

血小板抗体检测包括血小板抗体筛查和特异性鉴定两个层次,只能用血清学技术来实施。

基于完整血小板的检测技术,主要包括前面提到的简易致敏红细胞血小板血清学试验(SEPSA)、混合被动红细胞凝集试验(MPHA)、微柱凝胶免疫技术(MGIA)、血小板免疫荧光试验(PIFT)和流式细胞术(FCM),这些技术理论上可以检测所有与血小板表面抗原反应的抗体,是抗体筛查的有效方法,配合合适的血小板配组谱细胞,也可以用于一些血小板抗体特异性的鉴定。SEPSA、MPHA 等技术,操作简便、快速。试验过程中,对血小板的影响相对较少。通过目视观察,主观判读结果,但是对一些弱反应性抗体的区别较为困难。流式细胞技术是通过对一群单个血小板标记荧光强度的定量检测值与阴性对照的比对后作出客观性的判断,因此能够灵敏、准确地区分出弱反应性抗体,在疑难标本抗体筛查和交叉配合中,非常有用。但在血小板制备不当或血清标本中有干扰血小板的成分时,标本中的凝集血小板或细胞碎片对试验有干扰。在患者血小板严重减少时,测定区中非血小板成分有所增加,易于误判,例如淋巴细胞碎片上的 IgG 可被误认为血小板相关 IgG。流式细胞仪购置及维护费用较高,成了妨碍这一技术应用的主要障碍。

抗体特异性鉴定技术主要是基于单克隆抗体捕获血小板抗原的技术。其特异性高,检测灵敏度也有很大的提高。被检测抗体的特异性的范围与使用的单抗有关。其技术关键是在于选择合适的单克隆抗体,单抗与人源血小板抗体在糖蛋白载体的结合位点,不能有空间位阻。检测使用的血小板糖蛋白单抗,一部分单抗为商品化的研究用试剂,另一部分只能通过实验室间交换。所以上述技术大多数用于研究目的的实验室自建方法(in house method),可以应用于临床的商品化试剂盒极少。血小板谱细胞是用于血小板抗体筛查和特异性鉴定必需的工具。血小板谱细胞既要考虑 HPA 系统抗原的配组,也要考虑 HLA-Ⅰ类抗原的配组。目前在国内暂时还是一个难题。一是因为在国内难以获得携带 HPA 低频抗原的纯合子或杂合子的血小板;二是血小板谱细胞保存和运输困难,深低温冻存后,HPA-15 抗原反应性消失,部分 HPA-3 抗原反应性减弱。

由于血小板复杂的血型抗原系统和检测技术的局限性,单凭一种技术是不能直接准确可靠地鉴定血小板抗体的特异性。目前的策略应该是合理搭配运用非特异性、特异性血清学技术以及分子生物学技术。例如，应用固相红细胞凝集技术或流式细胞技术进行抗体筛查，根据受检血清与正常血小板和自身血小板（需排除外源输入血小板干扰）的反应格局，可以区分自身抗体或同种抗体。通过单克隆抗体捕获血小板抗原技术可以区别出 HLA-I 抗体，并将抗体特异性指向一种或几种糖蛋白。如果结合与血小板谱细胞的反应格局，可以将抗体的反应性指向抗原的特异性。通过对患者或相关供者抗原的基因分型，验证血小板抗体的特异性。

半个多世纪以来，随着血液学、免疫学和分子生物学的发展和对各种免疫性血小板减少性疾病的研究，血小板抗原抗体检测技术经历了三个阶段的进步。来源于临床需求，又服务于临床，每一项技术进步，每一例 HPA 抗原的发现，都是根源于对临床疑难病例的探讨和研究。随着人类基因组计划的完成，通过基因组学，蛋白质组学方面的研究，对 HPA 抗原在基因结构、抗原决定簇空间结构将有新的认识。荧光微球、生物芯片等新的技术平台的引进，重组抗原，基因工程抗体应用于血小板抗原、抗体检测，可能提高检测特异性和灵敏性，而且可望实现多抗原、高通量和自动化的检测技术。

小 结

血小板血型（包括血小板抗原和抗体）在临床医学和输血实践中具有重要的意义，在临床实践中，对于各类血小板减少性疾病诊断和血小板输注无效的对症处理，往往需要鉴定血小板抗原、抗体的特异性。在临床输血中，通过对血小板抗原、抗体的检测，可以对患者血小板血型和免疫状况进行早期监测。通过输注配型或交叉配合的血小板，可能预防或延缓同种免疫状况的发展，达到临床输注血小板的安全性和有效性的目的。传统的血清学方法已经不适合临床需要，需要不断地发展新的方法。近年来，随着分子免疫学、分子生物学的发展和各种免疫标记技术在医学领域的应用，PCR-SSO、PCR-SSP、PCR-RFLP 分型技术等已经应用于临床血小板 HPA 抗原分型，流式细胞技术、免疫标记荧光微球和微柱凝胶免疫技术，为血小板血清学技术的发展提供了新的技术平台。蛋白组学、重组蛋白技术的应用，将可能逐步解决目前的一些难题，为血小板抗原抗体的研究和技术发展，提供光明的前景。

思 考 题

1. 简述简易致敏红细胞血小板血清学试验的原理。
2. 简述单克隆抗体特异性的血小板抗原免疫固定试验的原理。
3. 微柱凝胶免疫技术检测血小板抗体时对照试验怎样确定？
4. PCR 限制性内切酶片段长度多态性检测血小板抗原基因分型的原理是什么？
5. 简述运用血清学方法和分子生物学方法检测血小板抗原抗体的关系。
6. PCR 方法检测血小板基因的优势是什么？

（姜 傥 李大成 喻 琼）

第六章 血液成分的制备

学习目标

掌握:血液成分制备的原理、基本要求及注意事项;红细胞血液成分制备的方法及特点;新鲜冰冻血浆制备的方法及特点;光化学病毒灭活方法中的 MB 法的灭活原理、灭活方法和灭活病毒的种类等。

熟悉:冰冻血浆、病毒灭活血浆、冷沉淀凝血因子、手工和单采血小板血液成分的制备方法及特点;血液成分病毒灭活方法中的巴氏消毒法、干热灭活法的原理、方法和灭活病毒的种类等。

了解:血液成分制备的简史,血液细胞分离机的种类和单采血液成分制备原理;血细胞成分和血浆的病毒灭活的方法和效果等。

血液成分(blood components)是指在一定的条件下,采用特定的方法将全血(whole blood)中一种或多种血液成分分离出而制成的血液制剂与单采成分血的统称,亦称为成分血。单采成分血(apheresis components)是指使用血细胞分离机将符合要求的献血者血液中一种或几种血液成分采集出而制成的一类成分血,例如,单采血小板、单采血浆、单采粒细胞等。血液制剂(blood products)是将一定量符合要求的献血者的血液或成分血与一定量的保养液混合在一起形成的均一制品,例如,各种血液细胞成分(红细胞、白细胞、血小板)、血浆、冷沉淀凝血因子等。血液制品是指采用精细的物理和/或化学的方法对血液成分进一步提炼精制而得到的高度浓缩、纯化的血液制品,例如,各种血浆蛋白成分(白蛋白、免疫球蛋白、凝血因子浓缩物)等。本章主要简述血液制剂和单采成分血。

第一节 血液成分制备的概述

一、血液成分制备的简史

成分输血被认为是现代输血医学发展中的里程碑。早在第二次世界大战期间,美国曾分离 1300 万单位血浆供应战士救护,起到了很好的抗休克作用,继而 Flosdort 和 Mudd 创新了冰冻干燥法冰冻血浆,Cohn 等发明了血浆低温乙醇法分离系统,分离出血浆白蛋白、γ-球蛋白和纤维蛋白原等制品,这被认为是成分输血的雏形。1952 年 Walter 和 Murphy

等发明了塑料血袋系统,Gibsen 等开创了采用血袋封闭系统进行采血、保存血、分离血和输血,从而推动了血液有形成分分离技术的发展和临床成分输血的逐步实现。

20 世纪 80 年代末,发达国家成分输血占临床用血量的比率已达 80%～90%,我国起步于上世纪 70 年代,1967 年杨成明、肖星甫等研制出整套熟料封闭式血液采集和分离系统,极大地推动了我国成分输血的发展。到 1998 年以后,因《中华人民共和国献血法》的出台,我国的无偿献血政策全面执行,采供血行业有了突飞猛进的发展,2005 年我国卫生部出台新的《血站管理办法》,2006 年实施《血站质量管理规范》、《血站实验室质量管理规范》,使得血站的质量管理上了新台阶,血液成分制备率逐年上升,现在多数省市基本稳定在 95% 以上。

二、血液成分制备的方法

1. 手工法 用多联袋采集全血,通过血液低温离心机离心后,将血液的不同成分分离出来。

2. 手工机器联合法 目前,已有一些公司陆续开发出不同型号和功能的血液细胞分离机,可实现经离心后的血液自动分离血液成分,从而代替分浆夹手工分离的方法,取得更好的血液分离效果。该方法在很多血站已经得到普遍使用。

3. 单采机法 直接利用血液成分分离机采集各种血液成分。

三、血液成分制备的原理

血液成分制备是指将采集出来的全血,用物理方法分离成体积小、纯度高、临床疗效好、不良反应少的单一血液成分,例如,红细胞、血小板、血浆等。其原理是根据血液中各种血液成分的相对密度和体积(表 6-1)的不同,通过离心的方法,在不同离心力、离心时间和温度的条件下,血液中各种成分会有明显的分层,经过手工或仪器操作的方法将血液中不同分层的血液成分分离至容器中,得到浓度和纯度较高的单一血液成分。血液成分分离机也是利用这种梯度离心的原理,可采集浓度和纯度更高的单一血液成分。

表 6-1　血液主要成分的密度和体积

血 液 成 分	平均密度/(g/mL)	平均体积/(10^{-15} L)
血浆	1.026	—
血小板	1.058	16
单核细胞	1.062	740
淋巴细胞	1.070	230
中性粒细胞	1.082	270
红细胞	1.100	87

四、血液成分制备的基本要求

(1) 血液成分制备的环境应当整洁卫生,定期有效消毒,进行环境温度控制,保证血液的安全性和有效性。

(2) 血液成分应尽可能在密闭系统中进行。如果只能在开放系统进行制备的,则应严格控制,避免微生物的污染。

(3) 对血液制备的关键设备,例如,大容量低温离心机、血液成分分离机、无菌接管机等应按规定进行维护和校准,确保运行可靠和稳定。

(4) 血液成分制备过程中所使用的一次性塑料血袋的质量及其生产商的资质应符合相关法规的要求。

(5) 在整个制备过程中,所有血液及其包装均应正确标识。使用联袋时,在原袋和转移袋分离之前应检查每个血袋上献血条码的一致性。对血液进行过滤、汇集、分装或冰冻等操作而需要采用非一体性的血袋时,须保证在每一个血袋贴上正确的献血条码。对合格血液进行贴签时,应对标签中的信息再次进行核对。

(6) 应使用离心机的离心力公式计算离心转速,并设定离心时间和离心温度,对已经投入常规使用的离心程序的变更实施控制,定期检查核对,防止被非授权修改。

(7) 每袋血液在其制备的前、中、后的每一个环节都应经过严格的目视检查,是否有渗漏、标签是否完整、血液外观是否正常;对于血袋有渗漏、损坏和缺陷迹象,疑似细菌污染或其他异常的血液,必须实施标识、隔离和进一步处理。

五、血液成分制备前的准备

(一) 制备环境

(1) 制备环境应通风透明,卫生整洁,定期消毒。

(2) 尽可能在密闭系统制备血液成分,如在开放系统,制备室环境应达到 10000 级、操作台局部应达到 100 级(或在超净台中进行)。

(3) 制备需要冷藏的血液成分时,应尽可能缩短室温下的制备时间。

(二) 设备

(1) 根据血液的数量确定购置设备数量,保证设备的功能应能满足制备工作的要求。

(2) 建立设备管理制度,例如,设备的确认、维护、校准和持续监控等,实施唯一性标识及使用状态标识,以确保设备符合预期使用要求。

(三) 物料

(1) 根据血液的处理能力,备足相应的物料。

(2) 物料质量及其生产和供应方的资质应符合相关法规的要求。

(3) 物料使用前,应检查有效期、外观质量等,确认符合质量要求后方可使用。对不合格物料应进行标识、隔离,防止误用。

(四) 起始血液

(1) 用于制备血液成分的起始血液应符合 GB18469《全血及血液成分质量要求》的要求,其保存和运输应当符合国家有关规定的要求。

(2) 制备浓缩血小板的全血,置于室温保存和运输的于采集后 6 h 内,或采集后置于 20～24 ℃保存和运输的于 24 h 内,在室温条件下制备。

(3) 制备新鲜冰冻血浆的全血,最好应在 6 h(保养液为 ACD)或 8 h(保养液为 CPD 或 CPDA-1)内,但不超过 18 h 将血浆分离出并速冻呈固态。

(4) 制备去白细胞红细胞的全血或悬浮红细胞,应当在采血后 2 d 内(采血次日为第 1

d)的血液并完成白细胞过滤。

(5)制备冰冻红细胞的全血或悬浮红细胞,应在自采集之日起 6 d 内完成添加保护剂和速冻过程。

(6)接收起始血液时,应核对数量,检查外观、血袋标签等内容,确认符合质量要求后方可用于血液成分制备。

六、血液成分制备的注意事项

(一)离心

(1)根据所制备血液成分要求和离心机操作手册,确定离心转速、加速和减速、离心时间和温度等参数,编制离心程序。

(2)制备血小板、粒细胞的离心温度为 20～24 ℃;其他血液成分的离心温度为 2～6 ℃。

(3)离心程序应经过确认,应能分离出符合质量要求的血液成分。

(4)对已经投入常规使用的离心程序的变更实施控制,定期检查核对,防止被非授权修改。

(5)每批血液制备的离心记录应包括离心操作者签名和所采用的离心程序。

(二)分离

(1)离心结束后,从离心机中取出血袋,避免振动,进行目视检查,观察离心效果、血袋及其导管有无渗漏,如有破损应查找渗漏点。血袋破漏的,应作消毒和报废处理。

(2)将血袋置于分浆夹或血液分离机上,将不同分层的血液成分转移至密闭系统的转移联袋中,以最大限度收集目的成分(红细胞、血小板、血浆等),并且使不需要的其他成分的残留量以最小的方式进行分离和转移。

(三)速冻

(1)随时监控冷冻速率和血浆中心温度的变化。

(2)使用专用设备,按操作说明书进行冷冻操作,避免速冻不匀。

(3)将拟速冻的血袋逐袋平放,不能重叠堆放。

(4)最好在 60 min 内将将新鲜液体血浆和冷沉淀凝血因子的中心温度降至－30 ℃以下。

(四)标识

(1)在联袋制备中,每个血袋上献血条码应一致,采用计算机系统进行统一核对条码。

(2)需要连接新的血袋(过滤、分装等)时,采用按需打印方式产生标签,经计算机系统核对,保证条码的一致性。

(3)应当对血液制备过程中发现的疑似不符合制剂进行标识和隔离,以进一步调查和判断。

(五)目视检查

(1)在接收、离心、分离、热合及交付的各个环节应对每袋血液进行目视检查。

(2)检查血液是否有渗漏、标签是否完整,血液外观应无溶血、无重度乳糜、无色泽异常。

（3）如发现有异常的血液，应给予标识、隔离并进一步处理。

（六）质量记录

（1）在血液的制备过程中要记录血液交接，设备使用与维护，制备环境控制，医疗废物处理等。

（2）制备记录应可追溯到起始血液、制备人员、制备方法、制备环境、使用设备和物料。

（3）制备记录宜以电子记录为主，以手工纸面记录为补充。

第二节 红细胞制剂的制备

红细胞制剂制备的材料是全血，全血是采用特定的方法将符合要求的献血者体内一定量外周静脉血采集至塑料血袋内，与一定量的保养液混合而成的血液制剂。200 mL 全血制备成的红细胞制剂为 1 U。目前有去白细胞全血采血袋，采集的全血为去白细胞全血（whole blood leukocytes reduced），制备成的红细胞为去白细胞红细胞。

一、悬浮红细胞

悬浮红细胞（suspended red blood cells）是采用特定的方法将采集到多联塑料血袋内的全血中的大部分血浆分离出后，向剩余物加入红细胞添加液制成的红细胞血液成分。

（一）制备方法

（1）接收人员按要求接收原料全血，检查血液外观正常和血袋无破损，将全血与抗凝剂充分混合，再分离制备（图 6-1）。

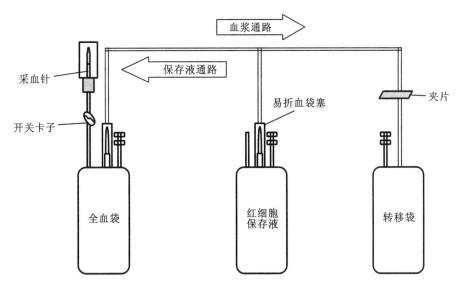

图 6-1 三联采血袋制备悬浮红细胞示意图

（2）将全血联袋规整，对称放入两离心杯中，在天平或配平仪上用填充物配平后，分别放入离心机内两对称挂耳上。

（3）运用低温（2～6 ℃）离心机，以 4000g 离心 10 min。

（4）将离心后的母袋直立放入分浆夹内，使母袋（血袋）的上层血浆流入子袋（空转移袋）内。待血浆大部分移除后，排空母袋与子袋管路内血浆，用辫管夹夹住血浆袋的管路。此时母袋内剩余的红细胞即为浓缩红细胞。

（5）把母袋从分浆夹上取出，并把带有红细胞添加剂的子袋导管掰开，把红细胞添加剂加进母袋内的浓缩红细胞内并混匀，即为悬浮红细胞。

（6）留取一段保留注满全血的辫管至少 35 cm，并且热合将其断开，检查血袋条码的完整性、一致性。

（二）特点

悬浮红细胞中红细胞、白细胞的含量与浓缩红细胞相同，是在浓缩红细胞的基础上加入红细胞添加剂，降低了红细胞的黏稠度，使输注时更加流畅。

二、浓缩红细胞

浓缩红细胞（concentrated red blood cells）是采用特定的方法将采集到多联塑料血袋内的全血中的大部分血浆分离出后剩余部分所制成的红细胞血液成分。

（一）制备方法

见悬浮红细胞的。

（二）特点

浓缩红细胞中红细胞和白细胞几乎与全血相同，因去除了大部分血浆，血容量也减少了 50% 左右。

三、去白细胞红细胞

去白细胞浓缩红细胞（red blood cells leukocytes reduced）是使用白细胞过滤器去除浓缩红细胞中几乎所有的白细胞，并使残留在浓缩红细胞中的白细胞数量低于一定值的红细胞血液成分；或使用带有白细胞过滤器的多联塑料血袋采集全血，并通过白细胞过滤器去除全血中几乎所有的白细胞，将该去白细胞全血中的大部分血浆分离出后剩余部分所制成的血液成分。

去白细胞悬浮红细胞（red blood cells in additive solution leukocytes reduced）是使用白细胞过滤器去除悬浮红细胞中几乎所有的白细胞，并使残留在悬浮红细胞中的白细胞数量低于一定数值的红细胞的血液成分；或使用带有白细胞过滤器的多联塑料血袋采集全血，并通过白细胞过滤器清除全血中几乎所有的白细胞，将该去白细胞全血中的大部分血浆分离出后，向剩余物内加入红细胞添加液制成的红细胞血液成分。

（一）制备方法

（1）使用带有白细胞滤器的多联袋采集全血。

（2）检查待滤过血液的外观，并充分混匀后，根据白细胞过滤器生产方说明书的要求进行过滤操作。

（3）如果在进行白细胞过滤操作前，血液已经处于保存温度（2～6 ℃），需要在室温进行过滤时,室温应≤26 ℃,而且应当尽快放回至既定保存温度的环境中,从取出到放回的时间应小于 3 h。

(4)目前血袋生产厂家生产的血袋有硬壳和软壳芯过滤器两种,硬壳过滤器可对全血进行过滤(图 6-2);软壳芯过滤器可以经离心后对浓缩红细胞和悬浮红细胞进行过滤。另外生产厂家还开发出即采即滤型硬壳和软壳白细胞过滤血袋,可在血液采集 6 h 前进行过滤,用以制备新鲜冰冻血浆和血小板。

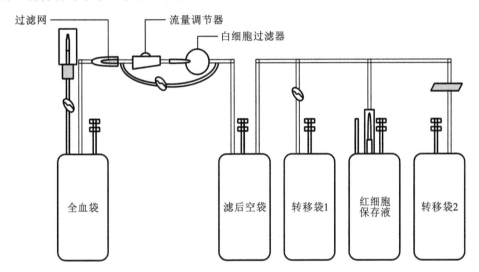

图 6-2　硬壳滤器制备去白细胞红细胞示意图

(5)如果在白细胞过滤后,将血液转移至不属于原联体血袋的其他血袋,应当建立与实施标识控制机制,保证过滤后血液的正确标识。

(6)将制备后的去白细胞红细胞的血袋留取至少一段保留注满全血的辫管至少 35 cm,并且热合将其断开,母袋即为去白细胞红细胞。

(二)特点

使用白细胞滤器制备的去白细胞红细胞血液成分中残存白细胞数≤2.5×10⁶个/200 mL 全血,大大降低了由白细胞引起的免疫性输血反应和经血液传播疾病的发生率。而离心去白膜法制备的去白细胞红细胞中残存白细胞较多,故目前临床已很少使用。

四、洗涤红细胞

洗涤红细胞(washed red blood cells)是采用特定的方法将保存期内的全血、悬浮红细胞或浓缩红细胞用大量等渗溶液洗涤,去除几乎所有血浆成分和部分非红细胞成分,并将红细胞悬浮在氯化钠注射液或红细胞添加液中所制成的红细胞血液成分。

(一)制备方法

(1)接收成品库处于保存期内的去白细胞全血、悬浮红细胞或浓缩红细胞洗涤制备(图 6-3)。

(2)将冷藏保存,无破损渗漏,溶液外观正常,在有效期内的洗涤盐水溶液联袋与需洗涤的血袋连接,仔细检查连接处有无渗漏。

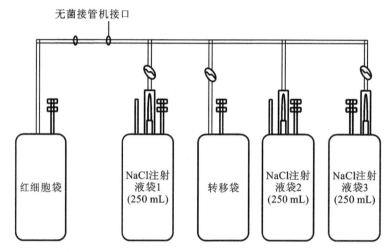

图 6-3 三联盐水袋制备洗涤红细胞示意图

（3）将洗涤溶液移至红细胞袋内，液体量约为 100 mL/U，夹紧导管，混匀。

（4）将联袋一起放置在低温（2～6 ℃）离心机中，以 4000g 离心 10 min。

（5）离心后的悬浮红细胞直立于分浆夹上，将上清液和白膜层挤入空转移袋内。

（6）重复（3）～（5）步骤，洗涤 3 次。

（7）向洗涤后的红细胞袋内加入适量（50 mL/U）保存液（生理盐水或红细胞保存液）混匀。

（8）在离母袋约 20 cm 辫管处热合，然后将其断开。

（9）如果在开放环境制备或最后以生理盐水混悬，洗涤红细胞保存期为 24 h；如果是在闭合无菌环境中制备且最后以红细胞保存液混悬，洗涤红细胞保存期与洗涤前的红细胞悬液相同。

（二）特点

（1）洗涤红细胞是在去白细胞红细胞的基础上用无菌生理盐水反复洗涤三遍以上制备而成，去除了红细胞中 80％以上的白细胞。

（2）经过洗涤的红细胞去除了约 98％的血浆蛋白，同时也损失了大约 20％的红细胞。

（3）洗涤红细胞去除了大量的细胞碎屑、代谢产物、抗凝剂、乳酸盐、钾、氨和微聚物。

五、冰冻解冻去甘油红细胞

冰冻红细胞（frozen red blood cells）是采用特定的方法将自采集日期 6 d 内的全血或悬浮红细胞中的红细胞分离出，并将一定浓度和容量的甘油与其混合后，使用速冻设备进行速冻或直接置于 -65 ℃以下的条件下保存的红细胞血液成分。

冰冻解冻去甘油红细胞（red blood cells frozen and deglycerolized）是采用特定的方法将冰冻红细胞融解后，清除几乎所有的甘油，并将红细胞悬浮一定量的氯化钠注射液中的红细胞血液成分。

（一）原理、设备与耗材

1. 原理　在超低温的环境下，红细胞的代谢活动降低或完全停止，从而减少红细胞代谢所需要的能量消耗,同时也可以避免有毒代谢产物的积累。甘油具有较强的抗冻能力和渗透性的特性,将一定浓度的甘油加入到红细胞血液制剂中,使之渗透入红细胞内,在低温条件下,保护红细胞膜和内部结构免受损伤,从而达到延长红细胞保存的目的。

2. 设备与耗材 低温离心机、分浆夹、热合机、剪刀、电脑、准备所需的甘油保护剂、输液器、三联空袋、恒温循环解冻箱、剪刀、电脑、9%和0.9%氯化钠溶液、输血器、无菌接管机、双通管、一次性转移袋等。

(二)制备方法

1. 冰冻红细胞制备

(1)取6 d之内的全血或悬浮红细胞(多数情况为 Rh 阴性)。

(2)操作过程使用无菌接管机接驳或在百级净化间内进行。

(3)将全血或红细胞悬液在2~6 ℃条件下,以4000g离心10 min后移入分浆夹上,去白膜后移入三联袋内。如为1.5 U或2 U的红细胞悬液时,可以把红细胞平均分在二个三联袋内。

(4)将甘油袋悬挂在支架上,通过输液器、无菌接管机或双通将甘油袋与三联袋连接起来。

(5)依靠重力向内缓慢(先慢后快的原则,以8 mL/min~10 mL/min速度)加入57.1%甘油(1 U红细胞制剂加复方甘油溶液约160 mL),20 min左右完成,同时不断轻微振荡,操作完毕将三联袋热合断开,使之成为终浓度为40%的冰冻红细胞,在室温下平衡30 min后交接入库。

(6)将入库后的冰冻红细胞立即水平放置在-65 ℃以下冰箱中保存待用。

2. 冰冻解冻去甘油红细胞制备

(1)将冰冻的红细胞制剂自低温冰箱中取出,迅速浸入水温在37~40 ℃恒温循环解冻箱内,摇摆融化至全部解冻。注意不能用力挤压血袋,以免血袋破裂及血球机械性损伤。

(2)将融化后的红细胞制剂在2~6 ℃条件下,以2000g离心10 min后的三联袋移至分浆夹上,去除上清液。

(3)向三联袋内以60滴/min加入9%NaCL溶液80 mL,不断轻轻摇晃血袋,在室温平衡2~3 min。在2~6 ℃条件下,以2000g离心8 min后去除上清液。

(4)以60滴/min加入0.9%生理盐水100 mL,不断轻轻摇匀。在2~6 ℃条件下,以2000g离心8 min后去除上清液。

(5)以60滴/min速度加入0.9%生理盐水150 mL并不断轻轻摇晃血袋,然后热合连接管。置于2~6 ℃低温离心机内,以2000g离心8 min,去除上清液后加入0.9%生理盐水150 mL,重复3次。

(6)如上清液颜色仍发红,不符合外观标准,可再加入0.9%氯化钠溶液150 mL,离心去上清。

(7)向三联袋内加入0.9%生理盐水70~80 mL或AB型血浆,若是Rh阴性血液,则加入原血浆悬浮。

(8)将制备后的解冻去甘油红细胞的血袋留取至少一段保留注满解冻去甘油红细胞的辫管至少20 cm,并且热合将其断开。

用盐水法制备冰冻解冻红细胞见图6-4。

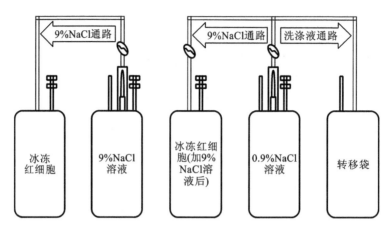

图 6-4　盐水法制备冰冻解冻红细胞示意图

（三）特点

（1）冰冻解冻去甘油红细胞在－65 ℃以下保存，可保存 10 年，是 Rh 阴性稀有血液的最好保存方法。

（2）目前去甘油的洗涤过程可使用全自动洗涤机完成，大大提高了红细胞的质量。

（3）洗涤后红细胞膜会有一定程度的损伤，应尽快用于临床。

六、年轻红细胞

年轻红细胞（young red blood cells）是采用特定的方法，将采集到的多联塑料血袋内的全血中的全部血浆和底部陈旧红细胞分离，剩余中间约 45％的细胞部分所制成的红细胞血液成分。

（一）制备方法

（1）按要求接收原料为保存 24 h 内全血，检查血液外观和血袋。

（2）将全血联袋（400 mL）规整，对称放入两离心杯中，在天平或配平仪上用填充物配平后，分别放入离心机内两对称挂耳上。

（3）运用 2～6 ℃低温离心机，以 4000g 离心 10 min。

（4）将离心后的母袋直立放入分浆夹内，掰开母袋与子袋之间的导管，挤出上层血浆200 mL 流入空转移袋内。

（5）留下部分血浆与血细胞充分混匀，再将血液移入长形无菌空袋并将血袋规整放入离心套筒，配平后置离心机内两对称挂耳上。

（6）运用 2～6 ℃低温离心机，以 4000g 离心 30 min。

（7）离心后用特制分离钳将快速夹住血袋红细胞层上部（45％）和底部（55％），将上层45％红细胞部分挤入另一个空袋内，剩下的为成熟红细胞；并将红细胞保存液按比例分别加入到年轻红细胞和成熟红细胞袋内，分别制成年轻红细胞和成熟红细胞悬液。

（8）将制备后的年轻红细胞的血袋留取至少一段保留注满全血的辫管至少 20 cm，然后将其断开。

（二）特点

（1）年轻红细胞中含有生成时间较短的红细胞和网织红细胞，因此在患者体内可以存活更长的时间,延缓含铁血黄素的积累。

(2) 年轻红细胞的平均血红蛋白含量较红细胞高。

(3) 目前国家没有出台年轻红细胞的相关标准,各血站应收集相关数据建立相应标准并得到确认。

(4) 也可采用血细胞分离机进行单采。

七、辐照红细胞

辐照红细胞(irradiated red blood cells)是使用照射强度为 25~30 Gy 的 γ 射线对红细胞血液制剂进行照射,使血液制剂中的 T 淋巴细胞失去活性所制成的红细胞血液成分。冰冻解冻去甘油红细胞和血浆成分不需辐照处理,红细胞成分应在全血采集后 14 d 内完成辐照。

(一) 制备方法

用于血液辐照的射线有 γ 射线和 X 射线两种,γ 射线的放射源有 ^{137}Cs 和 ^{60}Co,使用专用的血液辐照仪来制备,辐照剂量以既能灭活免疫活性细胞又能维持血液成分的功能受到最小的损伤为最佳。

(1) 将保存期在 14 d 内的成品红细胞血液成分粘贴"待辐照"标识。

(2) 按辐照仪的操作规程对红细胞血液成分进行核定剂量(25~30 Gy)辐照。

(3) 把辐照完成的辐照红细胞血液成分粘贴"已辐照"标识,打印并粘贴辐照红细胞血液成分的标签,经外观检查并核对后出库。

(二) 特点

(1) 红细胞血液成分经一定剂量的 γ 射线辐照后,能灭活血液中大部分的免疫活性淋巴细胞,从而能够避免因免疫活性淋巴细胞的植活所致的 TA-GVHD 的发生。

(2) 新鲜血液(保存 3 d 内)中免疫活性细胞含量较高,应慎用。

(3) 去白细胞红细胞经白细胞过滤可减少血液中白细胞,但不能完全预防 TA-GVHD,故也应采取血液辐照。

(4) 经辐照后的红细胞血液成分,其质量控制要求与原血液制剂的要求相同,保存期 ≤14 d。

第三节 机器单采血液成分

机器单采血液成分简称单采成分,包括单采血小板、单采血浆及单采粒细胞,也可采集年轻红细胞、造血干细胞等。

由于各类血液成分在临床的应用数量和比例是有差异的,因此,采用全血来制备各类血液成分这种方式无法满足临床的要求,同时也造成血液资源的浪费,这种状态促使人们去研究一种可以有选择地采集某种血液成分技术。但最初的方式既烦琐耗时又存在一定的风险,建立更有效和安全的单采系统成为单采血液成分制备发展的一个目的,这个系统就是目前临床使用的机器单采,通常简称单采,是指从献血者体内采出血液并连续分出预期的血液成分,同时其他血液成分回输给献血者的过程。

最初的单采系统是美国哈佛大学医学院的 Cohn 博士设计的连续流动离心单采设备,随后的大部分其他型号的单采机也都是采用了离心的方法。

一、单采机的种类及工作原理

血液细胞单采机根据其原理可分为离心式、膜滤式血液细胞单采机和吸附式血浆分离机三类。

(一) 离心式血液细胞单采机

1. 工作原理 利用离心力作用,根据血液成分的相对密度不同,在旋转的离心杯内或管状旋转的物体内分层,把需要的成分留下,其他成分通过连续或不连续的方式回输给献血者或患者。

2. 采集方式 间断流动离心式,适用于单静脉管路;连续流动离心式,适用于单静脉或双静脉管路。

3. 应用特点 既能进行治疗性血细胞单采,也可实施血浆置换。

4. 主要类型与系列

(1) Haemonetics 系列 主要包括 Mode10、Mode30、V50、PCS2、MCS2P、MCS3P(图6-5)以及新型的 MCS+等系列产品,可以用来采集血浆、红细胞、血小板、粒细胞以及单核细胞,属于间断流动式单采系统。

(2) Fenwal 系列 该类单采机属于连续流动式单采系统,主要型号包括:采集血小板和粒细胞的 CS3000、CS3000 plus;Amincus(图 6-6)是 CS3000 系列的改进产品;采集血浆的 Autopheresis C 单采机,该产品除采用了离心杯之外,还应用了旋转滤器制备血浆。

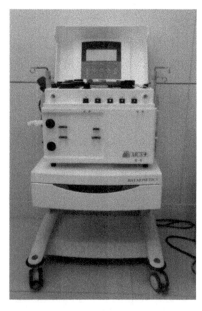

图 6-5 MCS3P 血液细胞单采机

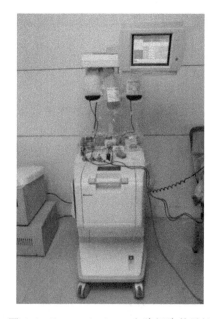

图 6-6 Fenwal Amincus 血液细胞单采机

(3) Terumo BCT 系列 2011 年 4 月由美国 Caridian BCT(科安比斯特)公司与日本

的 Terumo(泰尔茂)公司合并后推出的系列产品，主要有 Trima Accel、COBE Spectra Apheresis System、Spectra Optia Apheresis System 等型号，有单针和双针连续流动式单采系统，目前血站常采用的是 Trima Accel 型号(图 6-7)。

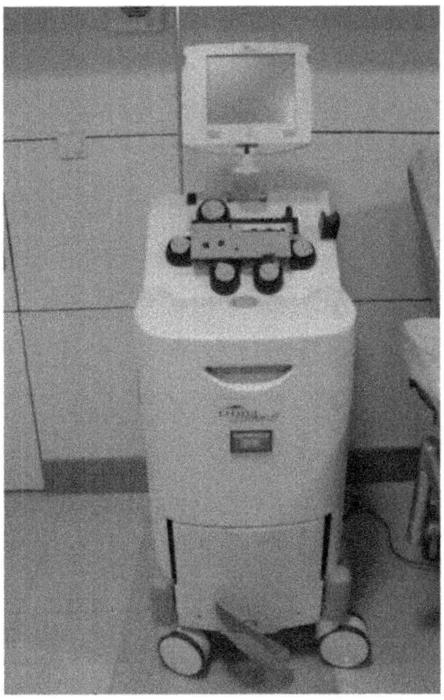

图 6-7　Trima Accel 血液细胞单采机

(二) 膜滤式血液细胞单采机

1. 工作原理　分离机采用通透性和生物相容性都比较好的高分子材料制成的膜滤器代替离心容器，当血液流入膜滤器时，在一定的膜压下，只允许血浆从膜中透过由导管排出，而血细胞成分被阻挡于膜滤器内从另一个导管排出，血细胞与置换液混合后回输给患者。膜滤器分为平板式和中空纤维式两种。为了选择性去除血浆中的致病物质，克服全血浆被去除的缺点，膜滤式分离机在上述技术基础上改进为双重膜滤式机，先让患者的血液通过较大孔径的膜式过滤器，使血浆和血细胞分开，再通过较小孔径的膜式过滤器，去除血浆中病理性大分子物质后，再把清除后剩余的血浆与血细胞回输给患者。常用型号为 NDP-200、APC-400、KM-8500 等。

2. 采集方式　连续流动离心式，适用于单静脉或双静脉管路，主要用于单采血浆。

3. 应用特点　该类血液细胞单采机除用于血浆单采还可用于治疗性血浆置换。

(三) 吸附式血浆分离机

1. 工作原理　该分离机安装有吸附柱，是由单克隆抗体、葡萄球菌蛋白 A 等通过交联剂与适当的树脂形成共价键结合物，制备成无菌的特异性或选择性吸附柱。当患者血液流经此柱时，可以吸附病理性抗体、蛋白质抗原和免疫复合物，经净化的血液则回输给患者，达到纯化血液成分、减除病理成分的治疗目的。

2. 采集方式　连续流动离心式，适用于单静脉或双静脉管路。

3. 应用特点　可选择性从全血中清除血液病理性成分，或从全血已分离出的血浆中将病理性成分清除。

二、单采血液成分献血者的要求

1. 健康检查　单采血小板献血者除满足捐献全血的要求外，还应同时满足：HCT≥0.36；采前白细胞≥4.0×10^9/L 且<10.0×10^9/L(单采粒细胞的要求)；采前血小板≥150×10^9/L 且<450×10^9/L；预测采后血小板≥100×10^9/L；献血者的血液不能有中度以上脂血，在献血前 3 d 内不能服用阿司匹林类药物。

2. 献血量和间隔时间　单采血小板献血者，每次可献 1～2 个治疗单位，或者 1 个治疗单位及不超过 200 mL 血浆。献血者捐献血小板 2 次间隔时间≥2 周，≤24 次/年，全年血小板和血浆采集总量≤10 L。单采血小板后(或供浆者供浆后)与全血献血间隔时间≥4 周；全血献血后与单采血小板献血间隔时间≥3 个月。

三、单采的基本程序

(1) 血小板捐献者须经有关体检、征询和增检项目的检测,各项指标符合 GB 18467—2011《献血者健康检查要求》的相关条件。

(2) 献血者献血前的一般检查和血液检测合格后,有效期为 14 d。

(3) 单采科医生根据检测结果对献血者做出是否能够捐献成分血的综合评定,符合捐献单采血小板条件的按血液细胞单采机的操作规程采集献血者的血小板。

(4) 采集程序结束后,工作人员要向献血者说明献血后注意事项。

(5) 发给献血者无偿献血证和纪念品,鼓励定期献血。

(6) 留取标本 ①检测结果用于判定血液能否放行的标本只能在献血时同步留取,不得在献血者健康检查时提前留取;②如果使用带留样袋的采血袋,将留样针插入真空采血管,留取血样;③如果使用不带留样袋的采血袋,将静脉穿刺针插入真空采血管,留取血样,应单手操作,避免手被针头刺伤。

(7) 相关人员要及时对献血者身份和表格内容进行再次核对,根据检验结果将机采血液成分贴签、入库。

四、单采血液成分的种类

(一) 单采血小板

单采血小板(apheresis platelets)是指使用血细胞分离机在全封闭的条件下自动将符合要求的献血者血液中的血小板分离并悬浮于一定量血浆内的单采血液成分。

储存期为 24 h 的单采血小板容量为 125～200 mL;储存期为 5 d 的单采血小板容量为 250～300 mL;血小板含量$\geq 2.5 \times 10^{11}$个/袋;白细胞混入量$\leq 5.0 \times 10^{8}$个/袋;红细胞混入量$\leq 8.0 \times 10^{9}$个/袋。

(二) 去白细胞单采血小板

去白细胞单采血小板(apheresis platelets leukocytes reduced)是指使用血细胞分离机在全封闭的条件下自动将符合要求的献血者血液中的血小板分离并去除白细胞后悬浮于一定量血浆内的单采血液成分。白细胞混入量$\leq 5.0 \times 10^{6}$个/袋,其他特点与单采血小板相同。

(三) 单采粒细胞

单采粒细胞(apheresis granulocytes)是指使用血液单采机在全封闭的条件下自动将符合要求的献血者血液中的粒细胞分离出并悬浮于一定量的血浆内的单采血液成分。

一个治疗剂量的单采粒细胞容量 150～500 mL;中性粒细胞含量$\geq 1.0 \times 10^{10}$个/袋;血细胞比容≤ 0.15。

(四) 单采新鲜冰冻血浆

单采新鲜冰冻血浆(apheresis fresh frozen plasma)是指使用血细胞分离机在全封闭的条件下自动将符合要求的献血者血液中的血浆分离出并在 6 h 内速冻呈固态的单采血液成分。

单采新鲜冰冻血浆容量为标示量(mL)$\pm 10\%$;血浆蛋白含量≥ 50 g/L;凝血因子Ⅷ含

量≥0.7 IU/mL。

第四节 手工浓缩血小板的制备

浓缩血小板(concentrated platelets)是指采集后置于室温保存和运输的全血于采集后6 h内,或采集后置于20～24 ℃保存和运输的全血于24 h内,在室温条件下将血小板分离出,并悬浮于一定量血浆内的血液成分。20 世纪初就有人尝试通过输注全血而增加血小板数量,20 世纪50 年代开始有血小板输注的报道。20 世纪70 年代中期血小板输注在全世界广泛普及。据有关统计,从1972 年到1986 年,美国血小板的临床用量增长了15 倍。据美国 AABB 统计,输注的血小板中将近70%是用于血液病和肿瘤患者,16%是用于骨髓移植患者。如果合理输用,血小板在临床上的用量可以达到全部输血的20%甚至40%以上。

一、浓缩血小板的制备方法

(一)制备前全血的要求

(1)采集后置于室温保存和运输的全血在6 h内,或采集后置于20～24 ℃保存和运输的全血于24 h内,保养液为 ACD 或 CPD 的多联采血袋。

(2)200 mL 全血采集时间≤5 min,或400 mL 全血采集时间≤10 min。

(二)富血小板血浆法

1. 采血袋 一般采用三联或四联采血袋,四联采血袋的母袋为全血袋,1 号转移袋为血浆转移袋,2 号转移袋为红细胞保存液,3 号转移袋为专用血小板保存袋。若是三联袋,则2 号转移袋兼用做血小板保存袋(图6-8)。

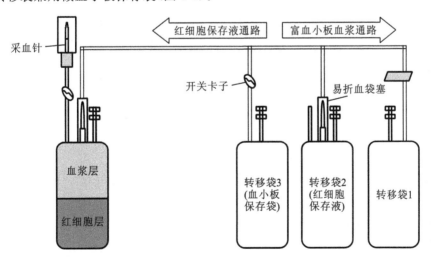

图 6-8 四联袋富血小板血浆法制备浓缩血小板示意图

2. 轻离心 在20～24 ℃环境下以700g 的离心力离心10 min 或1100g 离心8 min。将离心后的血液转移至血液成分分离机或分浆夹上。

3. 分离富血小板血浆 将母袋的上层血浆分入 1 号转移袋,将富含血小板的血浆分到 1 号转移袋中,注意尽量不携带红细胞,用分离夹夹住血浆管道。

4. 加添加剂 将 2 号转移袋内的红细胞添加剂挤到母袋(红细胞袋)内制备成悬浮红细胞并热合断离。

5. 重离心 将 1 号转移袋和血小板保存袋热合断离,在 20~24 ℃温度环境和 3750g 离心力条件下离心 6 min 或 3000g 离心 20 min,轻轻取出转移袋放至分浆夹上。

6. 分离乏血小板血浆 将上层乏血小板血浆分入到 1 号转移袋内,制备成血浆,留下 50~70 mL(400 mL 制备,若 200 mL 全血则为 25~35 mL)的血浆即为浓缩血小板。

7. 解聚 由于此时的浓缩血小板在两次离心后处于聚集状态,必须重新解聚后方能用于临床输注,应置于 20~24 ℃温度环境下静置 1~2 h 后,再轻轻晃动采血袋使血小板成为均匀的混悬液。

8. 入库 热合血小板管路并保留 10 cm 含有血浆的辫管,所有血液成分贴签、入库。

(三) 白膜法制备浓缩血小板

1. 采血袋 一般采用四联或五联采血袋,五联采血袋的母袋为全血袋,1 号转移袋为血浆转移袋,2 号转移袋为空袋,3 号转移袋为红细胞添加液,4 号转移袋为专用血小板保存袋。若是四联袋,则 3 号转移袋兼用做血小板保存袋(图 6-9)。

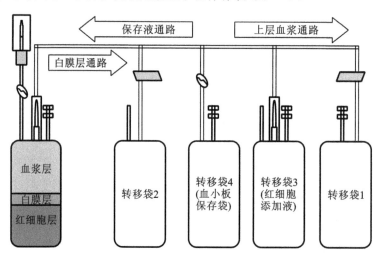

图 6-9 五联袋白膜法制备浓缩血小板示意图

2. 重离心 在 20~24 ℃温度环境下以 2100g 的离心力离心 14 min。将离心后的血液转移至血液成分分离机或分浆夹上。

3. 分离血浆 将母袋的上层血浆分入至 1 号转移袋,血浆分到距白膜层约 2 cm 处,即夹住血浆管道。

4. 挤白膜 将剩余血浆和白膜层一起挤入 2 号转移袋内,夹住红细胞袋连接管,再从 1 号转移袋内挤入 50~60 mL 血浆至 2 号转移袋,并把血浆袋内的空气挤进白膜袋内,保持白膜管道内无明显红细胞残留,夹住各个管路。

5. 加添加剂 将 3 号转移袋内的红细胞添加液挤入到母袋(全血袋)内制备成悬浮红细胞并热合断离。

6. 制备血浆 将 1 号转移袋和空转移袋热合断离,在 4 ℃温度环境下以 4000g 离心力离心 102 min,分出上层血浆,热合血浆袋并保留 10 cm 含有血浆的辫管。

7. 轻离心 将 2 号转移袋和血小板常温保存袋热合断离,于 20～24 ℃环境下静置1 h 自然解聚,再以 20～24 ℃温度和 280g 离心力条件下离心 10 min,轻轻取出转移袋至分浆夹上,将上层淡黄色的浓缩血小板分入血小板保存袋内,即为浓缩血小板。

8. 入库 热合血小板管路并保留 10 cm 含有血浆的辫管,所有血液成分贴签、入库。

（四）混合浓缩血小板

混合浓缩血小板(pooled concentrated platelets)是指将血型相同的 2 袋或 2 袋以上的浓缩血小板在无菌条件下合并在同一血袋内的成分血。

二、浓缩血小板的特点

（1）富含法制备的浓缩血小板比白膜法残留较多的红细胞和白细胞。

（2）富含法制备的浓缩血小板会有血小板的聚集,需要静置并混匀后输注。

（3）多联袋在全封闭的状态下制备的血小板,在 20～24 ℃温度下可振荡保存 3～5 d。

（4）混合浓缩血小板与浓缩血小板相同,其质量标准均在浓缩血小板的基础上乘以混合单位数。

第五节 血浆及冷沉淀凝血因子的制备

血浆(plasma)是指由全血经离心分层后用手工或机器的方法分离后得到的一种血液成分。血浆又可分为新鲜冰冻血浆、病毒灭活新鲜冰冻血浆和冰冻血浆、病毒灭活冰冻血浆。冷沉淀凝血因子是由新鲜冰冻血浆经低温融化离心分离后得到的一种冷不溶解物质,含有较多的凝血因子和纤维蛋白原。

一、新鲜冰冻血浆

新鲜冰冻血浆(fresh frozen plasma)是指采集后储存于冷藏环境中的全血,最好在 6 h (保养液为 ACD)或 8 h(保养液为 CPD 或 CPDA-1)内,但不超过 18 h 将血浆分离出并速冻呈固态的血液成分。

（一）制备方法

将在 6 h(保养液为 ACD)或 8 h(保养液为 CPD 或 CPDA-1)内采集的全血,经制备浓缩红细胞或悬浮红细胞后得到的血浆成分,即为新鲜冰冻血浆。

（二）特点

（1）新鲜冰冻血浆因由新鲜全血制备而来,含有较丰富的稳定和不稳定凝血因子和血浆蛋白。

（2）因凝血因子Ⅷ为不稳定凝血因子,因此应尽量缩短制备时间,以减少凝血因子Ⅷ的损失。

（3）新鲜冰冻血浆融化后应尽快输注,以减少不稳定凝血因子的损失。

（4）新鲜冰冻血浆的有效保存期为一年，一年后可转化为冰冻血浆。

（5）新鲜冰冻血浆应在 37 ℃环境下融化，融化时间较长或温度较低易有纤维蛋白析出。

二、冰冻血浆

冰冻血浆（frozen plasma）是指采用特定的方法在全血的有效期内，将血浆分离出并冰冻呈固态的血液成分，或从新鲜冰冻血浆中分离出冷沉淀凝血因子后将剩余部分冰冻呈固态的血液成分。

（一）制备方法

在全血保存的有效期内，经制备浓缩红细胞或悬浮红细胞后得到的血浆成分，即为冰冻血浆，或者在使用新鲜冰冻血浆制备冷沉淀后的乏凝血因子Ⅷ血浆也可制备成冰冻血浆。

（二）特点

（1）冰冻血浆除不稳定凝血因子含量较少以外，含有几乎全部的稳定凝血因子。

（2）含有较丰富的血浆蛋白。

（3）在 -20 ℃以下环境有效保存期为 5 年。

（4）冰冻血浆应在 37 ℃环境下融化，融化时间较长或温度较低易形成纤维蛋白析出。

三、冷沉淀凝血因子

冷沉淀凝血因子（cryoprecipitated antihemophilic factor）是指采用特定的方法将保存期内的新鲜冰冻血浆在 $1\sim6$ ℃融化后，分离出大部分的血浆，并将剩余的冷不溶解物质在 1 h 内速冻呈固态的血液成分。

（一）制备方法

1. 离心法

（1）取出待制备冷沉淀的新鲜冰冻血浆，置于 $2\sim6$ ℃冰箱中过夜融化或在 $2\sim6$ ℃水浴装置中融化。

（2）当血浆基本融化时，取出血浆，在 $2\sim6$ ℃的环境下以 4000g 离心 10 min。

（3）将大部分上层血浆移至空袋，制成冰冻血浆。将留下的 $20\sim30$ mL 血浆与沉淀物混合，制成冷沉淀凝血因子。

2. 虹吸法

（1）将新鲜冰冻血浆袋置于 $2\sim6$ ℃水浴装置中，另一个空袋悬于水浴箱外，位置低于血浆袋，两袋之间形成一定的高度落差。

（2）血浆融化后，随时被虹吸至空袋中，当融化至剩下 $40\sim50$ mL 的血浆与沉淀物时，闭合导管，阻断虹吸。将血浆与沉淀物混合，制成冷沉淀凝血因子，空袋中的血浆制成冰冻血浆，将冰冻血浆袋和冷沉淀凝血因子袋热合断离。

（二）特点

（1）含有来源新鲜冰冻血浆中几乎所有不稳定凝血因子和纤维蛋白原，但其容量仅为原料血浆的近 1/10。

（2）冷沉淀凝血因子应在 37 ℃环境下融化，融化过程中应不断轻轻摇动，融化时间过长或温度较高、较低均易形成纤维蛋白析出。

四、病毒灭活血浆

病毒灭活新鲜冰冻血浆（fresh frozen plasma methylene blue treated and removed）是指采集后储存于冷藏环境中的全血，按新鲜冰冻血浆制备要求分离出新鲜血浆，在速冻前采用亚甲蓝（methylene blue，MB）病毒灭活技术进行病毒灭活并速冻呈固态的血液成分。

病毒灭活冰冻血浆（frozen plasma methylene blue treated and removed）是指采用亚甲蓝病毒灭活技术，对在全血的有效期内分离出的血浆或从新鲜冰冻血浆中分离出冷沉淀凝血因子后剩余的血浆，进行病毒灭活并冰冻呈固态的血液成分。

（一）制备方法

（1）根据设备操作说明书运用 MB 法设置医用血浆病毒灭活光照柜的参数（图6-10）。

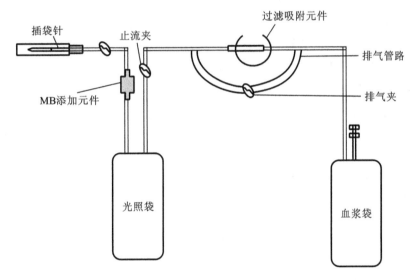

图 6-10 MB 法制备病毒灭活血浆示意图

（2）根据血浆的规格选择相应病毒灭活血袋。

（3）用无菌导管连接设备或百级净化台内按无菌操作技术将血浆袋与病毒灭活血袋连接。

（4）将血浆袋悬挂于支架上，打开导管夹，使血浆经"亚甲蓝添加元件"，流入光照袋。

（5）在医用血浆病毒灭活光照柜中进行光照。

（6）光照处理后的血浆经病毒灭活装置配套用输血过滤器过滤，滤除亚甲蓝和绝大部分白细胞，即得病毒灭活血浆。

（二）特点

（1）病毒灭活血浆须经亚甲蓝光敏剂的滤除，其容量比制备前原血浆有一定的损失。

（2）病毒灭活血浆经荧光光照、亚甲蓝过滤后其凝血因子也将有部分损失。

（3）可根据其制备前的原料血浆分为病毒灭活新鲜冰冻血浆和病毒灭活冰冻血浆。

（4）病毒灭活血浆有一定量的亚甲蓝残留，其血浆略呈淡蓝色。

（5）亚甲蓝病毒灭活血浆质量标准符合国家卫生部要求。

第六节　血液成分的病毒灭活

输注血液及其成分是临床治疗的重要手段之一，但经研究证实有多种病原体可经输血和血液制剂传播，引起输血相关的传染病，严重影响输血者的身心健康，其中尤以病毒传播较为普遍，例如，脂包膜病毒中的 HBV、HCV 和 HIV，其危害程度最大。

近年来，尽管病毒标志物检查在方法学上已有长足的进步，许多采供血机构已经开展病原体的核酸检测，使得经血液传播病原体的检出率大大提高，检测的窗口期也大大缩短，但目前血站开展的经血液传播病原体仅限于 HBV 的表面抗原，HCV 和 HIV 抗体。经血传播的病原体还有 HTLV-Ⅰ/Ⅱ、CMV、H1N1 病毒、EBV、微小病毒 B19、西尼罗病毒、克雅氏病毒等。在我国采供血系统没有开展相关项目的检测，在欧美、日本等国家已常规开展 HTLV-Ⅰ/Ⅱ 的血液检测，部分开展 CMV、克雅氏病毒检测。除病原体检测的"窗口期"因素外，还有"免疫静默感染""新型病毒和亚型变异株的出现"以及"包括核酸检测在内的各类病毒标志物筛查方法学的局限性"等，使临床输血风险尚存。因此对各种血液成分进行病毒灭活处理具有十分重要的意义。

一、病毒灭活的方法

（一）物理方法

1. 巴氏消毒法（加热消毒法）

（1）灭活原理　通过选择适宜的作用温度和作用时间，使病毒结构的破坏速率远大于蛋白质结构的破坏速率。

（2）灭活的方法　将处于溶液状态的血液或血液制品置于 60 ℃环境下作用 10 h。

（3）灭活的病毒种类　可灭活 HBV、HCV 和 HIV。有学者研究在静脉注射用丙种球蛋白溶液中加入木糖醇，然后进行巴斯德消毒，可有效地灭活加入的 CMV 和 D1 型猴反转录病毒，免疫球蛋白的各种性状无改变，且聚合体减少，稳定性增加。将 9 体积含 2 mol/L 甘氨酸和 60%蔗糖的抗血友病球蛋白和 1 体积病毒液混合行巴氏消毒法消毒，除牛痘病毒外，HIV-1、EBV、CMV、单纯疱疹病毒和脊髓灰质炎病毒均可全部灭活。

（4）可用于灭活的血液制品　常用于白蛋白、人血丙种球蛋白的病毒灭活。巴氏消毒法还被扩大应用于生产免疫球蛋白，凝血因子Ⅷ、Ⅸ，纤维蛋白原等静脉注射产品的处理。

（5）病毒灭活效果　Simmonds 等在对英国临床应用的凝血因子Ⅷ、Ⅸ浓缩制剂进行的输血传播病毒（transfusion transmitted virus，TTV）检测中发现，未经巴氏消毒法灭活的产品，其 TTV 检出率为 50%～75%，经巴氏消毒法灭活后的产品阳性检出率为零。Bridonnecd 等在低温乙醇法生产免疫球蛋白的工艺中加入此病毒灭活工艺，即在无稳定剂、低盐、酸性条件下实施巴氏消毒法，病毒滴度下降 5 $\log(1\ g\ LD_{50}/mL)$。

2. 干热灭活法

（1）灭活原理　冻干后的血液制品经加热处理、干热杀灭病毒的方法。

（2）灭活的方法　常采用的干热法有 60～80 ℃环境下加热 10～72 h 及 80 ℃环境下

加热 72 h。

（3）病毒灭活效果 现已证明采用 60～80 ℃环境下加热 10～72 h 的方法不能彻底灭活 HBV、HCV、HIV，而 80 ℃环境下加热 72 h 已被证明能有效灭活 HBV、HCV、HIV。另有报道将凝血因子冻干制品加热至 100 ℃处理的方法。

（4）灭活的血液和血液制品 可用于灭活凝血因子Ⅷ冻干制剂和凝血酶原复合物等。

3. 射线辐照法

（1）灭活原理 射线来自核的转变，由光子组成，在放射性衰变过程中所形成的子核处于激发和不稳定状态，当由高激发态跃迁回到低激发态时即释放出射线。常用的 γ 射线放射源有两种，即 ^{60}Co 和 ^{137}Cs。目前已有大量实验证实 γ 射线辐照对各种微生物均有杀灭作用，包括有包膜和无包膜病毒及所有的基因型物质。其机制是通过 γ 射线辐照的电离作用直接或间接产生游离基，破坏生物大分子的共价键。

（2）灭活的方法 一般情况下，20～50 Gy 剂量的射线辐照几乎能灭活所有病毒，但辐照剂量越大对蛋白制品成分的损伤也越大，如何在灭活病毒的同时又保留蛋白有效成分、不破坏蛋白成分的活性，这将是射线辐照应用于蛋白制品病毒灭活的关键。

（3）灭活的血液和血液制品 可用于血液蛋白制品的病毒灭活。

4. 短波紫外线灭活法

（1）灭活原理 紫外线（UV）杀菌作用显著，UV 一方面可使核酸突变，阻碍其复制、转录，封锁蛋白质的合成；另一方面，产生的氧自由基可引起氨基酸的光电离，从而导致细胞死亡。与光敏剂联合应用时，在 UV 照射下，光敏剂与核酸、蛋白质及脂质结合，形成光加成物，或将自身能量转移到重要分子基团，导致细胞结构破坏，活性消失。有的光敏剂在接受光能后产生电子跃迁，发生荧光，增加单线态氧而不利于细胞存活。

（2）灭活的方法 通常 UV 可分为 3 个波段：A 波段为 320～380 nm（UVA），B 波段为 290～320 nm（UVB），C 波段为 190～290 nm（UVC）。其中，短波紫外线 UVC 对病毒的灭活效果最好。

（3）灭活的血液和血液制品 可用于血液蛋白制品的病毒灭活。

5. 流体力学高压法（压力循环技术）

（1）灭活原理 其原理是病菌蛋白亚单位的冷解离造成的。压力处理可导致多亚基蛋白和蛋白核酸的复合体的解离。当衣壳蛋白解离时，病毒的基因物质从病毒颗粒逃逸，并且循环使水在固态和液态之间相互转换，其体积发生改变，反复的扩大和缩小导致了病毒亚单位的物理解离，病毒被灭活。

（2）灭活的方法 流体力学高压法是通过接近 0 ℃、高压的方法，增加循环次数使病毒浓度在 10～20 min 内降低 6log 左右。

（3）灭活的血液和血液制品 可用于血液蛋白制品的病毒灭活。

（二）化学方法

1. 有机溶剂/去污剂法

（1）灭活原理 有机溶剂/去污剂法（solvent/detergent，S/D）是由美国纽约血液中心的 Horowitz 等首先建立的，其原理是有机溶剂可使类脂从病毒表面脱落，病毒结构被破坏，从而失去感染活性。

（2）灭活的方法 S/D 法常使用三磷酸正丁酯（TNBP）与不同表面活性剂，例如，

Tween-80、TritonX-100 和胆酸钠组合。S/D 法灭活血液制剂中脂包膜病毒的效果已得到肯定,如以 0.3% TNBP 和 0.2%胆酸钠于 24 ℃处理凝血因子Ⅷ浓缩制剂 6 h,灭活 HBV、HCV 均>4 log,灭活 HIV>4.5 log,灭活水泡性口炎病毒(vesicular stomatitis virus,VSV)和 Sindbis 病毒均>4.5 log,而凝血因子Ⅷ促凝活性的回收率高于 90%。但该方法对细小病毒 B19、HEV 及其他非脂包膜病毒无灭活能力。

（3）灭活的血液和血液制品　可用于人凝血酶原复合物(PCC)、凝血因子Ⅷ、纤维蛋白原、凝血酶、免疫球蛋白、血浆等的病毒灭活。

2. 光化学法

（1）灭活原理　某些光敏剂对病毒表面及病毒核酸结构有强烈的亲和性,在适当波长的光照下易激活,从而通过光化学作用破坏与其接触的病毒结构。已使用的光敏剂包括 MB、血卟啉衍生物、补骨脂内酯衍生物、吩噻嗪类化合物、酞菁化合物和部花菁等。

MB 法是目前灭活血浆运用最好的一种方法。它是采用 MB 结合光照处理来灭活血浆中病毒的方法。由于 MB 的阳离子特性,其可与病毒表面结构和核酸紧密结合,在适当的条件下 MB 与病毒的核酸和脂质包膜结合后,在可见光的照射下发生光化学反应,吸收光能后可激发产生单线态氧,这种单线态氧的能量可使病毒的包膜破损,核酸断裂,导致大多数脂质包膜病毒和部分非包膜病毒灭活。MB 主要作用于核酸的 G-C 碱基,其结合双链的能力高于与单链结合的能力,故可用于病毒的灭活。但 MB 法并不改变病毒的氨基酸成分。

（2）灭活特点　这类方法的主要特点是对脂包膜病毒有高效灭活作用,可以用于血浆的病毒灭活,对血小板制剂的病毒灭活是当前的研究热点。

（3）灭活方法与应用　美国加利福尼亚大学的科学家在 100 多种补骨脂内酯的化学改性产物中筛选出一种新的补骨脂内酯衍生物氨甲基-三甲基补骨脂素(S-59),用 150 mmol/L 的 S-59 结合 3 J/cm² UVA(320～400 nm)照射处理血小板制剂,能灭活游离的 HIV(>6.7 log)、细胞结合的 HIV(>6.6 log),而血小板体外功能保存 7 d 后仍保持良好,现已获美国 FDA 批准进行临床试验。

与其他病毒灭活的方法相比较,MB 光照灭活病毒应用更简便、更经济。这种方法所需要的材料仅为适当浓度的 MB 和足够照度的光源,将待灭毒样品用 MB 处理后,再行光照射适当时间即可,不需再去除 MB 等任何其他处理。

（4）灭活的血液和血液制品　目前光化学法病毒灭活,开展最广泛的是 MB 荧光照射的方法,市场已有用于血浆病毒灭活的成品血袋和病毒灭活光照箱,可对血浆进行常规的病毒灭活和光敏剂 MB 的滤过功能。其他也有用于红细胞产品、血小板及血液制剂的病毒灭活研究。

3. 低 pH 值孵放法　低 pH 值孵放法的原理是 pH 值为 4.0 条件下病毒表面的细胞抗原电荷发生改变,蛋白质的空间结构发生不可逆变性,从而使病毒丧失与细胞受体结合的能力,不能进入细胞完成侵染。可能影响病毒灭活效果的条件有 pH 值、孵放时间、温度、胃酶含量、蛋白质浓度、溶质含量等。目前国内企业常用 pH 值 4.0、24 ℃、孵放 21 d 来灭活 IVIG。

4. 辛酸灭活法　辛酸(caprylic acid,CA 或 octanoic acid,OA)又名亚羊脂酸,是一种天然存在于蔬菜和动物脂肪中的八碳饱和脂肪酸,也能通过化学方法合成。辛酸钠作为稳定剂用于白蛋白制造已有 50 多年历史,其对人体的安全性及耐受性已无可置疑。1991 年 Lundblad 等发现 CA 有灭活脂包膜病毒的作用,辛酸盐在 pH 值 4.5 时,离子化与非离子化比为 1∶2,辛酸盐呈最大的非离子化形式,非离子 CA 具有亲脂性带正电荷性质,能进入脂包膜病毒,破坏磷脂结构或/和嵌入磷脂膜的蛋白质,从而影响脂包膜病毒的完整性,使病毒失去复制能力而丧失感染性,达到最佳的灭活病毒效果。

二、病毒灭活的血液成分

(一)红细胞的病毒灭活

1. 主要病毒灭活方法 红细胞病毒灭活研究最多的是光化学法,其中采用的光敏染料主要有部花菁(merocyanine,MC)、MB、吩噻嗪染料、血卟啉衍生物和补骨脂素等。

2. 灭活效果

(1) MC 结合 540 nm 可见光灭活 在有氧情况下,能插入病毒膜中阻止病毒早期感染,能灭活红细胞悬液中多种模型病毒。但 MC 只对包膜病毒有效,且其对光的吸收与血红蛋白在同一范围内,所以其病毒灭活能力在血红蛋白存在的情况下会下降。

(2) 补骨脂素光敏剂灭活病毒 亦有 MC 同样的弊端,血红蛋白的存在会大量吸收掉补骨脂素——核酸复合物形成时所需的光能。所以研究者们越来越倾向于使用吸收光谱在 600 nm 以上的光敏物质,使之避免与血红蛋白的吸收光谱重叠,从而允许更多的光线通过样品。

(3) MB 加荧光光照灭活病毒 血浆和血红蛋白的存在对 MB 的病毒灭活能力均没有什么影响。但 MB 法对红细胞制剂的病毒灭活还有不尽如人意的地方,它只能灭活细胞外病毒而不能灭活细胞内病毒。

另外,MB 法用于红细胞制剂灭活时对红细胞有损伤,可导致红细胞溶血率、离子通透性和免疫球蛋白结合的增加等,加入抗氧化剂谷胱甘肽或羟自由基清除剂甘露醇可以改善这种情况。有报道发现 1,9-二甲基亚甲基蓝比 MB 多了两个环形的甲基基团,从而疏水性增强,更易于插入细胞膜内。这种光敏染料不仅能杀灭红细胞样品中的细胞外病毒,还能杀灭细胞内的病毒,并对红细胞的储存特性只有细微的改变,是目前光化学法中大有发展前景的一种光敏染料。

(二)血小板的病毒灭活

1. 主要病毒灭活方法 血小板制剂病毒灭活研究最多的也是光化学法,其中采用的光敏染料主要为补骨脂素:氧化补骨脂素(8-MOP)、甲基补骨脂素(AMT)和 S-59 等。

2. 灭活效果 补骨脂素是一种有效的病毒灭活光敏物质。它无需氧激活,在 UVA (320~400 nm)光照下,能与核酸结合并与嘧啶反应形成环状复合物,从而有效地阻止核酸的复制、转录和翻译。因为血小板不含有核酸,所以这是一种可行的病毒灭活方法。补骨脂素除了能灭活多种病毒外,它还能灭活白细胞。这不仅无害,甚至还可能有利于消除白细胞相关病毒以及白细胞输入后所导致的异体免疫作用和 GVHD。

(三)血浆的病毒灭活

1. 主要病毒灭活方法 常用方法有:S/D 法、MB 法、以补骨脂素类化合物介导的光化学技术、微波灭活病毒技术、流体力学高压法(压力循环技术)。

2. 灭活效果　目前采供血系统广泛开展病毒灭活方法,其效果比较确切的是亚甲蓝(MB)/光化学法。

（四）白蛋白的病毒灭活

1. 主要病毒灭活方法　目前巴氏消毒法和低温乙醇法是灭活白蛋白制品常用的病毒灭活方法。

2. 灭活效果　不同的病毒对乙醇敏感性不同,浓乙醇能破坏病毒的二、三级结构,使蛋白变性。乙醇不但可用来分离白蛋白,也可降低血浆蛋白各组分传播病毒的危险性。因此,用冷乙醇加工血浆蛋白的过程也是一个降低病毒传播危险性的过程。

（五）凝血因子的病毒灭活

1. 主要病毒灭活方法　目前用于凝血因子的病毒灭活方法主要有:干热法、巴氏消毒法的湿热法、S/D 法。

2. 灭活效果　凝血因子有其本身固有的不稳定性,在一定的环境和条件下凝血因子容易被破坏或分解,因此上述病毒灭活的方式都有其局限性,并使凝血因子受到不同程度的损失。

综上所述,为保证血液制剂的安全性,各国科学家和学者在其病毒去除和灭活方面做出了不懈的努力,而且找到了多种有效方法。但是应当清醒地认识到,未来新病毒的出现可能会给血液制剂安全性带来严重挑战。通过改进现有的病毒灭活工艺和研究新的病毒灭活方法来提高血液制剂的安全性,是摆在广大血液制剂研究工作者面前的艰巨任务。

小　结

全血虽然含有血液中全部的血液成分,但其保存的环境和条件不适宜除红细胞以外的其他血液细胞的生存,因此达不到临床输注其他血液成分的目的,需要对全血采用特定的方法进行分离,制备成符合临床输注要求的各种血液成分。

本章简要介绍了血液成分制备的历史发展情况,成分制备的基本原理和遵循的基本原则以及制备前准备和制备过程中的注意事项。对红细胞制剂、血浆和冷沉淀凝血因子以及机器单采血液成分,分别从定义、制备方法和特点等方面进行了详细的阐述。在第六节还详细地介绍了血液成分灭活的原理、必要性、方法和效能等方面的内容。

对全血使用大容量低温离心机经一定的转速、温度和时间的条件下,可手工或机器分离制备成浓缩红细胞或年轻红细胞及血浆,在浓缩红细胞中添加红细胞添加剂则可制备成悬浮红细胞,如果全血是在 6 h(保养液为 ACD)或 8 h(保养液为 CPDA-1)内,则制备成的血浆即为新鲜冰冻血浆,否则为冰冻血浆。新鲜冰冻血浆经 1~6 ℃融化,用离心或虹吸的方法去除冷上清,将得到的冷不溶解物制备成冷沉淀凝血因子。

为去除全血或悬浮红细胞中白细胞对患者引起的输血不良反应和 GVHD,可将全血、浓缩红细胞、悬浮红细胞的血袋增加白细胞滤器以去除血液中的白细胞从而制成相应的去白细胞红细胞制剂。

将 6 d 内采集或制备并按要求保存的全血或悬浮红细胞按一定比例加入相应浓度的甘油并混合,放置在 −65 ℃以下环境保存被制备成冰冻红细胞;冰冻红细胞经 37 ℃条件融化经高渗和等渗的 NaCl 溶液多次洗涤并加入一定量的 0.9% 的 NaCl 溶液便制成冰冻解冻去甘油红细胞。

成品的全血或红细胞制剂经^{60}Co 或^{137}Cs 一定剂量的 γ-射线照射可制备成辐照红细胞,经辐照可灭活血液中大部分的免疫活性细胞,降低因输血引起的 GVHD 的发生率。

为满足临床输注血小板、白细胞或造血干细胞以及换血疗法的需求,血站以及临床医院相继开展了机器单采血液成分,目前血液细胞单采机有离心式、膜过滤式血液细胞单采机和吸附式血浆分离机三种单采机,适合于不同采集目的的需求,其中单采血小板临床应用最普遍,每单位单采血小板含有 2.5×10^{11} 个血小板,相当于 10 U 以上的手工浓缩血小板。单采血小板的白细胞和红细胞的混入量都很少,很大程度上避免了临床输血反应的发生,使用单采机还可以单采血浆或临床用于血浆置换、单采红细胞等以达到治疗的目的。

为消除血液中病毒经血传播的风险,血液成分可采用病毒灭活来降低临床输血传播疾病的风险,通常采用物理和化学两种方法。使用较为普遍的物理方法有巴氏消毒法和干热消毒法,用于灭活各种血液制品中的病毒;化学方法中的 S/D 法和 MB 法也是常采用的病毒灭活方法,其中 S/D 法主要用于灭活凝血因子、凝血酶等血液制品,而 MB 法已被许多血站采用制备成病毒灭活冰冻血浆或病毒灭活新鲜冰冻血浆。

思 考 题

1. 血液成分制备的原理是什么?
2. 血液成分制备的基本原则有哪些?
3. 血液成分制备的起始血液有哪些要求?
4. 血液成分制备过程中离心、速冻和目视检查的注意事项有哪些?
5. 什么是悬浮红细胞?其具有哪些特点?请描述其质量控制项目和要求。
6. 什么是洗涤红细胞?其具有哪些特点?请描述其质量控制项目和要求。
7. 冰冻红细胞在解冻制备冰冻解冻去甘油红细胞过程中,为什么要先用高渗 NaCl 后用等渗 NaCl 溶液进行洗涤?
8. 辐照红细胞的定义和特点是什么?
9. 血液细胞单采机的种类有哪些?请简述离心式血液细胞单采机的工作原理。
10. 机器单采血小板的质量控制项目和要求有哪些?
11. 手工浓缩血小板的制备方法有几种?请简述富血小板血浆法的步骤。
12. 什么是冷沉淀凝血因子?请简述其离心法的步骤。
13. 请简述病毒灭活血浆的定义和特点。
14. 请简述巴氏消毒法的原理和方法。
15. 请简述 MB 病毒灭活方法的原理。
16. 为什么红细胞病毒灭活的方法不够理想,其主要原因是什么?

(余加宏)

第七章 血液及血液成分的保存

学 习 目 标

掌握:血液及血液成分保存的基本原理及冷链环境;血液保存液的种类及保存期限;悬浮红细胞的保存原理;冰冻红细胞的保存方法及影响因素;血小板保存的原理及影响因素;新鲜冰冻血浆及冷沉淀凝血因子的保存方法。

熟悉:血液保存液的组成成分及各成分的作用;冰冻红细胞的保存原理及临床意义;造血干细胞的保存方法及影响因素;粒细胞的保存原理及方法。

了解:血液保存液的研究历史和进展;血液在保存中血细胞及血液理化性质的变化;血小板冰冻保存的方法及存在的问题。

血液及血液成分保存(blood and blood component preservation)是临床输血安全和有效的保障,是血液及血液成分能够用于输血治疗的前提,是直接影响血液及血液成分生物学治疗效果的关键要素。没有体外保存技术,就没有制备有效生物学功能的血液成分制剂的可能性。根据血液及血液成分的特点在不同条件下有针对性地保存,可使血液及血液成分的质量达到最优,保存时间达到最长。本章详细介绍了血液及其成分保存的原理、基本原则,常用保存液的种类和作用机制,各种血液成分的保存温度、方法以及血液成分运输的基本要求等相关知识。

第一节 血液及血液成分保存的概述

一、血液及血液成分保存的简史

早期的输血由于无法解决血液离体后很快发生凝固的问题,都是采取现场操作,通过直接输血法完成。直接输血由于受人员、地点、紧急需要等要求的限制,实行起来十分不方便也不安全,一直影响着输血作为有效抢救和治疗手段的广泛应用。

为了防止血液离体后凝固,人类曾经尝试过多种抗凝物质,直到1914年A. Hustin使用枸橼酸钠作为长效抗凝剂得到了初步成功,使血液可以离体后得以保存。1916年Francis. Ross和J. R. Turner采用枸橼酸盐的葡萄糖溶液使血液在采集后可以保存14 d。1943年J. F. Loutit和P. L. Mollison采用了ACD(枸橼酸-枸橼酸钠-葡萄糖)溶液可以使

血液在 $2\sim6$ ℃条件下保存 21 d。1950 年 Smith 应用甘油作为保护剂冰冻保存红细胞获得成功,同年 Carl. Walter 和 W. P. Murphy 等采用塑料袋采集、保存血液。1953 年低温冰冻离心机的发明进一步加速了成分血液保存和临床应用的发展。1957 年 Gibson 发明了 CPD(枸橼酸-枸橼酸钠-磷酸二氢钠-葡萄糖)保存液配方,使输入人体后的红细胞存活率更高,更容易释放所携带的氧气。1960 年 Meryman 等首次进行人红细胞的冰冻干燥保存研究。1969 年 S. Murphy 和 F. Gardner 论证了室温下储存血小板的可行性,使血小板保存有了巨大的进展。1972 年运用血液及血液成分分离机单独分离、提取血液中的某种细胞成分。1975 年,通过在 ACD 或 CPD 血液保存液中添加腺嘌呤研制出 CPDA(枸橼酸盐-磷酸盐-葡萄糖-腺嘌呤)保存液配方,使红细胞 4 ℃保存期限延长到 35 d,充分保证了临床血液供应。1989 年红细胞冻干保存研究进入具有临床意义的科学研究阶段。2001 年 Wolkers 等首先报道了采用海藻糖冻干保存血小板的技术,使血小板冻干保存研究取得突破性进展。

我国的血液保存研究起步较晚,1944 年易见龙教授等人在昆明组建了国内第一所具有规模的血库。新中国成立后,各大医院普遍建立了血库,各省市陆续建立了血液中心、中心血站和相关的输血研究机构,广泛开展了血液保存方面的研究工作。进入 21 世纪,红细胞、血小板的冰冻干燥保存研究仍然是血液保存研究的热点,尽管已经取得了重大进展,但在研究中仍然面临着巨大的困难和挑战。随着各种新技术的发展,以及对血液生理、生化等研究的深入,血液及血液成分的保存、制备技术得到了进一步发展,越来越多的血液及血液成分制剂被应用于临床,保证临床有效输注,使输血成为科学、实用的医学治疗学方法,开辟了临床成分输血的新时期。

二、血液及血液成分保存的基本原则

血液及血液成分保存的基本原则是使血液及血液成分在离开体内循环正常生理环境的情况下,在体外储存过程中,保持其最适宜的生存条件和环境。在其保存期内输入受体后,能在循环中存活并维持其正常的生理功能,以达到有效的治疗目的。例如,红细胞在保存期内输入受体后,至少 70% 以上的红细胞于输入后的 24 h 内,在受体的循环内能存活,并以正常的方式将氧气运输到组织的。

三、血液及血液成分保存的基本原理

应用抗凝剂设法阻止血液凝固;添加红细胞代谢所需要的能量物质防止红细胞被破坏,例如葡萄糖、腺嘌呤等,以延长血液的保存时间;保持适宜的储存温度,使细胞代谢缓慢,乳酸生成减少;使用抗溶血剂,例如蔗糖、山梨醇和甘露醇等可缓解红细胞溶血和加固细胞膜;选择通透性好的优良容器,便于氧气缓慢通过袋壁,保存过程中细胞代谢产生的二氧化碳被排出袋外,从而抑制 pH 值下降,改善细胞保存环境;增强红细胞释放氧能力。

四、血液及血液成分的冷链环境

血液自合格献血者体内采集出来后到输注到患者体内,这期间需要保证各种血液及血液成分最适宜的生存条件和环境,使细胞代谢缓慢,乳酸生成和三磷酸腺苷(adenosine triphosphate,ATP)能量消耗减少等。因此对血液及血液成分的保存及各个环节的冷链环

境、储血环境及运输环境有着严格的要求,这对于维持血液及血液成分的生物活性,保证安全、有效输血起着重要作用。

(一) 血液冷链保存

血液冷链保存是指采用冷链设备使血液和血液成分在采集、制备、储存和运输中始终保持在规定的温度范围内,以保护血液和血液成分的生物活性和功能。

1. 储血冷藏箱 储血冷藏箱(图 7-1)应有适当的照明设备和风扇。内隔层均有一扇内门,以减少冷空气散发,保持温度均匀,节省电能。隔层间要有一定距离,周围要留有一定空间以便空气回流,使箱内各处均匀快速降温。箱体隔热性能、密封性能要好,以保持温度恒定。储血冷藏箱可保存全血、悬浮红细胞、浓缩红细胞等。

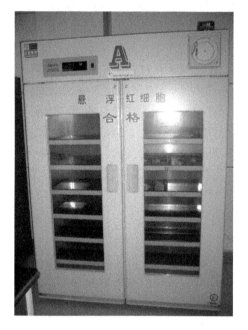
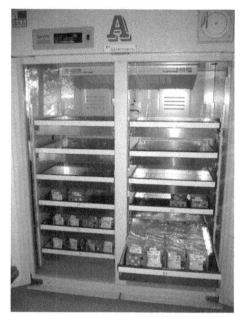

图 7-1 储血冷藏箱

(1)温度要求 储血冷藏箱温度上下层之间、前后之间温差小于 2 ℃,即必须控制在2~6 ℃范围内。要有温度记录器,记录器温感探头必须置于带有一定介质的容器中,容器内实际温度与记录器记录温度之差要小于 1 ℃。

(2)高低温断电及报警装置 储血冷藏箱必须有高低温报警和断电声响报警装置,一旦温度升高或降低超过要求,便发生自动报警。当报警器温感探头的温度分别高于 6 ℃和低于 2 ℃时,报警器应发生报警。

(3)温控管理 储血冷藏箱应设专人管理,定期维修保养,并建立档案保存。质控部门要定期对温度、高低温报警和温度记录曲线进行监测。

2. 储血冷库 对于需大量储存的血液和血液成分,使用冷库保存易于操作和管理,储血冷库的性能要求基本与储血冷藏箱相同,此外还有下列要求:冷库内设立分区并明确标识,在不同区域分别存放不同品种、血型和规格的血液成分;因储血冷库体积较大,要设置多个温度监控点;温度记录仪和报警的温差电偶应安装在上层隔离架上,报警器电源和冷库电源应分开;冷库最好使用双感系统,一个温差电偶置于液体中,另一个则置于冷库顶部的空气中,但不要紧靠冷库门口上方。

3. 低温保存箱 低温保存箱若是用于新鲜冰冻血浆、冰冻血浆、冷沉淀凝血因子的保存,温度为低于-25 ℃;用于冰冻红细胞的保存,温度达-65 ℃以下,如果使用液氮,则可达-196 ℃。有高温报警、低温报警、传感器故障报警、开门报警、断电报警、后备电池低电量报警、低电压报警、24 h温度跟踪记录打印系统等。

4. 储血冰库 若储存的冰冻血液成分(冰冻血浆、冷沉淀凝血因子等)量较大,可建立较大容量的冰库,便于使用和管理。

5. 血小板振荡箱 恒温血小板振荡保存箱是将血小板采集或制备完成后,在等待给患者输注的过程中,需要在20~24 ℃的恒温环境中振荡保存。振荡频率为60 次/分;振荡幅度为50 mm;报警条件为<20 ℃、>24 ℃和非正常关机报警。

6. 冷藏运输车 主要用于大量血液和血液成分的冷藏运输,特别是较长距离和时间的血液运输。冷藏运输车的制冷系统要有两套电源,一个是由汽车运行时马达发动供电,另一个是外接电源,后者在汽车停放时由外部供电。

(二)保存环境

1. 采血环境 在血站采血室内,保持通风、清洁。使用采血室之前,将各种采血器材及房物用紫外线灯照射消毒30 min。在血站外采血先将房间彻底清扫,擦拭干净,所有器材放在适当位置,关闭门窗,用有效消毒喷雾剂或可移紫外线灯照射消毒。

2. 储血室环境

(1)室内阴凉、空气流通,周围环境符合卫生学要求,避免有污染源,且设置在方便取血者的地方。

(2)室内应具备各种规格的储血冰箱、血小板振荡箱、低温冰箱或冷库,储血冰箱内严禁存放其他物品,每周消毒一次,冰箱内空气培养每月一次,无真菌生长及培养皿(90 mm)细菌生长菌落<8 CFU/10 min 或<200 CFU/m³为合格。

(3)各种血液及其成分制剂储存时应将合格血、待检血、不合格血分别隔离存放,设置明显标记。

(4)工作人员应24 h值班,每天定时检查设备运转情况,配备电脑管理系统和专用电话,每6 h观察并记录温度1次,发现异常应及时处理。

(三)血液运输

血站外出采血,各医院到血站取血,以及紧急抢救用血时全国各地相互支援,都会涉及血液的运输问题。血液运输的关键问题是运输中温度的控制和防止剧烈振荡,以保证血液中各种成分的活性和抑制细菌生长。

1. 全血或悬浮红细胞的运输

(1)条件允许时,可用2~10 ℃温度监视器的冷藏车运输,最长运输时间应不超过24 h。

(2)短途运输,比如血液中心或血站往各医院送血或医院到血液中心取血,一般运输时间在2~3 h内,可用运血箱(图7-2),能使4 ℃储存的血液维持在10 ℃以下。运血箱应有良好的隔热设施,夏季气温太高时,可在血袋上面放置0~0.5 ℃的塑料冰袋,-20 ℃以下冰可造成红细胞受冻破裂溶血。

2. 血浆和冷沉淀凝血因子的运输 运输冰冻成分,必须考虑维持低温的方法。冰冻

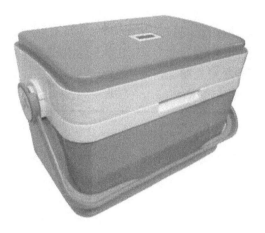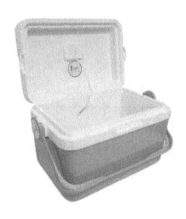

图 7-2　运血箱

血浆和冷沉淀凝血因子通常一般保存在低于－25 ℃,如果运输,温度必须维持低于 10 ℃,不能更高,否则会影响成分血液质量。

（1）用冷藏运输车运输　冷藏车箱内温度首先应预冷到冰冻血液及其成分所要求的保存温度,运输过程中要保持血液制剂所要求的温度,最好有温度监视器和报警系统。

（2）用运血箱运输　应把冰冻血液及其成分装在绝热性能好的容器中运输。长距离运输,可在运血箱内放置干冰或低于－20 ℃的冰块,放置量要根据运输时间、运血箱保温性能、周围环境温度以及最后运血箱中冰的融化程度而增减。

3. 血小板的运输

（1）为了防止血小板聚集,在运输中,尤其是冬季,要防止温度过低,一般要求保持在15～25 ℃中运输。

（2）采用隔热好的容器,例如运血箱、保温瓶等。使用前应在室温下敞开 30 min,然后将 20～24 ℃的血小板放进容器中,关闭容器盖,装入车厢内运输。

（3）在运输过程中要防止剧烈振荡,避免血小板的损伤。

总之,各地区应因地制宜采取有效措施,使血液暂时储存及运输条件能达到保证血液质量要求。

第二节　全血的保存

目前,全血主要作为制备各种血液及其成分的原料,临床应用已经很少。全血的质量直接影响着各种血液及其成分的质量和临床治疗效果。全血在 2～6 ℃保存既能最大限度地降低红细胞的代谢率,减少红细胞能量消耗和乳酸等代谢产物堆积,又能防止红细胞冻结而产生溶血。全血保存研究的目的一般都是考虑尽可能延长离体后保存有效期、防止全血中红细胞的储存损伤、提高保存后红细胞的运载和释放氧气的能力,减少输注并发症。

一、储血容器的变化

1. 玻璃瓶采血　早期直接采集和储存血液的器具是玻璃瓶。玻璃瓶采血的缺点有:

玻璃瓶在储存、运输中容易破裂；橡胶塞、乳胶管、玻璃瓶等不是一次性使用，常常容易发生细菌污染、热源反应和病毒传播的危险；经过碱处理的橡胶塞、乳胶管等容易老化；不能安全、方便地制备血液及其成分，造成血液资源的浪费及临床输注疗效下降等。

2. 塑料袋采血 塑料袋采血器材具有质地柔软、不易破碎、易于储存和运输的优点，因此逐渐替代了玻璃瓶。塑料采血袋有二联采血袋、三联采血袋、四联采血袋等多联塑料采血袋（图 7-3），多个塑料单袋相连成密闭无菌系统，这样可以保证各种血液及其成分分离时，能在无菌条件下转移，降低了血液被细菌污染的几率。目前普遍使用的是以邻苯二甲酸二己酯（DEHP）为增塑剂的聚氯乙烯（polyvinyl chloride，PVC）血袋来保存血液，DEHP可以显著降低红细胞保存过程中的溶血率，同时氧和二氧化碳可以缓慢地通过袋壁，在保存过程中由细胞代谢所产生的乳酸和重碳酸盐反应生成碳酸，进而分解成二氧化碳和水，二氧化碳被排出袋外，pH 值下降被抑制，红细胞保存环境得到改善。为了研究对血小板保存的塑料采血袋，又研制了具有更好的气体通透性的聚乙烯烃袋（图 7-4），可保存血小板 5～7 d。

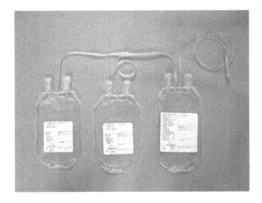 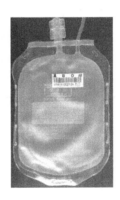 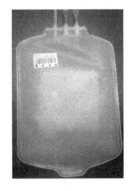

图 7-3 三联采血袋   图 7-4 聚乙烯烃袋

二、血液保存液的研究

血液离开人体后首先面临的问题是血液凝固，最初的血液保存研究就是为了解决血液离体后凝固及全血中红细胞的保存问题。随着研究的深入，为了避免红细胞被破坏，人们不断尝试一些新的方法，比如添加红细胞代谢所需要的能量物质、使用抗溶血剂缓解红细胞溶血和加固细胞膜、保持适宜的储存温度，使细胞代谢缓慢，减少乳酸生成等使得红细胞保存时间大大延长，质量也得以提高。

1. 血液保存液的研究进展（图 7-5）

2. 血液保存液的组成成分 目前美国 FDA 认可的血液保存液有 ACD（acid-citrate-dextrose）、CPD（citrate-phosphate-dextrose）、CP2D（citrate-phosphate double-dextrose）、CPDA-1。这些以抗凝剂、葡萄糖等为主要成分，用于防止血液凝固、维持血液内各种组分活性和生理功能的溶液称为血液保存液。广泛深入的研究结果，呈现出保存液配方多样化的情况（表 7-1），有力地推动输血工作的开展，提高了保存血液的质量，方便临床使用。

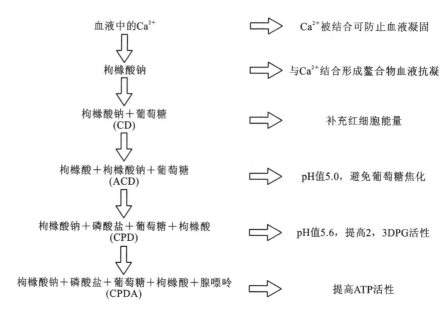

图 7-5　血液保存液的研究进展简图

表 7-1　几种保存液的组成成分

	ACD-A	ACD-B	CPD	CP2D	CPDA-1	CPDA-2
枸橼酸钠/(g/L)	22.0	13.2	26.30	26.30	26.30	26.30
枸橼酸/(g/L)	8.0	4.8	3.27	3.27	3.27	3.27
葡萄糖/(g/L)	24.5	13.3	25.5	51.10	31.9	44.6
磷酸二氢钠/(g/L)	—	—	2.22	2.22	2.22	2.22
腺嘌呤	—	—	—	—	0.275	0.54
pH 值(室温测定)	5.03	5.03	5.63	5.63	5.63	5.63
保存液与血液体积比	1.5∶10	2.5∶10	1.4∶10	1.4∶10	1.4∶10	1.4∶10
注册状态	NIH-A 1971FDA	NIH-B 日本批准	FDA 批准	FDA 批准	1978FDA 批准	未正式批准

3. 血液保存液中主要成分的作用

（1）枸橼酸盐　它是所有抗凝保存液中的基本抗凝物质。最常用的是枸橼酸三钠,除抗凝作用外,它还能阻止溶血的发生。

（2）枸橼酸　避免保存液中的葡萄糖在消毒中焦化。

（3）葡萄糖　它是红细胞代谢所必需的营养成分,可延长红细胞保存时间,且防止溶血。

（4）磷酸盐　可提高保存液 pH 值,延长红细胞的保存期。ACD 液 pH 值较低,对保存红细胞不利,只能保存 21 d,且氧释放能力迅速下降。CPD 保存液中加入磷酸盐,使溶液 pH 值升到 5.6 可改善 2,3-二磷酸甘油酸(2,3-DPG)保存的环境,从而提高红细胞释放氧气的能力,延长红细胞的生存期。

（5）腺嘌呤　可促进红细胞 ATP 合成，延长红细胞的保存期达 35 d。

三、血液保存液种类与保存期限

血液保存期是指血液输注到受血者体内 24 h 时，红细胞存活率＞70％的体外保存时间。例如，CPDA-1 全血保存期为 35 d，说明用 CPDA-1 保存液，2～6 ℃保存 35 d 时的全血，输注给受血者体内 24 h 时，红细胞在受血者体内存活率＞70％。

全血保存的期限是由所使用的保存液种类而决定的，不同保存液保存全血的期限见表 7-2。

表 7-2　保存液的种类与保存期限

保存液的种类	全血保存期限/d
ACD-A	21
ACD-B	21
CPD	28
CP2D	21
CPDA-1	35
CPDA-2	35～42

四、血液在保存中的变化

血液离体后在短时间内保持原有各种成分的特性和活力。实际上，由于体外环境与体内环境差别显著，因此，随着时间的延长，离体血液中各种有效成分的性质必然要发生变化。更何况，血液保存液，例如 ACD、CPD 等，都是为保存红细胞而设计的，包括保存的温度 2～6 ℃也是为保存红细胞而设定的。而白细胞、血小板、凝血因子的最佳保存条件都与红细胞的不同，因此，全血中除红细胞外，其余成分包括白细胞、血小板和凝血因子的量很少，有的已丧失了活性、生理功能。

1. 红细胞的变化　红细胞在 4 ℃保存时，随着保存时间的延长，红细胞膜上的脂蛋白和脂质逐渐丧失，红细胞内[K$^+$]降低，[Na$^+$]、[Ca^{2+}]升高，红细胞从正常的双凹圆盘形变成球形或桑葚形，脆性增加，易发生溶血。保存过程中，血流动力学和流变学会发生改变，尤其是对红细胞的变形性和聚集性的影响，导致其质量下降，使回输后效果降低，也导致受血者凝血机制的改变。红细胞变形性降低直接影响红细胞的运氧功能，通过毛细血管时易遭破坏，降低输血效果。

2. 白细胞的变化　白细胞的寿命只有 5 d，其中主要对临床有治疗价值的中性粒细胞死亡最快。在 4 ℃的保存时间最长不超过 8 h，如果超过 24 h，中性粒细胞会丧失其生理功能；淋巴细胞次之；单核细胞最后。

3. 血小板的变化　血小板的寿命更短。4 ℃保存会使血小板形态由圆盘变成球形而诱发损害，24 h 内至少有 50％丧失功能，48 h 功能丧失更为显著，72 h 后输给受血者，血小板体内恢复率仅 13.32％，且已失去止血功能。

4. 凝血因子的变化　不稳定的凝血因子，例如，凝血因子Ⅷ保存 24 h 后活性下降 50％，凝血因子Ⅴ保存 3～5 d 也损失 50％的活性。所以通常在血液采集后几小时或几天内,凝血因子Ⅴ、Ⅷ,血小板和粒细胞等活性很快丧失,输注 4 ℃保存 5 d 后的全血,发挥生理功能的主要是红细胞、血浆蛋白和稳定的凝血因子。

5. 血液理化性质的变化 全血在 4 ℃保存过程中会发生一系列生理生化变化,见表 7-3。

表 7-3 全血在 4 ℃保存中的主要理化性质变化

项　　目	保　存　液	保 存 天 数					
		0	1	7	14	21	35
血浆 pH 值	ACD	5.0	7.08	6.97	6.79	6.72	—
	CPD	5.6	7.22	7.04	6.85	6.73	—
	CPDA-1	5.6	7.4	—	—	—	6.8
血浆[K$^+$]/(mmol/L)	ACD	—	4.0	13.0	18.0	21.0	—
	CPD	—	3.9	19.0	25.0	27.0	—
	CPDA-1	—	5.1	—	—	—	27.3
血浆游离	ACD	—	0.04	0.08	0.18	0.29	—
血红蛋白/(g/L)	CPD	—	0.057	0.12	0.18	0.26	—
	CPDA-1	—	0.078	—	—	0.461	—
血浆[Na$^+$]/(mmol/L)	ACD	—	172	158	150	146	—
	CPD	—	175	163	155	152	—
ATP/(%)	ACD	—	100	70	48	42	—
	CPD	—	100	72	64	64	—
	CPDA-1	—	100	96	83	70	56
2,3-DPG(%)	ACD	—	100	60	23	10	—
	CPD	—	100	99	80	44	—
	CPDA-1	—	100	99	80	44	5
红细胞存活率/(%)	ACD	—	100	98	85	70	—
	CPD	—	100	98	85	80	—
	CPDA-1	—	100	98	90	85	79

(1)pH 值的变化　随着保存时间的延长,血浆 pH 值逐渐降低,血浆游离血红蛋白逐渐增加,血浆[Na$^+$]逐渐降低。

(2)ATP 的变化　在保存过程中,红细胞膜和膜蛋白的损伤以及葡萄糖的持续消耗引起 ATP 供能减少,红细胞产生的 ATP 主要用于维持红细胞膜 Na$^+$-K$^+$-ATP 酶(钠泵)的正常功能,维持[K$^+$]在红细胞内比血浆高 5 倍,以保证红细胞的离子平衡。ATP 供能减少时,影响 Na$^+$-K$^+$-ATP 酶功能的正常发挥,导致细胞内 K$^+$的逸出,从而使血浆[K$^+$]不断升高。缺乏 ATP 时,钙泵(将红细胞内的 Ca^{2+}泵入血浆以维持红细胞内的低钙状态)不能正常运行,钙将聚集并沉积于红细胞膜上,使膜失去柔韧性而趋于僵硬,使红细胞易被破坏。同时,红细胞膜上脂质与血浆脂蛋白中的脂质更新受阻,红细胞可塑性降低,易于破坏。

（3）2,3-DPG 的变化 红细胞内的 2,3-DPG 也随着保存时间的延长和 pH 值的降低而下降。ACD 保存的血液储存 5 d 后，红细胞的氧释放能力能降低 50% 左右，对氧的亲和力增加；2,3-DPG 在血液储存 7 d 后下降约 50%，到 14 d 时几乎完全消失。CPD 保存液因 pH 值较高，2,3-DPG 浓度在 10 d 内是正常的。CPDA-1 保存液虽然能使红细胞的活力显著延长，但不能防止 2,3-DPG 的减少，2,3-DPG 只能在 12~14 d 内基本维持正常水平。

6. 红细胞的放氧能力的变化 红细胞的放氧能力是由血红蛋白的解离度决定的，影响因素有 pH 值、2,3-DPG 的含量、氧分压以及二氧化碳分压，例如，当 2,3-DPG 含量减少时，氧解离曲线向左移，那么血红蛋白与氧亲和性增加，红细胞释放较少的氧，其结果是组织氧供给不足，所以需要给受血者输入 2,3-DPG 含量高的血液才能改善红细胞的放氧能力，及时增加组织氧供给水平。不同条件下氧解离曲线如图 7-6 所示。

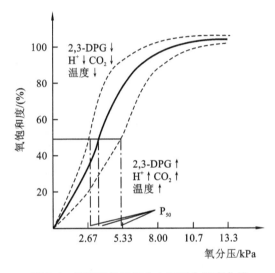

图 7-6 不同条件下氧合血红蛋白解离曲线

注：P_{50} 是指血红蛋白氧饱和度为 50% 时的氧分压，可以反映血红蛋白与氧的亲和力。P_{50} 增大，氧离曲线右移，表示血红蛋白与氧的亲和力小，P_{50} 减小，氧离曲线左移，说明亲和力大。当 2,3-DPG 含量减少时，氧解离曲线向左移，P_{50} 减小，血红蛋白与氧亲和性增加，组织氧供给不足。

总之，全血在体外保存时各种成分的变化说明"全血不全"，有人称为"保存损害"，即全血中各种成分虽然都在同一采集的容器内，但包括红细胞在内的各种成分的生物活性、生理功能随保存时间延长，在不同程度地衰减，起不到它们在循环中应发挥的作用。输入保存时间长的全血越多，进入患者体内的枸橼酸钠、乳酸、氨、钾等也越多，将会增加患者的代谢负担，对患者不利。因此，现在全血主要作为制备各种血液成分的原料。

第三节 红细胞制剂的保存

随着血液及其成分制备工作的开展，红细胞作为全血的主要成分，是临床输血治疗过程中使用最普遍的一种血液成分，我国每年使用的红细胞总量在 3000 吨以上。目前临床上提供的红细胞主要通过两种方式保存，即 4 ℃ 液态保存和 -80 ℃ 低温冰冻保存，近年来国内外红细胞冻干保存研究也在不断取得进展,下面就红细胞的不同保存方式分别进行介绍。

一、红细胞液态的保存

(一)浓缩红细胞

1.保存 浓缩红细胞应保存在 2～6 ℃。含 ACD、CPD 保存液的浓缩红细胞保存期为 21 d 或 28 d,含 CPDA-1 保存液的浓缩红细胞保存期为 35 d,采用 CPDA-2 保存液(比 CPDA-1 多 1 倍腺嘌呤和 0.4 倍葡萄糖)的红细胞可以保存 35～42 d。

2.运输 运输浓缩红细胞的温度为 2～10 ℃,最长运输时间不得超过 24 h。

(二)悬浮红细胞

悬浮红细胞保存的研究主要是针对红细胞添加液(additive solution,AS)配方的研究,随着配方的不同而使红细胞的储存期不同。

1.红细胞添加液 在血液及其成分制备过程中,由于全血在离心分离时,保存液大部分随血浆被分离出去,其中大部分维持红细胞能量代谢的物质,例如,腺嘌呤和葡萄糖随血浆移出,并且使剩下的红细胞变得非常黏稠,给患者输注时,流速慢。另外,分离血浆后,蛋白质含量减少,储存时也易发生溶血。为了保持和(或)营养剩余红细胞的生存活性,维持其生理功能,所以,在制备悬浮红细胞的过程中要加入红细胞添加液。

添加液是血细胞保存的外部环境,其成分组成以及各种理化性质对于细胞的代谢和氧化作用影响很大。合适的添加液对改善血细胞保存质量,延长血液保存时间有着最为重要的意义。优化添加液性能也是目前改善血液保存的主要途径。

红细胞添加液种类较多,例如,MAP(甘露醇-腺嘌呤-磷酸盐)、SAGM(生理盐水-腺嘌呤-葡萄糖-甘露醇)、CPDA-1、AS-1、AS-3、AS-5(表 7-4)以及生理盐水等。目前 FDA 认可的红细胞添加液有 CPDA-1、AS-1、AS-3、AS-5,而国内大部分血袋厂主要生产 ACD-A、ACD-B、CPDA-1、MAP 配方保存液与添加液。

表 7-4　AS-1、AS-3、AS-5 添加液的组成　　　　　　　　单位:mg/100 mL

	AS-1(Adsol®)	AS-3(Nutriel®)	AS-5(Optisol®)
枸橼酸钠	0	588	0
枸橼酸	0	42	0
葡萄糖	2200	1100	900
磷酸二氢钠	0	276	0
腺嘌呤	27	30	30
甘露醇	750	0	525
氯化钠	900	410	877

注:注册状态如下。

AS-1:Batex Fenwal lab 发明,1983 年 FDA 批准;AS-3:Cutter Biological 发明,1983 年 AABB 批准;AS-5:Cutter Biological 发明,FDA 批准。

(1)含胶体悬浮红细胞　浓缩红细胞加羟乙基淀粉溶液(hydroxyethyl starch,HES)在 2～6 ℃ 可保存 14 d;浓缩红细胞加磷酸腺嘌呤及庆大霉素的新鲜代浆血,在 2～6 ℃ 可保存 35 d。

（2）晶体盐悬浮红细胞 ①浓缩红细胞加生理盐水，只能保存 24 h。②SAG（氯化钠-腺嘌呤-葡萄糖）溶液，浓缩红细胞在 2～6 ℃保存 35 d 后，红细胞存活率为 82.6%。③SAGM（氯化钠-腺嘌呤-葡萄糖-甘露醇）保存液。甘露醇作为抗溶血剂具有缓解红细胞溶血的功能和加固细胞膜的作用，而不影响红细胞代谢。目前国际上使用较多的抗溶血剂是甘露醇。红细胞悬液在 SAGM 保存液中 2～6 ℃保存 35 d 后，体内存活率为 83.4%，溶血率下降 0.4%。④SAGS（氯化钠-腺嘌呤-葡萄糖-蔗糖）保存液。此方法是由中国医学科学院输血研究所建立的。在 SAG 保存液的基础上加入蔗糖作抗溶血剂，即形成了 SAGS保存液。用蔗糖代替甘露醇，保存效果与 SAGM 基本一致，但溶血率低于 SAGM 保存液。⑤MAP（甘露醇-腺嘌呤-磷酸盐）保存液。SAGM 保存液保存的红细胞如果抗凝不理想时，长期保存可有纤维蛋白生成，研究表明在 SAGM 保存液中加入少量磷酸盐，即 MAP 保存液，可防止这种现象产生。目前国内生产的红细胞添加液多采用此配方。⑥低渗 NH_4Cl溶液。用枸橼酸盐、葡萄糖、腺嘌呤、甘露醇和 NH_4Cl 组成的保存液，保存 2 周的红细胞ATP 含量可升高到 165%，11 周降到原水平，11 周到 18 周时红细胞的体内存活率是70%～80%，溶血率为 0.3%～7.1%，血液保存期为 120 d。但由于用血之前要先进行洗涤再输用，所以临床基本没有使用。⑦SAGM-麦芽糖保存液。利用五联袋采血，主袋为CPD 保存液，第 1 转移袋为空袋，第 2、3、4 转移袋装有 SAGM-麦芽糖溶液。采血后把血浆分到第 1 转移袋，把第 2 转移袋的 SAGM-麦芽糖溶液加入到主袋中，悬浮红细胞置于 4 ℃可保存 4 周。4 周后离心，把上清液移入空的第 2 转移袋，然后将第 3 转移袋的保存液再注入主袋，置于 37 ℃保温 1 h 后，在 2～6 ℃保存 4 周，同样操作使红细胞能保存 12 周。⑧红细胞复苏液。红细胞保存末期，ATP 和 2,3-DPG 会有显著下降，造成输注以后红细胞存活率低、氧释放能力下降。20 世纪 90 年代，人们开始尝试在保存期末的红细胞中添加一种多功能复苏液，含有丙酮酸、肌苷、葡萄糖、磷酸盐、腺嘌呤及 NaCl 等成分，在 37 ℃保温1 h，可达到红细胞复苏的目的。复苏后的红细胞 ATP 和 2,3-DPG 浓度显著提高，运氧功能恢复到和新鲜血接近的水平，有正常的放氧能力，并改善了输血后红细胞的体内存活率。各种晶体盐悬浮红细胞的种类见表 7-5。

表 7-5 晶体盐悬浮红细胞的种类

添加剂	成 分	保 存 期	备 注
	生理盐水	24 d	
SAG	氯化钠、腺嘌呤、葡萄糖	35 d	红细胞在储存中溶血增加
SAGM	氯化钠、腺嘌呤、葡萄糖、甘露醇	35 d	甘露醇-抗溶血剂
SAGS	氯化钠、腺嘌呤、葡萄糖、蔗糖	35 d	蔗糖-抗溶血剂，溶血率更低
MAP	氯化钠、腺嘌呤、葡萄糖、甘露醇、磷酸盐	35 d	补充抗凝

续表

添 加 剂	成 分	保 存 期	备 注
低渗 NH₄Cl	NH₄Cl、腺嘌呤、葡萄糖、甘露醇、枸橼酸盐	120 d	输注前需洗涤,临床未使用
SAGM-麦芽糖	腺嘌呤、葡萄糖、甘露醇、麦芽糖	12 周	五联袋,每 4 周更换保存液
红细胞复苏液	丙酮酸盐、肌苷、葡萄糖、磷酸盐、腺嘌呤、氯化钠		加入保存末期的浓缩红细胞中,在 37 ℃保温 1 h,红细胞 ATP 和 2,3-DPG 恢复到正常水平,输注前要去除复苏液

2. 保存　悬浮红细胞应保存在 2～6 ℃。红细胞添加液为 MAP、SAGM、CPDA-1 的保存期为 35 d；AS-1、AS-3、AS-5 的保存期为 42 d；红细胞添加液为生理盐水的保存期为 24 h。

3. 运输　悬浮红细胞的运输温度为 2～10 ℃,最长运输时间不得超过 24 h。

（三）洗涤红细胞

由于洗涤红细胞在使用器材和制备条件上的不同,各采供血机构对洗涤红细胞保存和运输的要求也不尽相同,但均以安全有效地输入为准。美国对洗涤红细胞的储存温度要求为 1～6 ℃,保存期为 24 h,主要考虑洗涤红细胞制备通常是在一个开放系统中进行的,容易污染细菌,另外,经过生理盐水洗涤,去除 98% 血浆等物质,保存液也随之去除,不利于红细胞长时间的生存和功能的维护。运输时温度应在 1～10 ℃。欧盟对洗涤红细胞的储存温度要求为 2～6 ℃,保存时间为洗涤后越短越好,低温制备的保存时间不超过 24 h,若室温制备保存时间不超过 6 h。短时间运输,运输中严格控制温度和时间。目前,国内规定洗涤红细胞在 2～6 ℃保存,自制备时起,在 24 h 内输注为好,运输时温度应在 2～10 ℃。总之,从安全和疗效的角度出发,洗涤红细胞在洗涤后应尽快输入。

（四）去白细胞红细胞

去白细胞浓缩红细胞应保存在 2～6 ℃。含 ACD-B、CPD 保存液的去白细胞浓缩红细胞保存期为 21 d,含 CPDA-1 保存液的去白细胞浓缩红细胞保存期为 35 d。运输的温度为 2～10 ℃,最长运输时间不得超过 24 h。

去白细胞悬浮红细胞应保存在 2～6 ℃。红细胞添加液为 MAP、SAGM、CPDA-1 的保存期为 35 d；红细胞添加液为 AS-1、AS-3、AS-5 的保存期为 42 d；红细胞添加液为生理盐水的保存期为 24 h。运输的温度为 2～10 ℃,最长运输时间不得超过 24 h。

（五）血液成分单采机采集红细胞

在有些发达国家,使用血液成分单采机单采 2 个单位红细胞的情况十分普遍。到目前为止,我国还没有广泛开展单采红细胞的工作。采集过程的操作规程一定要按不同厂家的不同型号的血液成分单采机的使用说明来制定并严格执行。

二、红细胞冰冻保存

红细胞代谢速度取决于保存温度,温度越低,其代谢活动越缓慢。如果能将温度降低至红细胞代谢接近停止,则可以降低红细胞能量的消耗,避免有毒代谢产物堆积,达到长期保存红细胞的目的。但是低温保存过程本身会对细胞造成各种损伤。这些损伤包括冰晶形成产生的直接机械损伤作用,细胞脱水和电解质析出导致的蛋白质变性,细胞膜部分类脂质丢失引起细胞膜通透性增高,膜内外的离子浓度差异导致的渗透压差等会使细胞溶解,使用前解冻引起渗透休克损伤等。低温生物学研究表明,通过添加合适的低温保护剂方法,影响细胞内外水分的转移,阻止胞内冰晶形成,可减轻细胞低温保存损伤,达到长期保存的目的。所以冰冻红细胞要在有保护剂的情况下保存。冰冻血液保存研究的成功,是血液保存方法上的重大突破。

(一)血细胞的低温损伤机制

低温损伤是冰冻保存红细胞面临的重要问题之一,解决好这一问题不仅有利于细胞保存,而且还有助于杀伤有害细胞。

1. 冰晶的机械作用 在快速超低温冰冻时,细胞内水分子形成许多冰晶,冰晶的棱角将刺破红细胞膜并使细胞膜上产生小孔,使得细胞膜不可逆地丧失半透性,造成红细胞溶血,这是快速冰冻时细胞损伤的主要原因。

2. 盐变性学说 水结冰时使细胞内外产生的高浓度电解质作用于细胞膜,引起脂蛋白复合物的变性和部分类脂质的丢失,增加了细胞膜对离子的通透性,并使细胞膜上形成一些小孔,融化时水进入细胞内引起渗透休克,这是慢速冰冻细胞损伤的主要原因。

3. 化学损伤 冰冻时,在细胞脱水和溶质浓缩过程中,蛋白质组分异常靠近,最终使蛋白质分子中硫氢基和二硫键发生不可逆的反应,导致蛋白质变性而引起细胞死亡。

4. 细胞的融化反应 细胞在融化过程中的变化比冰冻过程复杂,对于最好的融化程序,目前尚有争议,但从一些最佳复合生物材料实践来看,慢速冰冻的标本应慢速融化,而快速冰冻的标本则应快速融化。

(二)玻璃化与血液低温保存

玻璃化是将某种物质转变成玻璃样无定形体(玻璃态)的过程,是一种介于液态与固态之间的状态,在此形态中没有任何的晶体结构存在。

通过玻璃化法降温保存细胞时,细胞内外的水不形成结晶,细胞结构不会受到破坏从而细胞得以存活。冷却速率达到 10 ℃/s,颗粒直径小于 5~10 nm 就不会使生物材料受到冰冻损伤。

(三)冰冻保护剂

在红细胞冰冻之前,要添加冰冻保护剂,以保护红细胞避免冰冻解冻过程中受损伤。

1. 冰冻保护剂的种类 目前,常用的红细胞低温保护剂根据其能否穿透细胞膜可分为两种,即小分子量细胞内保护剂和大分子量细胞外保护剂。

(1)细胞内保护剂有甘油、二甲亚砜(dimethyl sulfoxide,DMSO)、葡萄糖、乙二醇、丙三醇、甲醇、乙醇、乙酰胺、甲酰胺等,以甘油和 DMSO 为代表。

(2)细胞外保护剂有 HES、甘露醇、聚乙烯吡咯烷酮(polyvinylpyrrolidone,PVP)、白蛋白、乳糖、麦芽糖、木糖、右旋糖酐、聚乙二醇(polyethylene glycol,PEG)等,以 HES 和甘露醇为代表。

目前临床上最常用的红细胞冰冻保护剂是甘油。有时为了提高红细胞的保存效果,多采用联合保护剂配方以达到最佳的保护效果。

2. 保护剂的特征 分子量小的保护剂可自由地通过红细胞膜渗透到细胞内,具有高溶解度及对细胞的低毒性,它们能与水形成氢键,从而有很高的溶解热,延缓冰冻过程,减少冰冻过程中的蛋白质变性,延缓冰晶形成对细胞膜的损伤。大分子保护剂的作用与小分子类似,但不能穿过细胞膜。因其具有较高的玻璃转化温度,可以使溶液形成无冰晶结构的玻璃态,阻碍分子扩散和细胞外冰晶形成,稳定蛋白结构,从而减少细胞损伤。

(四) 影响红细胞低温冰冻的因素

1. 保护剂 保护剂的种类、终浓度、解冻后保护剂的去除方式都是决定细胞低温保存成功与否的重要因素。在保存红细胞的介质中,保护剂浓度越高,冰点就越低。但是如果保护剂浓度过高,就可能造成细胞过度脱水皱缩而损伤,相反保护剂浓度过低,细胞会因吸水过度膨胀而产生损伤。

2. 降温速率 在冰冻降温过程中,当温度降至-15～-5 ℃时,细胞外溶液开始结冰,此时细胞膜尚能阻止冰晶向胞内生长,胞内溶液处于过冷状态,但仍未结冰,由于细胞内的化学势能增大,水开始渗出细胞,在胞外结冰。如果降温速率过快,细胞无法通过渗出水分来维持细胞内外渗透压的平衡,细胞内过冷,开始结冰,形成胞内冰,以此来达到细胞内外渗透压的平衡,冰晶的棱角将刺破红细胞膜造成溶血。如果降温速率较慢,细胞就有充裕的时间脱水,细胞内溶质浓度逐渐升高,虽不会因过冷产生胞内冰,但是高浓度的环境会造成细胞过度脱水皱缩,产生所谓的"溶液效应",从而损伤细胞膜。因此适宜的降温速率也是细胞低温保存成功的关键因素之一,在适宜降温速率条件下,既有效地防止胞内冰晶的形成,又使"溶液效应"的影响降至最低。

有效的保护剂、合适的浓度与最佳升降温速率相结合,可以成功地保护红细胞在冰冻及解冻过程中受损伤。

(五) 红细胞冰冻保存方法及运输

1. 红细胞冰冻保存的方法

(1) 用 14% HES 溶液作细胞外冰冻保护液,红细胞在-196 ℃液氮冰冻,在-120 ℃储存。该方法不需要解冻后的洗涤,操作工艺简便。但是冰冻过程需要经常更换液氮,需要程控降温仪等特殊设备,成本较高,而且其冰冻红细胞的安全和治疗效果仍存在一些问题,近年来已渐趋被淘汰。

(2) 用 20% 甘油作为细胞内冰冻保护液,红细胞在-196 ℃液氮冰冻,-120 ℃储存,解冻后需要洗涤去除甘油,使甘油浓度低于1%。冰冻过程需要液氮和程控降温仪等特殊设备,红细胞解冻后需要洗涤,而且运输这类红细胞是困难的,虽然此方法已显示出使用的安全性和治疗的效果,但由于既昂贵又复杂,也未被广泛使用。

(3) 用 40% 甘油,红细胞在-80 ℃冰冻,在-65 ℃以下保存,解冻后需要洗涤,以减少甘油浓度,使之低于1%。该方法可容许范围较大的温度影响而没有细胞的损害,方法简单易行,仅需超低温冰冻冰箱,不需要程控降温,且在洗涤中可去除血浆、白细胞及血小板等成分。需要解冻时,将冰冻红细胞放入 40 ℃水浴中融化,洗涤方法也有两种,即糖液聚集洗涤法和盐液梯度离心洗涤法。红细胞回收率高,现在为大多数国家所采用。两种浓度甘油为保护剂冰冻红细胞的方法比较见表 7-6。

表 7-6 两种浓度甘油为保护剂冰冻红细胞的方法比较

比 较 点	高浓度甘油	低浓度甘油
最终甘油浓度/(W/V)	40%	20%
冰冻温度	−80 ℃	−196 ℃
冰冻速率	慢	快
降温速率控制	不需要	需要
冰冻设备	−80 ℃冰箱	液氮
储存温度	−65 ℃以下	−120 ℃以下
运输	干冰	液氮
保护剂去除	需要	需要

国内研究发现,在高浓度甘油配方中添加了 DMSO 和右旋糖酐(dextran)低温保存红细胞,改良配方比单纯甘油配方更能有效保护红细胞,减少红细胞的破坏。Pellerin-Mendes 等在采用不同浓度的海藻糖冰冻保存红细胞的研究中发现,红细胞在 1 mol/L 海藻糖溶液中深低温保存后细胞回收率达到 81%,上清液游离血红蛋白的浓度仅为 0.4 g/L,和传统的甘油冰冻法获得的结果无明显差异。

2. 冰冻红细胞的运输 含 40%甘油的冰冻红细胞储存在−65 ℃以下,自采血日起保存期为 10 年。解冻后红细胞悬浮在静脉注射生理盐水或含各类保存液的血浆中,储存在 2~6 ℃,保存期最长为 24 h。冰冻红细胞的运输分为两种方式:一种是冰冻运输,可以用干冰,温度低于−20 ℃,患者使用前解冻去甘油,另一种是解冻去甘油后再运输,温度为 1~10 ℃。

(六)红细胞冰冻保存的临床应用

冰冻保存红细胞是目前 4 ℃液态保存红细胞的一种重要补充。由于冰冻红细胞有效保存期长,对于保存稀有血液资源、满足特殊患者自体输血、调节临床血液供给、解决血液长期储存、应对突发事件或重大自然灾害的血液保障等均具有重大意义,对于稀有血型的患者以及自体输血者,可用此方法预先储存血液,需要时解冻洗涤即可输血,满足患者需要。

冰冻红细胞的 2,3-DPG 含量与冰冻前区别不大,接近正常。输入人体后,氧释放能力比常规方法保存的要好,可以立即纠正缺氧,这对于胸外科手术和新生儿换血有利。

冰冻红细胞解冻去甘油过程中由于同时去除了细胞代谢产物、抗凝剂及可能的病原体,即使大量输注也可避免酸中毒、高钾血症以及减少传染病的传播。

(七)红细胞冻干保存

红细胞的冰冻干燥保存,主要由深低温保存和抽真空干燥两个环节组成,即将红细胞加入到冻干保护剂中−56 ℃预冻 1 h,然后移入冻干机中,冰冻干燥,以固体形式在常温下保存,可以保存 5 年以上。冰冻干燥红细胞最大优势是使血液由液态变成固态(粉剂),是一种全新的存在形式,保存条件简单,运输方便,不需要专门运输车;少受严寒酷暑天气变化的影响;不存在因运输振荡溶血问题;便于长期保存等。

进入 21 世纪,科研人员开始更多关注冰冻干燥过程对细胞膜影响的研究,发现海藻糖和蔗糖等双糖在细胞膜保护方面发挥着特殊作用。目前国际上对于红细胞冻干保存研究主要还是围绕海藻糖的保护机制、红细胞负载海藻糖的机制与方法等方面展开。红细胞冻干保存的核心就是保护细胞膜的完整性和血红蛋白的正常功能,二者必须兼顾,否则研究将失去意义,目前保护细胞膜的完整性研究可以说已经取得较大进步,但还需要革命性突破。冰冻干燥保存红细胞还处于实验阶段,未进入临床,它将是红细胞保存的发展方向。

第四节　血小板的保存

血小板是非常重要的血细胞成分,参与机体凝血过程,发挥正常的止血功能,输注血小板对各种原因引起的血小板减少和(或)功能障碍性出血具有药物不可替代的治疗作用。近年来临床对血小板的需求量越来越多,血小板输注成为当前成分输血的重要组成部分。

由于血小板是很不稳定的细胞,寿命短,在外周血液循环中寿命仅为 8～10 d,结构和功能易受多种因素的影响,离体几小时就会发生变形、破裂、损伤,影响输后体内存活率和止血活性,降低临床治疗效果。目前只靠临时分离血小板已远不能满足临床需要,进行储存才是解决问题的途径。因此,血小板体外保存成为目前研究的热点,有效维持血小板体外保存的质量,是输血服务机构亟待解决的重要问题之一。

一、血小板保存的影响因素

影响血小板保存的因素包括储存温度、pH 值、储存容器、振荡保存、分离方法、血浆留量、残留白细胞污染、保存液等。其中最重要的是温度和 pH 值。

(一) 储存温度

1. 低温损伤　低温(4 ℃)保存血小板可诱发血小板微管发生解离,周围带环消失,使血小板结构受到损伤,ATP 丧失,血小板收缩蛋白损耗,最终引起血小板盘状形状不可逆的丧失,8 h 后即容易产生聚集和破坏,输入体内寿命缩短。若保存>24 h,则血小板损伤明显而不能输用。

2. 室温保存　血小板的储存温度以 20～24 ℃为宜,且在通透性良好的血小板聚乙烯烃塑料袋中水平振荡保存可达 5～7 d。血小板溶解或气球样变在 20～24 ℃振荡保存 24 h 约有 3%～5%发生;而保存 5 d,增至 5%～10%。当血小板保存时间超过 5 d 时,细菌污染危险性增加。

(二) pH 值

血小板保存的最适 pH 值是 6.6～6.8。pH<6.0 或>7.4 时,血小板发生从盘形到球形的变化,不能存活,这种改变是不可逆的。血小板储存期间 pH 值下降的机制是来自保存中的葡萄糖在缺氧情况下激活糖酵解旁路,导致乳酸和 CO_2 的产生,乳酸生成的速度加快,使 pH 值下降迅速。如果使袋子内的 CO_2 充分散发出来而降低碳酸在袋内的堆积,就可避免 pH 较大幅度的下降。在血小板储存期间帮助维持 pH 值的另一因素是 O_2 的进入以维持有氧代谢。

（三）储存容器及振荡保存

1. 储存容器 第一代储存容器使用较厚的 PVC 材料加入增塑剂 DEHP 制成，它的透气性较差且 DEHP 释放有毒物质邻苯二甲酸单乙基己基酯能抑制磷脂酶 A，减弱血小板聚集反应，在 20～24 ℃保存血小板仅可保存 3 d，3 d 以后 pH 值常下降到 6.0 以下，血小板发生从盘形到球形的变化而不能存活。

第二代储存容器是透气性能更好的聚烯烃（polyolefin）塑料袋，没有增塑剂，可储存浓缩血小板 5～7 d。血小板代谢产生的 CO_2 逸出袋外的能力要比聚氯乙烯高 2～3 倍，减轻 pH 值下降。

2. 振荡保存 血小板储存中，氧分压（PO_2）下降，乳酸和二氧化碳分压（PCO_2）水平升高，使 pH 值下降，振荡可减慢这一过程。振荡的重要性可能是利于气体通过储存血袋壁进行交换，保证代谢产生的碳酸以 CO_2 形式充分排出，防止酸性产物在血小板周围堆积，局部浓度过高而损伤血小板。同时轻微振荡可避免形成血小板团块和聚集，维持较好的血小板形态。

振荡方式对血小板质量也有影响，滚动式振荡对血小板的再游离效果较好，也可充分保持 pH 值，但对血小板的负担较强，容易损伤血小板，比水平式振荡产生的异常形态的血小板要多，因此血小板保存以水平振荡为好。标准规定振荡频率为 60 次/min，振幅 50 mm。

（四）血浆留量

血小板的保存对血浆留量也有一定要求。由于浓缩血小板在保存期不断代谢产酸，导致血浆 pH 值不断降低，使浓缩血小板的保存环境处于酸化环境，而保留一定量的血浆，可以缓冲浓缩血小板 pH 值不断降低，以保持血小板的活性。因此，浓缩血小板中血浆留量对维持血小板耐受低 pH 值是必要的。

目前我国 20～24 ℃保存期为 5 d 的浓缩血小板容量为 50～76 mL/400 mL 全血制备；保存期为 24 h 的单采血小板容量为 125～200 mL；保存期为 5 d 的单采血小板容量为 250～300 mL。

（五）残余白细胞的影响

残留白细胞与血小板竞争血浆中的营养，可加速血小板储存损伤；释放各种酶和细胞分裂产生的生物活性物质，引起受血者产生输血反应，而且可直接产生有害影响，例如，引起 HLA 同种免疫和巨细胞病毒感染等。采用白细胞滤器滤除白细胞，可减少部分影响，但对血小板储存的稳定性会产生不利影响。在采血后 24～48 h 内，血液中的白细胞对全血和浓缩血小板悬液的杀菌体系具有重要意义，粒细胞能清除存在于皮肤表面并在静脉穿刺时带到血袋中的细菌。从理论上讲，早期过滤白细胞可能使浓缩血小板悬液更易生长细菌。但是有报道称荷兰三家血库血液制剂无菌试验结果表明：去除白细胞的血液制剂其污染率比未去除白细胞的血液制剂低，结论是去除白细胞可降低细菌污染率，这可能是由于随着白细胞清除，微生物也同时被清除的缘故。

（六）保存液

目前认为 ACD、CPD 或 CPDA-1、CPDA-2 仍然是较好的浓缩血小板保存液。它们对血小板的活力和功能均无损害。虽然在 ACD 或 CPD 保存液中血小板易聚集，但是解聚后血小板功能仍好。EDTA 抗凝的血小板在体内很快被脾脏破坏，且对血小板功能有损伤，因此 EDTA 不宜作血小板抗凝剂。目前国内机采血小板主要采用 ACD-A 抗凝剂和自体血浆在 20～24 ℃振荡悬浮保存，保存过程中血小板通过消耗血浆和抗凝剂中的腺嘌呤核苷、葡萄糖提供能量，以维持血小板的形态与功能。

二、血小板保存的介质

血小板保存的介质主要是自身的血浆，需要指出的是：保留＞15％的自体血浆对血小板完善保存是非常必要的。因为血浆太少将无法维持缓冲能力和葡萄糖水平，对血小板储存不利。有一些国家，特别是在欧洲的国家，用合成的介质来部分或全部地替代传统使用的血浆，已有多种合成介质用于血小板的保存，表 7-7 列出三种合成介质的组成成分，其中人们采用醋酸盐作为保存液成分，当血浆或合成介质中加入醋酸盐时，醋酸盐成为血小板氧化代谢的主要燃料，提供血小板需要的 ATP，降低糖酵解速度。为了被氧化，醋酸盐必须先转化为酸性形态即醋酸，从而消耗分子氧化时生成的氢离子（质子），醋酸盐通过利用氢离子使浓缩血小板悬液的 pH 值保持稳定。目前的资料显示：合成介质中含有醋酸盐、枸橼酸盐、磷酸盐和钾/钠离子，将来进一步的研究也许会在这份清单中再加入其他一些成分。

表 7-7　合成介质的组成成分　　　　　　　　单位：mmoL/L

	Plasmalyte A	PAS-2	PAS-3
氯化钠	90.0	115.5	77.0
氯化钾	5.0	—	—
氯化镁	3.0	—	—
枸橼酸钠	—	10.0	12.3
磷酸钠	—	—	28.0
醋酸钠	27.0	30.0	42.0
葡萄糖酸钠	23.0	—	—

三、血小板冰冻保存

目前常规保存血小板的办法主要是采取常温 20～24 ℃液态振荡保存，但缺陷在于保存期限只有 5 d。过了保存期的血小板由于功能丧失、细菌生长的可能性大增，往往被扔弃，造成浪费，常规保存方法极大地限制了血小板的临床应用。近年来，随着成分输血的普及与推广，化疗、放疗、骨髓移植、造血干细胞移植等方法在恶性肿瘤治疗方面的不断应用，由此而引起的血小板减少症逐步增多，加之外科复杂、疑难手术方法的不断开展，临床对血小板的需求量急剧增加，使用新鲜液体血小板及时供给能力已远远不能满足临床需要，人们一直在探索长期、稳定保存血小板的方法。冰冻保存可能是维持生物细胞、组织活性的最理想的方法之一,也是许多研究人员目前致力研究的重要方向。大量有关血小板低温保存的基础研究和临床输注资料显示:深低温保存可降低血小板代谢,抑制细菌生长,既延长了保存时间,又减少了细菌污染,冰冻保存后的血小板具有良好的即刻止血效果,为长期保存、大量储备血小板提供了帮助,可以作为常温液态保存血小板的重要补充形式。但冰冻保存过程本身对血小板具有损伤,影响保存效果,而且血小板以其寿命短、易激活、不稳定等特殊生物学特性,使这一方法的具体实施困难重重。至今冰冻保存血小板领域仍有许多问题未得到共识,关于它的应用和操作等仍在探讨与优化之中。目前,我国冰冻血小板主要用于急诊血小板输注。

（一）冰冻保护剂

深低温保存血小板所带来的问题与红细胞冰冻保存损伤的原理相似,就是冻存和复温过程中,由于细胞内外冰晶的形成与生长、高渗压力和溶质的高浓度毒性等有害因素对血小板结构和膜表面分子造成损伤,使血小板遭到不可逆的破坏而死亡。因此,深低温保存血小板的过程中必须使用冰冻保护剂。保护剂又根据其是否能够通透细胞膜分为细胞膜非渗透性低温保护剂和细胞膜渗透性低温保护剂。细胞膜非渗透性低温保护剂常用的有HES、PVP、PEG、乙烯乙二醇(ethyleneglycol,EG)、白蛋白等,该类保护剂不能穿透细胞膜,可防止冰冻时细胞外冰晶形成所致细胞损伤、细胞皱缩及细胞凝聚,抑制和缓解细胞在解冻时因水分进入细胞内膨胀所致的细胞损伤;细胞膜渗透性低温保护剂常用的有DMSO、甘油等,可以有效地控制细胞内冰晶的形成,减少低温保存对血小板的损伤。不论何种保护剂,保护细胞膜及细胞骨架在低温处理中的完整性都是至关重要的。其次,还应考虑细胞毒性、避免血小板激活等问题。在众多的低温保护剂中,DMSO是目前保存效果最好的血小板低温保护剂。大量研究表明DMSO有许多优势,例如,细胞毒性低、分子量小、强渗透性、易于穿透细胞、可使冰点下降、提高胞膜对水的通透性、减少细胞内冰晶形成等,使其成为血小板冰冻保存的首选。

（二）冰冻保存方法

血小板冰冻保存方法有以下两种。

1. 用 DMSO 作保护剂冰冻保存 冰冻前将血小板放在 $20\sim24$ ℃的环境中平衡 4 h,30 min 内将 12％的 DMSO 边摇动边慢慢加入到浓缩血小板袋中,放置在 -80 ℃冰箱中保存,控制降温速度为 $2\sim3$ ℃/min,一般可冰冻保存 1 年。本法保存的血小板体内回收率是 $35％\sim57％$,为新鲜血小板体内回收率的 70％,体内寿命是 8.5 d。血小板冰冻后形态发生改变,一般新鲜浓缩血小板 $86％\sim94％$ 呈卵圆形,少量呈球形;而冰冻血小板 $50％\sim60％$ 呈卵圆形,$20％\sim30％$ 呈球形。

2. 用甘油作保护剂冰冻保存 美国纽约血液中心用含 5％甘油和 4％葡萄糖的生理盐水溶液作为保护剂,-150 ℃冰冻保存血小板,控制降温速度为 30 ℃/min。输注前不必进行洗涤,或用少量血浆稀释后输注,体外回收率可达 90％,功能相似于新鲜血小板。也有报道称用含有 0.65％NaCl 和 3％甘露醇的 14％的甘油作为血小板保护剂,以 2 ℃/min 的降温速度进行冰冻,然后保存在 -80 ℃冰箱中。融化后,用 250 mL13％枸橼酸钠洗涤两次,并悬浮于 0.9％NaCl 或原来的血浆内,临床使用效果满意。

（三）存在的问题

低温保存血小板使用前 DMSO 的去除问题一直存在争议,主要是由 DMSO 对受血者可能存在的毒性或副作用以及对血小板止血效果的影响引起。国外学者多主张低温保存血小板使用时采用洗涤、离心的方法去除保护剂，以防止 DMSO 可能产生的毒副作用。而我国有学者则认为 DMSO 不需要洗涤，冰冻保存血小板解冻复温后可直接输注。他们认为少量 DMSO 无明显毒副作用，安全剂量为 0.92 g/kg 体重，可静脉输注；不洗涤可防止处理过程中对血小板带来的进一步损害以及洗涤过程中可能带入污染的细菌等因素。但 DMSO 进入体内后，有 3% 经代谢转为有恶臭的二甲基硫化物由肺排出，接受输注的患者呼气中都会出现大蒜样气味。DMSO 渗透性极强，易经皮肤到达体内，且橡胶手套亦无保护作用，对操作者有影响；另外，DMSO 有致畸作用，使用受到一定限制，故以此为保护剂的冰冻血小板，妊娠早期妇女应当慎用。

当前国内部分学者主张，5% 的 DMSO 保存的血小板，水浴解冻后，不经洗涤去除 DMSO 直接输注，即刻止血效果显著，可明显降低手术出血量和术中、术后输血量，无不良反应发生。DMSO 作为造血干细胞体外长期保存的低温保护剂已经应用几十年，一般采用 10% 的终浓度冻存，解冻后不必去除低温保护剂，直接快速输注，未见任何不良反应。Karaca 等静脉应用 1.12 g/kg 体重的 DMSO 降低闭合性颅脑损伤后颅内高压，疗效显著，未见明显的毒副作用。

低温保存后的血小板与常温液态保存 3～4 d 的血小板比较，细胞生物学特性发生了许多改变，因此不能单用血小板聚集功能、低渗休克反应等体外功能的改变来评价血小板的整体功能。对于有出血倾向的内科患者或创口有渗血的外科患者，更不应该单纯以输注后 CCI 的上升情况来评价输注的有效性，而是应更多地从出血倾向、创口渗血情况的改变、手术出血量、术中输血量等多方面来综合评估输注的有效性。

随着临床医学的发展，血小板制剂的治疗用途越来越广泛，它的使用和保存成为人们关注的焦点。输血研究者们也一直致力于血小板保存介质的探索中，希望寻找到一种更安全、有效、便捷、经济的血小板保存方法。

四、血小板保存研究

（一）4 ℃液态保存

常温液态振荡保存是当前临床供应血小板的主要保存方法，但 20～24 ℃的温度条件极易造成细菌繁殖，从而使血小板遭受细菌污染。解决这一问题的有效途径之一就是降低液态保存血小板的温度，从而抑制血小板成分中可能混杂的细菌的繁殖。因此人们尝试低温冷藏保存血小板技术，在冷却到 4 ℃左右时，血小板的保存时间可得到显著延长，但在这一温度下，可诱导血小板活化，血小板表面的一些受体容易集聚，导致血小板形态改变、膜完整性破坏以及膜表面分子表达的异常，这样，被冷藏的血小板输入人体后，免疫系统的巨噬细胞就会识别出血小板表面集聚受体中的特定糖分子，引发免疫反应，快速清除输入的血小板，止血功能明显下降。

有研究表明，加入 UDP-半乳糖能够对血小板表面受体中特定的糖分子起到"掩护"作用，有效封闭识别位点，使冷藏后的血小板被输入人体后免受巨噬细胞的攻击，而且 UDP-半乳糖是体内正常物质代谢过程中的一种中间体，对机体无任何毒副作用。这种新技术可使血小板被冷藏 12 d 仍能发挥效力。

（二）冰冻干燥保存

血小板在 20～24 ℃条件下只能保存 5 d,容易造成浪费;4 ℃条件下冷藏的血小板易被激活、集聚,且输入人体后很快被体内巨噬细胞吞噬清除,使体内存活期明显缩短;深低温保存血小板可延长保存期,临床应用证明其即刻止血效果明显,但其需要特殊的储运装置,不利于远距离运输,且存在使用前 DMSO 是否去除的问题。冻干制品能常温下保存、性能稳定、便于运输。20 世纪 50 年代就有人进行冻干血小板的探索,近几年血小板冻干保存研究取得了很大的进步。但是,冰冻和干燥过程可能会造成在选择血小板冻干保护剂的时候既要考虑避免血小板冻干损伤,又要防止其体外过度激活。目前已经用于冻干研究的保护剂包括糖类如双糖和葡聚糖、海藻糖 α,高分子化合物,例如,HES、白蛋白、PVP 和 PEG 等,多羟基化合物,例如,甘油、乙二醇、乙醇胺、丙二醇和 DMSO 等。这些冻干保护剂主要作用是:①防止冰冻损伤;②防止干燥损伤;③抑制血小板活化等。

国内也有一大批学者先后开展了冻干保存血小板的相关研究,在低温保护剂的遴选、海藻糖负载条件的优化、血小板活化抑制、冰冻干燥技术参数的选择方面取得了一系列的研究成果。大量实验结果已经显示出血小板冻干保存的可行性,冻干保存血小板的临床应用具有美好的前景。

第五节 血浆及冷沉淀凝血因子的保存

血浆成分主要包括:新鲜冰冻血浆、冰冻血浆、病毒灭活新鲜冰冻血浆、病毒灭活冰冻血浆、冷沉淀凝血因子以及冻干血浆。血浆保存是各种成分血中保存方法相对简单的,血浆是最早大量应用于临床的血液成分,早在第一次世界大战期间就开始将液体血浆用于战伤抗休克治疗。正是由于血浆保存方法相对简单,近年来有关血浆保存研究较少。

一、新鲜冰冻血浆

新鲜冰冻血浆与病毒灭活新鲜冰冻血浆保存期一样,在 −18 ℃冰箱中保存 1 年。解冻后 2～6 ℃保存,应 24 h 内输注。新鲜液体血浆制备后尽快输注或在 4 ℃冷藏箱保存,保存期少于 24 h。由于现在的血液采集、检测模式、输血安全等原因,成分血一般在全血采集后的 24 h 很难应用到临床,加之新鲜液体血浆保存期过短,目前采供血机构通常不制备新鲜液体血浆供应临床。

二、冰冻血浆

冰冻血浆是采用特定的方法在全血的有效期内,将血浆分离出并冰冻呈固态的成分血,储存温度为低于 −18 ℃,或新鲜冰冻血浆制备冷沉淀凝血因子以后剩余的血浆再冰冻于低于 −18 ℃冰箱。冰冻血浆保存期为自血液采集日起四年。解冻后 2～6 ℃保存,应 24 h 内输注。

三、冻干血浆

冻干血浆的研究始于 20 世纪 40 年代初期,当时正值第二次世界大战期间,战场急需一种安全有效、体积小、在不同的温度下性质稳定、便于储存、运输和输用的血液制品抢救伤员。由于全血保存期太短,液体血浆易受细菌污染,冰冻血浆需要特殊的低温储存装置,运输也不方便,为满足战伤输血的需要,专家们开发一种血液制剂,即粉末状的冻干血浆作为供应战场的主要输血材料。

冻干血浆是采集健康人血液,加入 0.4% 枸橼酸钠抗凝剂后离心,分离出上清,上清在低于 −30 ℃冻结成固体,再经真空升华干燥除去水分制成粉末状固体。干燥过程能够去除血浆中 95%～99% 以上的水分,这样干燥后的血浆粉末保质期可达 3～5 年。使用前一般用 0.1% 枸橼酸钠溶液或 5% 葡萄糖注射液溶解稀释到 200 mL,稀释过程中仅需轻轻振摇,不可剧烈振摇,然后使用带滤网的输血器滴注,溶解后的血浆应在 3 h 内输完,剩余部分不宜再用。目前各国冻干血浆的生产、使用完全是按照药品的相关要求进行管理。冻干血浆对任何血型患者均可用,使用前不需鉴定血型及交叉配血试验。

四、冷沉淀凝血因子

冷沉淀凝血因子在低于 −18 ℃冰箱中保存,有效期为自血液采集日起 1 年。运输时应保持冰冻状态。使用冷沉淀时,需将冷沉淀置于 37 ℃水浴中融化。2～6 ℃保存,24 h 内输注。解冻并在开放系统混合后应 4 h 内输注。

第六节　造血干细胞的保存

造血干细胞(hematopoietic stem cell,HSC)移植作为新一代成分输血的内容之一,越来越受到人们的关注,随着生物学和移植医学的迅速发展,对 HSC 移植需要日益增多。干细胞移植是指患者在造血或免疫功能极度低下时,对其移植自身的或者同种异体的 HSC,以促进造血与免疫功能的恢复。HSC 移植是治疗难治性血液疾病、某些实体肿瘤、免疫缺陷及极重度放射病的有效措施。在移植过程中能否高质量地保存 HSC 成为直接影响移植成败的重要因素之一。

为了满足移植不同需求,体外保存 HSC,使 HSC 保持最大活力以便对患者进行预处理放/化疗后再输入患者体内,达到造血重建,研究长期保存造血干细胞、建立干细胞库是非常必要的。

一、造血干细胞保存的分类

1. 非冰冻保存　HSC 在 22～25 ℃保存期不超过 24 h,超过 24 h 活力明显下降,2 d 后则功能完全丧失;HSC 在 2～5 ℃的情况下保存期为 3 d,超过 5 d 活力几乎完全丧失,由于保存时间短,限制了临床应用。

2. 冰冻保存　保存期可长达 4 年,但冻存过程中会造成细胞的损伤,因此如何最大限度地减少 HSC 在冻存过程中的损伤是最需要解决的课题。

在 HSC 冰冻保存过程中,为了防止细胞内液冰晶形成、渗透压改变、细胞结构紊乱等导致损伤,冰冻保护剂的使用是必要的,冰冻保护剂是影响冻存效果的关键之一。DMSO能够快速穿透细胞膜进入细胞中,降低冰点、延缓冰冻过程,同时提高胞内离子浓度,减少胞内冰晶形成从而减少细胞损伤,DMSO 已成为目前临床上最常用的 HSC 冰冻保护剂。而 HES 是大分子非通透性保护剂,可使细胞脱水,减少细胞冰晶形成从而对细胞膜有保护作用。

二、造血干细胞保存的方法

1. 冰冻保护剂的调配 按配方将冰冻保护剂配好后放置于 4 ℃冷藏箱中保存备用。将采集到的干细胞浓度调整到$(5\sim10)\times10^6$/mL,于 4 ℃预冷 20～30 min,在专用冰冻袋中将调整好浓度的干细胞和保护剂按 1∶1 比例混合均匀,4 ℃平衡 15～20 min。

2. －196 ℃程控降温液氮冷冻保存 通常用薄层铝板或不锈钢板夹住塑料袋,使其厚度不超过 1 cm,以使冰冻时降温均匀,解冻迅速。采用两个阶段梯度降温的冰冻方法。第一步冰冻速度以 1 ℃/min 由 4 ℃降到－30 ℃,第二步则以 5～10 ℃/min 由－30 ℃降到－80 ℃。降温结束后,将样品取出置于液氮容器的液相中长期保存。需要时进行解冻,样品放在 42 ℃恒温水浴中 2 min 内快速解冻,供给患者输用。保存期为 2～4 年。利用程控降温仪提前设定程序,使降温过程标准化,从而保证 HSC 在冰冻保存过程中不会因降温速度波动而引起细胞质量的变化,最大程度地减少了降温对造血干细胞的损伤,因其能长期保存而且细胞损失少故作为经典方法在国内外广泛应用,但缺点是操作复杂,仪器设备昂贵。

3. －80 ℃非程控降温直接保存 直接将 HSC 保存温度降至－80 ℃冻存。操作简便,不需要控制冰冻过程降温的速度,费用低而实用,也得到广泛使用,但用该方法进行长期 HSC 保存研究报告较少,故目前认为－80 ℃直接冻存适用于较短时间的 HSC 冻存。保存期≤2 年。

三、造血干细胞冰冻保存的影响因素

1. 冰冻保护剂 有效的冰冻保护剂是保持 HSC 活力的一个基本条件,DMSO 是目前最常用的冰冻保护剂,它穿透细胞膜的能力比甘油强,因此冰冻保存效果好。－196 ℃程控降温液氮冻存一般是以 10％DMSO 为冰冻保护剂,－80 ℃直接冻存中采用 5％DMSO 加 6％HES 为冰冻保护剂。加入冰冻保护剂时速度要缓慢,混匀后在 0～4 ℃放置 10～20 min,然后开始降温冻存。

2. 冰冻速度 不同种属甚至同一种属不同类型的细胞所需冰冻速度不同,这与加入冰冻保护剂的种类与浓度有关。对 HSC,大多采用两个阶段梯度降温冰冻的方法,即第一阶段从 4 ℃至－40～－25 ℃,降温速度以 1～3 ℃/min 为宜,高于 3 ℃/min 时,干细胞活力会降低,通常选择每分钟降 1 ℃;第二阶段则以 5～10 ℃/min 的速度冰冻到－196～－80 ℃。

3. 储存温度 4 ℃保存方便,设备简单,样品不需任何处理,但干细胞移植时应在 3 d 内使用,且要防止病原体污染。HSC 在－80 ℃保存不能超过两年,在液氮内(－196 ℃)可保存 2～4 年,细胞活力恒定。目前看来,在液氮中较长期保存 HSC 是比较适宜的。

4. 解冻 除降温过程会造成细胞损伤以外,解冻过程也可影响到细胞活性。很多研究已证明,合理的解冻方法是快速复温,一般情况下无论是快速冰冻还是慢速冰冻,大多数细胞在 42 ℃水浴中 2 min 内完成解冻,其目的是使样品快速通过相变温区,以防止再度形

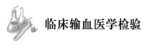
成冰晶,对 HSC 造成损伤。

5. 冰冻保护剂的洗涤　HSC 的冰冻损伤除发生在冰冻及复温过程中外,复温后的离心洗涤也可因细胞凝聚使部分细胞受损。以前人们认为 DMSO 具有一定毒性,要在解冻后立即洗脱掉,解冻后先用自身血浆,后用 ACD 血液保存液各洗涤一次去掉 DMSO,用同型血浆悬浮制成干细胞悬液,但近年来大多数人认为这并不重要,因为 DMSO 输入人体后,很快被体内血液所稀释并较快经肝肾代谢排出体外,在进行 HSC 移植时,解冻后的HSC 一般不需洗涤和稀释可直接回输,以减少细胞损失。

第七节　粒细胞的保存

吞噬性粒细胞的主要功能是杀死越过宿主初级防御屏障(如皮肤、黏膜)或未被正常清除机制清除的微生物。目前,由于白血病和恶性肿瘤的治疗中越来越多地使用化疗和放射治疗,治疗中患者骨髓严重受损,导致中性粒细胞计数显著下降而并发感染,需要输注粒细胞以增加抗感染能力,从理论上说用粒细胞替代治疗是合适的,但近年来,对中性粒细胞过低的患者采用预防性粒细胞输注的方法已废弃,治疗性粒细胞输注也呈日益减少的趋势。

一、粒细胞离体后的生理变化

白细胞寿命短,只有 5 d,其中粒细胞死亡更快。从采集开始 24 h 内,粒细胞功能及趋化性就有很大的降低和减弱,保存超过 24 h,粒细胞将发生更加严重的功能低下及趋化性削弱。保存小于 8 h,输入粒细胞体内回收以及趋化性仍能维持正常,但是保存超过 24 h,输后粒细胞体内回收及趋化性将降低。粒细胞杀菌功能保存 24 h 仍正常,但随着保存时间的延长,该功能将逐渐降低。粒细胞浓缩物中粒细胞的数目,在保存期间是相对稳定的,48 h 后数目减少不到 15%。

二、粒细胞的保存时间和温度

粒细胞保存的温度为 20～24 ℃;保存的保养液为枸橼酸三钠和红细胞沉淀剂的混合液体。粒细胞制备后应尽快输注,最好在 4～6 h 内完成,不适宜储存,以免减低其功能,粒细胞保存期最长不超过 24 h。运输条件为 20～24 ℃。

由于浓缩粒细胞制剂中含有大量红细胞和血浆,因此应选择 ABO、Rh 同型输注,输注前必须做血型交叉配合试验。为预防 TA-GVHD 发生,必要时应在输注前对浓缩粒细胞制剂进行辐照处理。

小　结

血液自合格献血者体内采集出来后到输注到临床患者体内,这期间需要保证各种血液成分最适宜的生存条件和环境,以最大限度地保留其相应的生理功能,因此对全血及各种血液成分的保存及各个环节的运输有着严格的要求,这对于保证血液质量,保证安全、有效输血起着重要作用。本章详细介绍了血液保存的原理、基本原则、常用保养液的种类和作用机理、各种血液成分的保存温度、方法以及血液成分运输的基本要求等相关知识。

全血主要作为制备各种血液成分的原料,其质量直接影响着临床使用和各种血液成分分离后的质量。全血保存研究的目的一般都是考虑尽可能延长血液离体后保存有效期、应用抗凝剂设法防止血液凝固和红细胞被破坏、添加红细胞代谢所需的能量物质、保持适宜的储存温度、防止全血中红细胞的储存损伤、提高保存后红细胞的运载和释放氧气的能力等。影响全血保存质量的因素主要包括全血保存液种类、保存温度和保存容器等。

全血在体外保存时各种成分的变化说明其实“全血并不全”。血液的各种生理功能是通过组成它的各种成分的功能来体现的,在全血的保存中,除红细胞外,其他血液的成分都未在它们的最佳环境下进行保存,其生物活性、生理功能等都在不同程度地衰减,故而会很快丧失其应发挥的功能,输注后起不到应有的作用。为了延长各种血细胞的寿命,保存凝血因子的活性及血浆蛋白质的有效成分,保证成分血液输注到患者体内可发挥其应有的生理功能,提高治疗效果,必须通过血液成分制备使红细胞、白细胞、血小板、血浆、冷沉淀凝血因子等成为单一的成分,分别在其最佳保存状态下保存,这样可以大大提高了其各自在体外存活的能力和时间,在保存期内随时可以输给血型相合的任何受血者,且不受地域和距离的限制。

红细胞主要通过两种方式保存,即 4 ℃液态保存和低温冰冻保存。冰冻红细胞是将红细胞加入冰冻保护剂后在深低温冰冻状态下保存,再经解冻,去除冰冻保护剂后用于临床的一种红细胞制剂,是长期保存红细胞的一种理想方法。但由于需要笨重的超低温储存设备,输注前需要相对复杂的洗涤处理程序,导致能源、人力消耗过大。近年来国内外红细胞冻干保存研究也在不断取得进展,这是一项新的血液保存技术,目标是做到可以常温长期保存红细胞,方便运输,具有广阔的应用前景。

影响血小板保存的因素很多,包括储存温度、pH 值、储存容器及保存、血浆留量、残留白细胞污染、保存液等。目前常规保存血小板的办法主要是采取常温 20～24 ℃液态振荡保存,但缺陷在于保存期限只有 5 d。冰冻保存血小板是许多研究人员目前致力研究的重要方向,但冰冻保存过程本身对血小板具有损伤,影响保存效果,而且血小板具有寿命短、易激活、不稳定等特殊生物学特性,另外冰冻解冻后牵涉 DMSO 洗涤的问题也使这一方法的具体实施困难重重。目前人们尝试 4 ℃低温冷藏保存血小板技术和冰冻干燥保存研究,是血小板保存研究的热点,尽管已经取得了重大进展,但在研究中仍然面临着巨大的困难和挑战。

血浆及冷沉淀凝血因子的保存方法相对较简单。造血干细胞的保存分为非冰冻保存和冰冻保存,前者虽无冰冻损伤,但在 22～25 ℃保存 24 h 后,活力明显下降,2～5 ℃的情况下可保存 3 d,冰冻则可以长时间保存造血干细胞,但冻存过程中会造成细胞的损伤,因此如何最大限度地减少造血干细胞在冻存过程中的损伤是最需要解决的课题。

由于粒细胞免疫原性强,容易产生同种免疫反应,并发肺部并发症,还能传播病毒,导致 TA-GVHD,副作用多,治疗性粒细胞输注呈日益减少的趋势。粒细胞一般采用室温(20～24 ℃)、不振荡的方法保存,制备后应尽快输注。

随着各种新技术不断取得进展,以及对血液生理、生化等研究的深入,血液成分保存技术得到了进一步发展,保证了临床有效输注及治疗,开辟了临床成分输血的新时期。

思 考 题

1. 简述血液成分保存的基本原则及原理。

2. 简述储存血液的冷藏箱要满足的基本要求。

3. 简述储存血液的储血室的基本要求。

4. 举例说明血液运输过程中应注意什么问题。

5. 简述血液保存液的定义以及几种常见血液保存液的主要成分及作用。

6. 血液保存期如何定义？不同保存液保存全血的期限各为多少？

7. 通过全血在体外 4 ℃保存过程中发生的变化说明为什么"全血不全"？

8. 简述冰冻红细胞及常用的冰冻保护剂。

9. 冰冻红细胞的用途及影响红细胞冰冻的因素有哪些？

10. 悬浮红细胞和洗涤红细胞保存和运输的要求是什么？

11. 简述血小板保存的影响因素有哪些。

12. 简述新鲜冰冻血浆和冷沉淀凝血因子的储存温度及保质期。

13. 简述冰冻血浆的来源、储存温度及保质期。

14. 简述造血干细胞的保存方法有哪些。

15. 简述造血干细胞冰冻保存的影响因素有哪些。

（禹　莉）

第八章 临床输血

学 习 目 标

掌握:悬浮红细胞、单采血小板、新鲜冰冻血浆及冷沉淀凝血因子的适应证和注意事项;血小板输注的疗效评价;血浆输注的禁忌证;急性失血患者的输血治疗;自身免疫性溶血性贫血患者的输血注意事项;外科避免输血的措施;失血性休克患者的输血原则及注意事项;新生儿换血方法及注意事项等。

熟悉:红细胞输注的指征、剂量和方法;血小板、冷沉淀凝血因子及粒细胞输注的禁忌证;慢性贫血患者的输血治疗;弥散性血管内凝血患者的输血治疗;大量出血患者的输血治疗;产科输血指征等。

了解:科学合理用血;洗涤红细胞、冰冻解冻去甘油红细胞的适应证和注意事项;血浆蛋白及凝血因子制品输注的适应证及剂量;体外循环患者的输血治疗;新生儿疾病的输血治疗;造血干细胞移植与输血等。

在 1900 年 ABO 血型发现以来的百年输血时期,输血治疗成功和奇迹般地在战场和重大创伤情况下挽救了无数伤病者的生命而被临床广泛采用,输血治疗能够"包治百病"的良好形象使其逐渐发展成为一个专业治疗学科。但是,20 世纪 80 年代,输血传播艾滋病、丙型肝炎、乙型肝炎等病毒亮起了血液安全的"红灯",输血传播病毒造成的医源性的风险严重危害临床输血治疗的效果,凸显出妨碍整体医疗水平进步的负面影响。因此,学者们认为必须谨慎输血。实施输血治疗前,要对患者的实验室指标、贫血状况、耐受情况、心肺功能、机体代偿情况等进行评估,在不输血不足以维持患者的正常生命体征或不能渡过难关时,才考虑为患者实施输血治疗。

第一节 安全合理输血

一、安全输血

安全输血是指从采血到血液或血液制剂输入患者体内后相当一段时间的输血相关过程和经历是否危害患者疾病诊治及其生命、是否危害患者子代未来罹患疾病的安全问题。因此,从微观上讲,输血是影响临床医疗安全的重要因素;从宏观上讲,输血是严重的公共安全因素。在 WHO 全球血液输血安全协作中明确规定,输血安全是全社会性的责任。

输血是临床重要的诊疗措施之一,是一把双刃剑,既能够诊治疾病挽救患者的生命,同时又存在输血传播疾病和其他输血不良反应的风险。因此在进行输血治疗前必须对输血安全性和疗效进行综合评价,权衡利弊,尽可能不输血或少输血。

目前,输血安全是输血事业面临的最大挑战,引起全球、全社会的高度关注,并被 WHO 列为全球卫生工作七项重点工作之一。为了加强输血安全工作,我们必须以 WHO 制定的血液安全战略为指导,采取一切可能的措施保障输血安全。首先,建立国家协调的采供血机构系统并实施全面的质量管理。其次,大力提倡无偿献血,从低危人群中招募献血者和采集血液,这是保证输血安全的前提和基础。另外,严格血液检测,加强临床输血过程管理,提高输血安全性。最终做到科学合理使用血液或血液制剂。

二、有效输血

输血除了安全还需有效,有效的输血可达到给患者治疗的目的。

有效输血的重要内涵之一是合理用血。输血前一定要明确输血适应证,即对患者进行输血必要性的综合评价和输血风险评估,即明确在哪些情况下输血,预期明显支撑了治疗或显著改善了病情,哪些情况下输血的危害高于输血对疾病治疗的贡献,借此评估数据来引导临床医师严格限制可有可无类型临床输血,即通常被称为"不必要的输血"行为。

有效输血的重要举措之一是成分输血。20 世纪,输血技术发展带来了成分输血时代,尤其是随着大容量可控温离心机和血液成分单采机的出现,能够快速和密闭地把血液中的功能成分,例如,红细胞、血小板和血浆等,用物理学方法加以分离,制成细胞含量较纯、治疗剂量较高、输注体积较小的血液成分制剂,便于临床医师根据治疗病情的需要给予补充,达到有效治疗的目的。因此,20 世纪 80 年代普遍推行了成分输血。成分输血的主要优点,第一,血液成分制剂的容量小、浓度和纯度高,能够有效提供相关血液成分的生物功能,改善病情;第二,避免需要改善缺氧时大量全血输注带来的循环血量过多和心脏负荷过重的系列并发症;第三,成分输血为进行各种血液成分制剂病毒灭活和白细胞去除创造了条件,可以有效降低经血液传播病毒的几率和避免了发热等同种免疫性输血不良反应的发生率;第四,血液成分的输血治疗效果普遍好于全血的治疗效果,使用血液成分制剂输注治疗可以减低对血液输血数量的需求,实现最大限度地节约血液资源。

三、临床输血实践的原则

(1)输血只是患者治疗贫血和出血的一部分,可以通过预防和早期治疗贫血患者、择期手术补充消耗的储存铁、精细手术和麻醉、开展先进的血液保护技术等减少失血。

(2)根据卫生部《临床输血技术规范》,考虑到患者自身需要再做输血决定,应尽可能减少患者输血的需求。

(3)急性失血患者应首先应输注晶体液和胶体液补充血容量,采取输氧等有效复苏措施,同时评估是否需要输血。

(4)患者血红蛋白水平尽管重要,但不是决定实施输血治疗的唯一因素。需要缓解临床症状,预防患者死亡和病情恶化等都是支持输血的因素。

(5)医生应明确记录输血的理由,充分了解输给患者的血液和血液制剂有传播输血传染病及输血不良反应的危险。

（6）只有当输血对患者的好处大于所冒风险时才应进行输血。

（7）应有经培训的医务人员监测输血的患者,当出现副反应时能立即做出反应,采取措施。

第二节 成分输血

临床输血治疗的目标是为患者提供安全、有效的血液或血液成分,其目的是治病救人。传统的输血方法是不管患者需要什么血液成分都输注全血,但随着研究的不断深入和临床实践的不断积累,人们越来越深刻地认识到输全血的弊端和成分输血的必要性。

一、全血输血

全血是指血液的全部成分,是将人体一定量的血液采集到含有抗凝保存液的血袋中,不进行任何加工的一种血液制剂。全血输注是将从人体采集的、经过检测的合格血液不作进一步的加工处理,直接输给患者的替代性治疗方法。其作为临床治疗的一种重要手段在百余年的输血史中发挥了巨大的作用,但随着输血观念的转变,血液成分分离技术的发展和人们对全血输注不良反应的认知,全血输注已越来越少,输全血逐步被输成分血所取代。

（一）全血的临床应用

1. 急性大量出血 大量出血时,例如,产后大出血、体外循环心脏手术出血时,患者的红细胞和血容量同时明显减少,当失血量超过自体血容量的30%,在24 h需要输注20 U以上的红细胞成分制剂,并伴有明显的休克症状时,在补充晶体液和胶体液的基础上,可输注全血。

2. 换血 新生儿溶血病患儿需要换血治疗可应用全血。换血时,通常选用较新鲜全血,一般指 ACD(枸橼酸-枸橼酸钠-葡萄糖)保存5 d内,或者 CPD(枸橼酸-枸橼酸钠-磷酸二氢钠-葡萄糖)、CPDA(枸橼酸盐-磷酸盐-葡萄糖-腺嘌呤)保存7 d内的全血。选用新鲜血主要是因其钾含量较低及2,3-DPG的水平较高,有利于恢复机体氧的供应。

（二）输注全血的禁忌证

（1）贫血伴有心功能不全或心力衰竭的婴幼儿、老年人、慢性病患者。

（2）血容量正常的慢性贫血患者,例如,再生障碍性贫血、珠蛋白生成障碍性贫血、阵发性睡眠性血红蛋白尿症和白血病等。

（3）对血浆蛋白过敏,并产生相应抗体的患者,例如,缺乏 IgA 而产生抗 IgA 的患者;对血浆内某种反应原敏感者;由于以往输血或妊娠已产生白细胞或血小板抗体的患者。

（4）单纯用于补充血容量或以血红蛋白浓度达到正常水平为输血治疗目的患者。

（5）预期接受器官移植的患者。

（三）输注全血的缺点

（1）升高1 g血红蛋白所需的全血数量是浓缩红细胞的2倍,因此易导致循环超负荷。

（2）全血的血浆中钾、钠、氨、乳酸等成分含量高,输入的越多,患者的代谢负担越重。

（3）全血中各种血液成分纯度不高,疗效差,不能有效地发挥血液中各种成分的价值。

（4）全血含有各种血液成分,更容易产生同种免疫和输血传播疾病的风险。

（5）浪费了宝贵的血液资源。

二、红细胞输注

红细胞制剂是由全血去除部分血浆制备而成。从 200 mL 全血制备的各种红细胞制剂为一个单位(U)。红细胞输注是根据患者具体病情,选用不同红细胞制剂进行输血治疗,其主要目的是为了补充红细胞,改善缺氧状态。目前,临床应用的红细胞制剂包括浓缩红细胞、去白细胞悬浮红细胞、洗涤红细胞、辐照红细胞及冰冻解冻去甘油红细胞等,其中最常用的是去白细胞悬浮红细胞制剂。

（一）红细胞制剂的种类及适应证

1. 悬浮红细胞　悬浮红细胞又名添加剂红细胞(red blood cells in additive solution),是将全血在 2～6 ℃条件下,以 3400g 离心 8 min 后,移除上层 90％以上血浆,将红细胞添加液加入其中,充分混匀获得的红细胞制剂,血红蛋白含量需≥20 g/200 mL 全血。由于悬浮红细胞在制备过程中移去了大部分血浆,使血浆引起的副作用减少。

适用于:①各种急性失血的输血;②各种慢性贫血;③高钾血症、肝、肾、心功能障碍者输血;④小儿、老年人输血;⑤各种原因引起的低蛋白血症等。

2. 浓缩红细胞　浓缩红细胞也称为压积红细胞,是全血在 2～6 ℃条件下,以 3400g 离心 8 min,去除上层大部分血浆后,剩余的红细胞制剂,血红蛋白含量需≥20 g/200 mL 全血。每单位108～132 mL,血细胞比容(hematocrit,HCT)0.65～0.80。浓缩红细胞制剂与全血相比,主要区别是去除了全血中的大部分血浆,比全血的容量更少,降低了输血引起循环超负荷的风险,移出全血保存液中的枸橼酸、钠、钾、氨等成分,使患者的代谢负担减轻,但是,浓缩红细胞制剂内的白细胞、血小板成分含量接近全血,因此,发生同种免疫和非溶血性发热反应的几率与全血相同。

适用于:同悬浮红细胞的。

3. 去白细胞浓缩/悬浮红细胞　去白细胞浓缩/悬浮红细胞是采用过滤器去除浓缩/悬浮红细胞中 96.3％～99.9％的白细胞的红细胞制剂,要求去白细胞浓缩/悬浮红细胞每单位中残余白细胞数≤2.5×10⁶个/200 mL 全血。可以降低 HLA 同种免疫反应和发热性输血反应(febrile transfusion reaction,FHTR)的发生率,可以减少 TA-GVHD 几率,也可以减少病毒传播几率。去白细胞悬浮红细胞是目前应用最广泛的一种红细胞制剂。

适用于:①由于输血产生白细胞抗体,引起发热等输血不良反应的患者;②防止产生白细胞抗体的输血(如器官移植的患者)等。

4. 洗涤红细胞　洗涤红细胞保存期内的悬浮红细胞、浓缩红细胞、去白细胞悬浮/浓缩红细胞或全血都可以制备成洗涤红细胞。其是将全血在 2～6 ℃条件下,以 5000g 离心6 min 后,去除上清液与白膜层,重复 3～6 次洗涤后,加入红细胞量一半的 0.9％的生理盐水制成。洗涤红细胞基本去除了 98％以上的血浆和 80％以上的白细胞,红细胞回收率为70％以上。血红蛋白含量≥18 g/200 mL 全血,上清蛋白质含量≤0.5 g/200 mL 全血。

适用于:①对血浆蛋白有过敏反应的贫血患者;②自身免疫性溶血性贫血患者;③阵发性睡眠性血红蛋白尿症患者;④高钾血症;⑤肝、肾功能障碍患者;⑥既往有输血非溶血性发热反应者;⑦新生儿溶血病需要输血的患者等。

5. 辐照红细胞 辐照红细胞是采用 25～30 Gy 的 γ 射线照射红细胞,可以灭活免疫活性 T 淋巴细胞,有效预防 TA-GVHD。

适用于:①器官移植、骨髓移植患者;②免疫功能低下患者;③与献血者有血缘关系的受血者的输血等。

6. 冰冻解冻去甘油红细胞 冰冻解冻去甘油红细胞是将加入甘油冰冻保护剂保存在 -80 ℃以下的冰冻红细胞,采用不同浓度的氯化钠溶液,洗涤去除冰冻保护剂后,加入 0.9％的注射生理盐水制备的红细胞制剂。要求血红蛋白含量≥16 g/200 mL 全血,白细胞残留量≤2×10^7个/200 mL 全血。

适用于:①稀有血型备血的保存,或含多种同种抗体患者的自身储血;②新生儿溶血病换血;③准备作自体输血患者的自体血的长期保存;④曾经输过血并且发生过输血反应的患者等。

（二）红细胞制剂输注指征

各种原因导致的贫血均是红细胞输注的主要适应证。在急性贫血和遗传性贫血治疗中,红细胞制剂是一种其他治疗措施无法替代的治疗方法;在疾病引起的慢性贫血治疗中,红细胞制剂仍然是那些对重组 EPO 不敏感的患者的重要的治疗手段。

1. 慢性贫血 慢性贫血患者,尤其是儿科慢性贫血患儿和充血性心力衰竭患者建议给予输注计量小而红细胞含量高的血液成分。慢性贫血时心脏血液输出量增加、血红蛋白氧解离曲线的右移氧释放增加。一般认为,血红蛋白含量<60 g/L 并伴有明显的缺氧症状时需要输注红细胞。

2. 急性失血 短时间内大量失血引起休克,多表现为红细胞计数减少和血红蛋白浓度下降,失血量≥自身血容量的 20％(1000 mL 以上),血红蛋白<100 g/L,应适当输注浓缩红细胞以保证组织供氧,但是,不应以血红蛋白含量浓度达到正常水平为输血治疗的目的。

3. 围手术期输血 围手术期患者建议尽量避免输血,除非麻醉医师认为有必要,由临床医师根据患者的贫血程度、心肺代偿功能、有无代谢率增高以及年龄等因素作出决定。

（三）红细胞输注的剂量和方法

一般而言,输注 2 U 的红细胞可提高血血红蛋白含量 10 g/L 或 HCT0.03。根据患者的病情、年龄、心肺功能等决定输注速度。成人在最初的 15 min 内输血速度为 1～3 mL/min,对于有心血管疾患的患者及儿童速度应减慢或 1 mL/(kg・h),对于急性失血患者可以采取加压输血达 100 mL/min。

（四）红细胞输注的注意事项

(1) 任何红细胞制剂从储血冰箱取出直到临床输注完毕的时间均不能超过 4 h。

(2) 输注前要将血袋反复轻柔颠倒混匀。

(3) 输注中应尽量避免使用激素或非那根等药物。

(4) 每袋红细胞输注完毕,应用生理盐水冲洗输血管路数分钟后再输注另外一袋。

三、血小板输注

血小板输注(platelet transfusion)是指预防或治疗因血小板数量减少或功能异常的伴

有出血倾向或表现的患者,恢复或维持机体的正常止血和凝血功能。

(一)血小板制剂的种类

1. 浓缩血小板 一个 U 浓缩血小板是从 200 mL 全血中分离制备得到。所含血小板 $\geqslant 2.0 \times 10^{10}$/U,红细胞混入量 $\leqslant 1.0 \times 10^9$/U。将浓缩血小板 2 U 或 2 U 以上混合成一袋的成分血为混合浓缩血小板,血小板含量 $\geqslant 2.0 \times 10^{10}$/U×混合单位数。

2. 单采血小板 采用血细胞分离机在全封闭条件下从单个献血者采集血小板,又分为去白细胞单采血小板和普通单采血小板。所含血小板 $\geqslant 2.5 \times 10^{11}$/袋,容量为 $250 \sim 300$ mL/袋,红细胞混入量 $\leqslant 8.0 \times 10^9$/袋,白细胞混入量(去白细胞)$\leqslant 1.0 \times 10^6$/袋、(普通)$\leqslant 5.0 \times 10^8$/袋。

3. 血小板其他制剂 ①洗涤血小板(washed platelets):将浓缩或单采血小板通过生理盐水洗涤去除血浆蛋白成分,防止对血浆蛋白过敏患者因输注血小板而引起过敏反应;②辐照血小板(irradiated platelets):采用 $25 \sim 30$ Gy 的 γ 射线照射血小板,主要是浓缩血小板,灭活有免疫活性 T 淋巴细胞,有效预防输血相关移植物抗宿主病;③冰冻血小板(forzen platelets):可用于自体血小板的保存等。需要说明,目前我国《全血及成分血质量要求》中没有以上三种血小板制剂的质量要求。

(二)输注血小板的适应证

血小板输注最常见于血小板减少性出血的治疗,以及预防与血小板计数极度降低相关的自发性出血。根据血小板输注的目的不同,临床上又分治疗性血小板输注和预防性血小板输注。

1. 治疗性血小板输注 治疗性血小板输注(therapeutic platelet transfusion)是临床医师根据患者临床出血的状况、病情、血液循环中血小板的功能和数量来决定。需要治疗性血小板输注的情况如下。

(1)血小板生成减少引起的出血。

(2)大量输血时稀释性血小板减少。

(3)感染和 DIC。

(4)药物引起的免疫性血小板减少。

(5)血小板功能异常引起的出血等。

2. 预防性血小板输注 预防性血小板输注(prophylactic platelet transfusion)应根据病情和个体差异的不同而考虑输注。

(1)一般认为,预防性血小板输注的阈值是血小板计数 $< 20 \times 10^9$/L,并伴有导致血小板消耗或破坏增加的因素时,如感染、发热、脾肿大、DIC 等情况。

(2)创伤较大的手术。例如,体外循环心脏手术、器官移植术、颅脑手术、预期术中出血量较大的手术等临床医师认为需要术前提高患者血小板计数的情况。

(三)血小板输注的禁忌证

除非患者有危及生命的出血,血小板不宜用于由于内源性或外源性活化增强和消耗增多所造成的血小板减少患者,例如,TTP 和 ITP 患者。因为给这些患者输注血小板后,血小板会迅速被破坏,达不到治疗效果。给 TTP 患者输注血小板后还可能引起严重的血管栓塞。

（四）输注血小板的剂量和方法

输注剂量由临床医师根据对患者的诊断、血小板计数和治疗需要决定。输注 10 U 的手工浓缩血小板或 1 个治疗量的单采血小板约可升高血小板计数 $36 \times 10^9/L$，实际升高数应与体表面积关联计算。儿童血小板输注一般剂量为 10 mL/kg。无论是手工血小板还是单采血小板，再次输注前可以参考 CCI 和病情变化进行指导。

血小板从输血科或血库取来应尽快输注，并以患者可以耐受的最快速度输注，婴幼儿、老年及心功能不全等患者，则应酌情减慢输注速度。输注前轻摇血袋，使血小板充分混匀。因故未及时输注的血小板应放在室温下暂时保存并每隔 10 min 左右轻轻摇动血袋，或 20～24 ℃保存于血小板专用储存箱中，防止血小板聚集，不能放在冰箱中暂存。

血小板输注最好 ABO 血型、RhD 同型输注，因为血小板膜上也有 ABO 血型系统抗原。血小板膜上虽然没有 D 抗原，但采自 Rh 阳性献血者的血小板制剂中往往混入一定量 Rh 阳性的红细胞。这些红细胞可能使 Rh 阴性受血者致敏，因此，Rh 阴性患者需要输注 Rh 阴性的血小板。

（五）疗效评价

1. 血小板输注的疗效评价 ①观察患者临床出血表现的改善；②测定患者输注 1 h 和 24 h 后血小板计数值；③以随机血小板计数值升高程度作为参考指标。

2. 血小板计数校正增加指数 根据体表面积计算，以期减少个体差异的影响而更准确地评价输注效果。通常认为，输注 1 h 后的 CCI<10 或输注 24 h 后的 CCI<5，应考虑血小板输注无效。计算公式为

$$CCI = \frac{PI(10^9/L) \times S(m^2)}{N(10^{11})}$$

$$S = 0.0061 \times H(cm) + 0.0128 \times W(kg) + 0.01529$$

S 为患者的体表面积（m^2）。H 为患者的身高（cm）。

3. 血小板输注后回收率（PPR） 通过检测患者输注血小板 1 h 或 24 h 后的血小板计数进行计算，以评价输注后血小板在体内的存活情况。通常认为，输注 1 h 后的 PPR<30% 或输注 24 h 后的 PPR<20%，应考虑血小板输注无效。计算公式为

$$PPR = \frac{PI(10^9/L) \times W(kg) \times 0.07}{N(10^{11}) \times 100 \times F} \times 100\%$$

$$PI = 输注后血小板计数(10^9/L) - 输注前血小板计数(10^9/L)$$

4. 预计血小板输注后升高最大值（maximum platelet count increment，MPI） 通过与实际检测的输注后随机血小板计数值进行比较，间接评估疗效。计算公式为

$$MPI(10^9/L) = \frac{N(10^9/L) \times F \times 100}{W(kg) \times 0.7}$$

N 为输入血小板的绝对数（10^{11}）。F 为输注的血小板部分滞留在脾脏后，实际进入循环血液中的矫正系数，脾功能正常的 $F=0.62$；无脾患者 $F=0.91$；脾肿大患者 $F=0.23$。W 为体重（kg），按每 kg 体重 7% 的比例估算患者总血容量。

四、粒细胞输注

粒细胞（granulocyte）的主要功能是杀死或灭活病原微生物，特别是致热原细菌。粒细

胞分为中性粒细胞、嗜酸性粒细胞和嗜碱性粒细胞。中性粒细胞又称为多核白细胞（polymorphonuclear leukocytes，PMN），在三种粒细胞中数量最多，它在抵御外来微生物的防御中发挥重要功能。临床上所说的粒细胞输血（granulocyte transfusion）主要指中性粒细胞输注。正常血液中 PMN 数量为$(1.5\sim7.0)\times10^9/L$，细菌感染时 PMN 数量增加，进入组织吞噬和/或黏附在特定底物发生一系列脱颗粒反应，血液中 $PMN<0.5\times10^9/L$ 或 PMN 功能低下，极易发生败血症或多种细菌感染。临床医师通常采用洁净病房的防护、高效抗生素和粒细胞集落刺激因子（granulocyte colony stimulating factor，G-CSF）的使用解决严重感染的威胁，因此，输注粒细胞引起的 TA-GVHD、发热性输血反应、高概率大病毒感染等严重输血不良反应使浓缩粒细胞制剂的应用弊大于利，备受争议。

（一）粒细胞的制备的种类

1. 浓缩粒细胞（concentrated granulocyte） 是将 200 mL 全血在 20～24 ℃条件下，以 $1160g$ 离心 8 min，分离上层大部分血浆后，将剩余少量血浆、白膜层以及靠近白膜层的 1.5～2 cm 红细胞一起分离到转移袋中的制剂。可分离得到全血中约 60% 以上的粒细胞，粒细胞总数约为 0.5×10^9 个，容量为 20～30 mL。浓缩粒细胞混入的红细胞和淋巴细胞较多，目前我国《全血及成分血质量要求》中没有对该制剂的质量要求，WHO 建议禁止使用。

2. 单采粒细胞 是采用血细胞分离机，在全封闭的条件下将经过粒细胞动员的供血者的全血抽出，通过离心分离出粒细胞并悬浮于一定量的血浆内的单采成分。粒细胞含量 $\geqslant1.0\times10^{10}$ 个/袋，容量为 150～500 mL，混入 $HCT\leqslant0.15$。

（二）粒细胞输注的适应证

粒细胞输注具有极高的经血传播病毒概率，具有 TA-GVHD 风险，具有诱发肺脏纤维化改变的风险等，WHO 不建议临床应用该血液成分。但是严重的感染、持续的粒细胞减少症（$PMN<0.5\times10^{10}/L$），抗生素联合治疗 48 h 无效的耐药性感染，晚期 AISD 患者的严重感染情况，仍可以考虑。

（三）粒细胞输注的剂量和方法

粒细胞的输注剂量尚无统一的标准。理论上，粒细胞在体内寿命很短，正常人每天约 10^{11} 个中性粒细胞经代谢清除，因此，粒细胞必须输注足够剂量才能起到治疗作用，一次有效的粒细胞输注量应至少为 10^{11} 个粒细胞。

粒细胞采集后应尽快输注，从粒细胞采集到分离最好能在 4～6 h 内完成，室温下保存不应超过 24 h。输注的间隔应每日一次，连续输注 4～6 d，直至控制感染。粒细胞制品中含有大量的淋巴细胞，当受者免疫功能低下时或供、受者 HLA 单倍体相同时，输注后容易发生 TA-GVHD，输注前可用 25～30 Gy 的 γ 射线进行照射，以预防 TA-GVHD 的发生。如有肺部并发症或输注无效时则应停用。

五、血浆输注

血浆是血液的液体部分，占血液总容量的 55%～60%，其中主要是白蛋白，其次是球蛋白和各种凝血因子。血浆输注的作用主要是补充凝血因子，补充血浆蛋白和扩充循环血容量。

（一）血浆的种类

1. 新鲜冰冻血浆（FFP） 是指采集供血者全血后，最好在 2～6 ℃保存 6 h（保养液为 ACD）或 8 h（保养液为 CPD 或 CPDA-1），但不超过 18 h 将血浆分离出并速冻呈固态的血液成分。血浆蛋白含量需≥50 g/L。

2. 病毒灭活新鲜冰冻血浆 是指采集供血者全血后，最好在 2～6 ℃保存 6 h（保养液为 ACD）或 8 h（保养液为 CPD 或 CPDA-1），但不超过 18 h 分离出新鲜液体血浆，采用亚甲蓝或其他病毒灭活技术进行病毒灭活，再速冻呈固态的血液成分。要求血浆蛋白含量≥50 g/L，Ⅷ因子含量≥0.5 IU/mL，亚甲蓝残留量≤0.30 μmol/L。

3. 单采新鲜冰冻血浆 是指使用血细胞分离机在全封闭的条件下自动将符合要求的供血者血液中的血浆分离出并在 6 h 内速冻呈固态的单采血液成分。

4. 冰冻血浆（FP） 是指采集供血者全血后，在 2～6 ℃保存超过 18 h，将血浆分离出并速冻呈固态的血液成分或从新鲜冰冻血浆中分离出冷沉淀凝血因子后将剩余部分冰冻成固态的血液成分。

5. 病毒灭活冰冻血浆 是采用亚甲蓝或其他病毒灭活技术对在全血的有效期内分离出的血浆或从新鲜冰冻血浆中分离出冷沉淀凝血因子后剩余的血浆进行病毒灭活并冰冻成固态的血液成分。

（二）输注血浆的适应证

1. 凝血因子缺乏 无论单个凝血因子缺乏或多个凝血因子缺乏，均可使用 FFP 或 FP 补充相应的凝血因子。临床上多用于轻度凝血因子Ⅷ缺乏（甲型血友病）和凝血因子Ⅸ缺乏（乙型血友病）的出血患者。凝血因子Ⅱ和凝血因子Ⅸ缺乏的患者，应首选凝血酶原复合剂（PCC），对纤维蛋白原缺乏的患者应首选冷沉淀凝血因子。

2. 肝病患者获得性凝血功能障碍 由于肝脏是多数凝血因子合成的场所，严重肝功能损伤会导致肝脏合成凝血因子功能下降，凝血因子Ⅱ、Ⅶ、Ⅸ、Ⅹ减少，凝血功能障碍，适宜 FFP 输注来补充缺乏的凝血因子。

3. 大量输血引起的凝血功能障碍 大量输血（massive transfusion）是指在 24 h 内输血数量多于或等于患者自身血量，或在 3 h 内输血数量多于或等于患者自身血量的 1/2。大量输血可能发生稀释性凝血因子减少或稀释性血小板减少而引起出血，因此，应输注浓缩血小板和输注 FFP。

4. 口服抗凝剂过量引起的出血 血浆中凝血因子Ⅱ、Ⅶ、Ⅸ、Ⅹ，抗凝因子蛋白 C、蛋白 S 和蛋白 Z 均是维生素 K 依赖性凝血因子。双香豆素类抗凝药物，例如，华法林（warfarin）通过干扰维生素 K 的羧化作用抑制肝脏合成这些凝血因子和抗凝因子，使得血液的凝固活性降低。静脉注射维生素 K 通常需要 4～6 h 后才能发挥纠正双香豆素类药物的影响的作用。可选择输注 FFP 补充凝血因子遏制出血，并赢得维生素 K 等药物治疗的时间。

5. 血栓性血小板减少性紫癜 TTP 是一种罕见的微血栓出血综合征，TTP 患者血液中异常巨大血管性血友病因子（von willebrand factor，vWF）多倍体是本病的病理学基础。此病以血浆中缺乏 vWF 裂解酶引起的广泛微血栓形成为特点，其治疗除使用激素、抗血小板治疗、脾切除等手段外，血浆置换或血浆输注补充 vWF 也是有效的治疗手段之一。血浆置换中常选择 FFP 或 FP 作为置换液；静脉输注 FFP 或 FP 也可以缓解病情。FFP 治疗复发性 TTP 患者的效果较好。

6. 弥散性血管内凝血 休克、创伤和败血症等引发的 DIC,由于凝血系统和纤溶系统激活可消耗 V 因子、Ⅷ因子、纤维蛋白原和血小板,因此 DIC 患者常常有血栓形成、凝血因子和血小板减少导致的出血。临床治疗应积极查找病因,输注血浆仅作为凝血因子减少引起出血的辅助治疗手段。

7. 血浆置换及免疫吸附性血浆置换 血浆置换术只能在医疗机构进行,通常是在输血科、血液科、肾脏透析科、人工肝科,采用血液单采机或血液透析仪技术平台。血浆置换的目的是将患者血液中含有病理性成分的血浆去除,同时补充相应容量的晶体溶液和胶体溶液以及部分健康供血者血浆。但是,对于血浆置换量大或伴有凝血因子缺乏等情况下,常采用 FFP 作为置换液。血浆置换有两种方式:①普通的血浆置换方式,非选择性置换出血浆中的有害成分;②单克隆免疫吸附柱方式,选择性去除血浆中的有害成分。

8. 大面积烧伤 血浆是一种优良的胶体溶液,含钠量高于生理盐水的,输注后对肺阻力和肺水肿增加不显著,同时还可以补充免疫球蛋白等成分,优于单纯的电解质溶液。

(三)输注血浆的禁忌证

1. 血浆过敏 对曾经输血发生血浆蛋白过敏的患者应避免输注血浆,例如,缺乏 IgA 并产生抗 IgA 抗体的患者,严禁输注含有 IgA 的血浆。但是,明确血浆输注过敏原因后并能有针对性地避免过敏原的前提下,可以选择合适的血浆输注。

2. 疾病晚期患者出现恶病质 血浆不宜用于营养不良、肝硬化腹腔积液、肾病综合征以及恶性肿瘤恶病质,可能引起严重的过敏反应。

3. 抗感染 尽管血浆中含有一定量的免疫球蛋白,通过输注血浆达到提高患者非特异性免疫力的作用,尤其是防治呼吸道病毒感染,但是已知感染 HCV、HIV 的患者应尽量避免血浆输注。

4. 改善胶体渗透压紊乱 对于肝硬化腹腔积液、肾病综合征、营养不良及恶性肿瘤恶病质等患者,都可能出现低蛋白血症引起的胶体渗透压紊乱,采用输注 FFP 或 FP 补充白蛋白则会因浓度低不能有效提高胶体渗透压,使得减轻腹腔积液增长速度的作用难以奏效,可能会增加钠水潴留引起电解质紊乱的风险。

5. 严重心肾功能不全的患者 血浆具有扩容作用,可以诱发严重心功能不全或血容量低的婴幼儿患者循环负荷性肺水肿。晚期肾功能衰竭患者因肾小球基底膜病变,输注血浆后一方面因蛋白从尿里漏出而加重蛋白尿,另一方面因无法排泄而使血清肌酐增加。

6. 抗休克 血浆用于纠正休克期的扩充循环血液容量的效果较差,但是,作为药物扩容的补充则有良好的临床应用价值。

(四)输注血浆的剂量和方法

1. 剂量 输注血浆的剂量取决于适应证和患者的病情。一般来说,FFP 的常规剂量是 $10 \sim 15$ mL/kg。若有微血管出血的症状,凝血酶原时间(PT)、活化部分凝血活酶时间(APTT)>1.5 倍正常对照值时,FFP 输注剂量 $\geqslant 15$ mL/kg。成年患者的首次输注剂量为 $200 \sim 400$ mL,儿童患者酌情减量。大多数患者凝血因子水平提高到正常水平的 25% 就能改善临床出血情况。

2. 方法 ①输注前放入 37 ℃恒温水浴箱或 37 ℃血浆融化系统中快速融化,时间控制在 10 min 内;②融化后的 FFP 要在 30 min 内输注,不可再冻存,以免血浆蛋白变性和不稳定凝血因子失活;③运用标准滤网(170 μm)的输血器输注,输注速度应从慢到快逐步调节,一般应≤10 mL/min;④血浆输注原则上应选择 ABO 血型同型。

六、冷沉淀凝血因子输注

冷沉淀(cryoprecipitate,Cryo)凝血因子是采用特定的方法将保存期内的 FFP 在 1~6 ℃中融化至只有少量沉淀时,离心分离后得到白色絮状物,并在 1 h 内速冻呈固态的成分血。400 mL 全血分离制备的冷沉淀凝血因子为 1 U,容量为 20~30 mL,其中凝血因子Ⅷ含量≥80 U、纤维蛋白原(fibrinogen,Fg)含量≥150 mg,还有一定量的凝血因子ⅩⅢ(纤维蛋白稳定因子)、纤维结合蛋白(fibronectin,Fn)和 vWF 等。冷沉淀凝血因子保存在-20 ℃或更低的温度下,保存期限是从制备之日起一年。

(一)冷沉淀凝血因子输注的适应证

1. 甲型血友病及获得性凝血因子Ⅷ缺乏症 儿童、轻型成人甲型血友病及其他原因引起的凝血因子Ⅷ缺乏症(获得性Ⅷ缺乏症)患者适用冷沉淀,但是,Ⅷ因子基因产品优于血液制品。

2. 血管性血友病(von willebrand disease,vWD) vWD 是因 vWF 缺乏或功能异常所致的一种常染色体显性或隐性遗传的先天性疾病。由于缺乏 vWF 制品,因此输注冷沉淀凝血因子是补充外源性 vWD 的良好适应证,可以有效地改善出血症状。但是,血小板型 vWD 患者,输注冷沉淀凝血因子不能有效改善病情,应选择输注血小板制剂。

3. 纤维蛋白原缺乏症 分为先天性和获得性纤维蛋白缺乏症。获得性纤维蛋白缺乏症较常见,例如,肝功能衰竭导致的 Fg 合成不足,DIC 引起 Fg 消耗过多,心、肺、前列腺、子宫及胰腺等晚期癌肿等,都可能导致纤溶系统过度活跃,引起 Fg 缺乏。输注冷沉淀凝血因子可以补充 Fg,预防和治疗由纤维蛋白缺乏症引起的出血。

4. 凝血功能障碍 严重创伤或大手术时,如果患者失血过多或凝血功能障碍,可以给予浓缩红细胞、冷沉淀凝血因子、FFP 和浓缩血小板输注,纠正和改善凝血功能。

5. 补充纤维结合蛋白 冷沉淀凝血因子中含有的纤维结合蛋白是重要的调理蛋白,当患者有严重创伤、烧伤、感染、白细胞和肝功能衰竭时,血浆纤维结合蛋白水平明显下降,可能导致单核-吞噬细胞系统受到抑制。冷沉淀凝血因子治疗获得性纤维结合蛋白缺乏症可明显改善预后。

(二)冷沉淀凝血因子输注的剂量及用法

1. 剂量

(1)甲型血友病 按凝血因子Ⅷ含量为 80 U/1 U 冷沉淀凝血因子计算,首日剂量为:轻度甲型血友病(10~15)U/kg、中度(20~30)U/kg、重度(40~50)U/kg。维持剂量减半,连续输注 3~14 d。但是,实际治疗中,冷沉淀凝血因子不适宜重度甲型血友病患者,应给予浓缩凝血因子Ⅷ注射剂。

(2)血管性假性血友病 首日剂量为(30~80)U/10 kg,维持剂量减半,持续 3~4 d;对于血小板型 vWD 患者,应输注浓缩血小板。

(3)纤维蛋白原缺乏症 血浆纤维蛋白最低止血浓度为(0.5~1.0)g/L,一般成年人常用治疗剂量为 8 U。

2. 方法　冷沉淀凝血因子应用时在 37 ℃融化,时间不得超过 10 min,融化后必须在 4 h 内输注。最好采用标准输血器静脉滴注,以患者可以耐受的速度输注为宜。通过患者的出血表现及出凝血的检测指标是否得到改善判断输注疗效。如止血效果不理想,在患者血容量尚能增加的许可范围内,可适当加大冷沉淀凝血因子的输注量。在容量负荷增加困难时,对于甲型血友病、Fg 缺乏的患者,最好改用单一凝血因子制品。冷沉淀凝血因子选择同型或相容输注。

七、血浆蛋白制品的输注

血浆蛋白制品常用的有白蛋白制品、免疫球蛋白制品、Fg 浓缩剂、凝血因子Ⅷ浓缩剂、凝血酶原复合物浓缩剂、凝血因子Ⅸ浓缩剂、纤维蛋白胶和抗凝血酶浓缩剂等。

(一)白蛋白制品

白蛋白(albumin)的功能主要是维持血浆胶体渗透压。胶体渗透压与溶液内大分子的数量成正比。白蛋白约占血浆胶体渗透压的 80%,调节组织与血管之间水分的动态平衡。白蛋白是以健康人血浆采用低温乙醇法制备而成的。

1. 适应证

(1)维持血浆胶体渗透压　正常人血浆中的白蛋白浓度为 35~55 g/L,低蛋白血症患者由于血浆胶体渗透压下降,导致血液中的水分过多进入组织液,可出现四肢水肿、腹腔积液、胸腔积液等表现,输注白蛋白制品,补充外源性白蛋白,提高血浆的白蛋白浓度和胶体渗透压,可以减轻水肿和减少腹腔积液、胸腔积液。

(2)抗休克　白蛋白制品是抗休克治疗中常用的扩容剂之一。失血性休克患者,在输注大量晶体盐扩容和保证组织再灌注的基础上,通常需要输注一定量的白蛋白制品,以维持血浆胶体渗透压和血容量,维持组织灌注,防治组织器官功能衰竭。

(3)改善低蛋白血症　例如,大面积烧伤的患者,丢失大量体液的同时也消耗或丢失较大量的白蛋白,因此,输注血浆或白蛋白制品,能够有效发挥维持血容量、调整胶体渗透压、补充白蛋白、改善血流动力学的综合作用。例如,脑水肿的患者通过补充外源性白蛋白,提高血液白蛋白浓度和胶体渗透压,可以减轻脑水肿。但是,输注白蛋白需要评估后使用,盲目输注白蛋白有抑制机体自身白蛋白合成的可能;而且,外源性白蛋白输注过量,有可能使得血浆白蛋白浓度>55 g/L,循环血液处于高渗状态,会引起组织细胞脱水、血容量过度增加和循环负荷过重,严重时可导致心功能衰竭。

(4)血浆置换　血浆置换在去除血浆病理成分的同时也去除了血浆白蛋白,可以输注白蛋白溶液作为置换液,对肝、肾功能衰竭患者有益。

(5)体外循环术　用晶体和白蛋白作为体外循环的底液可以减少肾功能衰竭的危险。

(6)新生儿溶血病　白蛋白能结合游离胆红素,阻止游离胆红素通过血-脑脊液屏障,预防胆红素脑病。白蛋白制品适用于 HDN 患儿,但是,需要密切观察使用时扩容引起婴儿心脏超负荷等副反应。

2. 剂量与用法　白蛋白制品多为 10 g/瓶和 5 g/瓶。2~10 ℃保存有效期为 5 年,室温保存为 3 年。应用剂量如下。

(1)维持胶体渗透压　白蛋白溶液通过毛细血管内膜的速度比水和电解质等小分子

物质缓慢。白蛋白<30 g/L 或总蛋白<52 g/L,相当于血浆的胶体渗透压<2.7 kPa(20 mmHg),就会引起水钠潴留。补充所需白蛋白的剂量(g)可按照下列公式计算:白蛋白(g)=[(期望白蛋白水平-现有血浆蛋白水平)/100 dL]×[血浆容量(40 mL/kg 体重)/100]×2。

以上公式中乘以 2 是由于受低蛋白血症影响造成输注体内的白蛋白被组织间隙吸收。后续剂量应根据检验科的检测报告和临床病情,由临床医师决定。

(2)抗休克 根据 1 g 白蛋白可保留 18 mL 水计算所需的白蛋白剂量。

(3)体外循环手术 输注剂量通常以白蛋白水平控制在 25~30 g/L 为宜。

(4)治疗新生儿高胆红素血症 白蛋白可以结合游离胆红素,有效降低核黄疸的发生率。用量为 1 g/kg,HDN 患儿换血前 1~2 h 应给予白蛋白输注。

3. 白蛋白的输注速度 5%白蛋白输注速度为 1~2 mL/min,最快速度不能超过 4 mL/min,而 25%的白蛋白输注速度不能超过 1 mL/min,儿童的输注速度是成人的1/2~1/4。

(二)免疫球蛋白制品

免疫球蛋白(immunoglobulin,Ig)是人体接受抗原(细菌、病毒或异种蛋白质等)刺激后,由浆细胞产生的非特异性抗体类型的蛋白质,用于被动免疫治疗。

1. 免疫球蛋白种类

(1)肌内注射免疫球蛋白 也称丙种球蛋白。根据来源分为人血丙种球蛋白和胎盘丙种球蛋白。根据蛋白质含量可分为 10%、16%、16.5%三种,其中丙种球蛋白占 95%以上。

(2)静脉注射免疫球蛋白(IVIg) 采用胃酶消化、化学修饰、离子交换层析等不同方法,从 IgG 中去除 IgG 聚合体或降低其抗补体活性的同时保存抗体活性的 Ig 制品,大剂量注射可迅速升高血液中 Ig 水平,20 世纪末 IVIg 已经完全替代了肌内注射 Ig 制品。

(3)特异性免疫球蛋白 特异性 Ig 是从含有高效价特异性抗体的计划免疫血浆中制备获得,含有大量特异性抗体,例如,乙型肝炎 Ig、人破伤风 Ig、RhDIg 等,用于针对性疾病的治疗。

2. 免疫球蛋白制品的适应证

(1)原发性免疫缺陷的治疗。例如,先天性低丙种球蛋白血症、Ig 亚类缺乏症、复合性免疫缺陷、严重的联合免疫缺陷综合征,均可以输注 IVIg。

(2)非特异性预防病毒和细菌感染。例如,沙士病毒、麻疹病毒、乙型肝炎病毒、巨细胞病毒、流感病毒、狂犬病感染;细菌性感染:革兰氏阴性和革兰氏阳性细菌感染,特别伴有内毒素和败血症、破伤风的严重感染等,可以输注 IVIg。

(3)获得性免疫病理性疾病治疗。例如,急性 ITP、输血后 ITP、新生儿同种免疫性血小板减少症、HIV 相关 ITP、慢性复发性 ITP、系统性红斑狼疮、联合激素治疗、血小板输注无效、川崎病等,可以输注 IVIg。

(4)抑制血型同种免疫反应。例如,RhD 阴性妇女孕前接受抗 RhDIg 治疗,可以有效预防 RhD 阴性母亲孕育 RhD 阳性胎儿发生 Rh-HDN。

(5)中和 HLA 同种抗体。大剂量的 IVIg 治疗能够有效地清除 HLA 同种抗体,使得"难治性血小板减少症"的患者可以获得有效的血小板输注治疗,使得实体器官移植受者可以逆转排斥反应。

（6）抗胸腺 Ig 治疗急性再生障碍性贫血的有效率可以达到 50%。

3. 剂量与用法 Ig 是液体,2～6 ℃保存 3 年。通常的剂量是 100 mg/kg 或 0.6 mL/kg,每 3～4 周注射一次;可将 IgG 水平提高到 2～4 g/L 纠正低丙种球蛋白;甲型肝炎特异性 Ig 剂量是 0.02～0.1 mL/kg;乙型肝炎特异性 Ig 剂量是 0.06 mL/kg;破伤风特异性 Ig 预防剂量是 25～500 U,治疗剂量是 500～1000 U。风疹、带状疱疹特异性 Ig 治疗剂量为 0.05～0.2 mL/kg;狂犬病特异性 Ig 剂量为 20 U;RhD 阴性妇女抗 RhDIg 使用剂量为300 μg。

4. 免疫球蛋白输注的不良反应

（1）肌内注射 Ig 最常见的不良反应是注射部位疼痛、红肿和出现硬结。

（2）过敏反应,例如,荨麻疹、咳嗽、发热,严重者出现过敏性休克等不良反应。

（3）普通不良反应,例如,头痛,偶见呕吐、寒战、发热、胸闷和恶心。

（4）严重的不良反应,例如,低血压、肾功能不全、血栓形成、溶血。

（5）经血传播病毒等。

八、凝血因子输注

一种或多种凝血因子缺乏可能引起出血。在血浆凝血因子浓缩物诞生前,人们用全血或血浆治疗出血性疾病。随着分离纯化技术的进一步发展,凝血因子Ⅷ（coagulation factor Ⅷ,FⅧ）和凝血因子Ⅸ（coagulation factor Ⅸ,FⅨ）等大规模生产并灭活病毒的凝血因子浓缩剂已被成功制备。

（一）凝血因子的种类

1. 纤维蛋白原浓缩剂 Fg 是较为稳定的凝血因子,纤维蛋白原浓缩剂是较安全的血液制品。常经过 S/D 法或 60 ℃加热 20 h 处理。冷沉淀凝血因子含有约 50% 的 Fg。

2. 凝血因子Ⅷ浓缩剂 凝血因子Ⅷ浓缩剂（coagulation factor Ⅷ concentrate）是从多个供血者的混合血浆中分离得到的冻干凝血因子浓缩剂,富含 FⅧ因子和少量的 Fg 及其他血浆蛋白成分。近年来,基因重组的 FⅧ（rFⅧ）制品普遍用于临床,具有效果好和无病毒感染的优势。

3. 凝血酶原复合物 凝血酶原复合物（prothrombin complex concentrates,PCC）也称为凝血因子Ⅸ复合物（coagulation factor Ⅸ complex）,含有在肝脏合成的维生素 K 依赖的凝血因子。主要的适应证是 FⅨ缺乏症、凝血因子Ⅶ（FⅦ）和凝血因子Ⅹ（FⅩ）缺乏症。

4. 凝血因子Ⅸ浓缩剂 FⅨ浓缩剂主要用于乙型血友病的治疗。与 PCC 相比,使用后较少引起血栓形成。

5. 抗凝血酶Ⅲ 抗凝血酶Ⅲ（antithrombinⅢ,AT-Ⅲ）是凝血酶、活化的 FⅩ（FⅩa）和活化的 FⅫ（FⅫa）主要的抑制物,在某种程度上也抑制FⅨa 和 FⅪa。它可以和肝素结合,大大增强了对上述蛋白酶和凝血因子的抑制效应。人群中约有 1/5000 的先天性 AT-Ⅲ缺乏或缺陷患者,存在血栓形成倾向。AT-Ⅲ浓缩剂是从混合血浆中分离纯化制备而来。适用于先天性、后天性 AT-Ⅲ缺乏。

（二）凝血因子的适应证

1. 纤维蛋白原输注的适应证

（1）先天性纤维蛋白原异常 Fg 由肝细胞合成,正常人血浆中含量为 2～4 g/L。机体维持有效止血的 Fg 水平应≥0.5 g/L,大手术或大创伤时则应保持≥1.0 g/L。

(2)获得性异常纤维蛋白原缺陷 在某些病理情况下,例如,先天胎盘早剥、死胎滞留和胸科大手术后纤溶系统活性增强等原因引起的 Fg 消耗增多的患者,血浆 Fg 含量低,可出现凝血障碍,当肝脏受到严重损伤或机体营养不良时,患者 Fg 浓度可以明显降低,输注 Fg 浓缩剂止血效果较佳。

(3)DIC DIC 低凝期和纤溶亢进期出血症状明显,Fg 消耗极度增加至其含量显著降低,需要及时补充。

(4)原发性纤溶症 纤溶的亢进导致 Fg 等多种凝血因子被水解因而需要适时、适量补充。

2. 凝血因子Ⅷ浓缩剂的适应证

(1)甲型血友病 甲型血友病患者的治疗所使用的 FⅧ浓缩剂的量应依据患者原有的 FⅧ水平、损伤的严重程度、出血部位、是否产生抑制等因素决定,输注的间隔取决于 FⅧ的半衰期。甲型血友病患者的手术治疗,必须在有充足的 FⅧ替代治疗的情况下进行。当患者体内产生针对 FⅧ的抗体时,需要大剂量的 FⅧ配合免疫抑制品进行治疗。

(2)血管性血友病 由于缺乏 vWF 对 FⅧ的保护作用,导致 FⅧ水平下降。FⅧ的补充可以改善出血。部分中纯制品含有 vWF 对 vWD 的效果更佳。

3. 凝血酶原复合物的适应证

(1)乙型血友病 PCC 是凝血因子Ⅱ、Ⅶ、Ⅸ、Ⅹ的混合制品,目前国内乙型血友病的治疗首选制品为 PCC。在出血或患者手术时均可以选用。

(2)FⅡ、FⅦ和 FⅩ缺乏症 临床上 FⅡ、FⅦ和 FⅩ缺乏症较为少见,一般认为凝血酶原缺乏,输注 PCC 使 FⅡ达到正常的 40%～50%可以有效地止血;FⅦ缺乏时,FⅦ的半衰期较短(4～6 h),应间隔 4～6 h 输注一次,使其浓度达到正常的 20%以上就可以有效地止血。Ⅹ因子缺乏症将血浆 FⅩ提高到 10%就可以达到止血的目的,手术时维持正常的 40%～50%比较安全。

(3)肝病出血 涉及多种凝血因子的缺陷,凝血酶原复合物可以补充其中 4 种重要的依赖维生素 K 的凝血因子,辅以血浆、Fg、单采血小板等,可以有效地治疗肝病出血。

(4)DIC 的治疗 在 DIC 的综合治疗中,PCC 的应用极为有效。为观察治疗的效果,应该定时检测凝血因子Ⅱ、Ⅶ、Ⅸ、Ⅹ的活性,并依据检测的结果及时调整剂量。

第三节 内科输血

内科疾病治疗中输血是非常重要的手段,常见的需要输血治疗的内科情况有:慢性贫血、低蛋白血症、严重感染及凝血功能异常等。在内科的临床实践中,血细胞制剂、血浆、全血、血浆蛋白制品及血液代用品等,已广泛应用。

一、急性贫血患者的输血

急性贫血是指患者突发性的体内血液成分大量丢失或被破坏,血红蛋白浓度或 HCT 急剧下降,临床上出现头晕、血压下降等组织细胞缺氧的一系列表现,常常需要输血治疗。

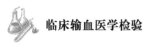

（一）急性贫血的病因

引起急性贫血的病因很多，主要如下。①急性失血，如消化性溃疡、胃癌、食管胃底静脉曲张破裂出血等；血小板数量异常和（或）功能障碍，如弥散性血管内凝血等。②急性溶血，如自身免疫性溶血性贫血等。③急性骨髓造血功能障碍、急性造血功能停滞、急性放射病等。

（二）急性贫血输血治疗的选择

1. 推荐选择悬浮红细胞一类的血液成分　选择悬浮红细胞能够较迅速地提供组织血液灌注、改善组织器官的缺氧，还可以部分补充血容量。急性贫血的悬浮红细胞输注数量一般应≥2 U。通常输注 2 U 的悬浮红细胞可使血红蛋白含量升高 10 g/L 或使 HCT 提高 0.03。

2. 应给予新鲜冰冻血浆输注　主要意义是补充凝血因子，纠正急性贫血导致的多因子缺乏和凝血功能障碍。一般来说，PT 或 APTT 高于正常对照的 1.5 倍时，新鲜冰冻血浆输注量为 10～15 mL/kg。

3. 浓缩血小板的输注　浓缩血小板可由临床医师视原发病和并发症情况选择输注。血小板计数 $<5\times10^9$/L，或大脑和视网膜损伤并有出血倾向、血小板计数 $<100\times10^9$/L 时，建议输注浓缩血小板防止出血。

4. 冷沉淀凝血因子或凝血因子浓缩剂的输注　急性贫血并有凝血功能障碍情况（特别是纤溶亢进），Fg<1.0 g/L 时，建议输注冷沉淀凝血因子或纤维蛋白原浓缩剂。

二、慢性贫血患者的输血

（一）慢性贫血的病因

慢性贫血的发病原因较多而且复杂，主要有以下几个方面：①红细胞生成减少，如缺铁性贫血（iron-deficiency anemia，IDA）、巨幼细胞性贫血（megaloblastic anemia，MA）等；造血干细胞疾病，如慢性再生障碍性贫血（aplastic anemia，AA）、骨髓增生异常综合征（myelodysplastic syndrome，MDS）等；②红细胞破坏过多，如地中海贫血、脾功能亢进等；③长期慢性失血，如肠癌伴长期血便、月经过多；④药物等。

（二）慢性贫血的输血治疗

慢性贫血输血治疗的参考指征如下。

（1）血红蛋白含量<60 g/L，伴有明显贫血症状者，需要输血。

（2）血红蛋白含量为 60～80 g/L，伴有贫血症状者，通过减少活动量尽量避免输血或根据临床症状适当输血。

（3）老年患者合并急性心肌梗死和不稳定型心绞痛者，维持血红蛋白含量在 100～110 g/L。

（4）儿童生长发育时期应将血红蛋白含量提高到不影响正常生长发育为标准。

（5）首选输注去白细胞红细胞。

三、红细胞疾病的输血

大多数红细胞疾病患者的贫血是缓慢发生的，机体已适应低氧状态，这些患者即使贫血相当严重,但临床上并无明显症状,轻易给予输血对病情不利。临床上查明贫血的原因比单纯改善贫血的症状更为重要。慢性贫血患者的血容量相对稳定,但溶血性疾病发生溶血危象及某些血液病并发急性大量失血可以例外。

（一）缺铁性贫血（IDA）

IDA 是体内缺乏合成血红蛋白的铁质所引起的一种小细胞低色素性贫血,治疗原则是去除导致缺铁的病因及补充足量铁剂,适时、适量输血治疗。

（二）巨幼细胞性贫血（MA）

MA 是指叶酸、维生素 B_{12} 或内因子缺乏引起 DNA 合成障碍所致的一组贫血。及时补充叶酸及/或维生素 B_{12} 均能迅速见效,适时、适量输血治疗。

（三）遗传性球形红细胞增多症

遗传性球形红细胞增多症（hereditary spherocytosis,HS）是北欧最常见的遗传性溶血性贫血。国内并不少见,无家族史的病例也时有发现。轻型患者不需要治疗,重型患者对脾切除术有显著疗效。输血不是治疗本病的主要手段,仅在贫血严重、溶血危象及脾切除术前酌情输血。所有需要输血治疗的患者,均应输注红细胞,为避免患者骨髓的红细胞生成受到抑制,应维持血红蛋白含量在 $80 \sim 90$ g/L 为宜。

（四）葡萄糖-6-磷酸脱氢酶缺乏症

葡萄糖-6-磷酸脱氢酶（glucose-6-phosphate dehydrogenase,G-6-PD）缺乏症又称为蚕豆病,是患者进食蚕豆后发生的急性溶血性贫血。本病广泛存在于世界各地。输血是治疗重度贫血患者的主要方法,往往能迅速改善症状,挽救生命。当患者发生严重的溶血危象时,应紧急输注红细胞。

（五）地中海贫血综合征

地中海贫血（thalassemia）又称为珠蛋白合成障碍性贫血,是由于血红蛋白中的珠蛋白肽链合成受到部分或全部抑制,形成无效性红细胞的溶血性贫血。轻型地中海贫血一般很少需要输血,而重型地中海贫血则靠输血才能维持生命。洗涤红细胞是地中海贫血患者较为理想的血液制剂。

（六）再生障碍性贫血（AA）

再生障碍性贫血是由不同病因引起骨髓多能干细胞、造血微环境损害,或引起机体免疫功能改变导致骨髓造血功能衰竭的一组综合征。根据病因,再生障碍性贫血有原发性和继发性两类。根据临床表现,再生障碍性贫血可分为急性和慢性两型。慢性再生障碍性贫血的病程漫长,以慢性贫血为主要临床表现;急性再生障碍性贫血则常有感染和出血。输血是对再生障碍性贫血患者有效的支持治疗手段,但需严格掌握其适应证。

1. AA 患者的输血原则

（1）AA 患者的输血要严格控制,能不输尽量不输,应将输血量或次数减少到最低限度。

（2）AA 患者多数伴有全血细胞减少,多属于血容量正常的贫血,不需要输全血。应根据患者的紧迫需要,输给相应的成分血以提高疗效,减少输血反应。

（3）有输血反应史的患者需要输血时,应选择洗涤红细胞或去白细胞红细胞以减少反应。

（4）大约有 60% 反复输注血小板的患者会产生抗血小板抗体,使血小板输注无效,应输用配型血小板。

2. AA 患者的输血指征

（1）贫血　血红蛋白含量在 60 g/L 以下并伴有心功能代偿不全的表现,或在安静状态下也有明显的贫血症状时,可适当输注红细胞。血红蛋白含量在 60 g/L 以上者,一般不需要输血。

（2）出血　因血小板数量过低而有严重出血的患者,特别是有颅内出血的危险时,应短期输注血小板。血小板计数低于 $(5 \sim 10) \times 10^9 / L$ 时,即使没有出血,应予预防性血小板输注。

（3）感染　当 AA 患者的中性粒细胞极度减少 $(<0.2 \times 10^9 / L)$ 时,应进行保护性隔离,伴有严重败血症时,选用敏感的、强有力的抗生素治疗。若治疗无效,患者的情况严重,在权衡利弊后可输注粒细胞。

（七）自身免疫性溶血性贫血

自身免疫性溶血性贫血(autoimmune hemolytic anemia,AIHA)是一组 B 淋巴细胞功能异常亢进,自身免疫机制紊乱而使体内产生了抗自身红细胞的抗体,自身红细胞破坏增速的一种贫血。根据自身红细胞抗体的特性及其病因,AIHA 可分为 4 大类:温抗体型 AIHA、冷抗体型 AIHA、混合型 AIHA (mixed AIHA)和药物诱导的免疫性溶血性贫血 (drug-in-duced immune hemolytic anemia,DIDIHA)。本病大多起病缓慢,但有些病例起病很急,甚至发生急性溶血危象。短期内出现严重贫血的患者往往需要输血治疗。由于 AIHA 的免疫血清学特点,输血时往往配血不合或输血后贫血反而加重,甚至危及患者的生命。

1. 输血的指征　AIHA 患者要在应用肾上腺皮质激素等有效治疗的基础上输血,建议选择浓缩红细胞制剂。交叉配血时,输血科应依据患者自身抗体的特点选择低温或 37 ℃交叉配血。

（1）当 HCT<0.12 或血红蛋白含量<40 g/L,并在安静卧床状态下还有显著的贫血症状者。

（2）血红蛋白含量>40 g/L,但因急性起病并进展较快,伴有心绞痛或心功能不全者。

（3）出现嗜睡、反应迟钝、精神错乱及昏迷等中枢神经系统症状者。

（4）因溶血危象而导致低血容量性休克,应及时用晶体溶液或胶体溶液纠正休克,紧急配血及时给予输血。

2. 输血的危险性及注意事项

（1）自身抗体引起的溶血性输血反应:AIHA 患者的自身抗体能与所有正常红细胞起反应,从而使输入的红细胞寿命缩短,发生溶血。如果患者溶血严重且输入较大量红细胞,此时自身抗体可使输入的红细胞严重被破坏,导致输血无效或发生溶血危象。

（2）同种抗体引起的溶血性输血反应:有输血史或有多次妊娠史者,可能会因抗原刺激而产生同种异型抗体。在自身抗体的存在与干扰下,难以检测或排除患者血清中同种异型抗体的存在。如果输血时又输入了同种抗体相应抗原的红细胞,从而刺激了记忆细胞,引起二次免疫反应,发生迟发性溶血性输血反应。如果输入血液量较大还可发生 DIC 而危及患者的生命。

（3）循环超负荷：AIHA 患者的红细胞下降但血容量是正常的，如果短期内大量输血，容易导致循环超负荷。

（4）AIHA 患者的输血量以少量多次为宜，输血速度不超过 $1\ mL/(kg \cdot h)$。

（5）输血时临床医师要根据输血科的检验报告给予输血期间血液和环境温度的医嘱，以便于护士输血护理。

（6）AIHA 患者的抗体滴度较高时，可先用血浆置换后再输注血液成分，以减轻输血不良反应。

四、白细胞疾病的输血

白细胞疾病中需要输血治疗的主要是白细胞及组织细胞增殖异常的血液病，例如白血病、多发性骨髓瘤、MDS、骨髓纤维化症等，以及各种原因引起的急性粒细胞缺乏症。恶性血液病常引起成熟红细胞、血小板以及成熟粒细胞的减少，化疗常导致贫血、出血。因此，输血是治疗恶性血液病的十分重要的辅助措施之一。

（一）输血指征

（1）血红蛋白含量$<60\ g/L$ 或 $HCT<0.20$，伴有明显的贫血症状，可输悬浮红细胞。异基因骨髓移植前，可输去白细胞红细胞或洗涤红细胞。

（2）血小板$<20\times10^9/L$ 伴有严重出血，要输注单采血小板。并视情况补充冷沉淀凝血因子。

（二）输血注意事项

（1）应避免输注浓缩粒细胞。

（2）白血病患者可能发生血型抗原一过性改变，采用吸收放散试验可以确认 ABO 抗原型，采用 PCR-SSP 技术可以确认 ABO 基因型。目前是 ABO 同型输血，未来可能是 ABO 基因型输血。

（3）白血病患者需要输注血小板时应采用交叉配型阴性的血小板供体，无论患者是否产生了血小板同种抗体（HLA 抗体和/或 HPA 抗体），这样将能够非常有效地避免发生因血小板同种抗体导致的"难治性血小板减少症"。

（4）白血病患者接受骨髓移植或施行造血干细胞移植后接受悬浮红细胞、全血输血时，有可能引起 TA-GVHD，应给予去白细胞血液、辐照血液。

五、出血性疾病的输血

出血性疾病是机体内止血机能障碍引起出血的一类疾病。按发病原理可分为三大类：血管或毛细血管壁本身的缺陷；血小板数量减少或功能障碍；凝血功能障碍。第一类疾病的出血一般很少需要输血，而后两类疾病的出血则往往需要输血作替代治疗。

（一）免疫性血小板减少症

ITP 是一种较为常见的与免疫有关的出血性疾病。血小板的输注只是本疾病的辅助治疗手段。

1. 血小板的输注指征　①怀疑有中枢神经系统出血者；②血小板数$<20\times10^9/L$，伴有严重活动性出血症状者；③脾切除术前或术中有严重出血者。

2. 输注方法 符合上述输血指征的患者,每次输注一个治疗剂量的单采血小板,一般隔 2～3 d 一次即可,如出血不止,也可每天 1～2 次,直到出血停止或血小板上升至(30～40)×10⁹/L 以上。必要时可在输注血小板前先静脉滴注免疫球蛋白,可延长血小板寿命。

(二)血栓性血小板减少性紫癜(TTP)

TTP 是一种少见的弥散性微血管血栓-出血综合征,临床上以微血管病性贫血、血小板减少性紫癜、神经系统症状、肾脏损害以及发热五联征为其特征。

临床上一般认为,TTP 患者输注血小板后可促进血栓形成,而使病情恶化,应避免应用。TTP 一旦确诊应立即采取血浆置换治疗,是治疗 TTP 的有效方法之一,通常每次置换量为 35～40 mL/kg,每天或隔天 1 次,直到病情缓解。如果患者不能进行血浆置换时,可采用血浆输注(每天 25 mL 或 1～2 L/d),也有一定的效果。

(三)血友病

血友病(hemophilia)是由于遗传性凝血因子缺乏所引起的出血性疾病。临床上具有轻微外伤后出血不止的倾向。甲型血友病(FⅧ缺乏)多见,乙型血友病(FⅨ缺乏)少见,临床上补充相应的凝血因子进行替代治疗是主要治疗措施。

1. 甲型血友病 输血主要输注冷沉淀凝血因子。轻度出血(单纯关节出血及软组织血肿等)应补充 FⅧ活性达 10%～20%,维持 3 d;中度出血(口腔底部出血及拔牙等)需补充 FⅧ活性至 20%～30%,维持 3 d;重度出血(颅内出血及胸、腹腔出血等)需保持 FⅧ活性 30%～50%,维持 4～14 d;大手术应使 FⅧ活性保持在 50%以上,维持 7～21 d 或创口愈合停药。

2. 乙型血友病 乙型血友病的替代治疗方法补充的是 FⅨ。目前常用的 FⅨ浓缩剂是凝血酶原复合物。输入 FⅨ1 U/kg 体重,可提升患者血浆 FⅨ水平 1%。FⅨ的使用剂量原则上与 FⅧ相同。

(四)弥散性血管内凝血(DIC)的输血

DIC 的输血为替代疗法,可输单采血小板及/或 FFP,也可输冷沉淀凝血因子及 Fg 浓缩剂。

1. 新鲜全血或红细胞的应用 血红蛋白含量<80 g/L 或 HCT<0.24,同时伴贫血或缺氧症状时,应输注红细胞。新鲜血输注时宜在每毫升全血中加入 5～10 U 肝素,并计入全天肝素治疗总量中。DIC 过程仍在继续的患者不宜输全血。库血不宜用于 DIC 的治疗,而应是 7 d 内的新鲜红细胞,以提高血液携氧能力,纠正组织缺氧。

2. 新鲜冰冻血浆的应用 FFP 含所有的凝血因子以及 AT-Ⅲ,是补充多种凝血因子减少的首选制品。一次输入量过多或速度过快,仍可使患者的血液循环负担过重。输入血浆需每毫升内加入肝素 2.5～5 U。DIC 病理过程未控制者不宜应用。

3. 单采血小板的应用 血小板计数<50×10⁹/L 时,可在充分抗凝的基础上输注足够量的血小板。DIC 的病理过程控制或未控制均可输注血小板。

4. 冷沉淀凝血因子的应用 冷沉淀凝血因子中含有 FⅧ、vWF、Fg 及 Fn 等,DIC 时可适当选用。用法是每 10 kg 体重输 1～1.5 U。冷沉淀凝血因子也应在抗凝基础上应用。DIC 病理过程未控制者不宜应用。

5. 纤维蛋白原的应用 Fg 制剂用于血中 Fg 含量明显降低的 DIC 患者,每次 2～4 g,

使血中 Fg 含量达到 1 g/L 为度。因为 Fg 在体内的半衰期较长,故在达到所需的血浆浓度后不必再维持输注。

6. AT-Ⅲ浓缩剂的应用 肝素是 DIC 抗凝治疗的常用药物。肝素的强大抗凝作用主要在于它能增强 AT-Ⅲ 的生物活性。血中 AT-Ⅲ 过低肝素抗凝作用受阻。通常成人 DIC 患者第一天给 AT-Ⅲ 1000 U,第 2～3 d 连续给 100 U。

六、消化系统疾病的输血

消化道出血常为急性大出血,临床表现为呕血、黑便、血便等,并常伴有急性周围循环衰竭。常见于食管胃底静脉曲张破裂出血、消化性溃疡等。消化性溃疡大出血的治疗应采取综合措施,包括注射镇静剂和止血剂、休息及去除诱因等。食管静脉曲张破裂出血时,多数患者的出血量大且凶猛,不易停止。由于其发生在肝硬化的较晚期,大出血造成肝功能迅速恶化而衰竭,故输血治疗应列为首选,并尽早采用以防病情恶化。

（一）输血治疗的原则

1. 红细胞 严重出血时,在迅速补充晶体和/或胶体溶液的基础上,保证红细胞快速输注,一般维持血红蛋白含量目标值为 90 g/L。

2. 血小板 一般很少需要输注血小板。只有当血小板计数<50×10⁹/L 时,才考虑输注血小板。但是,合并脾大的患者输注血小板后,血小板计数可能无明显提高。

3. 新鲜冰冻血浆及冷沉淀凝血因子 消化系统疾病的患者凝血因子缺乏很常见,肝硬化患者合并出血时必须纠正凝血功能障碍,PT 超过正常范围 1.5 倍时,建议输注 FFP 或冷沉淀凝血因子。但应用凝血因子浓缩剂存在血栓形成风险,应谨慎使用。

（二）注意事项

（1）血液制剂中的抗凝剂含有磷酸盐和微聚体等物质,增加肝的代谢和单核-巨噬细胞系统的清除负担,可能会加重原发病的进展。

（2）采集时间>7 d 的血液制剂易加剧高胆红素血症,加重肝细胞对胆红素的结合负担,有引起酸中毒及高钾血症的危险。

（3）肝硬化腹腔积液时、因消化道出血 24 h 输注浓缩血红细胞数量>500 mL 时,输血科专业技术人员应给予增加白蛋白溶液输注的指引,以保证水、电解质的平衡。

七、慢性肾功能衰竭的输血

60%～70%的慢性肾功能衰竭患者有贫血表现,造成贫血最主要的原因是红细胞生成素缺乏。对于尿毒症患者,除非合并肝脏疾病,一般很少出现凝血因子缺乏。其合并的出血,主要是由于血小板功能异常所致。

（一）输血治疗的原则

贫血与慢性肾功能衰竭伴发,且其程度与氮质血症大致相平行,尿毒症的贫血严重时血红蛋白含量为 40 g/L,但患者常能充分耐受。新鲜红细胞因其生存期较长,携氧供氧的效能好,所以该患者输血宜输新鲜悬浮红细胞,且 HCT 应保持在 70%。而库存血中尿素氮、肌酐、钾和乳酸的浓度升高,输注后会加重慢性肾功能衰竭。同样,肾透析患者宜用新鲜悬浮红细胞。

（二）输血指征

（1）贫血严重,血红蛋白含量＜60 g/L。

（2）出现心绞痛或明显的脑缺氧症状。

（3）严重感染或出血。

（4）急需手术时,血红蛋白含量应提高到80～90 g/L,合并缺血性心肌病的患者,围手术期输血,应提升血红蛋白含量至100 g/L。

（5）慢性肾功能衰竭酸中毒,患者对贫血的耐受力强,症状较轻,又因输血对慢性肾功能衰竭的贫血效益有限,故输血指征可限制在较严重的病例。

（三）输血的注意事项

（1）慢性肾功能衰竭的输血应输注浓缩红细胞,容积较小,可减少在高血压的基础上引起循环超负荷的危险。同时可减少抗凝剂、钠、钾和乳酸的输入量,减轻肝、肾的负担。

（2）输血时宜缓慢输入,尿毒症因肾排泄水盐的功能有限,且常有水潴留和血压增高,以避免输血导致循环超负荷。

（3）如果患者血浆白蛋白很低且进食较少,宜适量输注白蛋白。

（4）高钾血症是尿毒症的危险合并症,如果因手术大量输入库存血,则其危险性更大,宜尽量输用新鲜红细胞。

八、心血管疾病输血

贫血导致心脏病患者心跳加速和心排量增加,使心脏工作量加大,而加重心功能不全。纠正贫血,能减少心脏负荷和心肌缺氧,有利于改善症状。为心脏病患者输血须考虑三个问题:①心脏病变的性质;②心力衰竭的原因;③其他诱发心力衰竭的因素。若血容量在正常范围,单纯心绞痛时,则纠正血红蛋白含量,即可获得疗效。对循环血容量过大的患者,如心功能不全患者常伴血容量过大,宜输浓缩红细胞,以免增加血容量。

（一）输血治疗的原则

（1）心血管疾病,血红蛋白＜60 g/L伴有明显缺氧症状;或需要接受外科手术治疗时;或因先天性贫血性心脏病,长期慢性贫血引起心室扩大,血红蛋白＜40 g/L者,应尽量选择输注5 d内的悬浮红细胞以期有效缓解缺氧。

（2）高脂血症并发脑梗死、心肌梗死时接受溶栓治疗后伴有出血倾向时,蛛网膜下腔出血;或其他原因发生原发或继发出血及有出血倾向时,可以输注浓缩血小板、冷沉淀凝血因子、凝血酶原复合物、新鲜冰冻血浆。

（3）心力衰竭肺水肿,伴有低蛋白血症时,输注浓缩白蛋白可以有效纠正。

（二）心脑血管疾病患者输血的注意事项

（1）评估贫血对心力衰竭患者的影响,尽量避免输血。

（2）输血速度控制在1～2 mL/min,严格预防加重心脏负荷。

（3）输血中应密切观察氧饱和度的变化。

第四节 外科输血

外科输血迄今仍然是外科治疗,尤其是创伤外科治疗、外科手术治疗的重要组成部分。外科手术期输血量约占临床输血量的 66.27%,因此,外科输血是临床输血治疗的第一学科。外科输血的目的主要是两方面:一是抗休克;二是维持麻醉和手术支持平台。外科输血治疗需要使用的血液制剂几乎包含了所有的血液制剂,常用的有悬浮红细胞、浓缩血小板、新鲜冰冻血浆、冷沉淀凝血因子和血浆蛋白制品、凝血酶原复合物、全血等。但是,普通外科手术中已经很少输血。

一、外科血液保护的措施

(1) 早期纠正贫血,首先要针对贫血的原因治疗,例如补充铁剂和 EPO 等。

(2) 尽量使用小容量的采集试管,减少不必要或过多采集血标本,避免重复和不必要的检查,以防造成的"医源性失血"。

(3) 通过预储式自体输血、急性等容性血液稀释和回收式自体输血的方法,可有效减少手术期间的红细胞输注率和输血量。术中血液回收是减少同种异体血输注的有效方法,尤其适合失血量较大的手术患者。

(4) 严格手术操作,要求手术过程中操作谨慎、熟练、精细,努力避免血管的意外切断导致的不必要出血或出血量的增加。

(5) 应用微创手术和新的止血技术。微创腹腔镜手术可减少许多手术的血液损失,各种仪器设备和止血技术,例如,电凝技术大大降低了各项外科手术的失血量,使用止血材料和动脉栓塞止血技术等。

(6) 严格掌握输血适应证,选择合适的血液成分输注,避免血液运用不当造成血液浪费。

二、创伤性休克的输血

创伤性休克患者的抢救成功率与能否及时地提供输血治疗成正相关。据美国外科协会 2010 年统计,在创伤性休克的死亡病例中,50%是因为没有及时获得足够输血救治导致组织细胞缺血缺氧引起器官功能衰竭而迅速导致死亡;创伤性休克患者围手术期的血红蛋白含量>80 g/L 则术中死亡率<7.1%,血红蛋白含量<60 g/L 则死亡率高达 61%。因此,建议创伤性休克抢救治疗中维持 HCT>0.3,能够有效维持组织器官的供氧和保障手术安全。急性创伤及外科疾病中因急性失血导致失血性休克甚为常见。

(一) 输血治疗原则

创伤导致短时间内失血超过自身血量 15%,或伴有其他应急状态时,即可引起休克。创伤性休克成功救治的关键是及时足量输血治疗。

(1) 休克导致低血压使组织器官因血液灌注不良,血红蛋白含量<70 g/L,出血量<自身血量 20%时,会引起脑组织缺氧反应;血红蛋白含量<70 g/L,出血量>自身血量 20%时,会引起组织器官普遍缺氧反应。

（2）休克引起组织器官不同程度的缺氧状态时，对心脏造成损伤可以出现心动过速（HR130 次/min)伴 S-T 段压低＞0.11 mV 或抬高＞0.12 mV;但是,一旦动脉血氧饱和度＜80％出现严重缺氧,对脑组织造成的损伤有时是不可逆的(植物人)。

（3）休克的救治会增加耗氧需求,加重缺氧损伤。应首选足量的悬浮红细胞迅速或加压输注以提高血氧浓度,赢得抢救时间;应迅速给予新鲜冰冻血浆、浓缩血小板、冷沉淀血因子等血液成分制剂,以补充血容量和凝血因子、改善凝血功能,还需给予部分新鲜全血输注以维持体内渗透压。

失血量＜1000 mL 时,应使用晶体溶液和胶体溶液,血压能维持正常、稳定,保证组织灌流,则可以不用输血纠正贫血。失血量＞1000 mL 时,由于红细胞丢失过多,使血液携氧功能显著下降,将影响组织代谢,故在血容量得到适当恢复的同时或之后,应根据患者具体情况进行成分输血。

（1）悬浮红细胞　在失血性贫血中,失血量达血容量的 20％～40％时,在输注晶体溶液及胶体溶液后,HCT＜0.30 且组织供氧不足时应输注悬浮红细胞;根据血红蛋白含量确定悬浮红细胞输血需求:血红蛋白含量＞100 g/L 时,无需输注红细胞;血红蛋白含量＜70 g/L 时,提示需要输注红细胞;血红蛋白含量介于 70～100 g/L 时,根据临床情况决定是否输血。

（2）新鲜冰冻血浆和冷沉淀凝血因子　失血量或输血量持续超过总血容量,凝血因子降到正常水平的 30％～50％,或 PT、APTT＞参考值均值的 1.5 倍时,需同时输注冷沉淀凝血因子或新鲜冰冻血浆。

（3）血小板　失血量或输血量持续超过总血容量,血小板计数＜50×10⁹/L 时,需输注血小板。

（4）白蛋白　失血量超过 50％,胶体渗透压＜2.67 kPa 或血浆蛋白＜50 g/L 时,需要补充白蛋白。

（二）注意事项

1. 凝血障碍　大量输血时,如输用悬浮红细胞或储存全血,将会出现血小板和凝血因子的不足,需要适量使用浓缩血小板及新鲜冰冻血浆。

2. 避免输血量不足或循环超负荷　抢救过程中,应监测血压、脉搏、尿量、HCT、中心静脉压、肺动脉楔压、心输出量等,据此调整输液、输血量及输注速度,避免输液、输血量不足,不能维持正常组织灌流;同时也应避免输液、输血量过多而引起肺水肿、心力衰竭等。

3. 血液稀释　失血量较大而单用晶体溶液及胶体溶液,需防止血液过度稀释。当血红蛋白＜40 g/L,HCT＜0.20 时,不仅会影响出血部位的愈合,而且容易发生感染。

4. 并发症的预防与治疗　大量输血时可能引起并发症,如枸橼酸盐过量(中毒)、高钾血症、酸碱或电解质平衡失调、低体温或免疫性溶血等。

三、大量出血患者的输血

（一）大量输血的定义

大量输血(massive transfusion)是指 24 h 内输血量≥患者自身血容量,或 3 h 内输血量≥患者自身血容量 50％,或 1 h 内输入 4 U 以上的红细胞成分血。当患者急性出血量达到自身血容量的 30％～50％ 时,即需要大量输血,例如大创伤、大出血及大手术等。大量输血除了输注红细胞成分血以外,往往还需要输注其他血液制剂,例如血小板、新鲜冰冻血浆及冷沉淀凝血因子等。

(二)大量输血时血液制剂的应用

1. 新鲜全血 全血中含有各种血液成分,可以协调补充和缓冲大量输血造成的血液成分不均衡对外科手术治疗的负面影响。

2. 红细胞 在使用晶体、胶体溶液充分扩容抗休克治疗的基础上,紧急输注悬浮红细胞制剂 2～4 U,以快速缓解组织供氧不足的情况。如再需要输注,一般主张采用成分输血,红细胞、新鲜冰冻血浆和单采血小板按 6：4：1 的比例输注,同时根据病情输注一定量的冷沉淀凝血因子及凝血因子制品。

3. 血小板 大量出血使血小板丢失,大量输血、输液会使血小板发生稀释性减少,通常血小板 $<50 \times 10^9$/L 时应输注血小板。

4. 新鲜冰冻血浆 输血量≥患者自身血容量 2 倍时,凝血因子<30％,纤维蛋白原<1.0 g/L,或 PT 和 APTT>临检正常值上限 1.5 倍时,应输注新鲜冰冻血浆及其相关血液成分制剂,以维持体内凝血因子含量。

5. 冷沉淀凝血因子 输血量≥患者自身血容量 1.5 倍,其纤维蛋白原<1.0 g/L 时,可使用冷沉淀凝血因子治疗或使用 FⅧ浓缩剂和纤维蛋白原制剂等。

(三)大量输血引起的不良输血合并症

1. 凝血功能紊乱或障碍 大量输血的同时多伴进行大量输液治疗,大量液体输注可能加重凝血因子和血小板减低引起治疗性继发出血。因此,大量输血的早期,建议使用离体时间短、接近生理环境的血液成分制剂,例如 FFP 和新鲜的浓缩血小板。

2. 电解质紊乱和酸碱平衡失调 大量输血中带入机体内的血液抗凝物质可能会造成电解质紊乱和酸碱平衡失调。例如,枸橼酸盐可与血清中钙、镁结合引起低钙、低镁血症;库存血中血钾浓度高会引起患者高钾血症,甚至酸中毒;枸橼酸钠体内代谢成为重碳酸盐,会引起患者代谢性碱中毒,或低钾血症。

3. 低体温并发症 血液成分制剂离体后的冷链保护是为了维持血液成分的生物学功能,但是,大量低温的血液成分的输注势必降低患者的体温。低体温性休克是大量输血引起的物理学并发症之一;低体温将减慢心率,甚至诱发致命性异常心律;低体温还会影响血红蛋白的携氧及亲和力,加重组织器官缺氧;低体温也是血小板和凝血因子发生功能障碍的因素;低体温使得脏器代谢力下降,血清肌酐升高,甚至增加肝脏解毒负担等。

4. 不良输血反应 大量输血时患者接受了多个供血者的血型抗原和组织抗原,供体之间血型不合和供、受体之间血型不合可能引起溶血性输血反应、发热性输血反应、过敏性输血反应等导致大量输血的治疗效果受损,或大量输血治疗引起的医源伤害,甚至可能导致严重后果,如输血后的急性死亡。因此,临床医师应严密监测输血反应,一旦怀疑患者有严重不良反应,必须立即停止输血并采取有效的治疗措施挽救生命。

5. 输血相关传染病 大量输血引起的输血相关传染病的发生率远远大于任何单一血液制剂的输血治疗,因此,输血科一旦收到临床医师提出大量输血申请时,输血科医师必须签注输血指引意见。

四、普通外科手术的输血

常需手术治疗的腹腔内器质性疾病,多为普通外科手术。手术前及手术中的失血量和失血速度因病而各不相同,因此临床输血需根据具体病情特点确定输血种类、数量及方法。

(一)输血方法

(1)对腹腔内实质脏器手术及血管损伤手术,宜常规用粗针头开放两条静脉通道,确保输血速度。

(2)普外大出血患者输血原则上应量出为入,丢多少、补多少,输注速度宜快不宜慢。根据失血量、血红蛋白含量、HCT、尿量、血压、脉压、中心静脉压等指标予以补充。

(3)严重肝功能损害者如总蛋白低于 45 g/L,白蛋白低于 25 g/L 或白、球蛋白比例倒置者应适当补充 FFP 或白蛋白。术前应争取血红蛋白含量>100 g/L,红细胞$>3\times10^{12}$/L,血清总蛋白>60 g/L,白蛋白>30 g/L。

(4)因血小板减少引起出血者,也应输入血小板。

(5)腹腔内实质脏器及血管创伤时,腹腔可存留大量血液。可采用回收式自体输血。脾切除后也可回收部分脾内血液。

(二)输血的并发症

腹部手术及腹部损伤时出血量较大,除大量输血引起的枸橼酸盐中毒、凝血障碍、高钾血症、低温等并发症外,下列问题亦应重视和观察。

(1)栓塞:快速输血时应密切注意防止气栓的发生,随时监听心音,当大量气泡进入右心时,心前区听到"水沸音"应及时抢救处理。

(2)血栓形成:脾切除后因存在一过性的血小板增高,通常术后 $2\sim3$ d 即开始出现,$7\sim10$ d 达高峰,在术后 $1\sim2$ 月开始恢复正常。术后血小板数可高达$(400\sim700)\times10^9$/L,甚至可高于1000×10^9/L,在这种情况下极易并发深静脉血栓形成,因此脾切除时可对患者进行一定的血液稀释,稀释度以 HCT0.25~0.30 为宜,并少用新鲜血和血小板制剂。术后尽可能早期活动。必要时可使用抑制血小板功能的药物。

(3)肝脏手术时间长,体腔暴露面大,输入库存血时易导致低体温。

五、心血管外科的输血

心血管外科手术均需要输血治疗的支持,在心脏停搏和无血视野下进行手术时,必须将患者的腔静脉非氧合血引流至人工心肺机内,通过人工肺的气体交换使其成为氧合血,并经人工泵注入主动脉内,即体外循环(extracorporeal circulation),以替代心肺功能。在大多数情况下,心血管外科手术的输血属于大量输血。

(一)体外循环的输血

1. 悬浮红细胞 一般维持体外循环中的 HCT 在 0.20~0.25 为宜。应由临床医师依据术前患者的 HCT 和体外循环中预期的 HCT,计算悬浮红细胞的用量。

2. 白蛋白 用于维持体内胶体渗透压,避免肺水肿和组织水肿的发生。新生儿及婴幼儿胶体渗透压降低时更容易引起组织水肿,因此,预充液中应加入白蛋白,甚至术前就输注白蛋白使胶体渗透压维持在良好水平。

（二）体外循环停机后的输血

体外循环停机后，体内 HCT、胶体渗透压仍与转流时相似，处于不同程度的贫血与低蛋白血症状态，伴有不同程度的渗血现象，还有在利尿药物的作用下停机后早期的尿量增多造成的相对血容量不足，因此，需要持续输注悬浮红细胞制剂、浓缩血小板，对于维持血容量平衡、迅速缓解缺氧、纠正低蛋白血症、改善出血倾向非常重要。

（三）体外循环术后重症监护期的输血

患者在麻醉苏醒后进入重症监护病房治疗，期间心功能尚处于不稳定状态，创面渗血等情况仍然需要输入适当的血液制品治疗。

1. 悬浮红细胞　体外循环手术后需要将 HCT 维持在 $0.28\sim0.30$。HCT 过低会使氧饱和度下降，延迟患者的心肺功能恢复，甚至引起继发的心功能失代偿；HCT 过高则易增加血液黏度，使外周阻力增加，心排血量减少，减少搏出血液的携氧量，引起微循环的灌注不良。

2. 浓缩血小板　术后有持续出血倾向，或者血小板计数 $<50\times10^9/L$，或者渗血非常严重，或者引流液很多，无论是否排除外科出血的可能性，都应输注浓缩血小板，以缓解出血倾向或发挥止血效果，赢得临床出血诊断和治疗的时间。缺少浓缩血小板制品，或者临床医师认为必要时，可以给予凝血酶原复合物输注治疗。

（四）减少体外循环输血量的方法

（1）术前纠正低血红蛋白、低血小板计数、低白蛋白血症、低血容量等血液成分基础参数不良的状况。

（2）对符合自体输血标准的患者，积极开展自体输血。

（3）体外循环采用重度稀释并加入适量血浆代用品的方法。

（4）加强术中、术后出血的预防。

（5）体外循环管道中残余血再回输。

（6）改善体外循环设备。

（7）在术后的监护中补充铁剂和 EPO。

六、肿瘤科手术的输血

肿瘤切除术属于"破坏（创伤）性"外科治疗，常常需要输血治疗提供支持。输血治疗的支持方案应由临床医师视疾病诊断、术前实验室检查数据、手术中的血液成分损失和失血的速度在术前、术中和术后分别制订。

（一）肿瘤外科输血治疗的常见情况

肿瘤外科输血治疗的常见情况如下：各种脏器肿瘤切除术、颅脑肿瘤手术、肿瘤血管破裂需要手术时。甲状腺肿瘤、乳腺肿瘤等肿瘤切除术一般无需输血治疗。

（二）肿瘤外科手术输血治疗的通用规则

由临床医师根据对患者的诊断、失血量、血红蛋白含量、HCT、尿量、血压、中心静脉压等临床和实验室指标确定。

（三）肿瘤外科输血治疗中血液成分制剂选择的一般原则

（1）对于术前贫血、实质脏器手术、有血管损伤的手术，预期将影响患者术后康复的情况,宜输注悬浮红细胞,但是,必须杜绝"丢多少补多少"的原则性错误。

(2)术前有严重肝功能损害者,或总蛋白<45 g/L、白蛋白<25 g/L、白蛋白与球蛋白比值倒置者,应适时、适量首选补充白蛋白,其次才使用新鲜冰冻血浆及血浆蛋白制品。

(3)浓缩血小板输注用于血小板减少引起的出血或出血倾向。

(4)输注速度宜快不宜慢。

(5)肿瘤患者不可采用回收式自体输血。

(四)肿瘤外科输血治疗的不良并发症

(1)肿瘤手术中出血量较大,输血治疗可能会引起枸橼酸盐中毒、凝血障碍、高钾血症、低温不良反应及其并发症。

(2)血栓形成或栓塞:脾切除术后 2~3 d 可能引起一过性血小板计数增高,通常 7~10 d 达到高峰,1~2 月后恢复正常。一旦血小板计数≥(400~700)×10⁹/L(≥1000× 10^9/L 为极度高危值)极易引起深静脉血栓形成或栓塞,因此,当血小板计数开始升高时,就可以输注洗涤红细胞稀释血小板,稀释度以 HCT 计,宜为 0.25~0.30,并可以少量输注新鲜全血。

(3)空气栓塞:快速输血时可能引起气栓,通过监听心音,可观察气泡进入右心时在心前区产生的"水沸音",需要及时终止输血和抢救治疗。

(4)肝脏肿瘤手术时间较长时,体腔暴露面大,输入库存血时易导致多种不良输血反应,建议选择新鲜的血液成分制剂,例如,5 d 内浓缩红细胞、20 h 内浓缩血小板等。

(5)肿瘤患者有既往输血史对目前输血产生不良反应的概率增加。

第五节　妇产科输血

输血治疗是妇科,尤其是产科治疗危重孕产妇和胎儿的重要临床手段之一。输血治疗的历史证明,输血治疗学是由于输血在产科治疗中的异常突出的良好的临床效果而衍生出来的专科,所以可以说,没有产科输血就没有临床输血治疗学。但是,输血传播 HIV 等致命病毒,产科输血潜在风险危及母子两代人、母子两个家庭的健康,因此,妇产科治疗首先是尽量避免输血治疗,在接到临床输血申请后,输血科专业技术人员应给予避免输血治疗的指引。

一、妇科输血治疗

妇科输血治疗主要在妇科肿瘤和围手术期中进行,与外科手术、急性失血的情况基本一致,可参照外科输血。妇科输血治疗的常见疾病有卵巢囊肿破裂出血、宫外孕大出血、畸胎瘤破裂出血、巨大子宫肌瘤切除术等。在输血治疗的不良反应发生中,既往有妊娠致敏经历的妇女患者,是发生血型同种抗体所致溶血性输血反应的高危人群。

二、产科输血适应证

1. 恢复血容量　常用于急性失血性疾病,包括流产、异位妊娠、前置胎盘、胎盘早剥、产后出血引起的血容量减少、出血性休克等。

2. 改善携氧能力 常用于妊娠期严重贫血，宫内胎儿同种免疫性溶血病。可以输注去白细胞红细胞或洗涤红细胞。

3. 治疗或预防血小板减少引起的出血 例如妊娠合并血小板减少性紫癜、胎儿血小板减少的宫内治疗。

4. 治疗或预防凝血因子缺乏引起的出血 例如妊娠合并肝病、产科 DIC、血液病合并妊娠，可根据情况选择输注冷沉淀凝血因子、FFP、PCC 制剂等。

5. 纠正胶体渗透压 例如妊娠高血压综合征、低蛋白血症、妊娠合并肝硬化或慢性肾炎，可以选输白蛋白。

6. 增加细胞或体液免疫能力 妊娠期白血病或再生障碍性贫血、合并抗生素难以控制的感染，可适当输注免疫球蛋白。

三、产科输血的指征

（一）红细胞输注指征及剂量

1. 指征 ①血红蛋白含量＞100 g/L，患者情况稳定，一般不需输血；②血红蛋白含量＜60 g/L，通常需要输血；③血红蛋白含量介于 60～100 g/L，根据个体病情决定是否输注红细胞。

2. 剂量 在没有继续出血的情况下，输注 2 U 的悬浮红细胞可以使体重 60 kg 患者的血红蛋白提升 10 g/L。

（二）血小板输注指征及剂量

1. 指征 ①血小板计数＜10×10^9/L 或血小板计数介于$(10 \sim 20) \times 10^9$/L，合并凝血功能障碍需要预防性输注血小板；②手术或侵入操作之前，血小板计数＜50×10^9/L 需要输注血小板；③硬膜外麻醉或镇痛时，血小板计数＜100×10^9/L，需要输注血小板，对于正常经阴道分娩的病例，血小板计数＜50×10^9/L 的血小板减少症是安全的，不需要输注血小板。

2. 剂量 一个治疗量的单采血小板，平均血小板含量≥2.5×10^{11}个，可以使一个体重 60 kg 患者的血小板提升至$(20 \sim 50) \times 10^9$/L。

（三）新鲜冰冻血浆输注指征及剂量

1. 指征 ①当出血患者 PT 和 APTT 延长≥正常值的 1.5 倍时，需要输注 FFP；②凝血功能障碍引起的出血；③DIC 并发的出血；④TTP；⑤先天性或获得性凝血因子缺乏。

2. 剂量 起始剂量是 10～15 mL/kg，输注足量才能有效。

（四）冷沉淀凝血因子输注指征及剂量

1. 指征 ①低 Fg 血症引起的出血，Fg＜0.8 g/L 的患者；②DIC 并发出血；③vWD；④FXIII 缺乏导致的出血。

2. 剂量 治疗低 Fg 血症时，每 10 kg 体重输注 1 U 冷沉淀凝血因子可以提高血浆 Fg 浓度约 0.5 g/L。

四、产科输血的注意事项

（1）妊娠期尽量避免输血，以降低同种免疫和感染的可能。妊娠期缺铁性贫血或巨幼细胞性贫血应分别以铁剂或叶酸治疗为主,对严重贫血者,可以适当输注悬浮红细胞以改善携氧力。

(2)由于妊娠、分娩、流产等均可导致胎儿红细胞进入母体血液循环,因此妊娠、分娩和流产次数越多,母体血型免疫抗体产生的可能性就相应增加,所以对曾有输血史的经产妇患者在输血前除了做盐水介质交叉配合、抗球蛋白交叉配合试验外,还应检测不完全抗体的存在。

(3)输血时必须与受血者的 ABO、RhD 血型相合,RhD 阴性妇女应输注 RhD 阴性的血浆和血小板,尽量避免妊娠后产生同种免疫反应。

(4)妊娠期输血易发生输血反应,这可能和血细胞及血浆蛋白成分的同种免疫抗体有关。在输血时应全面考虑过高循环负荷的后果和某些病理情况促发 DIC 的因素。

(5)宫内胎儿或有先天性免疫缺陷患者需输血时,必须去除或灭活淋巴细胞,以避免 GVHR 的发生,血液照射可以阻止淋巴细胞的胚样细胞转变和降低有丝分裂活性,是灭活淋巴细胞的有效方法。

(6)有重症 Rh 溶血病分娩史的孕妇,应常规检测抗体的效价,若用抗球蛋白法测定抗体效价高于 1:32,应考虑作治疗性血浆置换术。血浆置换开始的时间,应根据过去分娩史和抗体效价高低而定,通常在妊娠 20 周后开始,根据情况多次置换使抗体效价保持在较低水平。

五、妊娠期输血

妊娠期血液循环系统的生理变化,虽然有利于防御子宫出血所造成的低血容量状态,但目前产科出血仍然是孕产妇死亡的主要原因之一,妊娠期的某些合并症,由于血细胞和血浆成分的病理改变,对母体健康和胎儿发育也会带来严重威胁。因此,对产科出血患者及时采取适当措施,特别是正确合理地输注血液成分,积极纠正病理状态,是抢救危重患者,保证母婴安全,降低孕产妇和围产儿的死亡率的重要环节。

六、产科 DIC 的输血

在产科引起 DIC 的原因较多,发病率较高,主要是因为妊娠期凝血因子增加,血液处于高凝低纤溶状态,这是促发 DIC 的基础,另外,胎盘、蜕膜及羊水中凝血活酶活性增高,一旦某些病理情况造成这些促凝物质进入母体血液循环,就能启动凝血系统引发 DIC。产科大出血可引发 DIC,而其他原因引起的 DIC 也是产科大出血的原因之一,两者往往互为因果。

(一)产科 DIC 的输血原则

临床上发生产科 DIC,去除病因、积极治疗原发病、阻断内源性和外源性促凝物质的来源,是预防和终止 DIC 的关键。改善微循环的灌注是防治 DIC 的先决条件,纠正 DIC 高凝期应避免应用血小板或冷沉淀凝血因子,消耗性低凝期发生不可控制的出血是补充凝血因子的适当时机。

(二)产科 DIC 血液制剂的应用

1. 新鲜冰冻血浆　FFP 10~15 mL/kg,含有大量 AT-Ⅲ,可与肝素协同抗凝,阻断凝血因子继续消耗,不会加重凝血。

2. 冷沉淀凝血因子 当 Fg 下降至 $1.25\sim1$ g/L 时,可输注冷沉淀凝血因子,至少应用 20 U,含 Fg $3\sim6$ g,可提高血浆 Fg 水平约 1 g/L。

3. 血小板 当血小板计数<50×10^9/L,且有明显的出血时,需要输血小板;对于血小板生成功能正常,无活动性出血时,血小板计数<30×10^9/L,才需要输血。

4. 红细胞或全血 大出血的患者为保证组织供氧,应输注新鲜红细胞(ACD 抗凝血<5 d,CPD 抗凝血<7 d),也可以输注新鲜全血。

七、妊娠合并血液病的输血

妊娠合并的血液病主要有贫血、血小板减少性紫癜和白血病,其中以妊娠合并缺铁性贫血最常见,其次为妊娠合并巨幼细胞性贫血,妊娠合并血小板减少性紫癜,合并白血病比较少见。鉴于血液病和妊娠间的相互影响,在妊娠期根据其病理特点,采取综合措施,特别是正确运用输血进行妥善处理,协助孕产妇安全度过妊娠和分娩期具有重要意义。

(一)妊娠合并缺铁性贫血的输血治疗

正常孕妇在妊娠晚期阶段应适当补充铁剂,在妊娠 24 周前不需常规补铁,如有缺铁者应及时行补铁治疗,通常不需要输血。严重贫血或即将分娩未及时治疗者应及时输血,以防止贫血性心脏病、心力衰竭的发生。一般认为孕妇血红蛋白含量<60 g/L 时,即应少量多次输注浓缩红细胞以纠正贫血。严重贫血的孕产妇输注浓缩红细胞时,速度应控制在 1 mL/(kg·h),同时严密观察输注反应。

去白细胞红细胞可以防止患者白细胞抗体所引起的输血反应,多次输血或妊娠均可形成白细胞抗体,洗涤红细胞用于因妊娠或输血致敏产生血浆蛋白抗体的患者。

(二)妊娠合并巨幼细胞性贫血的输血治疗

妊娠合并巨幼细胞性贫血主要是由于叶酸或维生素 B_{12} 缺乏所致红细胞存活期缩短而产生的。输血治疗以去除病因,应补充叶酸、维生素 B_{12},如果血红蛋白含量<60 g/L 时,即应输注悬浮红细胞以纠正贫血。

(三)妊娠合并再生障碍性贫血的输血治疗

再生障碍性贫血对妊娠的影响主要是贫血、出血和感染。分娩后宫腔胎盘剥离的创面容易发生出血和感染,这是患者致死的主要原因。输血治疗的主要目的是纠正贫血、出血和感染。因此输血是妊娠合并再生障碍性贫血孕妇支持治疗的重要组成部分。血红蛋白含量<60 g/L,伴有心功能不全时,应输注红细胞,使血红蛋白含量≥70 g/L,以恢复携氧功能,但应缓慢滴注,以防出现心力衰竭。一般说来,如果血小板≥20×10^9/L,多数患者不至于发生明显出血,故不必输注血小板。如妊娠晚期已有出血征象,出现迅速发展的紫癜,口鼻黏膜、眼底或胃肠道出血;血小板<20×10^9/L,应及时输注浓缩血小板,以防分娩过程的大量出血。

第六节 儿科输血

一、儿科输血概述

输血疗法是儿科最常应用的治疗手段之一。各种血液成分用于临床后,极大地提高了儿科临床输血的疗效,避免了输注全血出现的多种并发症。由于新生儿、婴儿及低龄儿童的造血系统、循环系统及免疫系统等发育不成熟,对输血的要求更高,因此,儿科输血要掌握输血指征,严格控制输血程序,保证输血安全。

(一)儿科输血的适应证

输血的基本目的是恢复血容量和/或补充血液成分,以恢复或保持受血者机体血液循环的平衡和生理功能。

1. 恢复血容量 当血容量丢失<10%时,常无临床症状;血容量丢失>15%时,根据临床症状及失血速度,及时输入相应的血液成分,可起到挽救患者生命的重要作用。

2. 贫血 国内诊断贫血的标准为:出生后第 10 天以内的新生儿血红蛋白含量<145 g/L;10 天~3 个月血红蛋白含量<100 g/L;3 个月~6 岁<110 g/L;6~14 岁<120 g/L。小儿一般在血红蛋白含量<70 g/L 时才考虑输血。血红蛋白含量在 70~90 g/L 的长期慢性贫血患儿,一般不影响其发育。

3. 凝血机制障碍 血小板数量减少或功能障碍,以及一种或多种凝血因子缺陷均可导致严重出血,其中以免疫性血小板减少症和甲型血友病最常见,前者血液循环中存在抗血小板抗体,输入的血小板被迅速破坏,疗效较差;后者由于血中凝血因子缺乏,故输入冷沉淀凝血因子和凝血因子Ⅷ浓缩剂对甲型血友病有良好的止血效果。

4. 低蛋白血症 肾病综合征和肝硬化等伴明显低蛋白血症者,应反复多次输注白蛋白。

(二)儿科输血的注意事项

(1)温度:新生儿特别是未成熟儿自身产热能力差,体温调节功能差,故在输血时应特别注意血的温度不宜过低,以接近室温为宜,当输血速度>15 mL/(kg·h)时,最好将血液加温至 32 ℃输入。

(2)速度:由于小儿心肺发育尚不成熟,加之贫血、营养不良、严重感染等因素均可使心脏功能下降。在输血时,因输入量的计算不当或输入速度过快而导致充血性心力衰竭。所以,输血速度不宜过快,应低于 10 滴/分,输血前后应尽量减少输液量。

(3)严格控制输血量,防止心力衰竭,输全血应慎重,输浓缩红细胞是安全有效的办法,必要时应用利尿剂。

(4)选择去白细胞成分血或 CMV 阴性的血液制剂防止输血感染巨细胞病毒,选择辐照血液制剂预防 TA-GVHD。

二、新生儿输血

新生儿的血红蛋白含量需维持在较高水平,对失血耐受差;血容量随着出生体重及年龄而变化。因此,新生儿输血必须慎重,输血量需要精确计算。

（一）新生儿输血指征

1. 红细胞 初生婴儿的血红蛋白含量较高(150～220 g/L),足月新生儿血红蛋白含量<145 g/L 即为贫血。新生儿贫血可分为轻度贫血(血红蛋白含量为 145～120 g/L)、中度贫血(120～100 g/L)、重度贫血(<100 g/L)。因此,在 1 周以内新生儿血红蛋白含量<145 g/L 时应考虑输血,常用红细胞制剂的剂量为 10～15 mL/kg。新生儿大量输血时,应使用新鲜血(CPD 保存 7 d 内)洗涤红细胞。

2. 血小板 血小板计数<100×10⁹/L,伴有明显出血;血小板计数(50～100)×10⁹/L,病情不稳定时应做预防性输注;血小板计数<50×10⁹/L,需做有创性检查;血小板计数<20×10⁹/L,即便病情稳定,也应预防性输注。

3. 新鲜冰冻血浆及冷沉淀凝血因子 如:获得性凝血因子缺乏、体外循环心脏手术等;先天性凝血因子缺乏出血;维生素 K 依赖性凝血因子缺乏出血等。可输新鲜冰冻血浆及冷沉淀凝血因子。

（二）新生儿输血的方法

(1)新生儿红细胞输注一般采用小剂量 10～20 mL/(kg・次)。多数新生儿需要多次输注。

(2)新生儿输注红细胞 3 mL/kg 或全血 6 mL/kg 可提高血红蛋白含量 10 g/L。

(3)贫血性心力衰竭患儿,须少量分次输注红细胞,尽量予以输注携氧能力强的相对年轻的红细胞,3～5 mL/(kg・次),在输血前给予强心利尿剂,同时给氧。

（三）新生儿输血的注意事项

(1)婴幼儿尽量少输库存血。尤其是快速输注或换血疗法时,大量输血(≥25 mL/kg),应尽量选用新鲜冰冻血液。

(2)一个需要多次反复输血的新生儿,可以将一名献血者的血分装成几袋(去白细胞或辐照红细胞),保存期内分次输给同一患儿,以减少异体抗原的输入、输血反应的发生、输血感染的机会和不必要的浪费。

(3)新生儿输血尤其应强调输注去白细胞的血液,预防传播 CMV 和 HLA 致敏的危险性。

(4)新生儿尤其是早产儿细胞免疫功能不成熟,是 TA-GVHD 的高危人群。γ 射线辐照可有效灭活淋巴细胞,防止 TA-GVHD 发生。所以新生儿最好输用辐照血制剂。

三、新生儿血小板减少症的输血

足月新生儿血小板数<150×10⁹/L,未成熟儿血小板数<100×10⁹/L 为新生儿血小板减少症。临床表现为皮肤淤斑、牙龈出血、静脉穿刺部位出血或视网膜出血。

（一）输血指征

新生儿输注血小板分为预防性输注和治疗性输注。新生儿同种免疫性血小板减少可选用与母亲血清中抗体相容的血小板。

1. 预防性输注 新生儿血小板计数<50×10⁹/L,患儿发热或感染,病情不稳定时应做预防性输注;血小板计数<20×10⁹/L,即使病情稳定也应预防性输注。早产儿的预防性

输注指征适当放宽为血小板计数<50×10⁹/L,尤其是病情危重的患儿,目的在于预防发生颅内出血。

2. 治疗性输注 为了控制出血或止血,患儿血小板计数<50×10⁹/L 或需做有创性操作时血小板计数<100×10⁹/L 等均须输注血小板。

（二）输血方法

选用单采血小板(4～8)×10⁹个/kg,以患儿能够耐受的最快的速度输注,一般不超过 2 h。血小板输注疗效应根据是否控制出血来判断,血小板计数只能作为辅助指标。一般足月儿应将血小板提高至 50×10⁹/L 以上,早产儿以提高至 100×10⁹/L 以上为宜。若需要多次输注,每次间隔 2～3 d。

（三）注意事项

（1）该患儿极易发生血小板输注无效,可输注母体血小板和配型血小板。

（2）为了防止颅内出血,可采用血浆置换以减少循环中的抗体或静脉注射免疫球蛋白。

（3）新生儿后期的血小板减少性紫癜以采用大剂量免疫球蛋白或肾上腺皮质激素治疗为佳。

（4）低体重的早产儿为防止循环超负荷可为其输用少浆的浓缩血小板。

四、早产儿贫血的输血

（一）早产儿贫血的输血指征

（1）急性失血性休克。

（2）72 h 内,累积失血量>10%。

（3）血红蛋白含量<130 g/L,HCT<0.4 并伴有急性心肺疾病。

（4）生理性贫血血红蛋白含量<80 g/L 或 HCT<0.25,并表现出贫血的临床症状,如体重不增、进食易疲劳等。

（二）早产儿输血方法

1. 红细胞 大量输血可延缓正常造血的恢复,故宜小剂量输血。一般 10 mL/kg 静脉滴注 1～3 h。贫血导致充血性心力衰竭者,可于 2～4 h 内缓慢输注红细胞 5 mL/kg。贫血越严重,每次输血量越低,速度越慢,以防止发生循环超负荷。

2. 促红细胞生成素 EPO 能减少贫血早产儿的输血量。使用 EPO 的同时需联用铁剂口服。

五、小儿贫血的输血

小儿贫血是指外周血红细胞计数、血红蛋白含量或 HCT 低于健康儿童的正常值。引起小儿贫血的原因很多,大致分为红细胞生成不足、破坏增多和红细胞丢失增加,小儿时期生长发育很快,需要及时纠正贫血,否则可能影响身体、智力的发育,造成严重的后果。

（一）小儿贫血的输血适应证

（1）严重贫血,尤其是发生心力衰竭者。

（2）贫血合并感染者。

（3）贫血急需外科手术者等。

（二）小儿贫血的输血方法

（1）贫血越严重，每次输注量应越少。当血红蛋白含量≤30 g/L 时，应采用等量换血方法。血红蛋白含量在 30～60 g/L 患者，每次可输注浓缩红细胞 5 mL/kg，因为 5 mL/kg 通常足以解决血液运氧能力的急性降低。血红蛋白含量≥60 g/L 者，不必输注红细胞。

（2）对于伴有蛋白、热量不足的营养性贫血和感染伴贫血等，除输注红细胞外，应同时输注白（球）蛋白制品。

六、新生儿溶血病的输血

HDN 是指母、子血型不合，胎儿红细胞结合了来自母亲的 IgG 同种抗体，引起的免疫性溶血。HDN 的输血治疗是救治 HDN 的关键技术。用于治疗和预防胎儿/新生儿因严重贫血引起的并发症，例如胎儿水肿、宫内缺氧死亡、高胆红素血症、核黄疸脑病等。HDN 的输血治疗分为胎儿宫内输血治疗和分娩后新生儿的换血治疗。

（一）胎儿宫内输血

宫内输血建议应由产科医师依据孕妇围产期病史和输血科医师依据输血实验室检测的血型同种抗体滴度，会诊决定。一般来说，妊娠 20 周后并有 B 超诊断"严重胎儿水肿"等威胁胎儿生命的指征时实施宫内输血。

1. 常见可能需要胎儿宫内输血的病因

（1）多胎孕育史血型不合导致严重 Rh-HDN、MN-HDN 等。

（2）贫血所致的严重胎儿水肿和宫内缺氧。

（3）疑诊新生儿同种免疫性血小板减少的胎儿出现宫内出血倾向。

（4）先天性、遗传性、出血性疾病有严重并发症威胁胎儿生命等。

2. 宫内输血的指征

（1）孕妇外周血抗 D 抗体（或 ABO 血型以外的其他血型系统的同种抗体）效价＞1：16，羊水胆红素测定 A_{450}＞0.3 时。输血科医师应给予指引，即除非经过对孕妇的多次血浆置换和多次大剂量 IGIV 治疗后，仍有胎死宫内危险的情况下，不能考虑宫内输血。

（2）B 超诊断有严重的胎儿水肿。但是，胎儿水肿的腹腔积液量≥30 mL 时，输血治疗挽救胎儿生命的概率低并且有宫内感染危及孕妇的机会，因慎重选择输血并知情告知。

（3）胎儿 HCT＜0.30，血红蛋白含量＜100 g/L。若胎儿水肿的原因为贫血，则需保持胎儿 HCT≥0.40。

3. 宫内输血的方法

（1）红细胞应不含导致 HDN 的同种抗体相应的特异性抗原，并与母亲血清交叉配血不凝集。宫内输血多为 Rh-HDN，通常选用 O 型 Rh 阴性去白细胞红细胞。

（2）新鲜（7 d 以内）洗涤红细胞，要求 HCT0.80～0.90 为宜。可输孕妇自体血制备、洗涤红细胞。

（3）宫内胎儿的输血量，可参照公式（妊娠周数－20）×10 mL 计算。

（4）宫内血管内输血一般速度为 2～5 mL/min，视病情输血后间隔 1～4 周再输，直到分娩。

（二）分娩后新生儿的换血治疗

ABO-HDN 婴儿，出生 24 h 后血清胆红素值≤20 mg/dL 的不需要换血，应 100％给予 IVIg 和新鲜洗涤红细胞输注，通常能够有效治愈 HDN 和取得良好预后。输血科医师必须提出避免红细胞制剂和新鲜冰冻使用的指引。首选新鲜全血（CPD 保存 7 d 内）或机采（手工分离）年轻红细胞制备的洗涤红细胞，其次为新鲜去白细胞红细胞（CPD 保存 7 d 内）。

HDN 的换血疗法主要用于重症母婴血型不合 HDN，是治疗高胆红素血症和预防核黄疸的最迅速、有效的方法。

1. 换血疗法的适应证

（1）经产妇，孕妇产前已明确胎儿为 Rh-HDN，或 ABO 血型以外的血型系统的 HDN。新生儿外周血检测：DAT 阳性（DAT 的阳性强度与新生儿的溶血程度呈正相关），IAT 阳性，游离血型抗体的特异性和血清血型抗体的特异性吻合。

（2）出生时脐血胆红素＞4.0 mg/dL，或出生后 1～12 h 即有皮肤黄染、12 h 内胆红素每小时增加＞0.7 mg/dL，24 h 后血清胆红素值≥20 mg/dL。

（3）进行性贫血，脐血血红蛋白含量＜120 g/L，出生后血红蛋白含量＜100 g/L 伴有肝、脾肿大。

（4）贫血导致充血性心力衰竭，伴有肺水肿。

（5）可疑有胆红素脑病症状。

2. 换血方法

（1）Rh-HDN 选择 ABO 血型与新生儿相同，Rh 血型与产妇相同的血液成分，都是能够安全和有效治愈新生儿溶血病的最佳选择。

（2）Rh-HDN 新生儿换血救治中，首选源自新鲜血（CPD 保存 7 d 内）或机采（手工分离）年轻红细胞制备的洗涤红细胞，其次为源自新鲜血（CPD 保存 7 d 内）少白红细胞、源自新鲜血（CPD 保存 7 d 内）浓缩红细胞制剂制备的洗涤红细胞。

（3）Rh-HDN 新生儿换血救治中的输血剂量。选择 ABO 血型与新生儿相同，Rh 血型与产妇相同的血液成分或者选择 O 型 RhD 阴性的红细胞换血输注治疗时，可以采用单倍血容量置换，即 80～100 mL/kg，能够有效纠正高胆红素血症，达到避免核黄疸和治愈 HDN 的临床目的；选择 ABO 或 Rh 均与新生儿一致，也就是 RhD 阳性的红细胞进行换血治疗时，应采用双倍血容量置换，即 160～200 mL/kg，可清除 80％～85％的致敏红细胞及游离胆红素，同样可以达到避免核黄疸和治愈 HDN 的临床目的。对心力衰竭新生儿可用血浆减半的少浆血（HCT 需在 0.50～0.60），最终不能超过输血前血容量的 50％。一般 150～180 mL/kg 可换出 70％～85％的致敏红细胞及胆红素。

3. 换血注意事项

（1）每 10～15 min 监测生命指征、静脉压、尿量，每 6 h 监测胆红素，每天做抗人球蛋白实验。

（2）不宜用全血。

（3）用于换血治疗的血液成分适当加温，加温设备必须严格监控温度，以 22～24 ℃为宜，不要高于 37 ℃，以防发生溶血。

第七节　器官移植与输血

器官移植与输血关系密切,输血可以补充血容量及血液成分,为器官移植提供重要的支持,保证移植的成功,而移植前输血对移植物的存活率有重要影响。

一、造血干细胞移植与输血

造血干细胞移植(hematopoietic stem cells transplantation,HSCT)是指患者经过全身化疗或者放疗杀灭白血病等肿瘤细胞后,将源自健康供血者的健康干细胞,经深静脉输注到患者体内,重建健康造血系统和健康免疫系统,发挥持续抗肿瘤效应的治疗手段。无论是亲缘异基因 HLA 相合供体、异基因 HLA 半相合供体,还是无血缘 HLA 相合的供体来源,近年来,HSCT 的临床成功率已经有了极大的改善。其中成分输血治疗有着不可替代的重要贡献和意义。移植前治疗原发病的过程中需要输注各种血液制剂。进行清髓性预处理尚未重建造血系统,必须输注血液制剂支持治疗。

（一）输血原则

1. 移植前期　为造血干细胞移植患者接受清髓以前的时期。在这段时间里,输血与其他血液病或恶性肿瘤患者相似,主要不同为 HSCT 患者接受的血液成分都需要经过辐照,而且能不输血者尽量不输。

2. 围移植期　为从清髓开始到造血干细胞稳定植入的时期。在这段时间,自身造血功能彻底被破坏,移植物的造血功能尚未建立,需要充分的输血支持,各种血液成分都需要经过 γ 射线辐照后输注。

3. 移植后期　为造血干细胞已稳定植入以后的时期,患者的正、反定型均为供血者血型。在这段时期,血细胞的凋亡速度远远超过了骨髓已恢复的造血速度,因此输血支持仍然很重要。移植后期所输注的血液成分均需要经过 γ 射线辐照,降低 TA-GVHD 的发生率。

（二）成分输血

1. 红细胞　造血干细胞移植者的红细胞输注都需要经过 γ 射线辐照来预防TA-GVHD。当异体移植中供、受者的血型不同时,在移植的不同时期,体内抗原、抗体的表达呈动态变化,需要对血液成分进行特殊的选择和处理,以减少输血相关的副作用。主要 ABO 血型不合的造血干细胞移植早期应输受体同型红细胞,同时要监测受体红细胞的抗体水平,在原有抗体完全消失后才输注供体血型红细胞、粒细胞或全血。次要 ABO 血型不合的造血干细胞移植后输注供体血型的红细胞。造血干细胞移植后 HCT 应保持在0.25～0.30,以维持机体供氧。造血干细胞移植后红细胞输注量取决于移植前患者血红蛋白含量水平、移植后是否合并严重出血和溶血等因素。

2. 血小板　造血干细胞移植后,血小板用量根据血小板计数和出血情况决定。当血小板计数 $\leqslant 10 \times 10^9$/L,或者血小板计数 $\geqslant 10 \times 10^9$/L 伴有出血、感染、发热等情况时,需要输注血小板。对于患儿应适当放宽输注指征,如血小板计数 $\leqslant 20 \times 10^9$/L 需要输注。主要

ABO 血型不合的造血干细胞移植选择供血者 ABO 血型的血小板输注;次要 ABO 血型不合的造血干细胞移植应选用与受体血型相同的血小板输注。

造血干细胞移植时,由于应用 G-CSF 或粒-巨噬细胞集落刺激因子(granulocyte-macrophage colony stimulating factor,GM-CSF)输注粒细胞和血浆的适应证很少。

（三）注意事项

（1）为了防止输血造成的移植物被排斥,移植前尽可能不输血或减少输血次数。

（2）应用去除白细胞的成分输血,如输洗涤红细胞、冰冻红细胞、去白细胞血小板等。

（3）造血干细胞受体免疫功能严重受到抑制,植活的供髓中含有供体活性淋巴细胞可导致受体发生 GVHD,因此输注的所有血液制品(包括全血、红细胞、粒细胞、血小板)均须经 γ 射线辐照加以预防。

二、肾移植与输血

同种异体肾移植是治疗晚期肾功能衰竭的有效措施,是临床各类器官移植中疗效最稳定和最显著的。肾功能衰竭的患者由于肾脏产生红细胞生成素减少和红细胞生存时间缩短等原因导致贫血。若患者有难以纠正的贫血,必须输血时应选择保存 ACD5 d 以内(CPD、CPDA-1 7 d 内)的去白细胞洗涤红细胞,既避免白细胞引起的同种免疫反应和病毒传播,又因所含钠、钾、乳酸相对较少,肾脏毒性物质被清除,避免肾功能衰竭者病情加重。

三、肝移植与输血

肝移植在手术过程中不同阶段需要补充大量不同的血液制剂,肝移植的输血常常是超大量的,输血量往往达受体的 1 个血容量,有时甚至达 3～5 倍血容量。合理有效的输血不仅能预防肝移植术中因出血量过大而引起的失血性休克,而且能在一定程度上降低移植排斥反应的发生率。

（一）肝移植过程中输血指征

1. 病肝分离期　病肝分离期往往有明显渗血,此时主要是失血,故应补充血容量和红细胞,最好输注新鲜红细胞(CPDA-1 保存期 7 d 以内),有条件应输注去白细胞红细胞。

2. 阻断血管期　此期回心血液突然减少,患者呈低血压状态,须及时补充大量新鲜冰冻血浆或红细胞以维持循环稳定。

3. 无肝期　无肝期间代谢及凝血变化加重,如患者出现体温下降、血糖升高,往往有显著纤维蛋白溶解亢进,有时可伴有明显的出血及凝血因子和纤维蛋白原下降,需根据化验结果补充新鲜冰冻血浆、冷沉淀凝血因子等。无肝期体温可降至 32 ℃,必须防止冰冻血制剂输入而加重低温,致使发生不良并发症。

4. 肝血流再通期　此期需根据中心静脉压补充血容量,防止肺水肿发生。

（二）注意事项

1. 防止低钙血症和酸中毒　在供肝恢复功能前,由于病肝或无肝时枸橼酸盐代谢均有障碍,故在输入枸橼酸盐抗凝血液时,需补充葡萄糖酸钙,以避免低血钙的发生。

2. 血液加温和快速输注　肝移植手术持续时间长,加之无肝期的低温,故应备有血液加温装置,可通过快速输液泵给予大量加温血和液体。

3. 回收自体血 肝移植手术中大量出血,使用自体血回收机回收术中失血是减少异体输血的最好措施。

小 结

临床输血治疗的目标是为患者提供安全、有效的血液成分。目前,在临床上,全血主要适用于失血量超过自体血容量的 30%,并伴有明显休克症状的患者。输血治疗主要实行的是成分输血,所谓成分输血,是指把全血中的各种有效成分分离出来,分别制成高浓度的制剂,然后根据患者的需要输注相应的血液制剂。成分输血的主要优点是针对性强,制剂的浓度和纯度高,疗效好,输血不良反应少,可节约血液资源。细胞成分中红细胞的用量最大,其中悬浮红细胞的应用最广泛,几乎适用于临床各科的输血,去白细胞红细胞因其输血不良反应少已广泛使用。粒细胞输注弊端较多,使用已日益减少,临床应用时严格掌握其适应证。由于血小板制备技术的发展和临床诊疗技术的提高,血小板输注日益增多。临床上可根据血小板输注的目的不同,将其分为治疗性血小板输注和预防性血小板输注。预防性输注应严格掌握其适应证。血浆可用于分离制备各种高纯度的血浆蛋白制品,临床上多用于补充凝血因子。冷沉淀凝血因子是部分凝血因子浓集制品,可用于治疗相应的凝血因子缺乏症。白蛋白主要用于低蛋白血症:扩容、大面积烧伤、血浆置换、体外循环等情况。静脉注射免疫球蛋白主要用于免疫缺陷性疾病、感染性疾病,特异性免疫球蛋白应用于某些细菌性、病毒性感染等。

在临床上,几乎各科都离不开输血。临床各科的疾病范围很广,病种繁多。需要输血支持治疗的内科疾病主要包括血液系统疾病、消化系统疾病、肾脏疾病、感染性疾病以及呼吸系统疾病和循环系统疾病。血液系统疾病主要因为骨髓造血功能障碍或异常、造血物质缺乏、骨髓组织恶性病变、遗传性或获得性凝血因子缺乏或减少导致正常的红细胞、粒细胞、血小板生成障碍或减少,需要输血替代治疗。消化系统疾病如消化性溃疡和肝硬化患者常因并发消化道急性大出血,需要紧急输血;肝硬化患者由于肝功能失代偿,血浆白蛋白显著降低,导致腹腔积液形成,输注白蛋白制品能有效减少腹腔积液的形成。肾脏疾病主要是肾性贫血和慢性肾功能不全并发的贫血,一般应用重组红细胞生成素治疗,除非合并严重贫血才考虑输注红细胞。外科输血领域,随着外科技术的发展和创伤治疗的进步,出现了治疗贫血、凝血障碍和出血的新设备、新技术和新药物,大大改变了外科输血的状况,制订合理的输血方案,采用自体输血,有效减少不必要和不合理的输血。在妇产科临床工作中,输血是重要的治疗手段之一。妇科疾病的输血与外科输血相似,而产科,由于妊娠期血容量和红细胞容量均显著增加,其中血容量增加更为显著,出现高血容量和生理性贫血,孕产妇的血液处于高凝和低纤溶状态决定了孕产妇输血有别于其他非孕期患者,需要严格掌握输血适应证,保证临床输血更加科学、合理与安全。新生儿及婴儿期是生长发育最快的时期,造血器官发育不完善,这个时期红细胞及血红蛋白相对不足,是贫血的高发年龄段,特别是早产儿,红细胞生成素对体内血红蛋白下降的反应性差,且机体对贫血的生理性代偿不足,发生贫血时缺氧症状明显,需要输注红细胞来维持机体的供氧需求。新生儿溶血病是儿科最常见的急性溶血性疾病之一,输血疗法是有效的治疗措施,而换血疗法可以去除体内过高的未结合胆红素、抗体及致敏的红细胞,减轻溶血、防止胆红素脑病,通过输注红细胞可以纠正贫血。器官移植是将健康的器官移植到患者体内,代替其因致命性疾病或损伤而丧失功能的器官,发挥其相应的功能。器官移植前尽量避免术前有意输血、避免出现人类白细胞抗原同种免疫刺激,以降低机体排斥反应的发生,提高移植器官的存活率。

▋病例分析▋

免疫性血小板减少症

一、简要病史

患者,女,43 岁。因牙龈出血 1 个月,月经量过多半个月,发热 5 d,于 2011 年 10 月 22 日住院,住院时因血小板数低于 $20 \times 10^9 / L$,并有出血、发热等症状,临床医生申请输注单采血小板 1 U 后,症状改善不佳,隔天又输注机采血小板 1 U,血小板计数下降。

诊断:(1)免疫性血小板减少症?

(2)白血病?

二、实验室检查

患者入院以来的检查结果见表 8-1。

表 8-1　患者入院以来的检查结果

检测项目住院日/d	WBC/($\times 10^9$L)	RBC/($\times 10^{12}$L)	血红蛋白含量/(g/L)	PLT/($\times 10^9$L)
1	3.2	3.33	88	17
3	3.32	4.52	80	148
17	5.8	3.20	87	188

三、治疗经过

患者入院第 1 天、第 3 天输注单采血小板、机采血小板各 1 U,临床症状无改善。入院第 12 天:骨穿确诊免疫性血小板减少症,加用了激素地塞米松及丙种球蛋白等药物治疗,不再输注血小板。入院第 17 天出血停止,患者血小板持续上升,无继续出血,症状、体征均改善,患者出院。

四、相关知识链接

免疫性血小板减少症是一种较常见的自身免疫性出血性疾病,无性别差异,儿童多见,我国成人急性免疫性血小板减少症患者发病年龄多为 16～60 岁,60 岁以上老年人极少发病。其特点是皮肤和黏膜出血、血小板数量减少及寿命缩短,骨髓内巨核细胞正常或增多,伴有成熟障碍。其机制为自身抗体与血小板抗原结合导致它们在未成熟时即被网状内皮系统破坏,特别是在脾脏中被破坏引起血小板减少,研究证实免疫性血小板减少症的发病与细胞免疫异常有关。急性免疫性血小板减少症通常为全身性皮肤、黏膜出血,严重者可有胃肠道和泌尿道出血。患者的症状可变性极高,从相当常见的无症状到任何部位有广泛的出血,症状可变性导致临床工作的误诊。

五、回顾性点评

该病例是较为典型的免疫性血小板减少症患者。患者住院时因诊断未明,血小板计数低,并伴有出血,为防止继续出血,临床医师共给予患者 2 次血小板输注,但血小板数由开始的 $17 \times 10^9 / L$ 最低降为 $7 \times 10^9 / L$,并发生颅内出血,表明病情进展,血小板输注无效。患者确诊后停输血小板改用激素地塞米松及丙种球蛋白等药物,第 4 天后血小板恢复正常,血小板计数均在正常范围,无继续出血。提示免疫性血小板减少症患者预防性输入血小板不可滥用,防止同种免疫导致输注无效。

思 考 题

1. 全血输注的适应证和相对禁忌证有哪些?

2. 为什么说全血不全?

3. 目前临床上常用的红细胞制剂有哪些? 它们的适应证各是什么?

4. 粒细胞输注的适应证是什么?

5. 何为治疗性血小板输注? 何为预防性血小板输注?

6. 血浆输注的适应证是什么?

7. 输注血小板的相对禁忌证有哪些?

8. 输注冷沉淀凝血因子的适应证和注意事项是什么?

9. 影响血小板输注效果的因素有哪些?

10. 什么是大量输血? 大量输血的并发症有哪些?

11. 储存式自体输血的适应证有哪些?

12. ABO 血型不合的异体骨髓移植或异体外周血造血干细胞移植在输血时的血型选择原则是什么?

13. 急性贫血输血指征是什么?

14. 慢性贫血输血指征是什么?

15. 自身免疫性溶血性贫血的输血指征有哪些?

16. 慢性肾功能衰竭输血时应注意哪些问题?

17. 新生儿贫血的输血指征有哪些?

18. 早产儿贫血的输血指征有哪些?

19. ABO 异型造血干细胞移植红细胞输血应注意哪些问题?

（王海燕 肖露露）

第九章　自　体　输　血

学 习 目 标

掌握：自体输血的定义；自体输血的意义；储存式和回收式自体输血的适应证和禁忌证。

熟悉：稀释式自体输血技术的采血方法及注意事项。

了解：三种自体输血的临床应用及输血病例分析。

　　自体输血（autologous transfusion，AT）是指采集或收集患者的血液或血液成分，经适当的保存和处理后，再回输给患者本人的一种输血治疗方法。自体输血的首要意义是减少同种异体输血，同时可以缓解血液供应紧张、避免同种异体输血反应，还显著降低了经输血传播疾病的发生率。自 20 世纪 80 年代以来，自体输血被公认是一种安全而有效的输血方式，被许多国家和地区积极推广使用。

第一节　概　　述

一、自体输血发展的简史

　　19 世纪，医生们普遍采用产科出血和外科手术中能够获得救治生命的血液用于输血，当时没有稳定的血液来源，因此，临床输血治疗的主要困难是血液来源。1818 年，产科 Blundell 博士首次报道了将产后大出血的妇女体腔内的血液回收并回输给产妇获得成功。1885 年，Miller 医生采用术中回收式自体输血解决髋关节置换术患者术中输血需要，该法一直延续至 20 世纪 60 年代。1921 年，Grant 医生报道了预先采集和储存患者的自体血，并在术中回输的方法。1964 年，Takaor 在美国进行了稀释式的自体输血。随着血站等采供血机构的设置让异体血液非常便捷地获得，以及血液保存时间的延长使得异体血液供应相对充足，自体输血逐步被忽视。直到越南战争中，野战医院所需的血液数量巨大，血源得不到及时供给，自体输血作为补充重新被重视。Klebanoff 博士制作了一种机械装置，该装置能够将手术视野流出的血液吸入含有抗凝剂的生理盐水悬浮液中使其混合，再把血液混合液通过设有滤过装置的储血器，然后可以经微孔滤膜输血器迅速回输到伤员的静脉内。1978 年，美国匹兹堡医学院 Orr 教授开创了连续离心法，只从手术视野流出的血液中收集红细胞,将红细胞洗涤后输注。20世纪80年代发现输血传播HIV,自体输血技术可以最大限度地减少HIV经血液传播,使得自体输血技术受到重视和快速推广应用:澳大利亚择期手术的患者中约60%自体输血,日本择期手术患者中80%～90%在术前自身备血400～600 mL,美国部分医院的自体输血量占总用血量的15%左右。

20世纪40年代我国开始实施回收式自体输血方式救治患者。1978年,上海第二军医大学第三附属医院麻醉科报告了血液稀释的自体输血150例;1989年,中国医学科学院报告了心血管外科手术中采用血液稀释与自体输血100例。随着对自体输血可预防、控制经血液传播疾病和减少输血不良反应等优点的不断认知,这项输血治疗技术正逐渐被广大医务工作者、患者及其家属接受。自体输血治疗技术已经在许多医疗机构取得了良好的治疗效果。

二、自体输血的规范

1.《中华人民共和国献血法》 1998年10月1日,《中华人民共和国献血法》规定,为保障公民临床急救用血的需要,国家提倡并指导择期手术的患者自身储血,动员家庭、亲友、所在单位以及社会互助献血。

2.《临床输血技术规范》 2012年8月1日,卫生部(现更名为国家卫生和计划生育委员会)颁布的《临床输血技术规范》中第七条规定,术前自身储血由输血科(血库)负责采血和储血,经治医师负责输血过程的医疗监护。手术室内的自体输血包括急性等容性血液稀释、术野自身血回输及术中控制性低血压等医疗技术由麻醉科医师负责实施。

3. 自体输血治疗知情同意

(1)医生根据患者的病情,确定患者可以开展自体输血,同时要告知患者。

(2)通过医护人员的详细告知,患者要知道有关自体输血治疗的原因、必要性以及自体输血治疗可能存在的风险性和不良反应等。

(3)在自体输血治疗知情同意书上患者、输血科工作人员及医生共同签字确认。患者无意识,患者家属、法定监护人或授权委托人可代签。

(4)自体血液的采集一定要有输血科工作人员会诊和参与,采集后标明患者姓名、性别、年龄、床号、住院号、ABO及RhD血型、采集日期、失效期和采血人员姓名。

第二节　自体输血的分类

自体输血主要有储存式自体输血、稀释式自体输血和回收式自体输血三种。

一、储存式自体输血

储存式自体输血(preoperative autologous transfusion,PAT)是在患者使用血液之前采集患者的血液和/或血液成分并进行适当的保存,当患者需要输血时,将其预先采集并储存的血液和/或血液成分回输给患者,以达到输血治疗的目的。

二、稀释式自体输血

稀释式自体输血(hemodilutional autologous transfusion,HAT)是指在麻醉成功后手

术开始前,采集患者一定数量的血液,同时输注一定数量的晶体和胶体溶液维持其血容量稳定,在患者失血后,需要输血时再回输给患者。一般分为急性等容性稀释式自体输血(acute normovolemic hemodilution,ANH)、急性非等容性稀释式自体输血和急性高容性稀释式自体输血。

1. 急性等容性稀释式自体输血　在麻醉成功后手术开始前采集患者一定数量的血液,同时输注与患者采血数量相等的晶体和胶体溶液以维持其血容量正常,使血液稀释,并在患者失血后回输其先前采集的血液。

2. 急性非等容性稀释式自体输血　适用于为避免前负荷过大造成急性左心衰,在麻醉前采集患者全血,采集量为循环血容量的10%～15%,随后快速按1：2比例补充采血量约2倍的晶体溶液和胶体溶液,以达到血液稀释的目的,采集的血液在需要时实施回输。

3. 急性高容性稀释式自体输血　术前快速输注一定量的晶体溶液和胶体溶液,扩充血容量达20%～25%,但不采集血液。术中的出血用等量的胶体溶液补充,尿液、呼吸损失水分、皮肤与手术视野蒸发的水分用等量的晶体溶液补充,手术过程中使血容量始终维持在相对高容的状态。

三、回收式自体输血

回收式自体输血(salvaged-blood autologous transfusion,SAT)是指将患者手术过程中所出的血液或术后引流的血液经回收、抗凝、过滤、洗涤、浓缩等处理后再回输给患者本人的一种输血方法。按回收处理时间可分为术中回收式自体输血和术后回收式自体输血。

1. 术中回收式自体输血(intraoperative autotransfusion)　这是回收患者手术过程中手术视野的血液,经处理后再回输给患者本人的一种输血方法。

2. 术后回收式自体输血　这是回收患者手术后引流出的血液,经处理后再回输给患者本人的一种输血方法。

按红细胞回收处理方式分类可分为红细胞洗涤式和非洗涤式自体输血。非洗涤式自体输血只限用于纯粹的血液直接流出,例如,大动脉和大静脉破裂、血管外伤、脾脏破裂、异位妊娠破裂等几乎没有组织挫裂损伤并且血液中不掺杂异质的情况。若出血中混入杂质、时间较长或溶血、疑为污染等,直接回输会使患者血压下降,出现 DIC 或感染的危险,故临床上主张采用红细胞洗涤式自体输血方式。

📖 第三节　自体输血的意义

自体输血是主动或被动采集自体血液或血液成分,为患者进行输血的一种特殊输血方式。

1. 降低了输血传播疾病的风险　受血者可避免因接受同种异体血液所致的各种血源性病原传染和输血相关传染病,例如,经输注同种异体血液传染的 HAV、HBV、HCV、HDV、HEV、HGV、HIV、CMV、HTLV、梅毒螺旋体、疟原虫、弓形虫及其他病原微生物。

2. 避免了血型不合引起的溶血性反应　自体输血的血液来自自体,输血前无需进行交叉配血及相关血型配合试验。受血者可避免因输注血型不相合的同种异体红细胞导致的即发性和迟发性溶血反应。

3. 避免了同种免疫引起的输血不良反应 受血者可避免因接受同种异体血液所致的血小板输注无效、输血相关性急性肺损伤、输血相关性移植物抗宿主病、输血后紫癜等各种同种免疫所致的输血不良反应。也不用担心输血是否会影响未来可能需要的器官移植或骨髓移植配型等问题。

4. 避免了异体血浆蛋白所致的过敏性反应 同种异体血液或血液成分制剂，因存在异体血浆蛋白成分，可能导致输血相关荨麻疹、变态反应、血管神经性水肿、喉头水肿等输血不良反应。尽管洗涤红细胞、洗涤血小板等技术的应用可减少上述不良反应的发生，但依然无法与自体输血相比。

5. 避免了非溶血性发热反应 尽管白细胞去除技术可有效减少异体血液或血液成分制剂中的白细胞数量，降低非溶血性发热反应的发生率，但同样无法与自体输血相比。

6. 减少了血源需求紧张的压力 推广普及自体输血可以有效减轻无偿献血组织血源困难的压力，节约同种异体血源。对艰难寻找稀有血型同种异体血源供者而言，实际意义更大。对有特殊宗教信仰或拒绝接受异体输血的患者或健康人，自体输血也是恰当的解决方法之一。

7. 节省了输血费用 尽管绝大多数国家已推行无偿献血制度，捐献血液是无偿、自愿的，但是，为确保受血者的用血安全，必须对捐血者和捐献的血液进行严格的病史筛查、体格检查、输血传播病原检测，输血前还必须进行血型配合试验，血液的运输也必须采取严格的冷链保护。从献血者血管到受血者血管的全过程，都要发生成本和费用。自体输血，则不会发生上述系列费用。

第四节 储存式自体输血

储存式自体输血是在手术前数周乃至数月前采集自身血液（全血或血液成分）保存，以备手术急需时使用。储存式自体输血依据血液采集的不同，可以将其分为全血型与血液成分型储存式自体输血，血液成分型储存式自体输血又可以根据成分的不同分为红细胞型、血浆型、血小板型储存式自体输血等，采集造血干细胞并进行保存，其实也是一种储存式自体输血。实际工作中，应参照输血的可能适应证进行血液采集。

一、储存式自体输血的优点

1. 操作简便 血库储血专用冰箱是血液储存所需的主要设备，也是医院输血科或血库必须常备的设备。因此，对于已开展输血服务的医院，采用液态血液保存技术开展储存式自体输血，无需另外增添设备，具备实施的基本条件。输血科人员或护士，只要按计划用全血保存袋采集患者静脉血液，按规定程序放置于血库冰箱保存，需要输血时按流程操作取出给予患者回输，即可实施储存式自体输血。自身红细胞的冰冻保存技术要求较高，需要专业采供血机构协助医院临床开展。

2. 适用面广 储存式自体输血，适合各年龄阶段的患者或健康人。采用液态血液保存技术，适合临床各类择期手术的术前备血。只要患者自身造血功能正常，无较重的贫血性疾病,术前有充足的时间进行采血备血即可。采用冰冻红细胞保存技术,则适用范围更广。从理论上讲,适合所有健康人储存自体红细胞及应急输血需要时回输使用。

3. 有利于患者康复 对造血功能正常、无贫血性疾病的患者,术前实施储存式自体输血,每次采血后,只要补充营养物质和造血原料充足、及时,采血间歇期安排合理,不仅不会影响患者的健康,而且,通过反复多次采血刺激,还可激活自身造血功能,促进机体新陈代谢,有利于术后创伤组织修复和健康恢复。

4. 费用低廉 液态保存血液的主要耗材是全血保存袋,无需特殊设备、器材的投入和费用。技术操作难度低,普通护士或血库人员经短期培训后可开展。无需输血传播疾病、交叉配血等系列用血安全检测费用。储存式自体输血的费用相对低廉。

二、储存式自体输血的适应证

(1)储存式自体输血适用于大部分的外科择期手术患者,例如心外科、胸外科、血管外科、整形外科、骨科等择期手术患者。体内含有不规则抗体所致血液交叉配合试验不合的患者。伴有严重输血不良反应需再次输血的患者,稀有血型患者和因宗教信仰关系不能用同种血来输血的患者等。

(2)患者身体一般情况良好,血红蛋白>110 g/L 或 HCT>0.33。

(3)自体输血是为了在自身手术时使用自身的血液,因此必须事先估计手术中的失血量进行采血、储存血液,从决定在手术中应用到实施手术要有充裕的时间。

(4)适用于造血功能正常的患者。因为储血要丢失部分血液,必须要有一定的时间依靠自身造血功能进行补偿,术前和术后可使用 EPO 和铁剂。

三、储存式自体输血的禁忌证

(1)有疾病发作史而未被完全控制的患者采血可诱发疾病发作。

(2)有献血反应史及曾发生过迟发性昏厥的患者。

(3)伴有冠心病、充血性心力衰竭、严重主动脉瓣狭窄、室性心律不齐、严重高血压等心脑血管疾病及重症的患者。

(4)血红蛋白<100 g/L 的患者及有细菌性感染的患者。

(5)服用抑制代偿性心血管反应药物的患者。

(6)一般情况下,孕妇应避免妊娠最初 3 个月和第 7~9 个月间采血。

(7)严重细菌感染性疾病的患者。

(8)恶性肿瘤患者。

(9)经血液传播病毒阳性的患者。

四、储存式自体输血的方法

(一)采血前准备

1. 采血器材与相关急救物品

(1)采血椅、一次性垫巾、止血带、消毒棉球、敷料、止血钳、剪刀、标本管(架)、血液与标本运输箱、一次性利器盒、专用医疗废弃物品桶、有效消毒剂(2%的碘酊、75%的酒精或其他有效消毒剂)及相关物料。

（2）配备处理不良反应的急救药品与器材，并定期检查，保证在有效期内。

2. 采血环境与人员准备

（1）采血环境应按《医院消毒卫生标准》Ⅲ类环境标准执行。

（2）由输血科（血库）经培训医护人员实施。

（3）医护人员应穿着清洁工作服，戴一次性帽子与口罩，保持整洁、卫生。医护人员用肥皂、流水严格刷手后，用消毒液浸泡 3 min。每采一个患者血前需用消毒液浸泡过的毛巾擦双手，操作完毕后，再次使用消毒液浸泡过的毛巾擦双手。

3. 患者准备

（1）患者应充分了解自体输血的相关知识。

（2）自体输血采血前一天晚上不要过饱饮食、不要过度疲劳，应保持充足的睡眠，洗澡。

（3）采血当日食用易消化、清淡的食物和水果，避免饮酒、避免暴饮暴食及油腻食物。

（4）采血部位应无畸形、炎症、皮疹、瘢痕及不适于做局部穿刺的疾病。彻底清洗手臂特别是肘部。对患者的皮肤进行消毒前，用肥皂水清洗手臂。

（二）采血剂量和采血方案

1. 采血剂量及频次 一般 1 次采血量不超过 500 mL 或自身总血容量的 10%，最多不能超过 12%。总血容量（mL）＝体重（kg）×8%×1000，对于体重＜50 kg 的患者按每少1.0 kg 少采血 8 mL 计算，儿童每次最大采血量为 8 mL/kg。采血频次间隔至少 3 d，并最好在手术前 3 d 停止采血。

2. 采血方案

（1）蛙跳式采血 适用于较大及复杂的手术，要求术前储存较多的自身血液。采血后将保存最久但仍在有效期内的自身血液用标准输血器输注给患者。在第 8 天时，进行第 2 次采血，并将第 1 天采的血作第 1 次回输，然后进行第 3 次采血。按照这种方式进行采血并回输，反复到第 29 天，可得到表 9-1 中第 5、6、7、8 和 9 袋血液，共计 2000 mL。如果手术是在第 1 次采血开始后第 32 天进行，其中保存期最长的 1 袋血为 17 d，2 袋血为 10 d，另 2 袋为 3 d。最大限度在 30 d 内可采集到 2000 mL 血液。在蛙跳式采血时，可补充生理盐水、胶体溶液。

表 9-1 蛙跳式采血日程表

采血日期	采血袋号	回输袋号	再采血袋号
第 1 天	第 1 袋		
第 8 天	第 2 袋	第 1 袋	第 3 袋
第 15 天	第 4 袋	第 2 袋	第 5 袋
第 22 天	第 6 袋	第 3 袋	第 7 袋
第 29 天	第 8 袋	第 4 袋	第 9 袋

注：每袋采集量 400 mL。

（2）转换式采血法（采血还输法） 通过此方法至术前采集血液可达 1600 mL。转换式采血法日程表如表 9-2 所示。

表 9-2　转换式采血法日程表

采血时间	术前 4 周	术前 3 周	术前 2 周	术前 1 周	术前 0 周
采血次数	第 1 次	第 2 次	第 3 次	第 4 次	
采血量/mL	400	800	1200	1600	
回输量/mL		400	800	1200	
保存量/mL	400	800	1200	1600	1600

（3）步积式采血法　适用于较简单的手术，要求术前提供较少的自身储血；或者某些特殊群体的血液预存。血液采集后保存，数次累加从而达到预定的血液量。

3. 操作步骤

（1）检查一次性采血袋，确保外包装严密、无破损、无霉变，须在有效期内应用。

（2）开启、检查及校正采血秤。

（3）采血前核对患者的姓名、性别、年龄、血型、病区、床号、住院号等，在采血袋上明确标注。

（4）选择患者肘部粗大、充盈饱满、弹性好、不易滑动的静脉，按静脉穿刺皮肤消毒常规做皮肤消毒，消毒面积不小于 6 cm×8 cm。消毒区上方约 5 cm 处系好止血带或血压表，压力保持在约 7 kPa(52.5 mmHg)。静脉穿刺成功后，固定针头位置，用敷料保护好穿刺点。嘱自身血液采集者间断做松手、握拳动作，以保持血流畅通。

（5）应注意观察穿刺部位有无异常及血袋重量是否递增。当血量达到要求时，拔除针头，嘱自身血液采集者用手指压迫穿刺点 10 min 并抬高手臂，或用弹力绷带包扎穿刺点 1 h，避免出血或形成血肿。

（6）血液采集结束后，再次核对患者信息并予以登记。

（7）将已采集血液的血袋导管进行热合，同时将导管内的血液移入标有患者姓名、病区、床号及住院号的相应试管内，供检查血型使用。

（8）采血后，医护人员应及时清理采血区域，用消毒剂擦拭操作台及采血器材等。医疗废物必须按《医疗废物管理条例》的有关规定进行。

（三）不良反应

1. 局部反应

（1）血肿　采血部位出现血肿应立即停止采血。用消毒棉球或无菌纱布覆盖穿刺针孔并压迫，嘱患者抬高手臂达心脏水平以上持续 10 min 左右。

（2）局部感染　采血部位出现红、肿、热、痛等症状，提示有感染倾向，严重者可出现疖肿、蜂窝织炎、静脉炎等，应按相应的治疗方法分别予以处理。

2. 全身反应

（1）血压过低是最常见的不良反应。对出现低血压甚至心动过速和昏厥者，倘若恢复时间超过 15 min，可能出现潜在危险，应引起重视。

（2）对情绪紧张者，应作科学宣传，打消其顾虑。

（3）出现症状时，可让患者平卧，抬高下肢，肌内注射安定 5～10 mg（神志不清及呼吸困难者禁用），密切观察呼吸、心率、血压。

3. 其他反应

（1）局部感染后导致全身性感染。

（2）也可出现晕厥、肌肉痉挛或抽搐、恶心或呕吐、心功能紊乱或呼吸困难、空气栓塞或微血栓、失血性贫血等。

（四）注意事项

（1）自体输血前必须周密地计划，估计手术用血量与储血量、制订采血方案、决定是否需要使用促进红细胞生成的药物等。

（2）输血科（血库）医师对每位自体输血者必须有病史的详细记录，包括现病史和过去史、传染病史及重要脏器如心、肺、肝、肾的体检、实验室及辅助检查结果。

（3）每次采血前必须认真核对各种记录，采血前常规检验血红蛋白浓度和红细胞比容、血清铁、总铁结合力、血清铁蛋白，不符合采血标准者应暂缓采血。还应鉴定患者的 ABO 和 RhD 血型，以及不规则抗体检查，以防患者必要时使用同种异体血。

（4）自身血液必须做好各种登记和标签，血袋标签与异体血液标签应有醒目的区分，标有"自体输血"字样，并填写患者姓名、性别、年龄、住院号、病区、床号、采血日期和失效日期，以及采血医护人员签名；神志清楚的患者须在自身血液采血袋上签字确认。自身血液不能转让给他人使用。

（5）采血前一周应补充铁剂，有条件者可同时应用 EPO。

（6）知情同意：经治医师须与患者及家属说明情况，包括自体输血目的、过程，涉及的危险性和可能出现的并发症等；可能出现的不可避免的意外原因（冰箱、污染、有异物凝块、过期等）而需要放弃自身血液。

五、输血病例

（一）病例资料

患者，女，25 岁，G_2P_0 孕 35^+ 7 周，部分性前置胎盘，既往均无输血史。无低蛋白血症，心、肺、肝、肾功能正常，凝血功能各项指标正常。无产兆、病情稳定，无阴道出血，宫内胎儿无缺氧和生长受限的表现。检测结果：血红蛋白 130 g/L，HCT 0.44，血小板 $150×10^9$/L。血型为 A 型 RhD 阴性。估计术中出血量 800 mL。

（二）自体输血方案

（1）考虑到患者为 RhD 阴性，为稀有血型，而且患者身体一般情况良好，血红蛋白＞110 g/L，HCT＞0.33，在手术中应用到实施手术有充裕的时间。对此孕妇可以采取储存式自体输血进行输血。

（2）临床主管医师可以制订择期手术计划，医院输血科制订采血计划，在择期剖宫产终止妊娠前 1～2 周内，分 2 次采集自体血储存备用。

（3）采血前与患者本人或家属签署自身储存输血同意书，采血前 1 周开始服用铁剂治疗。采血量根据孕妇体重和血液学指标计算。

（4）分两次采集患者全血共 800 mL，每次采血前检查孕妇情况，同时进行床旁胎心监护。采血后输注等量平衡液，同时给予低流量吸氧，并严密观察孕妇的生命体征及胎心的变化。

（5）储血前，在血袋标签上标明输入自身储血输血孕妇的相关信息，放置于标识明显的 2～6 ℃ 储血冰箱保存，可以在术中和术后分别回输患者。

（三）疗效评价

（1）孕妇采血过程未发生采血不良反应，胎动次数正常，均在全麻插管下进行剖宫产手术。

（2）患者手术过程中累计出血 900 mL，术中回输自体储存血，未发生不适反应；患者均在术中输注足够量的平衡液，手术时间约为 1 h，整个围手术期生命体征平稳。

（3）术后检测结果：血红蛋白 125 g/L，HCT 0.42，血小板 145×10⁹/L。

第五节　稀释式自体输血

血液稀释的原理是通过补充晶体和胶体溶液降低单位体积血液中的血细胞浓度，使在等量的出血情况下，明显减少血细胞的丢失数量，亦即减少出血量。稀释式自体输血可降低血液黏度，改善微循环灌流，减轻心脏负荷，在可能获得的输注血液中是最符合生理的血液，也最具有生理活性的血液。

一、稀释式自体输血的优点

1. 无需提前采血备血　储存式自体输血，至少需要提前数周或更长时间进行采血备血，受手术择期长短的限制。稀释式自体输血，可在手术当日实施麻醉后进行大量采血备血，不受手术择期的影响。

2. 单次采血满足备血　成人患者术前通常备血 2000 mL 以上，基本可满足大多数手术的术前备血要求。相比储存式自体输血，稀释式自体输血无需服药补充造血物质，采血量可达到患者需要的最大量，患者也更容易接受。

3. 血液成分生物学功能良好　麻醉后采集自身血液，通常只需在手术室室温环境下体外保存数小时，红细胞、血小板、白细胞、凝血因子和血浆蛋白等各种血液成分均保存良好。对于手术时间较长者，虽然也需要送血库专用冰箱短暂保存，但毕竟在 4 ℃ 体外保存的时间短，尽管也有部分血小板、粒细胞、不稳定凝血因子等血液成分活性受损，相对于储存式自体输血，各种血液成分的保存依然较好。

4. 创造手术有利条件　循环血液经适度稀释处理后，凝血功能和血液黏度适度下降，为手术视野的清洁、创面及出血的处理、手术组织的分离等操作，均创造了更为有利的手术条件。

5. 术中血液丢失更少　手术创伤，不可避免有创面出血和血液丢失。但是，经过适度稀释处理后的血液，尽管总失血量相同，但丢失的各种血液成分实际更少。

二、稀释式自体输血的适应证

一般认为，患者术前的外周血血红蛋白≥110 g/L，HCT≥0.33，血小板≥100×10⁹/L，出、凝血功能正常，即可实施稀释式自体输血。其主要适应证如下。

（1）需要进行体外循环辅助的心脏直视手术患者。

（2）估计术中失血量在 500～2000 mL 或以上的手术患者，特别是稀有血型患者。

（3）血液黏度高、红细胞增多的手术患者。

（4）有特殊宗教信仰或其他原因拒绝输注同种异体血液的患者。

（5）其他适合血液稀释处理的情况。

三、稀释式自体输血的禁忌证

（1）有严重内脏疾病或功能不全，如心肌梗死、肺动脉高压、肺水肿、呼吸功能不全、肾功能不全、高颅内压等，但该脏器需要手术治疗时适当除外。

（2）严重贫血，HCT＜0.30、血小板≤50×10⁹/L 或血小板功能异常；伴有出凝血系统疾病、感染性发热或菌血症、未纠正的休克、低蛋白血症，血浆白蛋白≤25 g/L 等。

（3）冠状动脉搭桥术不是稀释式自体输血的绝对禁忌证，除非患者有不稳定型心绞痛或射血分数＜30%，左心室舒张末压＞20 mmHg 及左冠状动脉主干病变等。

（4）老年患者应慎重考虑是否采用。70 岁以上的老年人的重要器官存在退行性改变、功能减退、机体代偿能力下降，如实施中度以上的血液稀释可能会使重要器官发生缺血性损害，但这一禁忌是相对的，应根据患者全身情况和医疗监护条件等而定。

（5）患儿主要是因为体重小、血容量少等因素，一般不考虑行稀释式自体输血。

（6）严重细菌感染性疾病的患者。

（7）恶性肿瘤患者。

（8）经血液传播病毒阳性的患者。

四、稀释式自体输血的方法

（一）准备与实施

稀释式自体输血的血液采集场所为手术室，手术室的环境应能够满足开展手术的一般要求。

1. 采集要求

（1）血液采集量以急性等容性稀释式自体输血为例说明。血液采集量理论计算公式：

$$BL = 2BV(H_o - H_f)/(H_o + H_f)$$

注：BL 为血液采集量；BV 为血液采集前患者血容量；H_o 为血液采集前患者 HCT；H_f 为血液采集后期望 HCT。

（2）体外循环心血管手术患者血液采集量理论计算公式：

$$BL = [0.7BW(H_o - H_i)BV \times H_i]/H_o$$

注：BL 为血液采集量；BW 为患者体重；BV 为血液采集前患者血容量；H_o 为血液采集前患者 HCT；H_i 为体外循环时的最佳 HCT。

BV 与 BL 的关系：BV 为成年男性 BW 的 7%（L/kg）；BV 为成年女性 BW 的 6.5%（L/kg）；儿童 BV 按其 BW 的 7%（L/kg）（参照值）计算。

实际血液采集量除依据上述的理论值外，还应参照患者年龄、主要内脏（心、肺、肝、肾）功能情况以及手术类型确定。血液采集量的简易确定方法为 7.5～20 mL/kg 体重。最大稀释限度为稀释后 HCT 为 0.20，血红蛋白为 65 g/L。在进行麻醉诱导及维持平衡后，在有效的循环监测条件下，于手术失血前经患者动脉、中心静脉或周围大静脉抽取血液。在应用体外循环时,于体外循环开始后再采集血液更为安全。

2. 稀释液的选择与应用

(1)血液稀释是在采集血液的同时,应用胶体溶液、晶体溶液进行容量补充。

(2)血液稀释液依照液体的性质,一般分为晶体溶液与胶体溶液。晶体溶液在进行血液稀释的同时主要是补充离子,补充血容量,这种补充不单纯是血液稀释所需,同时患者在麻醉后出现血管扩张,原先的血容量麻醉后出现不足。晶体溶液在循环系统中滞留的时间极短,易进入组织间隙,或经肾脏、皮肤排出。胶体溶液在进行血液稀释的同时主要维持血液胶体渗透压,维持循环系统的稳定。胶体溶液和晶体溶液的比例为 1∶2。采血总量与稀释液总量的比例为 1∶2,同时应根据患者全身情况以及重要脏器功能,做适度调整。临床常用的晶体溶液为生理盐水、乳酸钠林格液。常用的胶体溶液主要有白蛋白、右旋糖酐、羟乙基淀粉、明胶制剂、缩合葡萄糖和全氟碳化合物等。

3. 采集步骤

(1)仔细核对血袋标签与患者信息。

(2)麻醉成功后,血液可经患者动脉或静脉采集。按动脉、静脉相应的穿刺常规行动脉、静脉穿刺,按无菌操作要求将动脉或静脉穿刺针与血袋连接,打开血袋导管开关或止血钳进行血液采集。采血时注意将血液与抗凝剂混合。

(3)血液采集过程中,密切监视所采血量,当采血量达到血袋额定血量时,更换另外一个血袋,继续采血。再一次核对已采集好的血袋标签。以此重复,直至达到预定采血量。若采血穿刺的动脉、静脉在手术过程中无其他用途,则拔除穿刺针,压迫止血;若采血穿刺的动脉、静脉在手术过程中有其他用途,则予以保留另作他用。

(4)血液采集过程中,应有医师对患者进行监护管理,注意采血与适度、同步使用稀释液,维持血液循环稳定。

(5)预计血液在 6 h 之内可以回输完毕,血液可在手术室内室温保存;预计血液在 6 h 之内不能回输,血液采集后应置于储血专用冰箱保存。

(6)血液回输按同种异体血液输注常规执行,并将回输情况记载于病历。

(二)不良反应

1. 全身反应　血液稀释可导致血液黏度的下降,可能造成循环血流阻力下降,心搏出量显著增加,因舒张压的下降导致冠状血流量不足而引起心肺功能不全。当血液稀释达到一定的界限时(一般认为是 60~70 g/L),机体耗氧量急剧下降。

2. 出血倾向　在血液稀释过程中使用大量的血液代用品,可导致血小板附着功能下降和纤维蛋白形成异常,此外血浆凝血因子的稀释及末梢循环血流增加,血管扩张易导致出血倾向。

3. 细胞凝集　用于血液稀释的血浆、血浆代用品中有时会发生红细胞之间的凝集,因此,血液黏度有时会上升。临床上应用血液稀释时的 HCT<0.30,即在 0.15~0.25 的范围内,对红细胞凝集的影响因不同的稀释剂有所差异,但对黏度变化的影响并不明显。

(三)注意事项

(1)在麻醉状态下,肌肉松弛剂的作用可使外周循环系统扩张,因此一定要注意补充液体维持有效循环血容量。

（2）稀释液可用晶体溶液和胶体溶液,胶体溶液原则上不使用血浆。采血总量与稀释液总量的比例为 1∶2,同时应根据患者全身情况以及重要脏器功能,作适度调整。

（3）当收缩压低于 10.7 kPa 时,应输注血浆代用品或白蛋白补充循环血容量,同时应给予适当的利尿剂防止肾功能障碍的发生。

（4）为促进机体恢复,应在采血后数日内给予铁剂。

五、输血病例

（一）病例资料

患者,男,32 岁,AB 型,RhD 阴性。股骨颈骨折,术前考虑手术中出血较多,备血 1000 mL。检测结果:血红蛋白 140 g/L,HCT 0.45,血小板 $300×10^9$/L,出、凝血时间均正常。

（二）自体输血方案

（1）考虑到患者为 AB 型 RhD 阴性,为稀有血型,血库不一定有 1000 mL 左右 AB 型 RhD 阴性血。

（2）患者身体一般情况良好,血红蛋白＞110 g/L,HCT＞0.33。

（3）患者手术必须马上进行,不能采取储存式自体输血。对此患者我们可以采用稀释式自体输血方案。

（4）在手术开始前的麻醉状态下,患者仰卧于手术床上,选择肘正中静脉,用 16 号针头行静脉穿刺,连接储血袋抽血,抽血量根据患者情况而定,抽血同时,从另外两个静脉通道,输入 2～3 倍血浆增量剂,如生理盐水、乳酸钠林格液、代血浆等,进行血液稀释。

（5）在进行上述操作的过程中,观察患者的血压或中心静脉压、心率、血氧饱和度,正常情况下,上述各项临床指标仅有轻度变化,每隔 5～10 min,测定一次 HCT,使 HCT≥20％。

（6）采集的全血,按先后顺序在储血袋上编号,标记姓名、血型及血量,当手术进行期间,出血量超过 400 mL 时,开始回输自体血。回输时,先输最后抽出的血,最先抽出的血留在手术将结束时输入。

（三）疗效评价

（1）术中回输自体储存血,未发生不适反应;患者均在术中输注足够量的平衡液,整个围手术期生命体征平稳。

（2）术后患者身体恢复情况以及自我感觉也无差异。术后随访,功能恢复,愈合能力以及重要脏器功能、血液功能均良好。

（3）术后检测结果:血红蛋白 120 g/L,HCT 0.39,血小板 $245×10^9$/L。

第六节　回收式自体输血

回收式自体输血是目前临床应用最简单、最广泛的自体输血方式,且一般均经过生理盐水洗涤红细胞,直接回收输用而不经过洗涤的方法运用很少。

一、回收式自体输血的优点

1. 对患者无特殊要求 只要手术或创伤出血丢失的血液,经回收处理后,这些自体血液输注给患者是有益无害或利大于弊的,就可以实施。

2. 可快速紧急启动 遇到手术或创伤意外大出血时,可紧急启用手术室内常备的回收式自体输血器材,迅速进行血液回收处理,及时回输给患者。

3. 操作简便易行 目前已有多种全自动或半自动血液回输处理专用设备和一次性使用专用耗材,技术流程标准、规范,操作简便,血液回收处理的质量高。

二、回收式自体输血的适应证

(1)心血管病患者需外科手术的疾病,例如风湿性瓣膜病、动脉瘤、先天性心血管疾病、冠心病血管搭桥等。

(2)骨科需手术治疗的疾病,例如脊柱侧弯矫正、椎体融合、髋关节置换等。

(3)泌尿外科手术的疾病,例如肾移植、前列腺增生等。

(4)器官移植手术,例如器官成形术、大面积植皮术等。

(5)创伤外科疾病,例如血管损伤、创伤出血、肝破裂、脾破裂、骨外伤、脊柱外伤、异位妊娠破裂等。

(6)预计术中及术后出血在 400 mL 以上的手术疾病,儿童或身体弱小者可依据体重适当放宽。

(7)术中出血不快但血液持续不断地流出,出血时间持续长的患者,可将流出的血液基本上全部回收。

三、回收式自体输血的禁忌证

(1)胃肠道疾病、管腔和内脏穿孔、超过 6 h 的开放性创伤、伤口感染、菌血症或败血症、剖宫产术(羊水污染)等。

(2)恶性肿瘤患者目前建议在血液紧张或个别特殊情况下,可在自身血液回收的同时应用化疗药物进行预防。

(3)经血液传播病毒阳性的患者。

四、回收式自体输血的方法

(一)血液回收前准备

(1)术前与患者及家属充分沟通,交代回收式自体输血的相关事项,征得同意后签署自体输血知情同意书并存入病历。

(2)一般采用全自动回收自体输血装备,术前应提前做好设备、耗材和相关药品的准备工作。以 AUTOLOG™ 全自动自体血液回收机为例(图 9-1)。

(二)操作步骤

严格按照 AUTOLOG™ 全自动自体血液回收机说明书操作。

（1）打开电源，打开负压源，安装一次性耗品，连接管路（图 9-2）。注意：管路必须可靠地置于气泡检测器中。

（2）在将负压源管路接上储血罐之前，堵住负压管路口，用负压调节器限制其负压不大于 150 mmHg。

（3）打开抗凝管路夹，用 200 mL 抗凝液预冲吸引管路和储血罐。术中回收血液时的抗凝剂用量为：每 100 mL 血液使用 15 mL 抗凝液。

（4）开放清洗盐水管路夹，开放集血袋入口管路夹，开放储血罐出口管路夹；夹闭集血袋出口管路夹，关闭废液袋排液夹。

（5）按压［Go］绿色确认键多次，直至显示：STOP 0 mL。此时进入停止模式。此时再按压［Go］绿色确认键，显示 Machine Ready 0 mL。此时进入自动模式。自动模式下，储血罐内液体超过 800 mL 时，机器将自动开始血液处理循环；停止模式下，机器不会对储血罐液体重量作出反应。当预计出血量较大而且出血较快时，请务必在自动模式下工作。

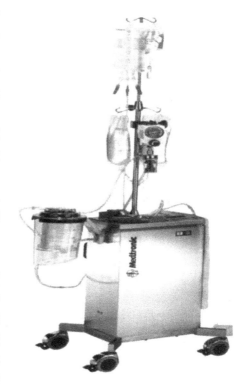

图 9-1　AUTOLOG™全自动自体血液回收机

在自动模式下，再按压［Go］绿色确认键，显示 Final Cycle? No，此时可以人为启动血液处理循环，用［＋］键选择回答 Yes，并再压［Go］绿色确认键即可。

（6）Autolog 可以经由自动与人为两种方式进入血液处理循环。一个血液处理循环包括以下几个步骤。

① 冲注：血液由泵头带动，从储血罐进入高速旋转的离心碗中，其成分被分离，红细胞留在碗中，其他成分被舍弃。当 Autolog 探测到红细胞已注满离心碗时将结束冲注，转入下一步。

② 清洗：约 250 mL 清洗盐水由泵头带动，以脉冲式的间断冲洗法，对离心碗中的红细胞进行冲洗。

③ 排空：泵头反转，将离心碗中浸于清洁盐水中的红细胞排入集血袋中。排空结束后，Autolog 将自动开始下一个血液处理循环。当连续的循环次数到达 7 次后，Autolog 将进入停止模式。此时用户有机会将快要注满的集血袋中的血液转移出去。

（7）结束全过程：全部的血液处理完毕后，机器显示"PROCESSING COMPLETE REMOVE AIR → FCT"，提示用户对集血袋进行排气。操作者应当将集血袋从挂钩上取下，接口向上持于手中，继续按压［Go］绿色确认键以排气。松开该键结束排气。

（8）手动控制功能。

① 按压［STOP］停止键，Autolog 将进入停止模式，显示 STOP XXmL。此时，按压［FUN］功能键，将提供 3 种手动控制液体流向的方式。

② 按一次［FUN］功能键，显示"Empty Cent ＞＞ Reservoir"。此时若持续按压［Go］绿色确认键将能把血液从离心碗中排入储血罐中，松开按键即停止。

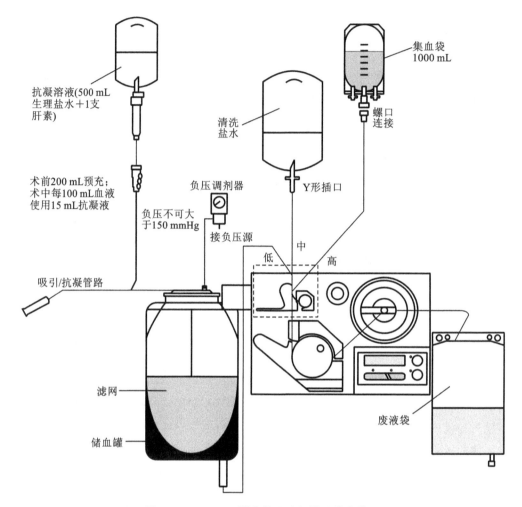

图 9-2　AUTOLOG™ 自体血液回输系统安装图

③ 按两次[FUN]功能键,显示"Empty Cent ＞＞ Holding Bag"。此时若持续按压[Go]绿色确认键将能把血液从离心碗中排入集血袋中,松开按键即停止。

④ 按三次[FUN]功能键,显示"Remove Air Invert Holding Bag"。此时将集血袋从挂钩取下,接口向上持于手中,持续按压[Go]绿色确认键排气。松开该键将结束排气。

(三) 不良反应

1. 出血倾向　因为洗涤回收的血液中不含有血小板、凝血因子、纤维蛋白原等,所以如果将这些处理血液大量回输,则会导致凝血障碍、蛋白质丢失、水和电解质紊乱等。多数情况是必须要给予新鲜血或其他的成分输血,特别是血小板、新鲜冰冻血浆。因此,为了能不输同种异体血液,目前认为最适宜术中使用的病例是估计出血量在 500～2000 mL 的手术。如果出血量在 3000 mL 以上,必须要给予输注血小板、新鲜冰冻血浆、新鲜全血。必要时补充冷沉淀凝血因子或凝血因子制品。

2. 血红蛋白血症、肾功能不全　回收式自体输血的血液虽是经低压吸引器回收的,但回收血液中仍存在血浆游离血红蛋白,吸引头不当、与导管和塑料表面的相互作用、离心率过高、滚动泵都可以造成溶血。一般的洗涤式处理血(HCT 为 0.50)的游离血红蛋白在 15

g/L 以下几乎不发生问题。而非洗涤式回收血(HCT 为 0.10~0.40)的游离血红蛋白一般是在 20~50 g/L,将这些血液回输后,可能会出现血红蛋白血症和血红蛋白尿症。因此对术前已有肾功能障碍的患者,必须应用洗涤式回收自体输血。

3. 肺功能障碍 在肺部如果发生微小血栓症,就会引起肺功能障碍,而现在的血液回收系统在回收时使用 40~120 μm 微滤器,当回输血液时还要使用 20~40 μm 的输血过滤网,因此很少发生问题。但非洗涤式时,有发生急性支气管麻痹的现象,这可能是由于回收的血液中含有作用于支气管平滑肌的物质(特别是某些肽类物质)。

4. DIC 长时间存留在体腔内的血液,如果同时有组织挫伤,在其中就会含有大量的组织凝血致活酶。一旦将这些血液回输就是将微小血栓注入,再加上细菌感染则会 DIC。

5. 细菌感染、败血症 外伤后细菌污染血液后的回收导致败血症的可能性很大。在一般的术中、术后使用时,完全无菌也是不可能的。

(四)注意事项

(1)术中回收处理的血液不得转让给其他患者使用。

(2)术中常规回收处理的血液因经洗涤操作,其血小板、凝血因子、血浆蛋白等基本丢失,故应根据回收血量补充血小板和凝血因子。

(3)如术中快速回收处理的血液因未作洗涤处理,含有大量抗凝剂,故应根据抗凝剂使用剂量给予相应的拮抗剂。

(4)行术中回收式自体输血的患者术后应常规使用抗生素,对回收处理的血液回输时必须使用输血器。

五、输血病例

(一)病例资料

患者,男,57 岁,O 型,RhD 阴性。阵发性腹痛 18 个月,经主动脉造影确诊为腹主动脉瘤。术前考虑手术中出血较多,备血 2000 mL。检测结果:血红蛋白 142 g/L,HCT 0.48,血小板 150×10^9/L,出、凝血时间均正常。

(二)自体输血方案

(1)腹主动脉瘤手术出血量大,术中常需要快速输入大量库存异体血,这不仅容易增加输血后感染肝炎和艾滋病的机会,在血源紧张、输血不及时的情况下,也容易危及患者生命。此患者可以采用回收式自体输血技术。

(2)采用全自动自体血液回收机及与之相配的一次性血液回收耗材。

(3)准备好无菌生理盐水、肝素钠。严格无菌操作,连接各管道,分别放置离心泵、储血罐,挂好输血袋及废液袋,接上冲洗盐水,接储血罐及抗凝剂。接通血液回收机电源,打开负压吸引器。

(4)术中与麻醉师配合严密监测患者生命体征、出血量。当储血罐内回收血液达到一定量后将血液转至无菌空袋,按洗涤红细胞制备操作对回收的血液进行洗涤并浓缩,待需要输注时按输血常规进行输注。

(三)疗效评价

(1)患者回收血量 1500 mL,术中全部输给患者,输入异体血浆 800 mL,无输血不良反应。

（2）术后 24 h 抽血检验患者血常规，出、凝血四项，肝功能及电解质，均无异常，也没出现大量回输自体血的出血现象，术中血压平稳，术后恢复良好，患者痊愈出院。

第七节　自体输血的临床应用

目前输同种血液给受血者带来的最大危险，在国外是艾滋病，在国内则是丙肝。在欧美，输血后丙肝病毒感染率达 4%～27.9%，输未经病毒灭活处理的凝血因子制剂的重型血友病患者艾滋病病毒感染率高达 90%。自体输血在临床的广泛应用，可以节约用血，弥补血源不足，可以避免同种免疫以及输血传播疾病，减少患者医疗经费开支，具有深远的社会意义和经济意义。

一、自体输血在心胸血管外科手术中的应用

心胸外科手术和心血管手术视野污染最少，且全身施行了抗凝疗法，是稀释式和回收式自体输血最好的适应证。术前血液稀释是安全易行的方式，可减少 40% 左右的血液需求量，但患者条件不稳定或血细胞压积太低是限制使用的。血液稀释的低限标准还存在争论，但目前普遍接受的标准是 HCT≥0.20，血红蛋白≥60 g/L。术中自体血液回收也可显著减少异体血液的使用，一般心脏手术的回收洗涤是在使用肝素前后，即从切开皮肤至体外循环开始，及体外循环结束中和鱼精蛋白以后，直到手术结束期间的手术视野的出血。另外，体外循环中也回收心脏局部降温时由冰水混入心包内的血液和心脏停跳液。当然由于体外循环时间的延长或其他原因，估计循环回路内剩余血的游离血红蛋白值过高时，应将回路剩余的血回收洗涤。经手术视野的血液回收率通常在 60%～80%，由于手术种类、出血量的原因，也有低于 50% 的。

胸部大动脉瘤的手术一般都是出血量多，回收血量也多，因血浆成分及其他方面的缺乏，多数情况是必须要给予血浆和同种异体血的输注。腹部大动脉瘤的手术，因为视野良好，血液回收率可达 70%～80%。一般择期手术，如果出血量在 1000～1500 mL 或以下，使用自体血回输方法，几乎全部病例不需要同种异体血液输血。若预计出血量超过 1500 mL 时，若不考虑并用储存式，要使手术不输同种异体血液则有困难。发生破裂性出血时，必须尽快手术，同时需要保证大量的输血。如果采用术中回收自体血液，则有可能维持循环动态，并能减少同种异体输血。

二、自体输血在骨科手术中的应用

骨科大、中型手术特别是脊柱、髋关节、肩关节、膝关节等部位的手术，手术创面较大，而且此类手术无法使用止血带，出血较多。近几年还有髋关节外科，特别是在人工髋关节置换术中应用广泛。骨科手术自体输血包括术前自体血的储存、术中血液稀释、术中血液回收和术后血液回收。一般采用两种和/或三种联合自体输血以及控制性低血压等综合血液保护措施，使患者术中和术后无需输异体血以及明显增加减少异体血的输入量。

三、自体输血在创伤外科急救的应用

严重创伤的大量失血经常导致患者死亡,然而术中自体血液回输使这种状况大有改观。特别是在因胸部外伤引起的胸腔内出血、因血管外伤引起的内出血和后腹膜腔的出血,这些失血是相对很快和无污染的,术中医生可根据情况选择应用自体血液回输。腹部外伤引起的出血容易受到肝脾细胞和肠内容物的直接污染,对此类患者若将血凝块和污染物洗涤清除后,也可以进行自体血回收,但是回输超过 15 U 以上这种血液很容易造成凝血功能障碍。

四、自体输血在肿瘤科手术中的应用

对肿瘤手术患者来说,自体输血技术一般认为是禁忌,但也并非绝对,其适应证仍存在争议。有研究采用微滤器吸附排除肿瘤细胞的方法,也有研究用离心分离的方法排除肿瘤细胞。用离心分离法排除肿瘤细胞,即使是有极少量的肿瘤细胞也仍有残留,如果用抗癌药能将其杀伤,可以说在恶性肿瘤切除手术中应用回收式自体输血,不会有恶性肿瘤细胞在全身播种的可能性。此外,肿瘤细胞在照射剂量为 $15\sim25$ Gy 的条件下进行辐照处理,即被杀灭,为保证对肿瘤细胞的杀灭效果,大部分人主张采用 $25\sim30$ Gy 的剂量进行照射,同时红细胞在这个剂量时不会受到操作损伤。应用辐照技术对回收洗涤的红细胞进行处理,则能有效地杀灭血液中残留的肿瘤细胞,杜绝了恶性肿瘤细胞在全身播种的可能性。

五、自体输血在产科出血急救时的应用

妇产科出血的患者使用自体输血的历史可追溯到 19 世纪,这种技术毫无疑问挽救了很多人的生命,尤其是在农村及偏远地区的患者,异位妊娠破裂大出血很容易导致低血容量性休克或死亡。一般的妇科疾病手术,在异体血源无法利用和得到保障时,回收式自体输血是一种安全、有效的输血方式,可以极大地提高血液资源的保护和抢救的成功率。有研究显示术中回输自体血对异位妊娠后出血患者是一种安全、有效的输血方式,与输异体血相比 HCT 明显提高,死亡率、凝血障碍及术后感染均明显减少。但也应考虑到血液污染和凝血障碍的问题。

小 结

自体输血是临床重要的输血治疗手段,可以避免因输注同种异体血液或血液成分而导致感染性疾病的危险性,为稀有血型患者、交叉配血试验不合患者、特殊宗教信仰患者解决了输血问题,在一定程度上缓解了血液供应的紧张状况。根据血液采集、处理的方式不同,自体输血可分为储存式自体输血、稀释式自体输血、回收式自体输血三种。三类自体输血方式各具优势,各有不同的适应证、禁忌证、操作规程及不良反应,临床采用时应根据具体情况,即可考虑单独实施,也可考虑两种或三种联合实施。采用何种自体输血方式,原则上应由患者的临床主管医生或手术主刀医生决定。随着现代科学技术的飞速发展,各种高新技术不断向输血领域渗透,自体输血技术正在临床上得到广泛应用,对弥补血源不足、避免同种免疫以及输血传播疾病、减少患者医疗经费开支,具有深远的社会意义和经济意义。

思 考 题

1. 自体输血的优点是什么？三类自体输血技术各有什么优势？
2. 自体输血有无不良反应？如有,有可能出现哪些不良反应？
3. 有哪几类自体输血技术？各自适应证和禁忌证有哪些？

（沈长新）

第十章 血液成分采集治疗技术

血液成分采集治疗是继替代性成分输血治疗后具有独特疗效、现有临床技术不能替代的治疗新技术,是现代输血的重要组成部分,是输血实践和技术的重大进步。血液成分采集治疗包括血液自然成分采集治疗和药物诱导血液成分采集治疗。其中血液自然成分采集治疗也称为治疗性单采术(therapeutic apheresis,TA),可分为治疗性红细胞单采术和置换术、治疗性白细胞单采术、治疗性血小板单采术及治疗性血浆置换术。药物诱导血液成分采集治疗又包括外周血造血干细胞采集治疗、间充质干细胞采集治疗和免疫细胞采集治疗。

第一节 概 述

血液成分采集是运用手工或血细胞分离机的方法采集献血者或患者单一血液成分,并将其他血液成分回输给献血者或患者的一种技术。血液成分采集是最大限度地提高血液单一成分有效临床治疗作用的一种技术。该技术经历了从手工分离到全自动血细胞分离机的过程。血细胞分离机既用于血站制备单采血液成分,也用于临床开展血液成分采集治疗。

临床血液成分采集治疗有三种常用的技术模式。第一种是通过血细胞分离机清除患者循环血液中病理性单一血液成分,保留其他血液成分,以达到迅速减少病理性或致病性血液成分,预防或治疗与病理性或致病性血液成分引起危及患者生命的严重并发症。第二种是通过血细胞分离机清除患者循环血液中病理性单一血液成分的同时补充相应的血液成分制剂以治疗患者的疾病及基本并发症。第三种是对药物诱导后的捐献者通过血细胞分离机采集造血干细胞及其他免疫细胞,在体外经过分离、培养、扩增等,再输给造血干细胞移植和细胞免疫治疗的患者。这三种临床常用的血液成分采集治疗技术均需要连续或多次采集。

一、血液成分采集治疗的作用机制

(一)病理性血液成分

病理性血液成分是指患者血液内所含有的能引起临床疾病的成分,包括含量和功能异常的血液成分和内、外源性有害物质。异常血液成分多见于造血系统异常增生(例如白血病、真性红细胞增多症等)产生的过量或(和)功能异常的血细胞。有害物质包括体内、外原因(例如遗传、免疫等)直接或间接引起的含量或(和)功能异常的血浆成分(例如同种血型抗体、IgG 类型 HLA 抗体和 HPA 抗体、异常免疫球蛋白、免疫复合物等)以及内、外源性毒性物质(例如代谢性毒物、药物等)。

(二)采集原则

血液中含有能被去除的、明确的病理性成分,并且病理性成分去除后可有效地消除或减轻对靶组织、器官的致病作用。总之,在血液成分采集治疗中,病理性成分的去除是疗效的基础,消除或减轻病理成分对靶器官的直接作用是疗效的条件,相应疾病得到改善和恢复是疗效的要求,也是治疗目的。

二、血液成分采集治疗的方法

由于血液成分分离机的不断改进,自动化程度越来越高,血液成分采集治疗也已经日趋成熟,手工操作的血液成分采集治疗术临床应用逐渐减少。

(一)手工法

手工操作是采用多联袋采血系统。首先将患者血液采集到含有抗凝剂的血袋里,然后将其放在低温高速离心机中分离,借助血液成分比重不同而分层。使用分浆夹将病理性的血液成分和其他血液成分分隔在多联袋的独立空袋中,然后把非病理性的血液成分回输给患者。该方法经常需要操作数次这样的循环,对患者造成一定的痛苦,且操作烦琐,所以逐渐被废弃。

(二)血液成分分离机法

目前,血液成分采集治疗,均采用血液成分分离机。血液成分分离机根据工作原理分为离心式、吸附式及滤膜式三类。其工作原理见第六章的机器单采血液成分。

> ▎**知识链接**▎
>
> 　　紫外线光照单采术是指应用离心法分离和采集白膜层,将分离采集的白膜层应用补骨脂素处理和紫外线 A 段光照射后再回输。例如,糖皮质激素治疗无效的慢性移植物抗宿主病患者的血液成分采集治疗可以采用此种单采术。

1. 离心式血液成分分离机 　该方法适用于血细胞单采术、血浆置换和体外光照单采术。离心式血液成分分离机分为连续流动离心式和间断流动离心式。连续流动离心式需要双重管道通路,去除并同时回输患者的血液(图 10-1)。间断流动离心式是用单管道不连续的、间歇性液体流动进行,操作有效性相对较低。临床常用离心式血液成分分离机种类见表 10-1。

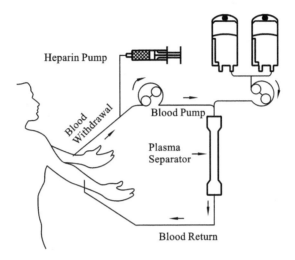

图 10-1 连续流动离心式血液成分分离机工作示意图

表 10-1 离心式血液成分分离机

分离机型号	功 能
COBE Spectra(CaridianBCT,Lakewood,CO)	血浆置换术、血细胞单采术
Spectra Optia(CaridianBCT,Lakewood,CO)	血浆置换术、血细胞单采术
AS104(Fresenius Kabi,Bad Homburg,Germany)	血浆置换术、血细胞单采术
COM. TEC(Fresenius Kabi,Bad Homburg,Germany)	血浆置换术、血细胞单采术
UVAR XT(Therakos,Exton,PA)	体外光照单采术
CELLEX(Therakos,Exton,PA)	体外光照单采术

2. 吸附式血液成分分离机 该方法在临床治疗操作中不需使用置换液,可避免因输入置换液而引起的不良反应,方法简便、安全、有效。目前采用多聚糖硫酸脂共价键交联纤维素珠的免疫吸附和化学吸附相结合的方法,选择性地去除家族性高胆固醇血症患者的低密度脂蛋白等,已经取得了一定进展,将广泛应用于临床治疗。

3. 滤膜式血液成分分离机 只能用于血浆置换,故又称膜滤式血浆分离机。该类血细胞单采机安装有特定孔径大小的滤膜,当血液进入分离机后利用该滤膜和两侧的压力差使血浆流出,滤膜大多为中空纤维,滤膜面具有排斥血液层中细胞成分的功能,具有血小板不活化和红细胞寿命不缩短的优点。

(三)置换液

运用血液成分分离机进行血液成分采集治疗时,给患者提供维持血容量动态平衡的溶液称为置换液。常用的置换液包括晶体溶液、人造胶体溶液和血液成分。选择置换液时需要考虑患者自身因素,例如血红蛋白浓度、HCT、PT、APTT、Fg 等,以及采集治疗后所期望的水平。下面介绍几种常用的置换液,置换液之间的比较见表 10-2。

表 10-2 常用置换液的比较

置换液种类	优 点	缺 点
晶体溶液	价格低	扩容效果差
	少过敏反应	低渗透压
	不传播病毒	缺乏凝血因子、免疫球蛋白
白蛋白	扩容效果好	价格贵
	无炎性介质	缺乏凝血因子
	不传播病毒	缺乏免疫球蛋白
血浆代用品	价格低廉	影响凝血机制
	扩容效果好	可发生过敏反应
	不传播病毒	缺乏凝血因子、免疫球蛋白
新鲜冰冻血浆	扩容效果好	有传播病毒的危险
	含免疫球蛋白	可引起低钙血症
	含各种凝血因子	过敏反应
浓缩血小板	改善治疗后凝血功能	有传播病毒的危险

1. 晶体溶液

(1) 平衡盐溶液　平衡盐溶液中钠和氯的含量与血浆成分近似,大剂量输注不会破坏机体的电解质平衡。该溶液不仅能有效补充血容量,还可补充细胞外液的丢失,保证有效的组织灌注,维持血液循环的稳定,为首选置换液。

(2) 生理盐水　即 0.9%NaCl 等渗溶液,就电解质角度而言,生理盐水作为置换液不如平衡盐溶液。对于肾功能良好的患者可作为次选置换液,但是大剂量应用可能会发生组织水肿。另外肾功能不全患者用量较大时,有发生高氯性酸中毒的危险。

(3) 5%葡萄糖 NaCl 溶液　该溶液的钠和氯的含量与生理盐水的相同,一般用作维持液,在缺乏平衡盐溶液和生理盐水的情况下亦可用作置换液。

(4) 林格液　又称为复方 NaCl 溶液,氯的含量明显高于血浆含量。大量输入林格液将导致血氯过高,加重肾脏负担,甚至有引起高氯性酸中毒的危险。

2. 人造胶体溶液　人造胶体溶液又称为血浆代用品、代血浆,是由人工合成的高分子物质制成的胶体溶液,包括右旋糖酐、HSE 和明胶。人造胶体溶液为一种颗粒悬液,这些粒子的分子质量比晶体溶液大得多,不能穿过毛细血管壁从而会保留在血管内。在血液循环内这些粒子的作用类似于血浆蛋白,因而能维持或升高血浆胶体渗透压。

3. 血液成分溶液

(1) 白蛋白　目前血液成分采集治疗时多增加白蛋白为置换液。但白蛋白不含凝血因子、钙离子和钾离子,必要时需要相应补充。肝功能正常的患者,连续两次治疗需间隔48 h,以便恢复凝血因子。

(2) 新鲜冰冻血浆　除不稳定的凝血因子 V 和凝血因子 Ⅷ,还包含天然血型抗体、纤维蛋白原和其他凝血因子。使用时需要注意血浆 ABO 血型必须和受血者的红细胞相合。

(3) 去冷沉淀凝血因子血浆　血小板减少性紫癜患者在进行血液成分采集治疗时,可用去冷沉淀凝血因子血浆作为置换液。

（4）浓缩血小板 当患者置换量较大时，可适当补充浓缩血小板。

（四）抗凝剂

血液成分采集治疗时，通常采用枸橼酸、肝素作为抗凝剂，以防止患者体内导出的血液在体外凝固。枸橼酸是通过螯合血液中的钙离子起到抗凝作用，并且回输后可以很快地被代谢。但需要注意的是在采集血液时，如果抗凝程度不足，可能会引起管道凝血。肝素是一种高分子酸性黏多糖，其作用主要是增强抗凝血酶Ⅲ的生物活性，阻止凝血酶的生成，从而达到抗凝目的。

三、血液成分采集治疗的适应证

血液成分采集治疗是一种特殊的治疗方式，能较快地改善患者的症状、缓解病情。随着分离机的不断改进和更新，治疗技术日趋完善，适应证也不断在拓宽。目前适应证覆盖了一系列疾病，包括血液系统疾病、神经系统疾病、泌尿系统疾病、免疫风湿性疾病等。

2010 年美国血细胞分离协会（American Society for Apheresis，ASFA）对血液成分采集治疗适应证的病种、推荐级别均作了相应规定。

（一）ASFA 规定的血液成分采集治疗适应证

血液成分采集治疗的应用越来越广泛，常见部分适应证见表 10-3。

表 10-3 血液成分采集治疗的适应证（ASFA，2010）

疾病系统及适应证	采集治疗方式	分 类	级 别
血液系统			
纯红细胞再生障碍性贫血	血浆置换术	Ⅲ	2C
重症冷球蛋白血症	血浆置换术	Ⅰ	1B
高白细胞血症并发白细胞梗阻	白细胞单采术	Ⅰ	1B
真性红细胞增多症	红细胞单采术	Ⅲ	2C
继发性红细胞增多症	红细胞单采术	Ⅲ	2B
血小板增多症（有症状）	血小板单采术	Ⅱ	2C
血栓性血小板减少性紫癜	血浆置换术	Ⅰ	1A
……			
神经系统			
吉兰-巴雷综合征	血浆置换术	Ⅰ	1A
肌萎缩侧索硬化症	血浆置换术	Ⅳ	1B
慢性局灶性脑炎	血浆置换术	Ⅱ	2C
慢性炎症性脱髓鞘性多发性神经病	免疫吸附血浆置换术	Ⅰ	1B
肌无力综合征	血浆置换术	Ⅱ	2C
精神分裂症	血浆置换术	Ⅳ	1A
……			

续表

疾病系统及适应证	采集治疗方式	分 类	级 别
泌尿系统及免疫风湿性疾病			
ANCA 急性肾小球肾炎(依赖透析)	免疫吸附血浆置换术	Ⅰ	1A
肺出血-肾炎综合征(非依赖透析)	免疫吸附血浆置换术	Ⅰ	1A
复发型局灶节段性肾小球硬化	免疫吸附血浆置换术	Ⅰ	1C
免疫复合物型急性肾小球肾炎	免疫吸附血浆置换术	Ⅲ	2B
银屑病	血浆置换术	Ⅳ	1B
难治性类风湿关节炎	免疫吸附血浆置换术	Ⅱ	2A
……			
其他适应证			
ABO 不相容造血干细胞移植(单采)	血浆置换术	Ⅱ	2B
ABO 不相容实体器官移植(肾脏)	血浆置换术	Ⅱ	1B
心脏同种异体移植排斥反应预防	体外光照单采术	Ⅰ	1A
心脏同种异体移植排斥反应治疗	体外光照单采术	Ⅱ	1B
治疗抗体介导的排斥反应	血浆置换术	Ⅲ	2C
重症疟疾	红细胞置换术	Ⅱ	2B
家族性高胆固醇血症纯合子型	选择性清除	Ⅰ	1A
家族性高胆固醇血症杂合子型	选择性清除	Ⅱ	1A
甲状腺功能亢进合并危象	血浆置换术	Ⅲ	2C
肝豆状核变性(威尔逊氏病)	血浆置换术	Ⅰ	1C
……			

(二) ASFA 关于血液成分采集治疗适应证的分类说明

2010 年版 ASFA 血液成分采集治疗术的适应证有四种分类,分别为Ⅰ类、Ⅱ类、Ⅲ类和Ⅳ类。

Ⅰ类,表明单采治疗具有首选治疗的价值。例如,吉兰-巴雷综合征,血浆置换术为有效的单独治疗方法;重症肌无力,血浆置换术为紧急时的有效急救治疗方法,同时结合免疫抑制剂和胆碱酯酶抑制剂治疗。

Ⅱ类,表明在临床治疗的同时,建议给予单采作为辅助手段的有效治疗方法。例如,静脉注射大剂量糖皮质激素仍发生播散性脑脊髓膜炎,血浆置换术是应急治疗良好和有效的对策;严重的慢性移植物抗宿主病,在糖皮质激素治疗无效时,亦可推荐体外光照单采术作为辅助治疗。

Ⅲ类,代表单采治疗为选择性有效的手段。例如,体外光照单采术用于肾源性系统性硬化症;血浆置换术用于败血症和多器官功能衰竭。

Ⅳ类,代表非主管部门特别批准不得使用单采术。例如,AIDS 患者的救治。

（三）ASFA 关于血液成分采集治疗适应证的分级说明

2010 年版 ASFA 在强化分类作用的基础上,推荐了临床指南版,便于临床治疗中具体的详细指导。ASFA 建立了推荐级别评估系统。应用指引血液成分采集治疗术推荐级别,对提高 ASFA 的临床治疗安全系数非常重要。2010 年 ASFA 关于血液成分采集治疗适应证的分级说明见表 10-4。

表 10-4 血液成分采集治疗适应证的分级说明(ASFA,2010)

级 别	说 明	依 据	临 床 指 引
1A	强烈推荐,疗效显著	随机临床试验未见明显不良反应或研究中未观察到有加重疾病风险的禁忌证	大多数患者治疗安全
1B	强烈推荐,疗效良好	随机临床试验未见有加重疾病风险的禁忌证	大多数患者治疗安全
1C	强烈推荐,具有疗效	通过观察性研究或较大病例分析	大多数患者治疗安全,可被更有效的治疗方法替代
2A	选择使用,疗效显著	随机临床试验出现不良反应,但是未观察到加重疾病风险的禁忌证	治疗有风险,需要依据临床和患者利益权衡
2B	选择使用,疗效良好	随机临床试验出现不良反应,观察到有加重疾病风险的临床特定的禁忌证	治疗有风险,规避临床禁忌证使用
2C	选择使用,具有疗效	随机临床试验出现不良反应,观察到有加重疾病风险的临床特定的禁忌证	治疗有风险,仅在其他替代治疗无效时选择

四、血液成分采集治疗的术前评估

进行血液成分采集治疗前,需要对患者病情进行评估并进行相应的术前准备,以保证血液成分采集治疗操作的顺利进行。

（一）临床症状和体格检查

对于准备采用血液成分采集治疗的患者都应该进行体格检查,并对疾病进程相关的症状和体征进行评估,确定操作的适应证以及患者承受这种操作的耐受情况。

（二）病史及治疗回顾

在血液成分采集治疗前,必须系统了解患者病史、疾病治疗情况和目前的一些伴随症状。

1. 输血和妊娠史 采取询问患者或从患者病史和输血科(血库)记录中获得患者输血史(包括并发症)。此外,对于有过敏性输血反应的病例,应当采用抗过敏药物预防,特别是用血浆作为置换液时。妊娠史和输血史对估计可能发生的同种免疫反应很重要,因为患者可能产生红细胞、HLA 或血小板的同种免疫抗体。

2. 药物治疗 了解患者近期药物治疗的情况,尤其是抗生素药物,指引血液成分采集治疗与用药的时间。

3. 低钙血症 低钙血症的患者在血液成分采集治疗过程中会出现唇周麻木或心律失常等状况,危及治疗的进行,或采集后会出现低钙血症。主要因为枸橼酸盐是钙离子拮抗剂,导致血钙流失所致。通过减慢置换速率可缓解轻度低钙症状,对严重患者需预先或同时补钙(静脉缓慢注射葡萄糖酸钙)。

(三)实验室检查

血液成分采集治疗前和治疗后实验室检测结果提供了监测患者病情和制订治疗计划的主要依据。

1. 血红蛋白、HCT 以及全血细胞计数 可以帮助确立和评价患者耐受体外循环的容量。对于血小板减少性紫癜患者,血红蛋白或 HCT 和血小板计数可以帮助判断患者的恢复情况。对于白细胞增多症和血小板增多症患者,白细胞和血小板计数结果是确立诊断和评估单采效果的重要指标。

2. PT、APTT 和纤维蛋白原 这都是采用白蛋白作为置换液的重要检测指标。在第一次血液成分采集治疗前,以及以后每次采集之前均应获取相应的实验室检查结果,尤其是两次连续采集间隔小于 48 h 的情况下。如果这些结果超出参考范围,需要采取相关措施使凝血因子进一步恢复,或用血浆替换白蛋白,作为部分置换液。

3. 其他检查 根据患者的临床情况,可能需要另外一些检查。例如,镰状细胞病患者进行红细胞置换术,需要对比置换前和置换后血红蛋白电泳以评估治疗效果;对于肺出血-肾炎综合征患者,需要检测操作前和操作后抗肾小球基底膜抗体并进行定量,以帮助疾病的诊断和评估血浆置换的治疗效果;对于其他疾病需要根据具体情况增加相应的检查项目,以帮助评估、判断患者的情况,同时也对治疗效果加以客观的分析和评价。

(四)输血专业指引

(1)除对患者进行正确的评估之外,由于血液成分采集治疗术具有一定的风险性,所以应该在进行治疗之前对患者例行知情同意。

(2)对临床护理提出维持患者良好静脉通路的指引和全程临床医师在场的指引,以维护医患双方的权益。

(3)保养和预调试全自动血细胞分离机,确认所有部件运行和功能正常,这将直接关系到成分采集治疗的成败。

(4)如有必要可运用输血实验室检查项目进行评估。

第二节 血液自然成分采集治疗技术

血液自然成分采集治疗技术包括治疗性血细胞单采术和治疗性血浆置换术。治疗性血细胞单采术(therapeutic cytapheresis,TCA)是指通过手工或血细胞分离机的方法去除患者血液中某些病理成分,收集其他正常血液成分,或者收集患者(或供血者)血液中某一成分,再回输给患者,以达到治疗疾病的目的。根据采集或去除的成分不同,TCA 分为治疗性红细胞单采术、治疗性白细胞单采术和治疗性血小板单采术等。

一、治疗性红细胞单采术

治疗性红细胞单采术(therapeutic erythrocytes apheresis,TEA)是指采用血细胞分离机单采技术,选择性去除患者循环血液中病理性增多的红细胞,是病理性红细胞增多性疾病的重要辅助治疗手段。循环血液中的红细胞数量过多,可导致严重的高黏滞血症及系列病理损害,甚至危及患者的生命安全。快速去除这些病理性红细胞,是最有效的救治措施。

(一)适应证

TEA 主要适用于真性红细胞增多症、遗传性红细胞增多症、血红蛋白病以及其他原因引起的红细胞增多症。

1. 红细胞增多症 通过红细胞单采能够快速去除原发性或继发性增多的异常病理性红细胞,及时消除高黏滞血症和血栓形成所带来的风险,改善组织器官的供血、供氧,为原发病的治疗创造有利条件。对于原发性增多,外周血红细胞$>6\times10^{12}$/L、血红蛋白$>$180 g/L,应考虑进行 TEA,而继发性红细胞增多症,运用红细胞单采辅助治疗的同时还要积极根据病因治疗。

2. 新生红细胞单采 可收集较多网织红细胞和丙酮酸激酶活力较高的血液,此种血液成分对于输血依赖的地中海贫血、骨髓增生异常综合征或再生障碍性贫血等可减少输血次数,延缓血色病发生。

3. 特殊患者的自体输血 红细胞单采术也可以应用于特殊患者的自体输血,例如稀有血型患者、有特殊宗教信仰的患者和要求自体输血的患者等。在患者骨髓造血功能正常、符合自体输血条件时,可以通过红细胞单采,收获一定量的红细胞保存备用。

(二)方法

1. 血细胞分离机单采红细胞 通过血细胞分离机采血,将患者血液动态离心分离成压积红细胞和其他血液成分,在密闭环境下动态将压积红细胞分流入红细胞保存袋,将其他有用的血液成分动态回输入患者体内。在实施红细胞去除的同时,以同样速率输入与压积红细胞等量的置换液。

治疗过程中测定患者的血红蛋白浓度、红细胞计数等指标的变化,作为去除红细胞的效果监测。一次红细胞去除总量需要根据患者具体病情和耐受能力调整,一般去除200 mL压积的红细胞可减少血红蛋白8~12 g/L。通常一次可去除压积红细胞800~1200 mL,如果病情需要可在1~2周内重复。

2. 手工放血去除红细胞 目前运用较少。主要是在患者一侧肢体采血,同时在另一侧肢体补充晶体或胶体溶液(也可体外离心后,将全血分离出血浆回输给患者),通过人工计算保障出入量平衡。每次放血量控制在300~500 mL,间隔3~5 d可重复,使血红蛋白、红细胞降至或接近参考范围。对红细胞增生情况异常严重的患者,宜多次少量进行,以逐步降低血红蛋白、红细胞水平。

(三)不良反应

1. 血细胞分离机不良反应较少 偶有枸橼酸盐中毒,是由于输入较大量的血液时,抗凝剂中的枸橼酸盐引起低钙血症,表现为口唇发麻、手足抽搐、不自主肌震颤、心动过速等。严重者可有心律不齐、心室纤颤、昏迷,甚至死亡。治疗时出现上述症状应减慢置换速度,迅速静脉注射葡萄糖酸钙,也可在置换前给予预防性口服钙剂。此外,还有少量由于全血处理流速过快导致患者不适,此时应适当调节速度。如果需要异体供血者的全血、红细胞、血浆等血液成分,还需要注意有可能发生相关输血不良反应。

2. 手工换血出现不良反应较多　常见的有:由于出入量不平衡导致患者血容量下降或循环负荷加重;由于采血通路血流不畅,引起体外血液凝固和采血针口堵塞;由于去除病理性红细胞的同时,丢失大量血小板和凝血因子而出、凝血异常;由于多次穿刺和技术操作不当,引起静脉穿刺破裂、穿刺部位血肿、静脉炎等不良反应。

（四）注意事项

（1）TEA 前,医生需要熟悉患者病情,完善必要的实验室检查,例如血常规、电解质等。

（2）治疗过程中注意观察患者的生命体征,如有不良反应发生,及时报告临床和输血科医师并处理。

（3）准备好适当的药品,以备治疗过程中出现不良反应和意外情况时使用。

（4）TEA 通常只作为辅助治疗手段。对原发性红细胞增多症的患者,术后宜服用羟基脲维持治疗,以防出现"反跳"现象。

（5）对继发性红细胞增多症患者,应注意掌握治疗时机。例如子宫肌瘤继发性红细胞增多症患者,可在子宫肌瘤切除术前数天进行红细胞单采,并分离、保存红细胞,在患者术中出血时回输。

（6）运用血细胞分离机之前要调试好各项指标,确定仪器设备良好。同时还要在仪器运行过程中监测仪器运行情况。

二、治疗性红细胞置换术

治疗性红细胞置换术(therapeutic erythrocytes exchange,TEE)是指输注健康献血者的红细胞的同时采集去除患者体内异常的病理性红细胞。

（一）适应证

主要适用于红细胞数量无异常,但功能异常或丧失的患者。

1. 镰状细胞病　红细胞置换术可清除患者含血红蛋白 S 的病理性红细胞,并用含血红蛋白 A 的正常红细胞替代,使组织缺氧很快得到改善,症状也随之减轻或消失。

镰状细胞病发作早期并发急性脑卒中时,红细胞置换术是主要的标准治疗方法,属于Ⅰ类适应证,其余的镰状细胞病并发症(急性胸部综合征,预防原发性或继发性脑卒中,预防输血相关铁超负荷)属于Ⅱ类适应证,而多器官衰竭属于Ⅲ类适应证。临床上已有采用红细胞置换术治疗以下情况的镰状细胞病患者,例如阴茎异常勃起、妊娠、视网膜梗死形成、肝脏疾病等。

2. 原虫感染　TEE 可以减少寄生虫负荷,改善血液流变学、红细胞变形性和携氧能力,减少溶血相关细胞因子等毒性因子。在高风险患者,例如免疫功能不全患者、儿童或妊娠妇女,可以有效地减少寄生虫,挽救生命。2010 年 7 月,ASFA 指南分类指引 TEE 在严重疟疾为Ⅱ类适应证;在严重巴贝虫病为Ⅰ类适应证,高危人群为Ⅱ类适应证。因此,TEE

既有利又有弊,应当由输血科医师和临床医师评估风险。

3. 一氧化碳中毒 由于一氧化碳与血红蛋白的亲和力是氧与血红蛋白亲和力的200倍,一氧化碳中毒时红细胞中的血红蛋白与之不可逆性结合,导致红细胞运氧功能丧失,严重时需要进行置换,将患者体内已结合一氧化碳的红细胞去除,补充携氧功能正常的供血者红细胞。此时血气分析对于评估红细胞置换后组织供氧情况的改善具有重要意义。

（二）方法

（1）采用连续流动式血细胞分离机进行置换,可在分离出压积红细胞通路上截留患者红细胞,通过回输血浆及其他血液成分的通路动态补充供血者红细胞。

（2）采用间断式血细胞分离机进行置换,由于是单针间断采血和回输其他血液成分,因此最好在患者采血的另一侧建立输血通道,动态输注供血者红细胞。

（三）注意事项

（1）采用血细胞分离机之前要调试好各项指标,确定仪器设备良好。同时还要在仪器运行过程中监测仪器运行情况。

（2）依据患者心、肾功能状态,适当调整输液量的多少。心、肾功能正常,宜适当增加输液量,以减少因血浆蛋白丢失对血液胶体渗透压产生的影响;若患者存在心、肾功能不全,特别是严重肾功能不全,需要严格控制输液量。

（3）改善组织供氧是红细胞置换的主要目的,所以输入红细胞量应略少于或等于去除的红细胞量。对于需要同时改善贫血的患者,提高患者血红蛋白浓度一般不宜超过正常水平的下限。

（四）不良反应

同治疗性红细胞单采术的。

三、治疗性白细胞单采术

治疗性白细胞单采术(therapeutic leukocytes apheresis,TLA)是指运用血细胞分离机单采技术,选择性地去除患者循环血液中异常增多的病理性白细胞。

病理性白细胞异常增高多见于各种高白细胞性的白血病,例如急性淋巴细胞白血病、急性髓细胞性白血病、慢性粒细胞性白血病、慢性淋巴细胞性白血病、多毛细胞性白血病等。此类疾病化疗后,肿瘤细胞大量被破坏,导致高钾血症、高尿酸血症、高磷酸盐血症和低钙血症等肿瘤细胞溶解综合征。因此,治疗性白细胞单采术特别是化疗前进行白细胞单采,有利于减少并发症,增强化疗、放疗的疗效,起到有效辅助治疗的作用。近年来,治疗性白细胞单采术已经被临床广泛应用于高白细胞性的急、慢性白血病的辅助治疗。

> ▌**知识链接** ▌
>
> 病理性白细胞异常增高:由于骨髓造血功能异常,粒系增生异常活跃,导致循环血液中存在大量幼稚粒细胞、淋巴细胞、多毛细胞等,从而影响血液流变学特性,引起血液高黏滞综合征,易发生颅内出血、呼吸窘迫等,严重时可能发生白细胞淤积、栓塞和脑、肺等重要器官的其他并发症。

（一）适应证

1. 高白细胞性的白血病 TLA 应用于有症状的白细胞增多症属于Ⅰ类适应证,预防性的白细胞单采术属于Ⅲ类适应证。一般下列情况需要立即进行白细胞单采。

（1）外周血白细胞计数≥$50×10^9$/L,伴有脑、肺等重要器官严重并发症者。

（2）外周血白细胞计数≥$100×10^9$/L,有血液高黏滞综合征者。

（3）外周血白细胞计数≥$200×10^9$/L,不论临床有无明显的并发症或其他情况。

2. 减轻肿瘤细胞溶解综合征 对于外周血白细胞计数为$(50～100)×10^9$/L需要进行化疗的患者,化疗前白细胞单采可降低白细胞计数、减轻临床症状、改善化疗预后、提高缓解率,同时可以避免化疗所致肿瘤细胞溶解综合征。

3. 炎症性肠病 目前,炎症性肠病在以化学药物治疗为首选方案的基础上,采用 TLA 清除炎症性肠病患者血液循环中活化的白细胞(粒细胞、单核细胞/巨噬细胞和部分淋巴细胞),可作为辅助治疗并取得了较好的疗效。

（二）方法

白细胞单采需要将红细胞沉淀剂(6％HSE)加入血液中,由于 HSE 可刺激缗钱状红细胞形成,离心时可加速红细胞和白细胞的分离,从而可更有效地增加白细胞去除量。

（三）注意事项

（1）治疗前,完善必要的检查,如血常规、肝肾功能、电解质等。

（2）单采过程中监测生命体征。

（3）单采时可损失一定量的红细胞或血小板,必要时应给予补充。尤其是血小板计数<$50×10^9$/L者,必须行白细胞去除治疗时,须备好血小板。

（4）治疗过程中,需要保证患者其他静脉药物的应用。

（5）急救药品准备,置换过程中发生不良反应和意外情况时使用。

（四）不良反应

（1）低钙血症 白细胞单采时,需要在体外循环处理的血量较大,因此可能发生血液抗凝剂中枸橼酸盐过量引起的低钙血症。

（2）凝血功能障碍 实施治疗性白细胞单采术会丢失一定量的血小板。

（3）输血相关不良反应 如患者需要补充血液成分,可发生输血相关不良反应。

（4）其他 静脉穿刺破裂、穿刺部位血肿、静脉炎等。

四、治疗性血小板单采术

治疗性血小板单采术(therapeutic platelet apheresis,TTA),就是指应用血细胞分离机单采技术,选择性去除患者循环血液中异常增多的病理性血小板。循环血液中的血小板数量异常增多,可导致血栓形成、微血管栓塞及心、脑、肺等重要组织器官梗死,危及患者的生命安全。快速有效地去除循环血液中病理性增多的血小板,就能及时、有效地降低上述病理损害带来的风险。

> **┃ 知识链接 ┃**
>
> **血小板病理增多的情况**
>
> ①原发性血小板增多症。骨髓巨核细胞过度增生引起的血小板增多,外周血小板功能异常,持续显著增多,患者有自发出血及或血栓形成倾向。
>
> ②其他骨髓增生性疾病,包括慢性粒细胞白血病、真性红细胞增多症、原发性骨髓纤维化等,可伴有血小板增多。
>
> ③反应性(继发性)血小板增多症。例如脾切除后、恶性肿瘤、溶血性贫血、炎症性疾病等,原发病控制或病因去除后血小板可恢复正常。

（一）适应证

有临床出凝血障碍的血小板增多症(血小板计数≥500×10^9/L),是 TTA 的Ⅱ类适应证,预防性治疗或治疗继发性血小板增多症属于单采治疗Ⅲ类适应证。

（1）原发性血小板增多症。在血小板数量异常增多的情况下,如仅采用药物抑制血小板生成,起效时间长,难以有效预防严重并发症的发生。TTA 能迅速有效地降低循环血液中的血小板数量,降低血栓和微血栓形成的风险。

（2）其他伴血小板增多的骨髓增生性疾病。患者血小板计数≥1000×10^9/L,或者血小板<1000×10^9/L,但已有严重并发症时,也可进行 TTA。

（3）TTA 不适用于继发性血小板增多患者。

（二）方法

原发性血小板增多的患者,进行 TTA 可降低血小板计数并缓解症状。然而对血小板的降低量并没有确定的指标,通常处理全血量为患者容量的 1.5 倍时可减少约 40％的血小板,必要时可短期内重复单采治疗。

（三）注意事项

（1）治疗前,完善必要的实验室检查,包括血常规和水、电解质平衡。

（2）治疗中、治疗后要严密观察生命体征。

（3）单采去除血小板后,应积极抑制血小板增生的化疗、生物治疗和其他治疗,否则,也会出现"反跳"现象。

（4）急救药品准备,置换过程中发生不良反应和意外情况时使用。

（四）不良反应

治疗性血小板单采患者出现的不良反应少。可能会出现枸橼酸盐中毒、静脉穿刺破裂、穿刺部位血肿等。

五、治疗性血浆置换术

治疗性血浆置换(therapeutic plasma exchange,TPE)术是指通过血细胞分离技术,用健康人血浆、晶体溶液、胶体溶液等置换液,将患者循环血液中含有的大量病理性血浆物质置换出来,从而减少患者血浆中的某些有害成分,达到减轻症状、缓解病情的目的。

（一）适应证

TPE 治疗的疾病范围很广,可以用于血液系统疾病的治疗、神经系统疾病治疗、肾脏疾病治疗等。

1. 血液系统疾病　血液系统疾病中,部分是由于血浆中出现异常抗体导致血细胞破坏或是血浆中出现过多异常血浆蛋白,导致血液高黏滞或致其他器官损害。TPE 可应用于清除致病抗体及异常血浆蛋白,减轻疾病症状,改善疾病预后。

（1）血栓性血小板减少性紫癜(TTP)　TTP 一般治疗措施往往疗效不明显。而 TPE 治疗可明显改善 TTP 患者的预后。通过 TPE 清除了抗血管性血友病因子裂解酶(ADAMTS13)抗体以及相对大分子质量的超大多聚体(ULvWF),并补充相对低分子质量的 ULvWF 或 ADAMTS13 蛋白酶,从而达到治疗效果。置换液可选用新鲜冰冻血浆。通常连续多次进行 TPE,每天一次,直到血小板计数和血清 LDH 正常,病情缓解。

（2）巨球蛋白血症　TPE 用于处理循环血液中免疫球蛋白引起的症状可以获得最好的效果。通常,使用白蛋白或是白蛋白/生理盐水作为置换液,TPE 每天 1 次,治疗 1～3 次后全身症状缓解。

（3）多发性骨髓瘤　TPE 是多发性骨髓瘤化疗的辅助治疗,可快速降低血清中病理性蛋白。TPE 治疗每天 1 次或是隔天 1 次,需要用白蛋白或是白蛋白/生理盐水作为置换液。腹膜透析也可以清除病理性蛋白,但是效果比 TPE 要差。

（4）特发性血小板减少性紫癜(ITP)　它是常见的自身免疫性疾病。大多数患者有针对血小板膜糖蛋白抗原的 IgG 自身抗体。在儿童,ITP 呈急性发作,且病程是自限性的,不经治疗即可痊愈。成人多发于妇女,病程慢性迁延,不经治疗很少能痊愈。TPE 通过去除患者自身血浆中部分血小板相关抗体和免疫复合物达到治疗效果。

（5）自身免疫性溶血性贫血(AIHA)　是常见的获得性溶血性贫血。TPE 可清除患者体内冷抗体和温抗体,治疗效果较好。在传统药物治疗的基础上加用 TPE,可降低抗体滴度并减少血液的输注。TPE 时置换液应选择 5％白蛋白,并注意保温,以防体外循环时血液受冷而发生不良治疗反应。

（6）伴有抑制物的血友病　部分血友病患者由于长期应用凝血因子浓缩剂治疗,血液循环中出现凝血因子Ⅷ或Ⅸ的抑制物,属 IgG 型抗体。选用含有各种凝血因子的 FFP 作为置换液,应用 TPE 清除患者血液循环中的凝血因子抑制物,效果显著。

（7）输血后紫癜(PTP)　常见于既往有多次妊娠经历或者反复输注全血、浓缩红细胞制剂后的患者,继发性出现血小板显著减少($\leqslant 10 \times 10^9$/L)。静脉注射免疫球蛋白可快速中和异常抗 HPA 同种抗体,改善临床病情,但输注 ABO 同型随机供体的浓缩血小板很难有效提高血小板计数。通常静脉注射免疫球蛋白及输注配型血小板的同时,辅助 TPE 治疗可取得良好的治疗效果。

（8）ABO 血型不合移植的并发症　ABO 血型不合的异体造血干细胞移植的突出并发症表现在红细胞溶血和红系造血延迟,其严重程度与供受者间 ABO 血型相合程度相关。可以通过 TPE 达到有效降低受者体内抗 A 或抗 B 凝集素的目的。TPE 的最佳时间为骨髓预处理完成以后或者是在回输造血干细胞的前一天。

对于 ABO 血型不合的实体器官移植,通过移植前对受者进行 TPE 可以提高移植成功率,但是对生存率的影响有待研究。例如,肝脏移植中 ABO 血型不合可以引起超急性排异反应,立即进行连续的 TPE 治疗可有效地逆转排斥。但是,值得注意的是,来自美国分配网络中心的研究表明,TPE 不能逆转肾移植后的排斥反应。

2. 神经系统疾病 在神经系统疾病中,有些与自身免疫相关的病变,是 TPE 的适应证之一。这类疾病能够通过置换去除致病性体液因素之中的抗体以及炎性介质,从而达到治疗疾病、减轻症状的效果。

(1) 重症肌无力 通过静脉注射免疫球蛋白,中和循环中的神经-肌接头处肌细胞抗乙酰胆碱受体的抗体,同时结合 TPE 治疗清除或减少此类抗体,通常可以取得满意的治疗效果。

(2) 吉兰-巴雷综合征 TPE 可改善临床症状和减少疾病反复发作的概率,宜在发病 2 周内进行。

(3) 慢性炎症性脱髓鞘性多发性神经病 TPE 治疗可以使患者的临床病情缓解、减轻、延迟复发时间和改善复发程度。

(4) 多发性硬化 TPE 通过清除自身抗体而缓解多发性硬化患者的临床病情,同时给予大剂量静脉注射免疫球蛋白治疗,能够达到较长时间改善病情的良好效果。

3. 肾脏疾病 TPE 治疗的肾脏疾病的机制主要是清除血液中的异常免疫球蛋白。尽管药物治疗可以控制抗体产生,但是,血液循环中存在的抗体仍会持续损伤肾小球基底膜。TPE 的目的是减少血液循环中的抗体,可应用于多种肾脏疾病的治疗。

(1) 肺出血肾炎综合征 首选治疗为大剂量的泼尼松和环磷酰胺,可合并使用冲击性TPE,以快速降低抗肾小球基底膜抗体水平并最大程度减慢组织破坏的进程。置换通常每天一次,持续超过两周。但需要注意自身抗体出现或消失不是开始或终止 TPE 治疗的依据,TPE 应该持续到肾小球或肺脏进行性损伤已经消除为止。

(2) 急进性肾小球肾炎 TPE 联用免疫抑制剂治疗急进性肾小球肾炎的疗效显著高于单用免疫抑制剂,并可使死亡率明显下降,但对透析依赖的肾功能衰竭患者 TPE 的作用尚有争议。

4. 风湿性疾病 风湿性疾病是泛指影响骨、关节及其周围软组织的一组疾病。风湿性疾病大多属于自身免疫性疾病,病理表现为局部组织出现大量淋巴细胞、巨噬细胞、浆细胞的浸润和聚集。关节液及血液循环中可能存在大量自身抗体和补体。除药物治疗外,辅助治疗对减轻疾病症状和改善预后也有重要的作用。如 TPE 可以清除血液循环中的致病抗体,减轻其对组织的损害。

(1) 重症系统性红斑狼疮(SLE) TPE 能去除 SLE 患者血浆中的自身抗体和免疫复合物,对常规药物治疗无效或严重不良反应者以及重症患者可获得显著疗效。

(2) 类风湿性关节炎(RA) RA 是一种以周围关节滑膜炎为特征的慢性全身性自身免疫性疾病,病变呈持续、反复发作过程。传统治疗包括非甾体抗炎药、抗风湿药、糖皮质激素等。在美国,TPE 治疗 RA 已获得美国 FDA 许可。

(3) 系统性血管炎 与遗传相关的自身免疫性疾病,以血管壁炎症和缺血性组织破坏为主要临床表现和体征,患者体内可发现免疫复合物、自身抗体如中性粒细胞抗体等。TPE 可用于药物治疗有效时的辅助治疗和药物治疗无效时的替代治疗。

(4) 其他疾病 强直性脊柱炎、干燥综合征、系统性硬化症等都有应用 TPE 治疗的报道,并普遍认为 TPE 可以去除患者体内的自身抗体或免疫复合物,减少其对机体的损害,降低严重并发症的发生概率。

5. 家族性高胆固醇血症　TPE可降低低密度脂蛋白和胆固醇水平,延缓大动脉和冠状动脉粥样硬化的进程。

6. 急性肝功能衰竭　TPE可以广泛清除肝衰竭患者体内的内源性毒素(血氨)、与血浆蛋白结合的大分子物质(胆红素)、循环免疫复合物等,同时补充生物活性物质如凝血因子、白蛋白、调理素等。研究显示TPE可改善血压、脑血流和神经症状,但关键的预后指标——颅内压并没有下降。

近年,将血浆置换与连续性血液净化联合,应用于肝衰竭的治疗,成为较为理想的非生物人工肝治疗模式,对于改善肝衰竭伴有水、电解质、酸碱平衡紊乱及肝肾综合征患者的临床危象有一定的疗效。

7. 药物中毒　对于已经吸收入血液的毒物采用相应药物解救的同时,可采用TPE,迅速清除血液中的药物、毒物以及毒物的代谢产物等异常物质,以提高抢救成功率。TPE能快速有效修复那他珠单抗治疗患者的中枢神经系统免疫效应器。TPE的置换液为等量新鲜冰冻血浆或5%人血清白蛋白。

(二) 方法

1. 准备　TPE之前应掌握患者病情,了解相关实验室检查结果,尤其是明确患者有无酸碱、电解质和水失衡,有无血小板减少,有无出血情况,有无凝血因子减少和肝功能异常。

2. 确定TPE的量、速度、次数和频率　由于病因、病情、致病物质的血浆浓度以及血浆置换后该物质的复升速度均不相同,因此血浆置换的量、频率及总次数应因人而异。

(1) 每次置换血浆量为一个血浆单位,计算公式:血浆(L)=体重(kg)×8%×(1−HCT)。按公式计算,置换一个血浆单位的血浆后可使患者血液中所含的异常物质浓度降至原浓度的30%,即降低了70%。但在TPE实际操作中,由于患者体内异常物质不断产生,血管内、外物质不断平衡进入血管,血容量因晶体溶液外渗而缩小,因此异常物质的清除率往往低于理论计算值。

(2) 置换血浆血流流速为30~50 mL/min。

(3) 可每天1次连续置换或间隔1~2 d置换1次,每1个疗程为3~5次。

3. 选择置换液　小量TPE或高蛋白血症患者TPE中通常单独使用晶体溶液,而在较大量TPE中多配合5%白蛋白溶液使用。但因其不含凝血因子,所以在较短时间内不宜大量使用。往往在大量置换血浆的后期,需要增加新鲜冰冻血浆和浓缩血小板的输注,以提高凝血因子和改善凝血功能。

(三) 注意事项

(1) 采出血浆量应与回输置换液的量基本保持平衡,防止心血管功能衰竭。

(2) 置换液应适当保温,以预防低温并发症,例如休克、心律失常等。

(3) 准备好适当的急救药品,以备置换过程中发生不良反应和意外情况时使用。

(4) 注意观察抗凝剂的滴速,防止不良反应发生。特别是过敏性休克和喉头水肿,如有发生应及时处理。

(5) TPE后血中药物浓度也可随之下降,适当调整药物剂量,以维持治疗必需的药物浓度。

（6）TPE 结束后根据情况适量补充钙剂,防止出血或抽搐,并且及时用药治疗原发病,以防病情"反跳"。

（四）不良反应

TPE 治疗可能出现不良反应。据报道治疗性单采不良反应的发生率为 4.3%～6.75%,其中严重不良反应的发生率为 0.4%～0.9%。TPE 治疗不良反应的发生率与患者的疾病种类、病情、置换强度、置换液种类密切相关。多数不良反应都比较轻微,但是值得注意的是采用 TPE 治疗的大多数患者的病情都比较严重,临床情况复杂,所以在操作过程中,如果患者出现任何料想不到的和无法解释的症状或体征时,操作应该暂停。常见的TPE 不良反应有:枸橼酸盐毒性反应、循环超负荷、血浆蛋白过敏反应、病理性血液成分"反跳"现象、凝血功能紊乱、静脉穿刺部位血肿及病毒疾病的传播等。

六、病例

【红细胞单采治疗术病例】

（一）病例资料

患者,男,54 岁。面色红紫 1 年余,双下肢进行性麻木伴全身乏力半年。皮肤黏膜呈暗红色,脾脏轻度肿大。主诉头痛、头昏、耳鸣、眩晕、健忘、偶有鼻出血,牙龈出血,皮肤黏膜有淤点、淤斑,有胃溃疡病史,无心、肺疾病,无肿瘤等其他疾病,无高原地区生活史。

因病情加重,表现为头胀、眼胀 1 个月入院。经羟基脲、双嘧达莫药物治疗,抑制骨髓异常增生,药物治疗效果不明显。

（二）实验室检查

（1）血液常规检查 血红蛋白 257 g/L,红细胞 7.97×10^{12}/L,HCT 0.683,白细胞 15.1×10^9/L,血小板 364×10^9/L。

（2）骨髓象检查 增生活跃,粒、红、巨核细胞尤其以幼红细胞增生明显,中幼红细胞 4%,晚幼红细胞 11%,考虑真性红细胞增多症。

输血科会诊意见:建议行 TEA。

（三）治疗结果

（1）红细胞单采术共去除患者压积红细胞 1400 mL,输入同型血浆 600 mL 及 0.9%生理盐水 1000 mL。术后 1 d 血常规检查:血红蛋白 162 g/L、红细胞 4.95×10^{12}/L、HCT 0.461,白细胞 12.1×10^9/L、血小板 246×10^9/L。

（2）患者行红细胞单采术顺利,无特殊不适,自觉头痛、头昏轻微,并且短时间内自行好转。

（3）红细胞计数及血红蛋白含量下降,红细胞单采术有效。

（四）治疗背景

（1）真性红细胞增多症 这是一种血液疾病,主要表现为外周血液中红细胞增多或同时伴有白细胞及血小板增多。此时血红蛋白和血容量增加,导致血黏度增加,患者发生血栓的危险性较大,该病以红细胞数量增多为主要病理、生理表现,因此使红细胞计数降至生理水平的治疗能有效改善患者病情。

（2）常用标准疗法　除药物治疗外，包括 TEA 疗法。当患者需要迅速降低体内血红蛋白水平，或者患者不仅有红细胞增多症，同时还伴有血小板增多症时，应考虑进行 TEA，以保持红细胞比容为正常水平。TEA 可以延长这类患者的治疗间歇期。

（3）文献回顾　Centurioni 等研究指出，为稳定维持 3 名真性红细胞增多症患者的 HCT 水平，每月对他们做 1 次 TEA，可使治疗间歇期延长为 3 个月。单采后患者临床症状明显改善，血红蛋白及 HCT 迅速下降至正常或接近正常值，异常升高的血小板计数明显下降，为药物治疗赢得了时间。同时也有报道称 TEA 对高 HCT 的急性脑梗死有较好的近期疗效。

（五）应用评点

病例中患者属于骨髓异常增殖性疾病，使用血细胞单采术后疗效明显。血细胞单采术治疗骨髓增殖性疾病是一种比较安全、快速、有效的方法。

【血浆置换治疗术病例】

（一）病例资料

患者，女，43 岁，因反复双上眼睑下垂 5 年，加重伴声音嘶哑，饮水呛咳，双眼闭合不全 20 d 入院，入院后患者呼吸困难、吞咽困难，发生了肌无力危象。入院诊断：重症肌无力、肺部感染、腔隙性脑梗死、冠心病。经营养神经、抗感染等治疗后病情较前略有好转，但是，患者逐渐感双眼球活动发涩，闭目无力明显加重。

（二）实验室检查

（1）输血免疫血液学实验　O 型 RhD 阳性。

（2）血常规　白细胞 16.4×10^9/L，中性粒细胞（N）85％，淋巴细胞（L）13％。

（3）其他化验检查　甲状腺功能、肝肾功能、肌钙蛋白均正常。乙型肝炎病毒标志物：HBsAg＋，HBcAb＋，HBeAb＋。心肌酶学：LDH 364.2 U/L，CK 635.1 U/L，CK-MB 33.2 U/L。

输血科会诊意见：建议行 TPE。

（三）治疗结果

（1）采用血细胞分离机双针管道为患者行连续式血浆置换。3 次共去除血浆 8900 mL，输入新鲜冰冻血浆 3000 mL，白蛋白 30 g，抗凝剂 530 mL，生理盐水 4200 mL。前两次置换间隔 2 d、第二次置换与第三次置换间隔 3 d。

（2）TPE 后，患者临床症状明显好转。

（四）治疗背景

（1）重症肌无力（myasthenia gravis，MG）　MG 是一种自身免疫性疾病，患者血清中抗乙酰胆碱受体抗体（AchR-Ab）明显升高，封闭或破坏神经肌肉接头突触后膜上的乙酰胆碱受体，影响信息传递，从而导致肌无力。部分患者病情发展迅速、凶猛，若不及时采取积极抢救措施常常会危及生命。

（2）常用标准疗法　应用 TPE 等治疗方法。连续式 TPE 是将患者体内的血浆通过一定的方法分离出来，同时输入正常人血浆、血浆代用品或白蛋白，从而达到将患者体内的有毒代谢产物及致病的免疫复合物清除到体外的目的。

（3）文献回顾 1976年，Pinching等首次运用TPE治疗重症肌无力获得成功。资料统计显示60%～70%患者可通过标准疗法获得满意疗效。MG重症危象的死亡率为15.4%～50.0%，TPE应作为危象前和危象发生时的首选治疗，可以有效逆转临床危象和减少临床危象导致的死亡率。

（五）应用评点

病例中采用连续式TPE，清除患者体内AchR-Ab，帮助机体度过危险期。重症肌无力危象前和危象时，采用连续式TPE能够缓解症状，为抢救赢得时间，有效降低患者的死亡率。

第三节 药物诱导血液成分采集治疗技术

药物诱导血液成分采集治疗技术，是指在刺激血液有核细胞增生的化学药物治疗后采集外周血有核细胞，用于造血干细胞移植或抗肿瘤治疗的一种全新的输血治疗技术。药物诱导血液成分采集治疗技术是20世纪末逐渐发展起来的一种血液采集治疗技术，主要包括利用干细胞对已经受损或坏死的细胞进行修复或取代。例如造血干细胞采集治疗；通过向肿瘤患者输注具有抗肿瘤活性的免疫细胞，例如杀伤细胞、树突状细胞，直接杀伤或激活免疫反应的细胞免疫治疗。

一、造血干细胞采集治疗技术

干细胞（stem cell，SC）是一类具有自我更新、高度增殖和多向分化潜能的细胞群体。HSC造血干细胞主要用于造血干细胞移植（hematopoietic stem cells transplantation，HSCT）。HSCT是采用超大剂量化疗，或联合放射治疗来清除患者体内的恶性肿瘤细胞，然后将经过处理的自体或健康的异体HSC经深静脉输注到患者体内，使患者重新建立正常造血功能和免疫功能，从而达到治疗目的的一种治疗技术。异基因骨髓和外周血造血干细胞移植是国家准入医疗技术项目。目前这种方法已广泛应用于白血病等恶性血液病、急性再生障碍性贫血等血液系统疾病、地中海贫血等遗传性疾病、假肥大性肌营养不良等神经肌肉疾病、淋巴瘤等实体肿瘤的治疗。

HSCT根据干细胞来源、免疫学属性、遗传学背景、移植预处理方案有以下分类方法，见表10-5。

表 10-5 造血干细胞移植分类

移植干细胞来源	免疫学	遗传学	预处理
骨髓	自体	同胞供体	清髓
	异基因	亲缘供体	非清髓
	同基因	无关供体	
外周血造血干细胞	自体	同胞供体	清髓
	异基因	亲缘供体	非清髓
	同基因	无关供体	

续表

移植干细胞来源	免疫学	遗传学	预处理
脐带血造血干细胞	自体	无关供体	清髓
	异基因		非清髓

（一）外周血造血干细胞采集

1. 外周血造血干细胞动员　外周血造血干细胞（peripheral blood stem cell，PBSC）源自骨髓 HSC。由于能够将骨髓中造血干细胞动员到外周血，以及自动化干细胞采集设备的广泛应用，自体及异体的 PBSC 移植迅速发展起来，成为目前主要的干细胞移植技术。正常生理情况下外周血干细胞数量少，需要化学药物刺激骨髓生成大量的 HSC，并从骨髓向外周血大量释放，才能够通过血细胞分离机进行采集，获得足够数量的 HSC。刺激骨髓生成造血干细胞的药物又称为造血干细胞动员剂，常用的有 G-CSF 或 GM-CSF，可以显著提高 PBSC 的数量，药效持续时间较长。

2. 采集前准备程序

（1）捐献者健康体检和心理辅导。

（2）移植方案和日期确认。

（3）患者移植前化疗和药浴入仓。

（4）捐献者入院再次健康体检。

3. 采集方法

（1）捐献者接受 HSC 动员剂治疗，且每天一次血常规检查。

（2）捐献者注射动员剂第 5 天首次采集外周血造血干细胞，次日再次采集。

（3）使用全自动血细胞分离机操作。将采血管经肘静脉穿刺，再与血细胞分离机接口联通，启动全自动血细胞采集机标识的有核细胞采集程序进行血液的人机循环，首次采集 1～2 个循环，每个循环血量 8000～15000 mL，采集所需的时间为 3～4 h，每天只可采集 1 次。

（4）获取 PBSC 150～200 mL，单个核细胞数量 $\geqslant 3 \times 10^8$/kg。根据诊断和移植前缓解状态，可以建议单个核细胞数量最佳 $\geqslant 6 \times 10^8$/kg。

4. 注意事项

（1）动员剂首次注射后需观察 15～30 min，一旦捐献者有局部或全身性过敏反应，及时救治，并中止采集程序。

（2）再次注射动员剂前后都要求观察捐献者是否有不良反应体征，询问捐献者是否有不适感觉症状，一旦有严重不良状况应及时救治，并中止采集程序。

（3）严密观察血尿、腹痛、视觉改变等预示严重不良反应的情况。

（二）骨髓造血干细胞采集

1. 采集前准备程序

（1）捐献者健康检查。

（2）血液科、肿瘤科或层流病房医师确定骨髓采集日期。

（3）临床移植医师制订移植日程。

（4）捐献者入院复查健康状态。

2. 采集方法

（1）骨髓 HSC 采集术必须是在手术室、全身麻醉或硬膜外麻醉下，由临床医师实施。具有临床资质的输血科医师亦可承担该项采集术。

（2）骨髓穿刺位置多数选择双侧髂后上脊。采集方法遵循一个部位多方向、多层面的多点穿刺原则。

（3）所采集的骨髓是血液与骨髓的混合液，称为"骨髓血"。一般可采骨髓血的总量为 $800 \sim 1000$ mL。整个采集骨髓血的过程需 $1 \sim 2$ h。

（4）采集出来的骨髓血需要用特制金属滤网滤去脂肪颗粒，并注入血细胞保存袋。

（5）骨髓血采集量以其含的有核细胞数和患者的体重决定，一般异基因骨髓移植所需要的单个核细胞数 $\geqslant 2 \times 10^8$/kg。

（6）捐献者无不良反应情况下，术后 $1 \sim 2$ d 后可出院休息，$1 \sim 2$ 周后恢复正常工作。

3. 注意事项

（1）异基因骨髓移植，通常适当处理后供体骨髓即可移植给患者，不需要特殊保存。如不能立即输注，可加入血液保存液，4 ℃ 保存 48 h。原则上，骨髓采集后需要在 24 h 内输入到患者体内。

（2）抽取骨髓时，骨髓腔内的血液也会被抽取出来，为防止造成捐献者贫血或血压过低，可静点捐献者自体备血。并且采用生理监视器观察捐献者生理迹象，以确保捐献者的安全。

（3）采集出来的骨髓液，留取少量作各类实验室检测。

（三）脐带血造血干细胞采集

采集对象为足月正常分娩的产妇，在胎盘娩出前或胎盘娩出后迅速进行。

使用无菌的采血袋或一次性注射器，将针头刺入消毒部位的脐带，将脐带断端上举，使脐带血反流至近胎盘处的脐带中，在脐带血存留的部位以上夹住脐带。将夹住的脐带仔细消毒后，再次穿刺取血。如胎盘分娩后采血，需将胎盘表面用 75% 乙醇洗净擦干，悬挂在准备好的架子上，用采血袋或注射器穿刺入消毒的脐静脉，使脐带血缓慢地流入采血袋内。如果胎盘或脐带内仍有脐带血残留，在穿刺部位的上方固定，拔出针头，重复穿刺采血。采集的脐血在 $4 \sim 25$ ℃ 保存，尽快在 24 h 内进行处理。脐血进行单个核细胞（mononuclear cell，MNC）分离，然后冷冻保存，液氮（-196 ℃）可长期保存。

（四）造血干细胞计数

输入足够的 HSC 是重建造血和移植物抗肿瘤效应（GVL）的关键。移植后造血功能恢复或重建速度与输入的移植物质量密切相关。不同类型的 HSCT 需要输入不同数量的 HSC。已证实 CD34$^+$ 细胞的绝对计数是决定 HSC 数量是否足够的最可靠和可行的方法。非血缘异基因外周血干细胞移植需要 MNC$>5 \times 10^8$/kg，且 CD34$^+$ 细胞$>3 \times 10^6$/kg，而脐带血移植需 MNC$>2 \times 10^7$/kg。

1. 干细胞标本抽样 标记取样前要将采集袋中的采集物与采集袋上小样管中的采集物混合 5 次以上，再封闭小样管，剪取小样管中的采集物送实验室立即检测。样本将被分为两份：一份做有核细胞计数，另一份做 CD34$^+$ 细胞计数。

2. 有核细胞计数 用配套细胞稀释液将采集物分别稀释 2 倍、10 倍，充分混匀后，用全自动血细胞分析仪进行检测。同时将采集产物涂片,常规瑞氏染色,进行细胞分类,计算 MNC 比例和绝对数,除以受血者的体重,即可得出单位体重的 MNC 绝对计数。

3. CD34⁺细胞计数 采用流式细胞仪来检测 CD34$^+$ 细胞的百分比或绝对值。目前有两种检测方案。方案一即用流式细胞仪直接检测出 CD34$^+$ 细胞在有核细胞中的绝对值。此方案为国际血液及移植工程协会推荐采用的方案。方案二则需先用全自动血细胞计数仪检测采集物的有核细胞计数,再用流式细胞仪检测其中的 CD34$^+$ 细胞比例,两者相乘可计算出 CD34$^+$ 细胞在采集物中的绝对值。

(五)适应证

经过 30 多年的临床研究和临床实践,HSCT 已经成为重要的临床治疗手段。美国芝加哥大学医学院提出,依据诊断和疾病病程的不同阶段,将 HSCT 程序分为标准程序、推荐程序、不推荐程序和临床试验阶段的程序四个级别,见表 10-6。

标准程序(S＝in standard use),表示为欧美国家普遍常规使用的程序;

推荐程序(CP＝to be undertaken in approved protocol),表示欧美国家公认有效,正在等待进一步验证或政府批准程序;

不推荐程序(NR＝not generally recommended),表示欧美国家经过大量临床实践证明效果不明显的、不再推荐使用的程序;

临床试验阶段(D＝developmental or pilot studies),表示正在做临床评估的程序。

表 10-6 造血干细胞移植适应证(成人)

疾病诊断	疾病病程	血缘关系 异基因	无关供体 异基因	自体 移植
AML	CR1,CR2	S	CP	S
	CR3,复发	S	CP	S
	M3,分子指标持续阳性	S	CP	NR
	M3,分子指标 2 次缓解	S	CP	S
	复发或难治性 AML	CP	NR	NR
ALL	CR1(高危险),CR2	S	S	CP
	复发或难治性 ALL	CP	NR	NR
CML	慢性期	S	S	CP
	加速期	S	S	NR
	急变期	D	NR	NR
骨髓增生性疾病		CP	D	D
MDS	RA、RAEB	S	S	CP
	RAEBt	S	CP	CP
CLL		S	D	CP
NHL	第 1 次临床缓解期	NR	NR	S
(中、高度)	第 2～3 次临床缓解期	CP	CP	S
	难治性 NHL	CP	NR	NR

续表

疾病诊断	疾病病程	血缘关系 异基因	无关供体 异基因	自体 移植
NHL （低度）	第 1 次临床缓解期	NR	NR	CP
	第 2～3 次临床缓解期	CP	D	S
HD	第 1 次临床缓解期	NR	NR	CP
	第 2～3 次临床缓解期	CP	NR	S
	难治性 HD	CP	NR	CP
骨髓瘤		CP	D	S
AA（高危型）	年龄≥45 岁	S	D	NR
淀粉样病变		D	NR	D
ITP	出血	—	—	D
系统性硬化		—	—	D
RA		—	—	D
多发性硬化病		—	—	D
SLE		—	—	D
1 型糖尿病	确诊早期	—	—	CP
实质性肿瘤	乳腺癌	NR	NR	CP
	生殖细胞肿瘤	NR	NR	S

二、间充质干细胞采集治疗技术

间充质干细胞（mesenchymal stem cells，MSC）是干细胞家族的重要成员，源于发育早期的中胚层和外胚层。MSC 是一种具有自我复制能力和多向分化潜能的成体干细胞，属于非终末分化细胞，它既有间质细胞，又有内皮细胞及上皮细胞的特征。MSC 在体外特定的诱导条件下，可分化为脂肪、软骨、骨、肌肉、肌腱、神经、肝、心肌、胰岛 β 细胞和内皮等多种组织细胞，连续传代培养和冷冻保存后仍具有多向分化潜能，可作为理想的种子细胞用于衰老和病变引起的组织器官损伤的修复。

（一）间充质干细胞生物学特性

（1）强大的增殖能力和多向分化潜能，在适宜的体内或体外环境下可分化为造血细胞、肌细胞、肝细胞、成骨细胞、软骨细胞、基质细胞等多种细胞。

（2）具有免疫调节功能，通过细胞间的相互作用及产生细胞因子抑制 T 淋巴细胞的增殖及其免疫反应，从而发挥免疫重建的功能。

（3）易于获得，易于分离培养、扩增和纯化，传代扩增后保持干细胞特性，没有免疫排斥特性。

（二）间充质干细胞来源

MSC 最早在骨髓中发现，随后还发现存在于人体发生、发育过程的许多种组织中。

MSC 能够从骨髓、脂肪、滑膜、骨骼、肌肉、肺、肝、胰腺等组织以及羊水、脐带血中分离和制备。其中以骨髓组织中含量最为丰富,并且用得最多的是骨髓来源的 MSC,因此也称为骨髓 MSC。从脐带组织中得到的 MSC 称为脐带间充质干细胞(UC-MSC)。UC-MSC 具有类似胚胎干细胞的增殖能力和多向分化潜能,并且来源丰富、取材方便、低病毒感染率、无伦理障碍,更为重要的是没有胚胎干细胞产生畸胎瘤的问题,具有 HLA 抗原性微弱、不产生免疫排斥反应、异体使用可以忽视 HLA 配型等优点。

（三）移植过程

MSC 移植是指采集 MSC,然后进行培养、纯化,再回输患者体内。

（1）对患者的整体状况进行评估,如果没有禁忌证,例如,感染、肾危象、心包大量积液等的情况下,进行细胞动员 4～5 d。

（2）MSC 的采集,采用多功能细胞分离机分离 MSC 细胞。

（3）MSC 的体外培养及扩增,20 d 左右。

（4）MSC 的移植,移植途径有两种形式,一种是直接在皮损部位多靶点注射,另外一种是静脉移植,将扩增的 MSC 从静脉输入,使之通过血液循环到达病变部位。

（四）临床应用

MSC 是干细胞的一个研究分支。MSC 临床应用于治疗多种疾病,例如血液系统疾病、心血管疾病、肝硬化、神经系统疾病、膝关节半月板部分切除损伤修复、自身免疫性疾病等,对这些疾病的治疗取得了重大突破,挽救了许多患者的生命。此外,MSC 在神经系统修复方面具有长远的发展前景。

2004 年,Le Blanc 等报道了首例半相合异基因 MSC 输注治疗 GVHD 获得成功,发现和证明 MSC 输注治疗 GVHD 和促进造血重建的有效性,其 MSC 来源涉及骨髓、脂肪、牙周等。美国 FDA 关于 MSC 的临床应用已批准了近 60 项临床试验,主要包括以下几个方面。

1. 辅助造血干细胞移植　增强造血功能;促使造血干细胞移植物的植入;治疗 GVHD。

2. 组织损伤的修复　有骨、软骨和关节组织损伤,心肌损伤,肝细胞损伤,肾实质损伤,糖尿病足,脊髓神经细胞损伤。

3. 自身免疫性疾病　有系统性红斑狼疮、硬皮病等。

4. 基因治疗的载体　其中 GVHD、克隆氏病的治疗在美国已经进入到三期临床阶段。我国也已开始用 MSC 治疗一些难治性疾病,例如脊髓损伤、脑瘫、肌萎缩侧索硬化症、系统性红斑狼疮、系统性硬化症、克隆氏病、中风、糖尿病、糖尿病足、肝硬化等,根据初步的临床报告,MSC 输注治疗都取得明显的疗效。

迄今为止,干细胞的研究还有许多问题仍未解决。例如是否增加肿瘤发生率、是否会增加基因突变风险等问题尚待评估。移植干细胞的数量与功能的关系,移植干细胞在受体组织转归和长期效应,其合适的生存微环境以及如何大规模培养质量稳定、均一的干细胞等问题,都有待深入研究。尽管如此,由于 MSC 具有多向分化潜能的特征和易于体外扩增等特征,已被认为是一种理想的细胞采集治疗方式。

三、免疫细胞采集治疗技术

免疫细胞采集治疗技术,是指通过向肿瘤患者输注具有抗肿瘤活性的(特异性或非特异性的)免疫细胞,直接杀伤或激发机体免疫反应杀伤肿瘤细胞,达到治疗肿瘤的目的,也称为细胞免疫治疗。20世纪70年代免疫监视概念的提出,认为机体系统能够识别并通过细胞免疫机制破坏肿瘤,使人们开始从免疫学角度考虑肿瘤的治疗方法,免疫细胞采集治疗技术逐渐成为肿瘤治疗的新策略。

免疫细胞采集治疗技术包括细胞的体外分选、刺激诱导、扩增、确定抗原特异性和免疫表型并将效应细胞回输给肿瘤患者等过程。目前主要应用的免疫治疗的细胞有:自然杀伤(natural killer,NK)细胞、淋巴因子激活的杀伤(lymphokine activated killer,LAK)细胞、细胞因子诱导的杀伤(cytokine induced killer,CIK)细胞、树突状细胞(dendritic cell,DC)等。

(一)LAK 细胞

1. LAK 细胞治疗机制 LAK细胞即淋巴因子激活的杀伤细胞。LAK细胞在体内广泛存在,具有广谱高效的杀瘤效应。LAK细胞的最大特点是无需抗原刺激即具有杀伤活性,而且是非特异、不受MHC限制的,它不仅能杀伤对NK细胞敏感的肿瘤细胞,而且对NK细胞不敏感的各种自体和异体新鲜实体瘤细胞也有杀伤作用,对正常细胞却没有损伤作用。因此,LAK细胞具有NK细胞和T淋巴细胞无可比拟的杀伤效应,在肿瘤免疫治疗中具有重要作用。

2. LAK 细胞治疗方法 LAK细胞在体外依靠IL-2的激活,在体内的抗肿瘤活性也依赖于IL-2的存在,因此,目前LAK细胞治疗多与IL-2联合应用。LAK细胞治疗是通过采集、分离患者自体循环血液中的MNC,进行体外培养、扩增后,再用IL-2等细胞因子进行激活,制备成具有杀伤肿瘤细胞特性的LAK细胞悬液,回输给患者进行抗肿瘤治疗。目前,LAK细胞疗法主要有两种。

(1)自身疗法 患者肌内注射IL-2,100000 U/次,每天1次,3~5 d后,采集患者外周血MNC,在IL-2培养液中体外培养3~5 d诱导成LAK细胞,与IL-2注射液混合回输给患者。每次输入LAK细胞数$\geqslant 10^8$个,维持IL-2注射以促进LAK细胞的杀伤肿瘤细胞的活性。

(2)同种异体单采治疗 抽取健康供血者的外周血,经抗凝处理后分离出外周血单个核细胞,以IL-2刺激5~10 d后,与IL-2同时输给患者。每次输入LAK细胞数$\geqslant 10^8$个,且每个疗程中不断输入IL-2,以维持LAK细胞的活性。

3. LAK 细胞治疗临床应用 LAK细胞疗法多与化疗、造血干细胞移植等联合应用。IL-2/LAK疗法也存在一些毒副作用,主要与IL-2剂量累积有关。多数患者可出现发热、头晕、寒战、乏力、恶心、呕吐、腹泻等不适,最严重的毒副作用主要是毛细血管渗漏综合征(capillary leakage syndrome,CLS),停用IL-2即可恢复。目前研究证实LAK细胞联合IL-2治疗可以提高有效率,但生存期没有明显改善。伴随新的免疫活性细胞抗肿瘤作用的研究,LAK细胞已被CIK细胞、DC等更高效的细胞取代。

(二)CIK 细胞

1. CIK 细胞治疗机制 CIK细胞即细胞因子诱导的杀伤细胞。CIK细胞是将人的外周血 MNC 在体外用多种细胞因子共同培养一段时间后获得的一群异质细胞。由于这种细胞同时表达 CD3 和 CD56 两种膜蛋白分子,故又被称为 NK 细胞样 T 淋巴细胞,其同时具有 T 淋巴细胞的强大抗肿瘤活性和 NK 细胞的非 MHC 限制性杀瘤的特点。与其他免疫活性细胞相比,CIK 细胞具有增殖速度快、杀瘤活性高、抗凋亡特性及杀瘤效应不受肿瘤细胞多重耐药的影响等独特优势。

2. CIK 细胞治疗方法　CD3 和 CD56 细胞是 CIK 细胞中的主要效应细胞,在正常人外周血中占 1‰～5‰。CIK 细胞治疗具体是通过采集、分离人的外周血 MNC,在体外加入 IFN-γ、IL-2、CD3-mAb、IL-1 等多种细胞因子进行激活,一般培养 20～30 d 后,CD3 和 CD56 阳性细胞数量扩大 1000 倍。经过培养、扩增后,获取足量以 CD3、CD56 表达阳性为主的免疫效应细胞回输给患者,用于抗肿瘤治疗。

3. CIK 细胞治疗临床应用　21 世纪初,CIK 细胞治疗具有比 LAK 细胞更强的增殖能力和杀瘤活性,所以 CIK 细胞已经成为肿瘤细胞免疫治疗的热点,国内外很多医院已经开展了 CIK 细胞治疗中心,开始初步的临床试验。CIK 细胞的应用主要在以下几个方面:①恶性血液系统肿瘤;②晚期实体瘤;③慢性病毒性肝炎。

CIK 细胞治疗在体内、外研究及目前的临床应用中均呈现出巨大的优势。如何提高 CIK 细胞数量和活力是决定 CIK 治疗效果的关键。目前对 CIK 与 DC 细胞共培养、CIK 与 NK 细胞共培养、转基因 CIK 细胞等方面的研究已积极展开。

（三）DC

1. DC 治疗机制　DC 是体内功能最强的专职抗原递呈细胞(antigen presenting cell,APC),在肿瘤免疫应答中起关键作用,其主要功能是捕获、加工、处理抗原,并将抗原信息递呈给 T、B 淋巴细胞,进而引发一系列免疫应答反应。DC 最早是在皮肤组织中首次发现,并命名为朗格汉斯细胞,后因其形态具有树突样突起而得名。

肿瘤患者体内存在广泛的免疫逃逸现象。免疫逃逸机制中重要的是树突状细胞分化成熟异常导致的功能障碍。因此,人们开始将机体的 DC 提取出来,经过体外各种免疫调节剂激活,再用各种形式的抗原修饰 DC(肿瘤抗原肽、细胞性抗原、DNA 或 RNA 等),然后回输体内,激活 T 淋巴细胞,产生强大的抗肿瘤免疫反应,从而解决因 DC 功能障碍造成的肿瘤免疫逃逸。

2. DC 治疗方法　用于肿瘤免疫治疗的 DC 主要来源于骨髓或外周血 CD34⁺ 细胞、外周血 DC 及单个核细胞,其中以单个核细胞来源的 DC 应用最为广泛。目前体外培养 DC 比较成熟的方案是细胞在联合应用 GM-CSF、IL-4 条件下诱导分化为不成熟 DC,在 TNF-α 刺激下分化为成熟 DC。治疗方法中备受关注的是 DC 肿瘤疫苗的研制。DC 肿瘤疫苗的制备和应用:是通过采集、分离患者的 MNC,再经流式细胞分离技术筛选出 CD34⁺ 造血干细胞,经体外培养成 DC 后,负载肿瘤抗原,制备成 DC 肿瘤疫苗后,注入患者体内,诱导激发自身特异性抗肿瘤细胞免疫应答,产生杀瘤效应,杀伤肿瘤细胞,并产生免疫记忆,起到抗肿瘤免疫的作用。DC 也被用于与 CIK 细胞联合培养,制备杀瘤活性更强的 DC-CIK 细胞。

3. DC 治疗临床应用　DC 治疗以其独特的抗肿瘤地位及优势,已经广泛用于 AML、ALL、CLL 等血液病以及黑色素瘤、前列腺癌的治疗中,并取得了很好的效果。但是仍然存在很多需要解决的问题,例如肿瘤相关抗原的负载、DC 的培养、DC 治疗的毒副作用及远期疗效等。除上述细胞外,还有目前用于自体造血干细胞移植后肿瘤复发预防的 NK 细胞,也是常用的细胞免疫治疗方法。目前免疫细胞治疗具有如下优点。

(1)免疫细胞在体外处理,可以绕过体内免疫障碍的种种机制,从而选择性地操作抗肿瘤免疫反应。

(2)免疫细胞的体外活化扩增可避免一些制剂在体内大量应用引起的严重毒副作用。

(3)多种免疫细胞各具不同的抗肿瘤作用,可以根据不同的病情,选择不同的治疗方法。总之,细胞免疫治疗作为一种新的治疗方法,仅仅是生物治疗领域的新开始,因此存在着一些难以突破的障碍,但是其优势和目前已有的临床研究决定了其具有良好的前景。

▎病例分析▎

外周血造血干细胞采集治疗

1. 病例简介　患者,男性,35 岁,O 型。数月前出现乏力、低热,诊断为慢性粒细胞性白血病。寻找到造血干细胞 HLA 配型相合供体,拟行异基因 HSCT,干细胞动员后采集供血者 PBSC。

2. 干细胞检测　用血细胞分离机采集 PBSC 120 mL,取少量采集产物进行细胞计数。全自动血细胞分析仪分别对稀释 2 倍、10 倍的采集产物进行检测。有核细胞计数分别为 143.45×10^9/L 和 29.31×10^9/L。涂片染色细胞分类:MNC 占有核细胞的 90%。采用流式细胞术分析,CD34$^+$ 细胞占有核细胞比例为 0.88%。已知受血者体重为 60 kg。

3. 结果分析

有核细胞平均数=$(143.45\times10^9$/L$\times2+29.31\times10^9$/L$\times10)\div2=290\times10^9$/L

MNC 绝对数=有核细胞平均数×产品体积×MNC 比例

　　　　　=290×10^9/L$\times0.12$ L$\times0.9=313.2\times10^8$

MNC 绝对数/kg=MNC 绝对数÷受血者体重=$313.2\times10^8\div60$ kg$=5.22\times10^8$/kg

CD34$^+$ 细胞绝对数=有核细胞平均数×产品体积×CD34$^+$ 细胞比例

　　　　　　=290×10^9/L$\times0.12$ L$\times0.88\%=306.24\times10^6$

CD34$^+$ 绝对数/kg =CD34$^+$ 细胞绝对数÷受血者体重

　　　　　　=$306.24\times10^6\div60=5.10\times10^6$/kg

依据非血缘外周血干细胞移植需要 MNC$>5.0\times10^8$/kg,且 CD34$^+$ 细胞$>3.0\times10^6$/kg,从以上各项指标数据分析,该次采集的外周血 MNC 及 CD34$^+$ 细胞数量均满足干细胞移植要求,可以进行干细胞移植。

小 结

血液成分采集治疗是临床输血治疗领域的新技术,包括血液自然成分采集治疗和药物诱导血液成分采集治疗。其中血液自然成分采集治疗也称为治疗性单采术,包括治疗性红细胞单采和置换术、治疗性白细胞单采术、治疗性血小板单采术及治疗性血浆置换术。药物诱导血液成分采集治疗又包括干细胞采集治疗、免疫细胞采集治疗等。

自然成分采集治疗是通过血细胞分离机将患者血液中的部分红细胞、血小板、血浆等病理性成分进行去除,并补充适当生理盐水和血浆,迅速减轻患者症状。用血细胞分离机对骨髓增殖性疾病进行血细胞单采术,可快速、有效、选择性减少患者血液中的病理细胞含量,从而缓解高黏滞血症,临床症状和体征好转,缩短缓解时间,减少化疗药物用量及其不良反应,是一种极有效的辅助手段。治疗性血浆置换术可以迅速减少患者血浆中的某些有害成分,达到减轻症状、缓解病情的目的,为进一步救治创造有利条件,赢得救治时间。但自然成分采集治疗后易出现病情"反跳"现象,所以病理性成分去除术后常联合化疗,以达到最佳疗效。药物诱导血液成分采集治疗,主要是在以单个核细胞采集、分离等技术基础上发展起来针对白血病、恶性肿瘤、自身免疫性疾病等难治性疾病治疗的新技术。在这一领域当中已经取得了巨大的进展,为越来越多的患者带来了希望,但同时细胞治疗也存在许多尚待解决的问题。

思 考 题

1. 血液成分采集的定义是什么?
2. 治疗性红细胞单采术常用于治疗临床哪些疾病?治疗时需要注意些什么?
3. 治疗性血浆置换术的定义是什么?常用于哪些疾病的治疗?
4. 药物治疗下外周血造血干细胞采集的程序和注意事项有哪些?
5. 细胞治疗有哪些方法?发展现状及前景如何?

(侯毅鞠)

第十一章 输血不良事件

学 习 目 标

掌握：输血不良事件的定义；献血和输血不良反应的种类及处理；常见输血不良反应的预防；常见输血相关感染性疾病。

熟悉：常见输血不良反应的发病机制、输血实验室检测；输血相关感染性疾病的检测；输血流行病学的研究方法。

了解：输血不良反应的信息反馈；输血不良事件监控体系的重要性；输血相关感染性疾病的预防；输血流行病学的统计。

血液自献血者采集后通过分离、检验、储存、运输等环节，最后输入患者体内，无论哪一个环节出现问题，导致献血者或患者出现自己以前没有的不良症状、体征或疾病等，都称为输血不良事件。输血不良事件严重影响输血安全和输血效果，危害献血者的健康和患者的生命。预防和减少输血不良事件的发生率，需要依靠输血专业技术人员和其他医务人员恪守职业道德和人性尊严，从血液采集到输注后的每个环节都能够严格把关。保证血液及血液成分输注的安全和有效。本章主要简述献血不良反应、输血不良反应、输血相关感染性疾病以及输血相关疾病的流行病学及统计分析。

第一节　献血不良反应

献血有利于造血功能的增强，促进血细胞新陈代谢，对人体身体健康无不良影响。但是要正确认识、妥善处理献血时出现的不良反应。

一、献血不良反应的诱发因素

通常经过献血知识宣传、献血征询、体检等筛选符合献血条件的健康人，都能耐受献血。个别或少数人即使发生献血不良反应，也只是轻微反应，基本无需治疗即可自行恢复。献血不良反应多由以下因素引起。

1. 精神因素　这是发生献血不良反应的最重要的因素。献血者对献血的生理及相关知识了解甚少，有思想顾虑，心理恐惧，产生了紧张情绪。多次献血者要比初次献血者发生献血反应比率低。

2. 身体因素　献血者献血前要保持身体状况良好,如果献血前过度疲劳,睡眠不足,饥饿等均可导致献血不良反应。

3. 环境因素　良好的环境能使献血者心情舒畅。反之,人员拥挤,声音嘈杂,空气污浊,气温较高,献血等候时间过长,可使献血者心情烦躁。

4. 献血服务　工作人员的服务态度是献血成功的重要因素之一。语言生硬,接待不热情,穿刺技术不熟练,穿刺疼痛等使献血者产生抵触情绪。

二、献血不良反应的分类

1. 晕厥　晕厥是献血反应中最常见的现象,主要症状为头晕、虚脱、出汗、恶心、面色苍白、较重者意识丧失、惊厥及大小便失禁等。可见皮肤发凉、血压下降、脉率减慢等。

2. 恶心呕吐　偶尔出现,表现症状有重有轻。

3. 肌肉痉挛或抽搐　这种情况很少见,多由于献血者精神过度紧张而引起换气过度所致。表现为一个或几个肢体有短促的、微弱的抽动,也可为手或面部微弱的肌肉抽动或强直性痉挛。

4. 局部不良反应　由于穿刺不佳造成血肿或由于消毒不严格、化学物质刺激等原因引起局部感染、蜂窝组织炎、静脉炎、淋巴管炎等。

5. 其他　心功能紊乱、既往疾病的复发或加重等,这种情况极其罕见。

三、献血不良反应的处理

(1)对于发生晕厥现象的献血者应立即平卧,抬高双脚、头低位,松开衣领及腰带以保持呼吸通畅。可用手掐人中穴或合谷穴。

(2)献血者恶心可适当饮水,如发生呕吐可让献血者平卧头侧位,提供一杯漱口水,指导献血者进行慢而深的呼吸,通常稍加休息即可恢复。

(3)出现肌肉痉挛症状时,护士可采取局部按摩,减轻献血者压力。如出现抽搐可嘱献血者保持安静,戴面罩呼吸,一般可很快恢复正常。

(4)造成血肿可能是穿刺出现问题,应立即停止采血,拔出针头,用无菌敷料紧压穿刺孔,让献血者将手臂抬高至心脏水平以上,持续几分钟,以利于减少血肿块。消毒液或化学物质使献血者出现皮肤不适,可更换消毒液或暂缓献血。

(5)心功能紊乱、既往疾病的复发或加重者,早期可热敷或根据各种不同病变采取相应处理。如此种情况未缓解可暂缓献血。

四、献血后的护理及生理恢复

采血后献血者无论是否发生输血不良反应,均应采取及时、正确的护理。精神上给献血者安慰和关怀,避免献血后不良反应的发生,有利于献血后的生理恢复。

（一）对献血者的护理

(1)用胶带固定好覆盖穿刺针眼的敷料。

(2)检查静脉穿刺孔部位有无渗血或出血等异常现象,如有则抬高手臂,用手指继续压迫渗血或出血部位,并更换被血污染的敷料。

(3)献血后献血者应在原位置上休息片刻,然后慢慢起来,到休息室休息,无不良反应再离去。

(4) 若发现献血者有不良反应,应立即按献血不良反应的相应情况处理。

(二) 献血者的自我防护

献血者献血后离开采、供血机构,应按医护人员的要求及献血宣传知识采取如下的防护措施。

(1) 穿刺点上的敷料应保留至少 4 h 不脱落,以防止穿刺点被擦伤或污染引起感染。

(2) 献血后 24 h 内不剧烈运动、高空作业和过度疲劳。

(3) 在 4 h 内多补充水分,有助于血容量恢复。

(4) 避免暴饮暴食,食用易消化的食物和水果,避免饮酒。

(5) 部分献血者献血后有疲劳或困倦感,这属于正常生理反应,或因情绪波动引起,不必担心。献血者应保持冷静,情绪稳定,保证充足的睡眠。

(6) 献血后感觉采血部位或全身自觉症状明显不适或异常,及时联系采、供血机构工作人员,根据具体情况作适当处理。

(三) 献血后献血者的生理恢复

献血后献血者的生理恢复与献血量、献血间隔时间、性别、个体差异、献血者营养状况及所献血液成分不同而异。健康的献血者按规定献全血或血液成分,能较快恢复到正常生理水平,不会影响身体健康,而且还能促进新陈代谢,有利于血液更新。

1. 血容量的恢复 健康人的血液占体重的 8% 左右。按 50 kg 体重献血者计算,一次献血 200 mL 约占血液总量的 5%,一次献血 300 mL 约占血液总量的 7.5%,一次献血 400 mL 约占血液总量的 10%。献血后组织液渗入血管内,约 2 h 即可恢复血容量,而丢失的血浆蛋白质则由肝脏加速合成补充。

2. 红细胞、血红蛋白的恢复 献血后献血者血液中网织红细胞增多,说明骨髓造血系统活跃,一般 9 d 左右达到高峰。若献 200 mL 全血,红细胞及血红蛋白的恢复至献血前水平需要 10 d 左右。

3. 白细胞、血小板的恢复 献血后献血者白细胞及血小板的变化不完全一致,因白细胞和血小板本身在体内生存期较短,更新换代快,献血后两者在几天内就恢复到原来水平。

经研究证实,献血每次间隔 6 个月,献血量不超过 400 mL,体内电解质、血液凝固系统和纤溶系统、血液流变学和血浆脂蛋白代谢等与献血前无明显变化,献血是安全的。

第二节 输血不良反应

一、概述

输血作为一种支持性与代偿性的治疗措施,已逐渐成为临床上不可替代的治疗手段之一。随着各种血液成分临床应用的增多,人们对输血疗效的研究,不良反应的认识也由浅入深。输血不良反应是指在输血过程中或输血后,受血者发生了不能用原来的疾病解释的新症状或体征。根据发生输血不良反应的时间不同,分为即发性输血不良反应和迟发性输血不良反应；根据输血不良反应的性质不同，分为免疫性输血不良反应和非免疫性输血不良反应。

即发性输血不良反应是指发生在输血过程中或输血后 24 h 内发生的不良反应。主要包括急性溶血性输血反应、非免疫性溶血反应、发热性非溶血性输血反应、过敏反应、输血相关性急性肺损伤、输血相关循环超负荷、细菌污染、空气栓塞、枸橼酸盐中毒等。

迟发性输血不良反应是指输血 24 h 后甚至十几天后发生的输血不良反应。主要包括迟发性溶血性输血反应、输血相关性移植物抗宿主病、输血后紫癜、血色病及各种输血传播疾病等。

非免疫性输血不良反应是由非免疫因素引起的输血不良反应。包括细菌污染、枸橼酸盐中毒、空气栓塞、血色病、循环超负荷、血栓性静脉炎、非免疫性溶血反应、输血传播疾病等。

免疫性输血不良反应是由免疫因素引起的输血不良反应。相对于受血者而言，供血者血液成分本身是一种"外来"物质。受血者机体免疫系统如果能有效识别供血者的同种异体抗原，并被抗原致敏，再次输血时产生免疫记忆，则会诱发免疫性输血不良反应。常见免疫性输血不良反应包括发热性非溶血性输血反应、过敏反应、溶血反应、输血相关性急性肺损伤、输血相关性移植物抗宿主病、输血后紫癜等。

受血者是否对供血者提供的血液成分做出免疫反应及免疫反应强度大小，直接影响血液制剂的疗效和安全。免疫性输血不良反应的发生与受血者的机体免疫状态和供血者血液制剂所含成分有关（表 11-1）。例如，溶血性输血反应主要发生在接受全血或红细胞输注治疗的患者；血小板输注无效主要与受血者体内的 HLA 抗体和 HPA 抗体有关；多次接受输血治疗的患者，若体内产生 HPA 抗体，易发生输血后紫癜；发热性非溶血性输血反应主要由于患者体内含有 HLA 抗体、供血者血液制剂内混有白细胞或致热原；受血者免疫功能低下或耐受，供血者的 T 淋巴细胞在受血者体内植活，可引起移植物抗宿主病；输血相关性急性肺损伤是由于血液制剂中含有 HLA 抗体或粒细胞特异性抗体；过敏性输血反应的发生与受血者含有 IgA 抗体、供血者血浆中含有 IgA 或异型变异原等成分有关。

表 11-1　血液成分与常见的输血不良反应及类型

血液制剂所含成分	诱导的不良反应	反应类型
红细胞	溶血反应	急性或慢性
血浆蛋白	过敏反应	急性
血小板	血小板输注无效	慢性
	输血后紫癜	慢性
白细胞或 HLA 抗体	输血相关性急性肺损伤	急性
	输血相关性移植物抗宿主病	慢性
	发热性非溶血性输血反应	急性或慢性

知识链接

　　输血反应分为四级。1级(轻度):受血者需要对症治疗,即使不接受治疗,也不会对其造成永久性伤害,或损伤机体某项功能。2级(重度):因为输血反应患者需要住院或延长住院,患者因不良反应导致持续或永久性残疾或丧失劳动能力,需要临床治疗甚至外科干预以防止机体出现永久性的损伤或功能受损。3级(危及生命):需要若干干预措施(升压,插管,实施重症监护等)防止受血者死亡。4级(死亡):受血者死于输血不良反应。只有患者死亡,且明确与输血相关时才能定为4级输血不良反应。如果患者死于其他原因,输血反应被列为1、2或3级。

二、红细胞相关的输血不良反应

　　供血者的红细胞或受血者的红细胞发生异常破坏或溶解时、血红蛋白溢出,引起溶血性输血反应(hemolytic transfusion reaction,HTR)。HTR多为2、3级输血反应,严重者可发生4级输血不良反应,危及患者生命。

(一)诱发因素

　　1. 非免疫性因素 引起HTR常见原因有:①受血者或供血者红细胞本身存在缺陷,例如红细胞的细胞膜缺陷、酶缺陷或珠蛋白异常;②由于机械的作用(强烈的振荡等)、加热或冻结、游离液渗透压的降低等物理因素使红细胞出库前已被破坏;③酸、碱、胆酸、皂角苷等化学因素及生物毒素,例如蛇毒、蓖麻毒等植物毒素、链球菌溶血素等,此类HTR临床少见。

　　2. 免疫性因素 患者接受不相容红细胞或含对其自身红细胞有同种抗体的供血者血浆,抗原抗体结合、激活补体,供血者红细胞或受血者红细胞在受血者体内发生异常破坏,称为免疫性输血相关溶血反应。免疫性溶血反应可活化患者体内3个相互关联的系统:即神经内分泌、补体系统和血液凝固系统,可导致3个严重后果:休克、DIC和急性肾功能衰竭。

　　常见原因如下。①ABO血型不合。这是最常见、最严重的溶血反应原因。可发生于首次输血患者,抗体主要为IgM类天然完全抗体,多为急性的引起血管内的HTR。②Rh血型不合。多发生在有既往输血史或有妊娠史的RhD阴性患者,为IgG类免疫性不完全抗体。主要引起血管外溶血。多为迟发性HTR,抗体滴度较高时引起急性HTR。③其他血型系统不合引起的溶血。④献血者之间血型不合。见于大量输血或短期内输入多个献血员的血液。

(二)临床表现

　　1. 急性溶血性输血反应(acute hemolytic transfusion reaction,AHTR) 发生迅速,于输血(10~50 mL)后立即发生或于24 h内发生。主要为血管内溶血,大量血红蛋白溢出。主要临床表现有发冷、寒战、发热、头痛、腰背疼痛、腹痛、胸前压迫感、呼吸困难、发绀、血红蛋白尿、黄疸等。全麻患者有时表现为不能解释的术区严重出血,应引起重视。若抢救不及时,患者可发生休克、DIC和急性肾功能衰竭。

2. 迟发性溶血性输血反应(delayed hemolytic transfusion reaction,DHTR) 于输血后一天至数天发生的溶血,主要为血管外溶血,血清胆红素明显(以游离胆红素升高为主)增高、血红蛋白下降;如为血管内溶血,患者可出现腰痛、畏寒及血红蛋白尿等症状,少数患者可发生 DIC 或肾功能衰竭。

（三）实验室检查

1. AHTR 的实验室检查

（1）受血者输血前后连同供血者血标本做血型正反定型,排查有无血型错误或不符。

（2）取受血者输血后抗凝血 5 mL,立即分离血浆,血管内溶血超过 25 mL 时血浆呈红色。

（3）受血者血清做不规则抗体筛查,排除 ABO 血型系统以外的血型抗体存在。

（4）取受血者输血前后血标本,分别与供血者做交叉配合试验。配合方法须采用盐水、抗人球蛋白、微柱凝胶卡、聚凝胺、酶介质等试验中两种或两种以上。

（5）取输血反应后患者首次尿液检测尿血红蛋白。

（6）受血者输血反应后血标本,直接抗人球蛋白试验观察红细胞是否被抗体致敏。

（7）测定反应后患者的血浆血红蛋白是否升高,AHTR 患者可高达 1000 mg/L 以上。

（8）溶血反应严重时,受血者血涂片镜下可见大量破碎红细胞。

（9）血浆结合珠蛋白可降低。

2. DHTR 的实验室检查

（1）受血者血红蛋白检测,DHTR 患者往往出现贫血或不能解释的血红蛋白下降。

（2）受血者不规则抗体筛查,排除 ABO 血型系统以外的血型抗体存在。

（3）受血者血标本,直接抗人球蛋白试验观察红细胞是否被抗体致敏。

（4）受血者、供血者血型正反定型,排查有无血型错误或不符。

（5）受血者、供血者标本交叉配合试验。配合方法须采用盐水、抗人球蛋白、微柱凝胶卡、聚凝胺、酶介质等试验中两种或两种以上。

（6）受血者血涂片可见大量球形红细胞。

（7）受血者血清游离胆红素明显增高。

（四）临床治疗

1. AHTR 的治疗原则

（1）立即停止输血,保持静脉通路通畅。

（2）补足血容量,碱化尿液。

（3）应用抗利尿药物防止肾功能衰竭。

（4）小剂量肝素预防早期 DIC。

（5）应用肾上腺皮质激素防止过敏性休克。

（6）溶血严重者应采用换血疗法:主张采用 O 型洗涤红细胞＋AB 型血浆。

2. DHTR 的治疗原则 症状较轻者主张对症治疗,补足血容量,碱化尿液;溶血反应严重者参考急性溶血性输血反应治疗原则。

（五）预防措施

（1）增强工作责任心,严格执行核对制度,例如对患者身份、标本采集、血液发放等进行核对,尽量减少人为差错。

（2）严格执行输血前检测规范：血型等均应双查双对；交叉配合试验要选用两种或两种以上的方法,并尽量选用灵敏度较高的试验以增加低浓度抗体的检出率；献血者、受血者均应做不规则抗体筛查,短期内多次输血患者,建议每隔 2～3 d 复查一次不规则抗体。

（3）加强培训和管理,提高医护人员对 HTR 的认识与诊断水平,做到早发现、早诊断、早治疗。

（4）科学合理用血,限制不必要输血,提倡成分输血、自体输血。

三、血小板相关的输血不良反应

（一）输血后紫癜

输血后紫癜(post-transfusion purpura,PTP)是输血后发生的迟发性、免疫性和暂时性的血小板减少综合征。因该病具有自限性,故多为 1 级输血反应。

1. 发病机制 与患者体内缺乏血小板特异性 HPA-1a 抗原有关。HPA-1a 抗原阴性患者输入 HPA-1a 抗原阳性的血小板,可产生同种抗体,再次输注含此抗原血小板的血液制剂时可发生 PTP。我国 HPA-1a 频率高于 99.99%,所以此类输血反应在国内较为罕见。

2. 临床表现 患者大多为经产妇或有输血史者,输血后 5～12 d 患者出现血小板急剧下降、伴发热、寒战、荨麻疹,重者可有头痛、呼吸困难、胸痛、支气管痉挛甚至休克,严重者可同时伴有内脏及颅内出血,可持续 2～6 周。本病为自限性疾病,多数患者可自行恢复。

3. 实验室检查
（1）检查受血者 HPA-1a 抗体是否为阳性。
（2）血小板计数明显减少,严重者低于 $1.0 \times 10^9 / L$。
（3）部分患者 HLA 抗体呈阳性结果。

4. 治疗
（1）大剂量注射肾上腺皮质激素(泼尼松龙 2 g/d 静脉滴注,1～6 d)。
（2）有致命性出血时需输注 HPA-1a 阴性血小板,实施血浆置换或换血疗法,并应用大剂量免疫抑制剂。
（3）TPO 的应用可促进新生血小板生成。

5. 预防
（1）尽量采用 HPA、HLA 同型输注。
（2）供、受血者的 ABO、Rh 血型系统也要求同型。
（3）对含有 HPA 抗体、HLA 抗体的患者,应做血小板交叉配合试验。理想的血小板交叉配合试验结果应达到 HPA 和 HLA 均配合。
（4）尽量采用单采血小板。
（5）滤除血液制剂中的白细胞。

病例分析

患者,女,62 岁,O 型 RhD 阳性,重度贫血入院申请输血治疗。有既往输血史,输血过程中患者突发寒战、高热,体温达 39.6 ℃,呼吸困难、血红蛋白尿。立即停止输血,给予激素抗免疫治疗、低分子右旋糖酐扩容、碱化尿液,症状逐渐减轻。3 d 后患者腹部出现密集的大小不等的鲜红色出血点,并逐渐向臀部及下肢蔓延。患者接受糖皮质激素治疗 3 d 后,紫癜逐渐消退。实验室检查血小板抗体阳性、HLA 抗体阳性、抗 JK^b 阳性。诊断为 HTR 应伴 PTP,分析 HTR 由抗 JK^b 抗体滴度太低导致漏检引起,PTP 与受血者体内存在白细胞抗体和血小板抗体有关。

(二) 血小板输注无效

血小板输注无效(PTR)指输入患者体内的血小板被迅速破坏,患者外周血血小板计数未能相应地增加,从而不能防治因血小板数量不足或血小板止血功能障碍引起的出血。PTR 多为 1 级输血反应,发生率为 30%～70%,与免疫因素和非免疫因素密切相关。免疫因素主要有 HLA、HPA、ABH 等抗体;非免疫因素主要有感染、发热、脾肿大、骨髓移植和 DIC 等。

1. 判定标准

(1) 运用 PPR 和 CCI 判定 PTR:见第八章。

(2) 输注一个治疗剂量,血小板增加数$<5\times10^9$/L。

(3) 治疗性血小板输注,如果输注后可有效止血或出血减少判为有效;预防性血小板输注以血小板变化和凝血酶原时间为参考依据。

2. 诱发因素

(1) 免疫性因素 ①受血者体内含有 HLA 抗体系 PTR 最主要原因,约占总免疫性因素的 80%。主要原因是多次输注血液制剂患者或有妊娠史患者体内产生 HLA 抗体,当再次输注时可与血小板表面存在的 HLA 抗原结合、被巨噬细胞吞噬或激活补体导致血小板破坏。②HPA 抗体,由此引起的输注无效发生率约为 11%。HLA 匹配的患者 HPA 抗体检测若为阳性,需 HPA 配合型输注,以减少输注无效发生率。出现频率较高的为抗 HPA-1a,占 80%～90%;其次为抗 HPA-5a,占 10%～15%。③ABO 血型抗体,血小板表面有 ABH 抗原,因此临床要求 ABO 同型输注,以增加供血者血小板在患者体内的存活期。④药物所致抗体,安替比林、吲哚美辛、苯巴比妥等药物为半抗原,可吸附在血小板表面,形成完全抗原,诱导机体产生相应抗体。此类抗体可破坏供血者血小板,致使 PTR。⑤血小板自身抗体,常发生于特发性血小板减少性紫癜(idiopathic thrombocytopenic purpura,ITP)患者。ITP 患者体内的自身抗体对供血者血小板同样具有破坏作用,导致 PTR。

(2) 非免疫因素 血小板成分制剂的质量、脾亢、DIC、发热、感染、抗生素应用等因素均可造成 PTR。

3. 实验室检查

(1) 淋巴细胞毒试验可检测 HLA 抗体。

(2) ELISA、MAIPA、MPHA 等试验可筛检 HLA 抗体和 HPA 抗体。

(3) 血小板抗体检测试剂盒(固相凝集法),根据所加试剂及操作步骤不同,可用于检测血小板抗原、同种异型或同种抗体、自身抗体、药物依赖性抗体、HLA-Ⅰ群体反应性抗体(PRA)以及进行血小板交叉配合试验。

4. 治疗及预防 参照 PTP 的处理。

（三）发热性非溶血性输血反应

多次输血或多次妊娠患者体内可产生抗白细胞抗体、抗血小板抗体，当再次接受输血治疗时，产生抗原抗体反应，受血者发生发热性非溶血性输血反应。其机制及临床表现等相关内容将主要在白细胞相关输血反应章节阐述。

四、血浆蛋白相关的输血不良反应

血浆输注面临的最大困难是过敏反应，患者可出现单纯性荨麻疹、血管神经性水肿甚至呼吸困难、休克等，占总输血反应的 42.6%。多为 1 级或 2 级输血反应，严重者可发生 3 级输血不良反应。

（一）发生机制

1. IgA 同种免疫 体内缺乏 IgA 或 IgA 亚型的受血者，在多次输血治疗后机体内可产生特异性 IgA 抗体或针对某一亚型的抗-IgA，当再次接受含有 IgA 或相应亚型的血浆成分时可发生过敏性输血反应。

2. 全抗原致敏 如患者为过敏体质，输入血液中的异体蛋白质与过敏机体的蛋白质结合形成全抗原，引起过敏反应。

3. 输入血中含有致敏物质 如供血者在献血前接触过或食用过可使受血者致敏的物质（如花粉、尘埃、鸡蛋、药物等），这些致敏物质可在受血者体内引起过敏反应。

4. IgG 同种异型免疫 不同个体间 IgG 重链（γ 链）存在抗原性差异时，多次输血或有妊娠史的患者体内可产生对应的同种异型抗体，当再次输注含有相应 IgG 的血浆成分时，可引起机体出现过敏反应。

（二）临床表现

多在输血后期或即将结束时发生。可有皮肤瘙痒，局部或全身出现荨麻疹；较重者可出现血管神经性水肿，喉头水肿甚至休克。

（三）实验室检查

检查受血者体内是否存在 IgA 抗体或 Am 抗体。

（四）治疗

（1）过敏严重者立即停止输血，保持静脉通畅。患者出现喉头水肿时行气管插管或切开。出现休克时应及时行抗休克治疗。

（2）仅出现单纯性荨麻疹患者可减慢输血速度，抗过敏治疗。

（五）预防

（1）尽量不选用有过敏史的供血者血液制剂。

（2）供血者采血前 4 h 禁食。

（3）有过敏史的受血者，血浆输注前服用抗组胺类药物。

（4）IgA 或亚型缺乏者，采用 IgA 特殊献血者血液制剂、输注不含 IgA 或相应亚型的供血者血浆。

▌病例分析 ▌

患者，男，77 岁，A 型 RhD 阳性，肠梗阻入院治疗。有既往输血史，申请输注血浆，输至

70 mL 时,患者出现荨麻疹。临床诊断为过敏性输血反应。因症状较轻,减慢输血速度,抗过敏治疗,患者病情好转。

五、白细胞相关的输血不良反应

外周血白细胞中含中性粒细胞(50％～70％),淋巴细胞(20％～40％),单核细胞(3％～8％),嗜酸性粒细胞(1％～5％),嗜碱性粒细胞(不超过 1％)。如果血液制剂中混入白细胞,而受血者体内又含有相应抗体则可引起输血相关性急性肺损伤及发热性非溶血性输血反应;混入 T 淋巴细胞,并在受血者体内植活,则诱发预后较差的移植物抗宿主病。

(一)输血相关性急性肺损伤

输血相关性急性肺损伤(transfusion-related acute lung injury,TRALI)是由输血引起的急性呼吸窘迫综合征。全血、新鲜冰冻血浆、悬浮红细胞、白细胞悬液、浓缩血小板等血液制剂均可以诱发 TRALI,发生率为 1∶5000～1∶190000。免疫性 TRALI 的发生与血液制剂内白细胞抗体或粒细胞抗体含量存在关联。

1. 发病机制　TRALI 发生机制主要与血液制剂内存在 HLA 抗体(HLA-Ⅰ、HLA-Ⅱ)、抗粒细胞抗体(NA1、NA2)、抗单核细胞抗体有关。这些抗体成分引起受血者白细胞在肺血管内聚集,并激活补体。中性粒细胞被破坏后释放出的细胞内生物活性因子,造成肺毛细血管内皮损伤和肺水肿,进而导致急性呼吸窘迫综合征,死亡率 6％～12％。

2. 临床表现　输血过程中或输血后 40 h 内受血者出现不能用原发病解释的、与体位无关的、突发进行性呼吸困难。患者常表现为呼吸急促、呼吸困难、发绀、咳嗽、咳泡沫样痰、烦躁、出汗、低血压甚至发热等。胸部 X 线正位片可见双侧肺浸润。TRALI 一般为一过性,经积极治疗后,80％患者可转归,一般不会造成永久性肺损伤。

3. 实验室检查及诊断　对供血者尤其是有妊娠史的供血者血浆成分进行白细胞抗体、单核细胞抗体检测,对抗体阳性者进行受血者白细胞和供血者血清的淋巴细胞毒交叉配血,阳性者则判为 TRALI,阴性者结合临床表现进行判断。

4. 治疗

(1) 立即停止输血治疗,保持静脉通路通畅,并及时纠正机体缺氧状态。

(2) TRALI 患者多为正常血容量或低血容量,可输入适量液体以维持体液平衡,但禁忌使用利尿剂。

(3) 积极补液并加用呼气末正压通气(PEEP),可防止肺水肿加重。

(4) 辅助性治疗:静脉滴注抗组胺类药物、肺泡表面活性剂、少量白蛋白等。

5. 预防措施　尽量减少有妊娠史女性献血者捐献高血浆容量血液成分;在条件允许范围内,最大程度去除红细胞血液制剂中的血浆成分;对献血者进行白细胞抗体、单核细胞抗体筛查。

▌病例分析▌

患者,男,45 岁,O 型 RhD 阳性,入院诊断为十二指肠球部溃疡。患者无输血史,血常规检查血红蛋白 67 g/mL,申请输注全血 800 mL,无不良反应。隔天再次输注 O 型 RhD 阳性全血 400 mL,输注约 200 mL 时,患者突现呼吸困难,咳出粉红色泡沫样痰,发热、气喘、不能平卧,胸片示双肺大片渗出阴影。立即停止输血,保持静脉通路通畅,静脉注射地塞米松 5 mg,肌内注射异丙嗪及复方氨基比林,症状逐渐减轻,查找原因发现末次供血者为经产妇。确认为 TRALI。

(二) 发热性非溶血性输血反应

发热性非溶血性输血反应 (febrile non-hemolytic transfusion reaction,FNHTR),是输血过程中或输血后 1～2 h 内受血者体温升高 1～2 ℃,排除溶血、细菌污染、严重过敏,不能用其他原因解释的发热反应。FNHTR 多发于反复输血或有妊娠史的受血者。由于多次接受输血、妊娠,诱导机体产生抗白细胞或抗血小板抗体引起的免疫反应成为发热性非溶血性输血反应的主要原因。发热反应在输血反应中比较常见,发生率为 0.5%～3.0%,在所有输血不良反应中,FNHTR 占 40% 以上。

1. 诱发因素

(1) 非免疫因素 最重要的致热原是细菌的外毒素和内毒素,此外变形蛋白质等可造成发热反应。随着血液制剂工艺流程的不断改进和采供血技术操作的规范化,由此引发的输血不良反应已很少见。

(2) 免疫性因素 ①血液制剂内含有来自供血者体内的高效价的白细胞凝集素或 HLA 抗体,受血者体内有针对此类抗体的白细胞时,抗原抗体发生反应,白细胞释放致热原等物质导致受血者出现发热反应。②如果血液制剂内混有白细胞,随着血液制剂保存时间延长,其组分内可能会含有较高浓度的白细胞介素(IL-1、IL-6、IL-8)及肿瘤坏死因子(TNF)。这些细胞因子随着血液制剂进入患者体内,引起受血者出现发热反应。③因多次接受输血治疗或多次妊娠,患者体内可产生白细胞抗体、血小板抗体、单核细胞抗体等。再次接受输血治疗患者体内抗体与血液制剂内的相应血液成分发生抗原抗体反应并激活补体,白细胞破碎释放致热原,机体体温升高引起发热反应。

2. 临床表现 一般表现为寒战、高热、皮肤潮红、头痛,伴有恶心或呕吐,血压多无变化,多在输血后 1 h 出现症状,持续 1～2 h 后自行消退。反应较轻者体温可不超过 38 ℃,发热持续时间与输入的白细胞数目及致热原数有关。

3. 实验室检查

(1) 检测受血者体内的 HLA 抗体、血小板抗体、单核细胞抗体、粒细胞抗体。

(2) 通过检测受血者血浆的血红蛋白浓度排除溶血性发热反应。

4. 治疗

(1) 反应较重者立即停止血液输注,保持静脉通路通畅,给予相应支持治疗。

(2) 反应较轻者暂停血液输注,立即给予解热镇痛药,如对乙酰氨基酚。待缓解后查明原因再接受输血治疗,不可再输入同袋血。

(3) 实时检测,监控患者体温及体征变化。

5. 预防

(1) 严格执行无致热原技术与消毒技术。

(2) 离心或白细胞过滤去除血液制剂内白细胞、紫外线照射灭活血液制剂内白细胞。

(3) HLA 抗体、单核细胞抗体、粒细胞抗体等阳性受血者,给予滤除白细胞血液制剂的同时要求微量淋巴细胞毒交叉配合输注。

（三）输血相关性移植物抗宿主病

输血相关性移植物抗宿主病（transfusion associated graft versus host disease，TA-GVHD）一般发生于输血后 1～2 周，发病率极低。存在于血液制剂中的有免疫活性的异体淋巴细胞（主要是 T 淋巴细胞），在免疫功能低下的受血者体内迁移、增殖，进而攻击和破坏宿主正常细胞和组织，引起严重的致命性后果。TA-GVHD 的前提是宿主不能有效识别并清除供血者 T 淋巴细胞，故患有严重免疫缺陷病、白血病及应用细胞毒或免疫抑制剂的患者均为高危人群。TA-GVHD 的发病率为 0.01%～0.1%，发病者死亡率却高达 90%～100%。

1. 发病机制　TA-GVHD 的发病机制十分复杂，主要是因为受血者不能有效识别和排斥来自供血者的具有免疫活性的 T 淋巴细胞。

（1）输入的血液制剂中有免疫活性 T 淋巴细胞　血液制剂中所含有活性的 T 淋巴细胞数量越多，越容易产生 TA-GHVD，病情也越严重。全血（尤其是 5 d 内的新鲜全血）中含活性 T 淋巴细胞数量较多，故提倡尽量不使用全血。至今为止，尚未发现因输注新鲜冰冻血浆、冷沉淀凝血因子、冰冻去甘油红细胞和洗涤红细胞等血液制剂而诱导发生 TA-GVHD。这可能与冷冻或洗涤处理后血液制剂几乎不含有活性的 T 淋巴细胞有关。

（2）供、受血者 HLA 不相合　TA-GVHD 患者多为 HLA 单体型杂合子，而供血者多为单体型纯合子。受血者体内含有供血者的单体型，不能有效监视供血者 T 淋巴细胞，后者在受血者体内产生免疫逃逸、迅速增殖并攻击受血者正常的细胞、组织、器官。直系亲属间含相同 HLA 单体型的概率比较高，所以亲属间献血发生 TA-GVHD 的风险是非亲属间献血的 11～12 倍。

（3）受血免疫功能低下或不能有效识别　正常情况下，受血者通过免疫监视，将血液制剂内的 T 淋巴细胞视为异己成分加以排斥，供血者的 T 淋巴细胞被有效清除，不会发生 TA-GVHD。当受血者由于放化疗、恶病质等原因导致免疫功能低下，不能识别或无力排斥输入的具有免疫活性的 T 淋巴细胞，供血者的 T 淋巴细胞得以在受血者体内植活并增殖、分化，将受血者的组织、器官视为异己而进行免疫攻击，造成受血者广泛性的组织、器官损害。

2. 临床表现　发热 1～2 d 后，面部、躯干皮肤开始出现红斑和丘疹，随后蔓延至四肢并出现水泡和皮肤剥脱。出现恶心、呕吐、腹泻和腹痛等消化道症状。稀水样或血样腹泻。症状较重者出现肝、脾肿大、肝区疼痛、黄疸，肝功能严重受损。骨髓抑制、全血细胞减少，出现贫血、内脏出血。TA-GVHD 终末期患者出现骨髓衰竭，患者多于 1 个月内死于严重感染。

3. 实验室检查

（1）检测受血者抗凝全血中有来自供血者的 T 淋巴细胞，则判为 TA-GVHD。

（2）血常规及骨髓涂片检测，全血细胞减少、淋巴细胞浸润、骨髓纤维化者，结合临床表现，应高度怀疑 TA-GVHD。

（3）出现不能解释的肝功能严重受损者，疑为 TA-GVHD。

4. 治疗　TA-GVHD 预后极差，患者多死于严重感染。临床多应用肾上腺皮质激素等免疫抑制剂来减弱 T 淋巴细胞的细胞毒作用，但效果欠佳。

5. 预防

（1）清除血液制剂内的白细胞。常用方法有洗涤、离心及使用白细胞滤器等，但现有方法不能 100％滤掉白细胞。

（2）严禁输用近亲献的血，可互助献血，但亲属间互相献血可由采供血部门调剂其他血液。

（3）灭活淋巴细胞，目前公认的灭活血液制剂内淋巴细胞最有效的方法是射线照射。淋巴细胞对电离辐射极为敏感，经射线照射后会丧失活性。运用强度为 25～30 Gy 的 γ 射线照射后，血液制剂中的 T 淋巴细胞 DNA 不可逆损伤、丧失有丝分裂活性、停止增殖。血液制剂中的血钾水平、红细胞携氧能力、中性粒细胞杀菌能力、血小板止血功能均无明显的改变。

（4）血液制剂最好可达到 HLA 配合型输注。

▌病例分析▐

患者，女，2 岁，疟疾伴严重贫血入院治疗，接受父亲的血液输注后贫血症状好转、出院。一周后，患儿出现发热、全身性红斑，后发展成红皮症，再次入院接受治疗。初步诊断为 TA-GVHD，患儿被即刻送往 ICU 救治。取臀部组织送往病理科进行组织病理学检查，结果显示为表皮细胞过度角化、真皮层见凋亡小体（图 11-1）、基底层淋巴细胞浸润。实验室检查血碱性磷酸酶明显升高，入院两天后肝功能指标出现异常。数天后患儿死于 TA-GVHD 引起的消化道出血。

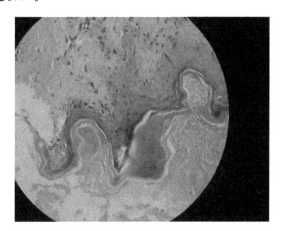

图 11-1 输血相关性移植物抗宿主病的病理学检查

六、细菌性输血反应

在血液制剂的采集和血液成分制备过程中，如果消毒不够严格或供血者本身处在菌血状态，被细菌污染的血液制剂输注给患者，可引起受血者出现以发热为主要临床表现的输血不良反应。常见感染源为假单胞菌属，免疫力较低的受血者因不能及时清除血液中的细菌，可引起败血症甚至休克。在所有血液制剂种类中，血小板最易发生细菌性输血反应。

（一）污染细菌谱及临床表现

细菌污染性输血反应中，单纯革兰氏阴性菌感染占 46％、革兰氏阳性菌感染占 49％、其他杂菌占 5％。革兰氏阴性菌可产生内毒素，被其污染的血液制剂输入患者体内，可引起寒战、高热、烦躁不安、呼吸困难，严重者可发生休克、肾功能衰竭甚至 DIC 等严重后果。

革兰氏阳性菌污染的血液制剂引起的临床症状则较轻。

（二）实验室检查

1. 检测血红蛋白 取患者抗凝血标本，离心后检测血浆血红蛋白，排除 HTR。

2. 直接涂片 取疑为污染的血液制剂直接涂片或离心后涂片，找到细菌则可直接诊断为细菌污染性输血反应。

3. 细菌培养 对直接涂片阴性的标本，须分别于 4 ℃、22 ℃、37 ℃条件下做厌氧和需氧培养，结果阳性即可诊断。

（三）治疗

（1）立即停止血液输注，保持静脉通路通畅。

（2）根据细菌培养及药物敏感试验，使用有效抗生素。

（3）症状较重者，及时采取抗休克、防止肾功能衰竭及预防 DIC 的治疗措施。

（四）预防

（1）严格无菌操作，减少采血过程及血液制剂制作过程的污染机会，尽量使用密闭式采血袋。

（2）血液制剂出库前仔细检查其色泽、透明度有无变化，仔细检查有无絮状物及团块状物出现。

（3）如献血员有呼吸道感染或其他感染灶，应暂缓献血。

七、其他输血不良反应

（一）大量输血不良反应

库存血随保存时间延长，血液制剂内钾离子浓度逐渐升高，红细胞内 ATP、2,3-DPG 含量逐渐降低，pH 值下降，血小板及凝血因子失活。因此大量输注库存血可导致低体温、电解质及酸碱平衡紊乱、枸橼酸盐中毒、凝血功能障碍等并发症。

1. 出血倾向

（1）诱因 库存血液制剂内血小板及凝血因子失活；患者体内凝血因子因大量输血被稀释；血液制剂内枸橼酸钠大量输入可影响患者凝血功能。

（2）临床表现 不明原因的手术创面或伤口渗血不止。

（3）实验室检查 凝血因子水平降低、血小板减少、出血时间延长、凝血酶原时间延长。

（4）治疗 及时补充凝血因子及血小板，可选择输注血小板、冷沉淀凝血因子、新鲜冷冻血浆、纤维蛋白原制品等。

2. 枸橼酸盐中毒 输入大量含枸橼酸钠抗凝剂的血液制剂时可发生枸橼酸盐中毒，其机制主要是受血者体内离子钙被螯合所致。临床表现为肌肉震颤、四肢抽搐或惊厥，手术部位渗血，血压下降，心律失常，甚至心跳骤停。枸橼酸盐中毒患者实验室检查血钙降低，心电图呈现 ST 段延长。为预防低钙性不良反应，大量输血患者需静脉注射 10% 葡萄糖酸钙。

3. 酸碱失衡 血液制剂中的抗凝剂枸橼酸钠在患者体内转化成碳酸氢钠，引起碱中毒。碱中毒时血红蛋白与氧的亲和力增加，影响组织细胞摄氧。严重碱中毒时，可导致组织缺氧。输入大量库血时,钾离子浓度增高,可引起一过性代谢性酸中毒。大量输血患者根据血气分析结果判断酸碱失衡类型并给予相应纠正治疗。

（二）输血相关循环超负荷

心脏病患者、老年患者、幼儿或慢性严重贫血患者大量或快速输血导致循环超负荷,甚至诱发心力衰竭。临床表现有肺水肿、颈静脉怒张、中心静脉压增高等。由于酸碱、电解质平衡紊乱也导致患者出现心律失常,甚至室颤或心跳骤停。对以上患者应严格控制输血速度,输注前可适当对血液制剂加温,并严密监视输血过程。

病例分析

患者,男,62岁,A型RhD阳性。因缺铁性贫血入院,行输血治疗,无既往输血史。当血液输注至500 mL时,患者感胸闷、憋气。听诊第一心音低钝,心脏彩超显示射血分数＜40%,诊断为循环超负荷。

（三）输血相关含铁血黄素沉着症

长期反复输血患者,累计输血量超过10000 mL红细胞,致使受血者体内铁负荷过重引起的不良反应称为输血相关含铁血黄素沉着症,又名血色病。患者首发表现为皮肤的色素沉着,全身皮肤呈黑灰色或青灰色;早期表现为肝肿大及肝纤维化、后进展为肝硬化、门脉高压、肝性脑病等;约有65%患者可出现糖尿病变;后期可引起腺体病变,引起患者出现内分泌紊乱及性功能减退。实验室检查铁负荷明显增高,血清铁、血清铁蛋白、血清转铁蛋白饱和度均明显升高。应用铁螯合剂降低患者铁负荷,并发症选择对症治疗。

第三节 输血相关感染性疾病

一、概述

近几十年来,全世界对血液制剂的安全及病原体检测、灭活等方面开展了大量工作,但通过输血感染的疾病仍难以避免。输血相关感染性疾病(transfusion transmitted disease,TTD)。广义讲,TTD是指感染的血液直接进入人体造成传播的疾病。传播有多种方式,例如,通过输血、器官移植、血透析、各种手术、文身、穿刺、输液、注射、牙钻、针灸以及内镜检查造成皮肤黏膜的损害引起感染。狭义讲,TTD是指输入病毒污染、细菌和寄生虫等致病微生物的血液或血液制剂而引起的疾病和感染。感染分为一过性感染、隐性感染、显性感染、病原携带状态和潜伏感染。主要包括HIV、梅毒、HBV、HGV、HCV感染疾病及黄热病等。流行特点:大批无症状感染者是最大的传染源,多途径传染是TTD的另一特点,影响流行的社会因素比较大。防止措施:从低危人群采集血液,严格筛查血液;临床合理用血,医源性感染的防治;其他传播途径的防治等。

到目前为止,已有二十几种疾病可通过输血传播与感染,其中最严重的是艾滋病、乙型肝炎和丙型肝炎。TTD的病原体及其引起的相关疾病见表11-2。

表 11-2　输血相关感染性疾病与病原体

病原体种类	英文简称	引起的输血相关感染性疾病
乙型肝炎病毒	HBV	HBV 感染,引起乙型肝炎
丙型肝炎病毒	HCV	HCV 感染,引起丙型肝炎
丁型肝炎病毒	HDV	HDV 感染,引起丁型肝炎
人类免疫缺陷病毒	HIV	HIV 感染,引起艾滋病
人类嗜 T 淋巴细胞病毒 Ⅰ型和Ⅱ型	HTLV-Ⅰ/Ⅱ	人类 T 淋巴细胞白血病/T 淋巴瘤(ALT) 热带痉挛性下肢瘫痪(TSP)/HTLV-Ⅰ 相关 脊髓病(HAM)
巨细胞病毒	CMV	CMV 感染,引起巨细胞病毒包涵体病
EB 病毒	EBV	EBV 感染,引起传染性单核细胞增多症
人类微小病毒 B19	HPV B19	再生障碍性贫血危象、胎儿肝病、传染性红 斑
疟原虫	PLD	引起疟疾
梅毒螺旋体	TP	引起梅毒
西尼罗病毒	WNV	引起脑炎和脊髓炎
朊病毒	Prion	引起变异克雅病(vCJD)和疯牛病

二、输血相关 HIV/AIDS 感染

HIV 是人类获得性免疫缺陷综合征(acquired immunodeficiency syndrome,AIDS)的简称,是由 HIV 引起的侵犯 T 淋巴细胞为主的严重全身性传染病。临床表现为严重的免疫缺陷,常以发热、淋巴结肿大、厌食、慢性腹泻、体重减轻、乏力等全身症状起病,逐渐发生各种机会性感染、继发性恶性肿瘤、神经与精神障碍而死亡。由于 HIV 感染后,传播速度快、波及范围广、死亡率高,被称为"人类的瘟疫",因此该病的预防和控制受到世界各地的高度关注。据统计,世界上 5%～10%HIV 感染者是通过输血传播。

(一)HIV 病原学特征

HIV 是一种单链 RNA 病毒,基因全长约为 9.8 kb,含有 *gag*、*pol*、*env*3 个结构基因、2个调节基因和 4 个辅助基因。根据 HIV 基因差异,可分为 HIV-1 型和 HIV-2 型两种。HIV-1 型又分为 M、O 和 N 亚型组。M 亚型组包括 A、B、C、D、F、G、H、J 和 K 亚型,O 亚型和 N 亚型很少见。目前全球流行的主要是 HIV-1 型,HIV-2 型主要局限于西非和西欧地区,北美也有少量报道。HIV-2 有 A、B、C、D、E、F 和 G 亚型,它的生物学特性与 HIV-1相似,但毒力较弱,感染导致的病程较长,症状较轻。

HIV 对外界抵抗力较弱,对酸、热均敏感,pH 值为 6.0 时 HIV 数量大幅度下降,56 ℃加热 30 min 可破坏病毒中的酶,100 ℃ 20 min 煮沸可以杀灭病毒。HIV 对一般化学品比较敏感,1%戊二醛处理 5 min、5%次氯酸钠和 70%乙醇处理 1 min 均可灭活病毒。但是,HIV 对紫外线不敏感。

HIV 感染后,在宿主体内大量复制并感染人体 CD4$^+$T 淋巴细胞,破坏机体的免疫系

统造成严重后果。现有治疗手段尚不能有效清除感染者体内的艾滋病病毒,所以加强预防、避免或切断传播途径就显得尤为重要。

（二）HIV 流行病学特征

我国于 1985 年发现首例 AIDS,截至 2009 年年底,中国约有 HIV/AIDS 感染者和患者近 74 万人,其中 AIDS 患者约 10.5 万人。2009 年当年新发 HIV 感染约 4.8 万人,当年因 AIDS 死亡约 2 万人。国内 31 个省（自治区、直辖市）均已发现 HIV 感染者。

1. 传染源 HIV 携带者和 AIDS 患者均为 AIDS 的传染源。在这些人的血液、组织液、脑脊液、乳汁、体液等中枢神经系统和皮肤黏膜均可分离出病毒。

2. 传播途径 AIDS 的传播途径主要有性接触传播、母婴传播和血液传播。性接触传播包括异性间和同性恋者之间性接触传播;母婴传播包括垂直传播及母乳喂养传播等;血液传播途径包括输注各种血液成分、器官移植、静脉注射毒品、创伤、采血、拔牙和各种手术等,均可使 HIV 进入人体血液中。通过输血传播而发生的 HIV 称为输血相关 HIV。输入受 HIV 污染的血制剂后,感染 HIV 的概率可达 95% 以上。当今世界各地都非常重视预防和控制 HIV 输血传播。

3. 易感人群 任何年龄均易感,但男性同性恋者、静脉吸毒成瘾者、血友病患者,接受输血及其他血液制品者,以及与上述高危人群有性关系者发病率高。西方和亚洲一些地区妇女 HIV 感染率较高,其新生儿受感染率也高。新生儿感染 HIV 后,发病急,潜伏期短,死亡率高。

（三）HIV 感染的实验室检查

1. HIV 病原学检查

（1）病毒分离 将患者的血清或体液接种于淋巴细胞做病毒培养,或者用患者的淋巴细胞和对 HIV 易感的淋巴细胞共同培养,然后分离病毒。分离过程中,定期检测培养细胞上清液中的逆转录酶活性或细胞中有无病毒抗原的出现。如果出现阳性还需进一步做血清免疫印迹试验确认。

（2）P24 抗原检测 采用 P24 检测可使 HIV 感染的窗口期缩短近 1 周,在临床上主要用于 HIV 抗体转阳之前。美国自 1996 年开始已把 P24 检测用于献血员的筛查。但是该检测敏感性较低,阴性结果不能排除感染的可能。

（3）HIV 核酸检测 可用于献血者的血液检测、HIV 感染的辅助诊断、监测 HIV 感染的病程进展和抗病毒治疗。包括原位杂交、HIV 前病毒 DNA 定性检测和 HIV-RNA 定量检测。原位杂交敏感性低,后两者的敏感性较高（90%～100%）,但是存在一定的假阳性,应结合实际情况分析实验结果。

2. HIV 抗体检测 检测方法可分为 ELISA、颗粒凝集法、胶体金快速试验和免疫印迹实验（Western blotting,WB）等,其中 WB 法是 HIV 抗体检测的确认试验。HIV-RNA、HIV-P24 抗原和 HIV 抗体分别在 HIV 感染后第 11 天、第 16 天和第 22 天可检测到。

（四）临床表现

根据我国 2001 年修订批准实施的《HIV/AIDS 诊断标准及处理原则》,HIV 感染的全过程包括急性 HIV 感染、无症状 HIV 感染和艾滋病三期。急性感染期和无症状 HIV 感染期合称为艾滋病潜伏期,平均 8～10 年。感染全过程短则半年,长则达 20 年以上。艾滋病属于 HIV 感染的最后阶段。输血所致艾滋病,其临床表现复杂,症状严重,死亡率极高。

1. 急性 HIV 感染期　感染 HIV 2～6 周内,出现流感样表现,患者有头痛、咽痛、发热、盗汗、皮疹、全身不适、关节痛及淋巴结肿大等临床症状,持续 3 周后症状消失。血清 HIV 抗体与血浆 HIV-RNA 阳性,或仅有 HIV 抗体阳性。

2. 无症状 HIV 感染期　患者有流行病学史,基本无临床症状和体征,但血中可检出 HIV 抗体阳性和 HIV-RNA 阳性中任何一项。

3. 艾滋病期　除全身淋巴结持续肿大外,还有非特异性全身症状,如长期发热、乏力、体重减轻、慢性腹泻等;多数伴有各种条件致病菌感染,如肺孢子虫肺炎、深部真菌病等;此外还可出现继发性肿瘤、癫痫及进行性痴呆等。

（五）诊断和治疗

1. 诊断　急性 HIV 感染常被忽视,早期无症状或症状轻微,需依赖血清学检查。慢性 HIV 感染需结合流行病学病史、条件致病菌感染或肿瘤,以及实验室检查进行诊断。

2. 治疗　HIV 感染的治疗方法包括抗病毒治疗、支持对症疗法、使用免疫调节药物、中药治疗、抗感染和抗肿瘤治疗,其中抗病毒治疗现主张使用高效抗逆转录病毒疗法（HAART）,将核苷类逆转录酶抑制剂、非核苷类逆转录酶抑制剂和蛋白酶抑制剂三大类联合搭配使用（鸡尾酒疗法）,减少抗药性,减少副作用和增强疗效。

（六）预防

1. 预防血液传播　加强对医务工作者的岗前培训,注意自我保护;严格管理血源,提倡无偿献血;严格进行血液筛查,加强血液检验质量控制;医院手术、注射、拔牙均需使用经严格消毒的器具;采血和输血时应使用经严格消毒的器具;防止外伤时接触污染血液;打击贩毒,提供戒毒环境,戒毒前不共用注射器注射毒品;应防止理发、剃须、穿耳、文身、修脚、刷牙时通过器具感染。

2. 预防性接触传播　推广使用安全套预防艾滋病;开展知识讲座,普及艾滋病预防知识;禁止卖淫嫖娼和乱性行为。

3. 预防母婴传播　感染 HIV 的妇女应该避孕,已孕妇女应立刻服药预防;母亲感染 HIV 后,应立刻停止母乳喂养。

4. 发生 HIV 职业暴露时处理　应进行紧急处理。例如,皮肤有伤口,应当对局部反复轻轻挤压,尽可能挤出伤口处血液,用大量清水或盐水冲洗伤口,然后用消毒液（如 75% 乙醇、0.5% 碘酊、2000 mg/L 次氯酸钠）消毒伤口,并包扎。对暴露物的传染性和受伤者暴露程度应进行评估,并及时报告上级部门,以及寻求医疗机构或艾滋病防治机构及时救治,根据情况确定是否服抗病毒药。医疗机构和实验室应备有洗眼装置或急救药箱。

三、输血相关病毒性肝炎感染

病毒性肝炎是由多种不同类型的肝炎病毒引起的以肝脏炎症为主的传染性疾病,包括 HAV、HBV、HCV、HDV、HEV 和 HGV 等。各型病毒在流行病学和临床表现上虽有各自的特点,但也都有类似的临床表现,例如,乏力、食欲减退、发热、恶心、黄疸、肝区压痛、肝肿大及肝功能异常等,鉴别主要靠血清标志物检查。

凡是由于输注血液及成分引起受血者发生的肝炎,或者虽无肝炎临床表现,但有阳性的血清学标志者,通称为输血后肝炎。甲型肝炎和戊型肝炎主要经消化道传染,经粪-口途径,极少经输血传播。HDV 往往存在于乙型肝炎感染的宿主体内,是一种有缺陷的 RNA 病毒,HDV 在 HBV 的辅助下才可发生肝炎。HDV 既可以与 HBV 同时感染,也可以在 HBV 感染的基础上再感染。HBV、HCV、HDV 主要经血液传播,故亦称为输血相关肝炎。病毒性肝炎是目前最常见的输血传播疾病,主要是乙型肝炎和丙型肝炎。

（一）乙型肝炎

1. 病原学 HBV 为嗜肝细胞 DNA 病毒。1963 年 Blumberg 首先在澳大利亚土著人血清中发现一种新抗原,称为澳大利亚抗原;直至 1968 年确定这种抗原与血清型肝炎密切相关,称为肝炎相关抗原(hepatitis associated antigen,HAA);1970 年 D. S. Dane 在肝炎患者血清中发现具有传染性的颗粒,即乙肝 Dane 颗粒。HBV 的抵抗力很强,对温度、紫外线、干燥及一般浓度的消毒剂均能耐受。121 ℃103 kPa 高压消毒 15 min 完全灭活,100 ℃ 10 min 可完全丧失感染性,但仍保持抗原性。

2. 流行病学 乙型肝炎是世界范围的病毒性传染病,一般散发,无明显季节性。我国是乙型肝炎的高发区,人群中 8%～10% 为 HBsAg 携带者,40%～60% 感染过 HBV。

（1）传染源 急性、慢性乙型肝炎患者和无症状 HBV 携带者。

（2）传播途径 包括母婴传播、血液传播和性接触传播。我国人群中 HBsAg 的携带率很高,主要是因为 HBV 通过母婴传播。HBsAg 和 HBeAg 双阳性的母亲所生婴儿的 HBV 感染率高达 95%;婴儿大部分在母亲的分娩过程中感染,10%～20% 可能来自宫内感染。血液传播途径除输血及血液制剂外,诸如注射器、刺伤、污染的外科器械、共用牙刷和剃须刀、通过昆虫叮咬等方式经微量血液也可传播。患者的唾液、汗液、精液、初乳、血性分泌物中均可能检查出 HBsAg,故密切接触和性行为传播也是 HBV 传播的重要途径。某些人群有较高的 HBV 感染率,其中包括肾透析患者、静脉吸毒者、血友病患者、男性同性恋者等。输血是感染 HBV 的途径之一。

（3）易感人群 抗-HBs 阴性者是 HBV 的易感人群,高危人群包括 HBsAg 阳性母亲孕育的新生儿、反复输血的患者(如血友病等)、HBsAg 阳性者的家属、血液透析患者、静脉药瘾者、多个性伴侣者以及接触血液的医务工作者等。

3. 临床表现 乙型肝炎的临床表现有以下几种类型。

（1）急性肝炎 表现为乏力、食欲低下、厌油、恶心、肝区痛、腹胀及尿色加深等,根据患者是否存在黄疸,可分为急性黄疸型肝炎和急性无黄疸型肝炎。

（2）慢性肝炎 分为轻度、中度和重度慢性肝炎三种,轻度慢性肝炎的临床表现类似急性肝炎。重度慢性肝炎除具备了轻度慢性肝炎的表现外,还常伴病面容、蜘蛛痣、脾肿大、肝掌、肝酶反复或持续升高。中度慢性肝炎的临床表现介于轻度与重度慢性肝炎之间。

（3）重型肝炎 分为急性、亚急性和慢性重型肝炎三种。①急性重型肝炎:发展迅速,极度乏力,消化道症状严重,神经、精神症状者表现为嗜睡、烦躁不安、昏迷及扑翼样震颤等。②亚急性重型肝炎:表现为极度乏力、黄疸病情加深、有出血倾向,有时会出现肝性脑病等。③慢性重型肝炎:临床症状与亚急性重型肝炎相似,但患者一般在慢性肝病的基础上发病。

（4）淤胆型肝炎 肝炎起病类似急性黄疸肝炎,自觉症状较轻,但黄疸较深。

（5）肝炎后肝硬化 分为活动性肝硬化和静止性肝硬化两种,前者症状类似于慢性肝炎,后者则无肝炎活动表现,症状轻或无特异性。

4. 实验室检查　①肝功能检查:血清胆红素、天门冬氨酸氨基转移酶、血清丙氨酸氨基转移酶及血清蛋白等可发生改变。②乙型肝炎的检测:血清学方法检测标志包括HBeAg、抗-HBe、HBsAg、抗-HBs 及抗-HBc 和 HBc-IgM 六项。③HBV-DNA 检测:当前主要检测 HBsAg,是 HBV 早期感染的最直接证据。④其他检查:包括尿常规、凝血酶原时间及血氨检测等,对肝炎的诊断有一定的指导意义。

5. 诊断　应根据流行病学资料、病原学检查、临床表现及其他实验室检查结果进行诊断。乙型肝炎疾病诊断明确后还应根据患者的临床症状体征、肝功能及血氨检测等结果进一步分型诊断。

6. 治疗原则　应以适当休息和合理营养为主,药物治疗为辅。具体包括护肝治疗、抗病毒治疗、并发症如消化道出血、肝性脑病及肝肾综合征等的治疗。

7. 预防　乙型肝炎的预防措施包括传染源的控制、阻断传播途径和保护易感人群。

(1)传染源的控制　隔离患者,感染者限制从事饮食服务、食品加工及托幼保育等工作,对献血人员进行严格筛选等。

(2)阻断传播途径　养成良好的个人卫生习惯,如一些生活用品严格按规定进行消毒处理,医疗器械要实行"一用一消毒"的原则,同时加强血液制剂管理等。

(3)保护易感人群　人群及新生儿应接种乙肝疫苗,暴露于 HBV 的易感者及 HBV 慢性感染母亲孕育的新生儿应注射乙型肝炎免疫球蛋白等。

(二)丙型肝炎

1. 病原学　HCV 属于黄病毒科丙型肝炎病毒属,基因组为线状单正股 RNA。HCV对有机溶剂较为敏感,10%的氯仿溶液可杀灭 HCV;1∶1000 溶液 37 ℃熏蒸处理 6 h、100 ℃5 min 或 60 ℃10 h 均可使 HCV 丧失传染性;血液制剂中的 HCV 可加变性剂或用80 ℃72 h 使之灭活。HCV 可引起丙型肝炎。目前对 HCV 尚不能通过血清分型,而根据基因序列同源性及亲缘关系分析可将世界各地分离到的毒株分成Ⅰ～Ⅵ型 6 个基因型,每个型又可分为亚型(a、b、c 表示)。欧美流行株多为Ⅰ型,而亚洲和我国流行的多为Ⅱ型。HCV 主要经血液或血液制剂传播,感染 HCV 后,抗 HCV-IgM 出现较早,持续时间短;抗HCV-IgG 出现较晚。但这些抗体在抗 HCV 感染中有何实际意义,是否具有保护作用,目前尚不十分清楚。

2. 流行病学　丙型肝炎呈全球性分布,无明确的地理界线。欧洲和美国的一般人群与供血者中抗 HCV 的阳性率为 0.4%～1.8%,但在受血者、血友病患者和静脉吸毒者中HCV 的感染率都非常高。我国针对 1995 年前后发生的丙型肝炎暴发流行事件对采供血工作进行了严格的管理,有效控制了因采、供血而导致的 HCV 感染。

(1)传染源　主要为急、慢性丙型肝炎患者和无症状 HCV 携带者,HCV 存在于血液、精液、泪液、唾液及阴道分泌物等中。

(2)传播途径　类似于乙型肝炎的,除母婴传播和经破损的皮肤黏膜传播之外,注射、输血、性接触及生活密切接触均可引起 HCV 的感染。血液传播包括输血和输注血液制剂,一般采血、注射和手术过程中使用污染的器具,医务人员及实验室人员在手术与实验过程中接触了污染血液,特别是当皮肤黏膜损伤时,很容易感染 HCV。经初步调查,输血后非甲非乙型肝炎的患者抗-HCV 阳性率可高达 80%以上。目前认为,反复输入多个献血员的血液或血液制剂者更容易感染丙型肝炎,输血 3 次以上者感染 HCV 的危险性可增高2～6倍。

(3) 易感人群 人类对 HCV 普遍易感。

3. 临床特点 临床表现与乙型肝炎的类似。但丙型肝炎中重型肝炎比较少见,而急性丙型肝炎转变为慢性肝炎则较乙型肝炎多。

急性丙型肝炎的潜伏期平均为 7.4 周(2～16 周),一般起病较隐匿,症状轻,仅有乏力、腹胀、食欲低下,ALT 升高,抗-HCV 阳性,HCV-RNA 阳性,有些患者也可无明显症状,仅有 ALT 升高。一部分患者 1～3 个月后症状消失,ALT 恢复正常,HCV-RNA 转为阴性,抗-HCV 滴度也逐渐降低,多半在一年内抗-HCV 消失。另一部分患者虽症状消失,ALT 恢复正常,但病毒复制仍持续存在,HCV-RNA 呈阳性或间歇阳性,抗-HCV 持续阳性。急性丙型肝炎有 50%～60% 可发展成为慢性丙型肝炎。

4. 实验室检查 包括病原学检查、HCV-RNA、抗-HCV 检测等。

(1) 病原学检查 主要包含 HCV 抗原和抗-HCV 检测。①HCV 抗原检测:感染 HCV 后 40 d 左右即可检测出 HCV 抗原,从而使 HCV 感染的窗口期进一步缩短。②HCV-RNA检测:HCV 感染后,血清 HCV-RNA 要比抗-HCV 早出现数周,检测血清 HCV-RNA 已成为早期 HCV 病毒血症的"金指标"。③抗-HCV 检测:抗-HCV 的确认试验一般采用重组免疫印迹法。利用 ELISA 法检测抗-HCV 的窗口期平均约为 70 d。抗-HCV 中,C22,C33-c 抗体出现的最早,抗-C 其次,NS$_1$ 及 NS$_4$ 抗体阳性率较低。因此,利用重组免疫印迹法检测抗-HCV 时,将各段抗体组合,可以提高抗-HCV 检测敏感度。

(2) 其他实验室检查 包括尿常规、肝功能及血氨检测等,有助于丙型肝炎的分型诊断。

5. 诊断 丙型肝炎的诊断要根据患者的症状体征、流行病学资料、肝功能检测及病原学检查等。丙型肝炎诊断明确后,还需根据患者的临床表现进一步作分型诊断,对患者治疗具有重要的指导意义。

6. 治疗原则 与乙型肝炎的基本相同。丙型肝炎的抗病毒治疗可选用 γ-干扰素,其他治疗原则如一般治疗、护肝治疗及治疗肝炎并发症等同乙型肝炎。

7. 预防 由于其传播途径与乙型肝炎基本一致,因此丙型肝炎的预防措施也同样包括控制传染源、切断传播途径和保护易感人群等。

四、输血相关嗜 T 淋巴细胞病毒感染

人类嗜 T 淋巴细胞病毒(human T-cell lymphotropic virus,HTLV)是最早发现的人类反转录病毒。HTLV 为 RNA 病毒,分为 HTLV-Ⅰ、HTLV-Ⅱ 型。HTLV-Ⅰ 型在体内主要感染 CD4$^+$T 淋巴细胞,流行广泛,对人类危害较大。

(一) 流行病学

HTLV-Ⅰ 感染主要流行于日本南部、加勒比海地区、非洲中部、美洲中部和南部、巴布亚新几内亚和澳大利亚等。据报道,HTLV-Ⅰ 在日本南部的感染率为 8.1%;在加勒比海地区的感染率为 2%～12%;美国 HTLV-Ⅰ/Ⅱ 的感染率＜1%;我国 HTLV-Ⅰ 感染率比较低,人群中 HTLV-Ⅰ/Ⅱ 抗体阳性率约为 0.3%。

HTLV-Ⅰ/Ⅱ 与细胞增殖反应有关。HTLV-Ⅰ/Ⅱ 的感染者是 HTLV-Ⅰ/Ⅱ 的传染

源,母婴垂直传播是 HTLV-Ⅰ感染的重要途径,尤其哺乳是 HTLV-Ⅰ感染的主要途径。输注 HTLV-Ⅰ阳性血液及血液制剂;使用未彻底消毒的注射器、针头等医疗器械均是 HTLV-Ⅰ传播的重要途径。

(二)临床特征

HTLV-Ⅰ感染与 T 淋巴细胞瘤、嗜 T 淋巴细胞白血病、HTLV 相关脊髓病和热带痉挛性下肢轻瘫的发病相关。但感染者仅有较少部分(≤2%)发生上述疾病。大部分没有任何临床症状。

(三)预防和控制

(1)全血、红细胞等血液制剂,保存 14 d 以上,HTLV 不再具有传播能力。

(2)严格控制输血指征,尽量减少或避免输注血液制剂。

(3)在 HTLV-Ⅰ/Ⅱ流行区,对献血员和血液制剂进行 HTLV-Ⅰ/Ⅱ抗体筛查。

五、可通过输血传播的其他疾病

(一)输血相关梅毒

病原体是梅毒螺旋体(treponema pallidum,TP)。TP 为厌氧寄生物,可在体内长期寄生和繁殖,具有较强的繁殖力和致病力,但体外生存能力较差,对高温敏感,对低温耐受力较强。主要是通过性接触传播,其次是通过胎盘传播和输血传播。常用的梅毒血清学试验包括梅毒螺旋体血凝试验(treponema pallidum hemagglutination assay,TPHA)、荧光螺旋体抗体吸收试验(FTA-ABS)、不加热血清反应素玻片试验(USR)、TP-ELISA、WB 等。

(二)输血相关巨细胞病毒

巨细胞病毒(cytomegalovirus,CMV)是人类疱疹病毒属中一种双链 DNA 病毒,通过感染的体液,如尿液、乳汁、血液、精液和宫颈液传播。正常人群中 CMV 抗体阳性率为50%~80%,随年龄增长比率增加。对免疫系统健全的人,CMV 感染基本不引起临床症状,但将带有 CMV 的血液及血液制剂输给早产儿、骨髓移植、组织器官移植、恶性肿瘤、AIDS 等免疫功能缺陷或抑制的患者,即可引起输血后 CMV 感染的临床症状,甚至引起死亡。

(三)输血相关疟疾

人体输注含疟原虫的血液可引起输血相关疟疾(malaria)。无症状携带者是输血传播疟疾的来源,输入带有疟原虫的血液引起的疟疾,症状与自然感染的疟疾相似,但潜伏期较短,一般为 7~10 d,个别可达 1 个月。疟原虫在室温或 4 ℃储存的血液及其成分中可存活1 周,所有含红细胞的血液成分均可传播疟疾。但有关报道称,血液储存 2 周,疟疾的传播就很少发生。

(四)输血相关弓形虫病

弓形虫病(toxoplasmosis)是一种人畜共患寄生虫病。其病原体的滋养体形似弓形,故名弓形虫,弓形虫是细胞内寄生的原虫,可侵犯除红细胞以外的各种组织细胞。弓形虫病的传播途径包括母胎传播、经口传播、器官移植和输血传播。因此,输入含有弓形虫的血液会感染疾病。

此外,还有许多病毒和微生物感染的疾病迄今没有被发现。我们应该高度重视输血可能感染疾病的危险性,采取有效措施,积极预防和控制输血相关感染性疾病的发生,以保护献血者、受血者和广大群众的健康。

六、输血感染性疾病的预防和控制

世界卫生组织提出的输血安全三大战略:从低危险性献血者中采集血液;严格筛查血液;临床合理用血。以上策略既降低了输血传播疾病的风险,又避免血液资源浪费。

(一)严格筛选献血者

目前,世界各国都规定必须对献血者严格筛查,包括献血者的既往医学史、一般体格检查和严格的血液检查。根据国内外经验总结,输用无偿献血者的血液,受血者发生输血传播疾病的危险性低于输用有偿献血者的血液。因此,必须大力提倡无偿献血,减少有偿献血,严格筛选献血者。

(二)加强消毒技术和医务人员的自我保护

消毒是切断传染病传播途径的重要措施之一,目的是消除或杀灭存留在各种传播媒介上的病原体,以预防和控制传染病的发生。医务工作人员应加强自我保护,除了穿防护衣、戴防护手套、眼镜外,还应防止尖锐物体刺伤皮肤并加强工作室及器械的消毒工作。

(三)加强采血和血液制剂制备的无菌技术操作

采血、血液成分制备过程复杂,发生细菌和病毒污染的机会很多,一定要严格按照技术操作规程进行。凡是国家卫生和计划生育委员会、中国疾病预防控制中心、国家药典委员会、国家食品药品监督管理总局和中国药品生物制品检定所等颁布的有关输血方面的法律法规与技术标准均必须遵循。1996年底之前我国单采血浆主要是用手工操作,要采两次血和回输两次红细胞,因此献血者可能发生感染的机会增多,故国务院发布的《血液制剂管理条例》规定一律使用机器作单采血浆。

(四)对血液制剂进行病毒灭活

对血液制剂的病毒灭活是保证输血安全的另一道防线。虽然对献血者严格筛选和血液制剂加工严格操作,可大大提高血液的质量和安全度,但不能完全控制病毒传播,这是因为在病毒感染的初期,人体尚未产生相应抗体,或抗体水平甚低,未达到可检出水平;实验方法、试剂的敏感性和准确性限制、人为差错等均可影响检出率。此外,有些可引起输血传播的病毒与微生物,我们尚无有效的检测方法,或根本还没有发现。因此,在此情况下,对血液制剂进行病毒灭活,可以最大程度上保证输血安全。国内常采用亚甲蓝灭活技术对血浆制品进行病毒灭活。

(五)合理用血

大力提倡成分输血和自体输血,因输血可能发生一系列不良事件。据美国资料统计,采用血清学试验方法,每单位血传播病毒的危险性估计如下:HIV 为 1/49.3 万,HCV 为 1/10.3 万,HBV 为 1/6.3 万,HTLV 为 1/64.1 万。所以对患者输血时,应当权衡利弊,合理用血,严格掌握输血适应证,避免一切不必要的输血。在确定需要输血时,选择适当的血液及其成分。一般认为自体输血是比较安全的。

七、血液制剂病毒检测技术

我国规定采供血机构必须筛查的输血相关疾病检测项目有:艾滋病,检测特异性抗体1/2型;乙型肝炎,检测 HBsAg;丙型肝炎,检测丙型肝炎抗体;梅毒,颗粒凝集实验检测反应素抗体或 TP-ELISA 法检测特异性抗体;谷丙转氨酶(ALT),赖氏法或速率法。

放射免疫法(RIA)是十分灵敏的方法,但由于涉及放射物污染处理和设备条件问题,在输血系统基本不用。中和试验、WB 等因操作烦琐费时,亦不常采用。血液制剂病毒检测通常采用结果准确又易于批量操作的 ELISA 和 NAT,见表 11-3。

表 11-3 抗-HIV1/2、HBsAg、抗-HCV 的检测方法

检测项目	标 本	筛查方法	确认方法
抗-HIV1/2	血清或血浆	ELISA、金标快速法	WB、RIBA、中和实验、NAT
HBsAg	血清或血浆	ELISA、金标快速法	中和实验、NAT
抗-HCV	血清或血浆	ELISA	RIBA、NAT

(一) ELISA

ELISA 检测技术以酶标板为载体,高灵敏度,高特异性,适合批量检测,自动传输结果,稳定和无放射性污染。随着 ELISA 分析仪器的自动化发展,使得 ELISA 检测方法更加快捷、方便。通常采用 ELISA 法检测 HBsAg、HCV 抗体、HIV 特异性抗体1/2型。

1. 原理 ELISA 的基础是抗原或抗体固相化及抗原或抗体的酶标记。结合在固相载体表面的抗原或抗体仍保持其免疫学活性,又保留酶的活性。在测定时,使受检标本与固相载体表面的抗原或抗体起反应。用洗涤的方法使固相载体上形成的抗原抗体复合物与液体中的其他物质分开。再加上酶标记的抗原或抗体,也通过反应而结合在固相载体上,此时,固相载体上的酶量与标本中受检物质的量会呈一定的比例。加入酶反应的底物后,底物被酶催化成为有色产物,产物的量与标本中受检物质的量直接相关,故可根据呈色的深浅进行定性或定量分析,由于酶的催化效率很高,间接地放大了免疫反应的结果,使测定方法达到很高的灵敏度。

2. 检测类型

(1)间接法 将已知特异性抗原包被在固相载体上,加被测抗体的标本,再加入酶标记的抗人免疫球蛋白,可间接检测被测标本的抗体(图 11-2)。

(2)直接法(双抗原夹心法/一步法) 将已知的特异性抗原包被在固相载体上,加被测抗体标本,再加入酶标记的第二种特异性抗原,可直接检出被测标本的抗体,优点是标本不需要稀释,比间接法更敏感和特异。

(3)双抗体夹心法 将已知的特异性抗体包被在固相载体上,加被测抗原标本,再加入酶标记的第二种特异性抗体,可直接检出被测标本的抗原。

(4)竞争法(竞争抑制法) 被测标本中的抗体与一定量的酶标抗体竞争性地同固相抗原结合,标本中抗体量越多,结合在固相上的酶标抗体就越少,结果阳性反应颜色浅于阴性。

3. 设备、试剂要求 为保证 ELISA 的灵敏性和特异性,需选择精良的设备和优良的试剂(表 11-4),必须使用持有国家卫生和计划生育委员会颁发的生产许可证和批准文号的厂家生产的,并经中国药品生物检定所检定合格、贴有防伪标签的试剂。并严格试剂的质

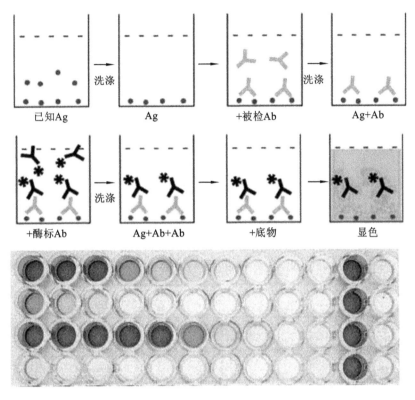

图 11-2 间接法检测抗体

量控制。

(1) 每批试剂都要做质检,合格后方可使用。

(2) 每批试剂使用时都要做室内质控。

(3) 不同批之间的试剂不准混合使用。

(4) 按规定温度保存,在有效期内使用。

表 11-4 ELISA 试剂及方法的选择

试 剂	推 荐	原 理
抗-HIV 检测试剂	第三代	双抗原夹心法
抗-HCV 检测试剂	第三代	间接法
HBsAg 检测试剂	第四代	双抗体夹心法

4. 操作流程 ELISA 法操作流程见图 11-3。

(二)核酸扩增技术

机体感染某种病原体后,并不能立刻检测到相应的生物学标记。我们将病原体入侵人体至检测到相应抗原或抗体存在的时间周期称为窗口期。窗口期漏检严重影响血液制剂安全。不同的检测技术,因为其敏感性及特异性均存在差异,即使针对同一生物学标记,窗口期亦有所不同(表 11-5)。NAT 是直接检测病原体核酸的一系列技术的总称。现有的ELISA 血液筛查系统,HCV 漏检风险约为两万分之一;HIV 由于检测的样本量不够,还没有相关数据;由于 HBsAg 窗口期较长(56 d),以及隐匿性感染等原因,漏检率也较高,约为

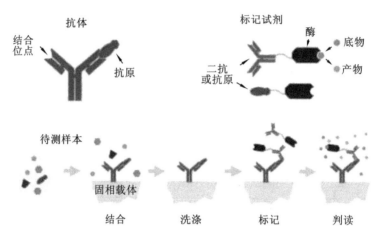

图 11-3 ELISA 法操作流程图

几千分之一。国际数据显示,采用核酸检测,输血传播 HCV、HIV 风险残余率降到百万分之一以下。

表 11-5 ELISA 和 NAT 检测病毒窗口期比较

窗口期	ELISA/d	NAT/d
HBV	56(HBsAg)	24(DNA)
HCV	70(抗-HCV)	12(RNA)
HIV	22(抗-HIV1+2)	11(RNA)

NAT 筛查技术通常包括 PCR 和转录介导的扩增技术(transcription-mediated amplification,TMA)。

1. PCR 常用于献血者的 DNA 病毒如乙肝病毒的实验室筛查。

(1)原理 利用碱基互补配对原则和半保留复制原则将单个或少量 DNA 片段扩增到数个数量级,生成数千至数百万特异性 DNA 拷贝序列。

(2)实验步骤 PCR 包括变性—退火—延伸三个基本反应步骤。①变性:模板 DNA 经加热至 93 ℃一定时间,双链 DNA 解离成为单链。②退火(复性):模板 DNA 经加热变性成单链后,当温度降至 55 ℃左右,引物与模板 DNA 单链的碱基互补序列配对结合。③延伸:在 TaqDNA 聚合酶的作用下,DNA 模板-引物结合物以 dNTP 为反应原料,靶序列为模板,按碱基互补配对原则与半保留复制原理,合成一条新的与模板 DNA 互补的半保留复制链。重复变性—退火—延伸三个过程就可获得更多的"半保留复制链",新链又可成为下次循环的模板。循环 20~30 次可以将目的 DNA 扩增上百万倍,大大提高了乙肝病毒的检出率。

(3)PCR 反应五要素 引物、酶(TaqDNA 聚合酶)、dNTP、模板和缓冲液(其中需要 Mg^{2+}),是 PCR 反应体系中缺一不可的五大要素。

2. TMA 通常用于 RNA 或 DNA 病毒株筛查,如对献血者进行 HIV-RNA、HCV-RNA、HBV-DNA 等的扩增和检测。

(1)原理 转录扩增的过程,它是用两种酶,逆转录酶和 T7 RNA 聚合酶,在酶催化下扩增出上亿的 RNA 序列拷贝。

(2)实验步骤 ①目标捕获:使用洗涤剂破坏病毒包膜或衣壳,释放 RNA 或 DNA;捕获寡核苷酸结合到病毒核酸(至少 2 个保守区域)及内标分子,然后与磁性微粒的互补序列结合。②扩增:使用 MMLV 逆转录酶和 T7 RNA 聚合酶,逆转录酶用于生成一个具有目标序列的 DNA 拷贝,再以转录后生成的 DNA 为模板,通过 T7 RNA 聚合酶催化,生成多个 RNA 扩增拷贝。③检测:标记有化学发光分子的检测探针,然后对扩增后的病毒核酸序列进行特异性检测。将检测到的内标分子信号和病毒核酸信号利用软件进行分析,报告样品检测结果。

(3)优势 TMA 可以在一支试管内实现多个病毒的同时检测,大大简化了检测过程、降低了检测成本。

(三)核酸扩增技术筛查平台

通常以单样本检测(individual donor testing,IDT)和混合样本检测(pooled testing)两种方式进行。两种方法各有利弊:单样本检测可提高病毒的检出率,但耗资较大且操作烦琐;混合样本检测可大大提高检测效率、降低检测成本,较适合大样本筛查,但降低了检测方法的灵敏度。

与传统的 ELISA 筛查系统相比,NAT 检测技术灵敏度更高,可有效缩短窗口期,减少病毒经血液传播。NAT 不受个体间免疫反应差异的影响,可检出标本中的极微量核酸,大大缩短病原体的窗口期,提高其检出率。因此,NAT 技术可使输血传播疾病的危险性降到最低。现约有 20 多个国家和地区将 NAT 用于献血者的常规血液筛查。2010 年初,国家卫生部(现更名为国家卫生和计划生育委员会)开始在 12 个省市的 15 家血液中心开展核酸测试技术试点工作。通过试点运行,我国将建立符合中国国情的 NAT 检测质量控制系统,致力于将我国的血液安全提升到一个新的高度。

▌知识链接▐

WHO 不良事件报告和学习系统指导草案:从失败中不断学习、积累经验,从信息采集到相应措施实施都旨在加强患者安全。衡量这种系统的有效性不仅要通过简单的数据报告和分析,而且要通过监控体系确保病患安全。血液监控体系监控从血液采集到临床应用整个输血链中发生的所有不良事件,并对所报告的不良事件进行数据或原因分析,以便及时采取相应措施将此类不良事件发生率降至最低。为增加血液制剂的安全性、有效性,充分发挥血液监控体系的重要功能,实现血液监控信息资源全球共享意义深远。我国已逐步开展不良事件报告分析制度,提高血液制剂安全。

第四节 输血相关疾病的流行病学及统计分析

输血和大多数临床治疗技术一样,存在一定的风险,输血风险主要是由免疫性输血风险和输血感染性风险两大类相关的安全问题所构成。输血相关疾病在人群中的分布、发生和流行情况,相关影响因素,高危人群的发现及输血相关疾病的预防和控制等工作,都需要借助于流行病学及卫生统计学的原理和方法。

一、输血流行病学的研究方法

(一)描述性研究

描述性研究(descriptive study)是指利用常规监测记录或通过专门调查获得的资料(包括实验室检查结果),进行比较分析,获得疾病三间(人群、地区、时间)分布的特征,进而提出病因区、不同时间及不同人群的特征进行分组,描述人群中疾病、健康状态或暴露因素的分布情况。

描述性研究在输血流行病学研究中一般用于目标人群中输血相关疾病或相关安全问题的现患状况及其相关因素的现况调查,是对输血相关疾病危害严重程度、疾病的临床和亚临床特征以及未知症候群进行描述的研究方法。它通过描述输血相关疾病在某特定时间、人群及地区的三间分布情况,找出某些因素与疾病的关系,从而提供病因线索。

描述性研究主要运用现况研究的方法,研究特定时点或期间和特定范围内人群中的有关变量与疾病或健康状况的关系,即调查这个特定群体中的个体是否患病和是否具有某些变量或特征等情况,从而探索具有不同特征的暴露情况与疾病或健康的关系。描述性研究又称为横断面研究(cross-sectional study)或患病率研究(prevalence study)。

(二)队列研究

队列研究(cohort study)又称为前瞻性研究(prospective study)或随访研究(follow-up study),是分析流行病学研究中的重要方法。

队列研究是在一个特定人群中,根据研究对象是否暴露于某研究因素或其不同水平将研究对象分成暴露组与非暴露组,随访一定时间,比较两组之间研究结局(如疾病、死亡等)发生率的差异,以分析暴露因素与研究结局之间的关系。其基本特点:属于观察法、设立对照组、由"因"及"果"和能确证暴露与结局的因果联系。

(三)病例对照研究

1. 基因原理 病例对照研究(case-control study)是以现在确诊的患有某特定疾病的患者作为病例,以不患有该病但具有可比性的个体作为对照,通过询问,实验室检查或复查病史,搜集既往各种可能的危险因素的暴露史,测量并比较病例组与对照组中各因素的暴露比例,经统计学检验,若两组差别有意义,则可认为该因素与疾病之间存在着统计学上的关联。

2. 研究类型 病例与对照不匹配:在设计所规定的病例和对照人群中,分别抽取一定量的研究对象,一般对照数目应等于或多于病例人数;病例与对照匹配:即要求对照在某些因素或特征上与病例保持一致,目的是对两组进行比较时排除匹配因素的干扰。例如,以性别做匹配因素,在分析比较两组资料时,可避免由于两组性别构成不同对疾病和研究因素的影响。

3. 病例对照研究的实验设计与实施 实验设计的一般步骤是提出病因假设、制订研究计划、收集资料、资料整理与分析并提出研究报告;研究的具体实施包括提出病因假设、明确研究目的、选择适宜的对照形式、病例与对照的来源与选择、样本量的估计和研究资料的收集。

4. 资料的整理与分析

(1)资料的整理 原始资料的核查,即对所收集的资料要经过核查、修正、补充或剔除;对所有资料进行双份录入,编码输入计算机。

(2)资料的分析 描述性统计,即描述研究对象的一般特征,病例组和对照组的均衡性检验;统计性推断,即病例对照研究中,病例组的暴露比值与对照组的暴露比值之比称为比值比(odds ratio,OR)。比值比表示疾病与暴露之间联系强度的指标。比值是指某事物发生的可能性与不发生的可能性之比。

(四)实验流行病学研究

实验流行病学(experimental epidemiology)是指将来自同一总体的研究人群随机分为实验组和对照组,研究者对实验组人群施加某种干预措施后,随访并比较两组人群的发病(死亡)情况或健康状况有无差别及差别大小,从而判断干预措施效果的一种前瞻性研究方法,又称为干预性研究(intervention study)、流行病学实验(epidemiological experiment)研究。根据不同研究目的和研究对象,流行病学实验可分为临床试验、现场试验和社区试验。

(五)筛检

筛检是运用快速、简便、灵敏的试验、检查或其他方法,将人群中那些可能有病或缺陷、但表面健康的个体,同那些可能无病者鉴别开来。它是从健康人群中早期发现可疑患者的一种措施,不是对疾病做出诊断。筛检试验(screening test)就是用于识别健康人群中未被发现的某病患者或可疑患者,或者是高危个体的特殊方法。它可以是问卷、常规体格检查,或者是内窥镜、X线等物理学检查,也可以是血清学、生物化学等实验室检验,甚至是基因分析等高级分子生物学技术。筛检试验应具备简单、廉价、快速、安全、容易被群众接受、良好的可靠性与精确性。

(六)循证输血医学

输血医学是一门独立性的综合性学科,涉及临床医学、流行病学、血液学、免疫学、分子生物学等学科。输血是临床治疗的重要手段之一,在发挥临床疗效的同时,又可能给患者带来风险,例如输血不良反应、输血传播性疾病等。因此,在输血医学中应用循证医学对保障输血安全极为重要。与其他治疗过程一样,输血也需要"临床专业知识与患者情况和最佳科学证据的结合",以求最大限度提高输血决策的质量,趋利避害,使患者获得更好的临床疗效和生存转归,减少血液传播性疾病和不良反应的发生。循证医学(evidence based medicine)应贯穿于无偿献血者的招募、血液采集、血液检测乃至临床输注的整个过程。

1. 基本方法 循证医学的基本方法在临床输血工作中的运用即为循证输血医学(evidence based transfusion medicine)。循证输血医学的任务主要涵盖三个方面。①安全用血:如何更好地把握输血指征,提高输血安全性,尽可能减少输血不良事件的发生;②科学用血:如何尽可能更好地提高患者携氧能力或凝血功能,做到成分输血、一血多用,提高输血疗效;③节约用血:如何尽可能地节约血液资源,减少不必要输血,严格把握能不输则不输,能少输则不多输的原则,即回答要不要输血?输多少?什么时候输及输什么成分血等问题。

2. 循证输血医学对输血医学发展的意义

(1)指导临床输血工作中的医疗决策。采用阈值决策法可使临床医师更好地掌握输血指征。例如,是限制性输血(以血红蛋白<7 g/L 为输血指征)好,还是开放性输血(以血红蛋白<100 g/L 为特征)好?要解决此问题,可应用循证输血医学查阅相关的系统评价

或荟萃分析等高质量文献。文献质量越高,就越能指导临床输血。根据国外研究者在危重患者中进行的多项多中心、大样本、双盲对照试验结果,均认为限制性输血比开放性输血好,这就为各国输血指南的制定提供了样本可靠的依据。

（2）指导输血医学领域的科研方向和科研活动,帮助提出问题、解决问题、验证结论,促进学科的发展。

（3）促进与规范输血医学教育活动。循证医学之所以能引起全球医学界的高度重视并在全球范围内迅速兴起,是因为循证医学教育是解决传统医学教育缺陷的有效途径,可以使医学生和医务工作者学会掌握自我更新医用知识和临床技能的方法与技巧。

（4）加强输血医学领域的管理工作,包括质量管理工作,促进新实验方法建立、新实验项目开展等多种医疗活动的科学化、规范化。

二、输血流行病学的统计

（一）基本概念

1. 总体与样本　总体（population）为根据研究目的确定的研究对象的全体。例如,输血与 HBV 的研究以输血的人群作为目标总体。从研究总体中抽取少量有代表性的个体,称为抽样;对这些个体组成的样本进行深入的观察与测量,获取数据;利用统计学知识,透过样本数据对研究总体的规律进行推断。

2. 同质与变质　一些个体处于同一总体,就是指他们具有同质性。然而,同一总体内的个体间存在差异,这种现象称为变异（variation）。例如,同性别、同年龄的供血对象具有同质性,属于同一个总体,但他们的身高、体重又存在变异。统计学的任务就是在变异的背景上描述同一总体的同质性,揭示不同总体的异质性。例如,为研究输血次数不同的地贫患者进行骨髓移植的效果是否不同,从不同输血次数的两个患者总体中各抽取一份样本,比较两组患者移植后的成功率。

3. 变量的类型　对总体中每个个体的某项特征进行测量和观察,这种特征称为变量。变量分为定性与定量两种类型。

定性变量中最常见的是分类变量或名义变量。例如,职业是一个分类变量,其可能的"取值"不是数字,而是工人、农民、学生等,这些称为分类变量的水平。最简单、最常用的分类变量是二分类变量,例如,性别（男、女）和疾病（有、无）等。另一类定性变量是有序变量或等级变量,其可能的"取值"中自然地存在着次序。例如,对疾病输血的疗效可给出 4 个选项:治愈、显效、有效、无效;实验室检验常用－、±、＋、＋＋、＋＋＋表示测量结果。

有时为了数据分析的方便,可将一种类型的变量转化为另一种类型。但变量只能由"高级"向"低级"转化:定量→有序→分类→二值;不能作相反方向的转化。在定量变量中,离散型变量常常通过适当的变换或连续性校正后借用连续型变量的方法来分析。

4. 参数与统计量　参数指总体中全部变量值所得的特征值（如疾病的发生率、平均水平）,参数为常数。统计量指通过样本观察值计算的指标值（样本的平均数、发生率）,统计量为变异数。用样本均数这个统计量来近似地反映总体均数这个参数,称之为参数估计和参数检验。

5. 设计与分析　统计学方面的设计是医药卫生科研设计不可或缺的部分。医药卫生科研主要有两大类:干预性研究（intervention study）和观察性研究（observational study）。

医学干预试验可以通过规定对象的准入条件、随机化、重复、匹配以及盲法等措施来控制主要的混杂因素;对于观察性研究通过精心设计抽样方法,确保全面、无误地记录可能有用的信息。这些都属于设计的范畴。设计不仅要符合统计学原则,运用统计学方法和技术,而且,在设计的时候要明确日后用什么统计方法处理数据。只有明确了设计的样式和分析的方法才得以进一步考虑数据应当如何收集、样本量应当多大。

一定的设计样式决定了一定的数据分析方法;不同设计下获得的资料常常要用不同的方法来分析。例如,流行病学中的病例-对照研究(case-control study),成组对照的资料和个体对照的资料形式上都是一个 2×2 表,但分析方法却不同。

(二)流行病学资料统计工作的基本步骤

1. 设计 即制订调查研究和实验研究的计划。设计前,研究者必须充分了解有关情况,对于如下问题要周密考虑、统筹安排:什么是研究目的和假说? 什么是研究总体、研究对象和观察单位? 如何抽取样本? 应抽取多少观察单位? 对研究对象是否施加干预和如何施加干预? 如何设置对照? 如何安排处理? 需要收集哪些原始资料和如何获取这些资料? 需要设置哪些指标来观察研究结果? 如何对资料进行整理汇总和计算有关统计指标? 如何控制误差和偏倚等?

2. 收集资料(collection of data) 即取得准确可靠的原始数据。统计资料主要来自以下几个方面。①统计报表,如法定的传染病报表、职业病报表、医院工作报表等。②经常性工作记录,如卫生监测记录、健康检查记录等。③专题调查或实验研究。④统计年鉴和统计数据专辑。

3. 整理资料(sorting data) 首先,要对原始数据进行清理、检查、核对和纠正错误等;接着,根据研究目的,将原始数据合理分组并归纳汇总等。例如,如果要分析对比某项指标输血 HIV 感染率的性别差异,必须将原始数据分为男、女两组归纳汇总;如果还要分析年龄差异,必须将原始数据在按性别分组的基础上,再按不同年龄分组汇总。

4. 分析资料(analysis of data) 包括两个方面。①统计描述:指选用恰当的统计指标(统计量),选用合适的统计表与统计图,对资料的数量特征及其分布规律进行测定和描述。②统计推断:指由样本信息推断总体特征,包括由样本统计指标(统计量)来推断总体相应指标(参数),称为参数估计;由样本差异来推断总体之间是否可能存在差异,称为假设检验。

(三)计量资料的统计分析方法

1. 计量资料的统计描述 包括描述集中趋势的统计指标:对于连续型定量变量,平均数是应用最广泛、最重要的一个指标体系,它常用于描述一组同质观察值的集中趋势,反映一组观察值的平均水平。常用的平均数有 3 种:算术均数、几何均数和中位数。描述离散趋势的统计指标:同一总体中不同个体间存在的差异称为变异。常用的描述离散趋势的统计指标包括极差、四分位数间距、方差、标准差和变异系数(coefficient of variation,CV)。

2. 计量资料的统计推断 包括均数的抽样误差与标准误。由于生物固有的个体变异的存在,从某一总体中随机抽取一个样本,所得样本统计量与相应的总体参数往往是不同的,这种差异称为抽样误差(sampling error)。抽样误差是不可避免的,但可被认识,并能估计其大小。反映均数抽样误差大小的指标是样本均数的标准差,通常称为均数的标准误

(standard error of mean,SE)。常用 t 分布。t 分布特征如下：单峰分布,以 0 为中心,左右对称;ν 越小,t 值越分散,曲线的峰部越矮,尾部越高;随着 ν 逐渐增大,t 分布逐渐接近标准正态分布;当 ν 趋向 ∞ 时,t 分布趋近标准正态分布,故标准正态分布是 t 分布的特例。总体均数的估计:参数估计分为点估计和区间估计。点估计是直接利用样本统计量的一个数值来估计总体参数。点估计没有考虑到抽样误差的大小,故难以反映参数的估计值对其真值的代表性。

3. 假设检验的基本思想　对所估计的总体首先提出一个假设,然后通过样本数据去推断是否拒绝这一假设,称为假设检验。它是利用小概率反证法思想,在假设 H_0 成立的条件下,计算检验统计量(test statistic),然后根据获得的 P 值来判断。其基本步骤为建立检验假设、确定检验水准、计算统计量、确定 P 值和做出推断。

4. t 检验　以 t 分布为基础的检验称为 t 检验。t 检验的应用条件是:①随机样本;②来自正态分布总体;③均数比较时,要求两总体方差相等(方差齐性)。t 检验包括单样本资料的 t 检验和配对设计资料的 t 检验。

5. 应用假设检验需要注意的问题　每一种假设检验方法都有相应的适用条件,在实际应用中,应根据设计类型、变量类型、样本大小等因素选择合适的检验方法;正确理解 P 值的意义,P 值很小时"拒绝 H_0,接受 H_1",但是不要把很小的 P 值误解为总体参数间差异很大。拒绝 H_0 只是说差异不为零,P 值小只是说犯 I 类错误的机会远 $<\alpha$。所以在报告检验结论时,如果 $P<\alpha$,宜说差异"有统计学意义"(statistically significance),同时写明 P 的数值或相应的不等式。将 $P<0.05$ 说成"差异显著",将 $P<0.01$ 说成"差异非常显著"都是不对的;结论不能绝对化,因统计结论具有概率性质,故不要使用"肯定"、"一定"、"必定"等词。

(四) 分类资料的统计分析方法

1. 分类资料的统计描述　定性变量分为多分类变量和二分类变量,这些变量均可以通过频率分布表描述其分布特征。定性资料的基础数据是绝对数,如某年发生输血相关疾病的人数,但绝对数通常不具有可比性。描述一组定性资料的数据特征,通常需要计算相对数,如输血相关疾病的治愈率、病死率等。

2. 描述人口学特征的常用指标　人口学的基本特征包括性别、年龄、文化、职业等,其中最常用的是性别和年龄。

3. 疾病统计常用指标　疾病统计的单位可以用患者,也可以用病例。前者是指在观察期内一个人是否为患者,后者指一个人每发生一次疾病就算一个病例。一个患者可以先后患数次同一种疾病或同时患数种不同的疾病。

4. 率的标准化法　如果两组个体的年龄、性别、工龄、病情等因素在两组内的构成存在差异,则粗死亡率、粗发病率、粗治愈率等不能直接进行比较。为消除两组个体其他因素构成不同的影响,需要首先对两组数据做标准化处理。标准化法的关键是选择一个"标准",在这个共同的"平台"上比较两组资料。

5. 分类资料的统计推断　从同一总体中随机抽取观察数相等的多个样本,样本率与样本率之间、样本率与总体率之间也会存在差异,称为率的抽样误差。率的抽样误差用率的标准误表示;总体率的区间估计常用正态近似法查表法。χ^2 检验是假设检验的一种检验方法。χ^2 检验的用途非常广泛,不仅可以用于推断单个样本的频率分布是否等于某种给定的理论分布,还可以检验两个或两个以上样本的总体分布是否相同。例如,病情相似的 169 名外科手术患者中,手术后输血患者 85 例,术后无输血的 84 例,手术后 2 周的疗效见表 11-6。可得知手术后输血与无输血的愈合率有无差别。

表 11-6 手术后输血与无输血患者 2 周后疗效

处 理	愈 合	未 愈 合	合 计	愈合率/(%)
术后输血	64(57.84)	21(27.16)	85	75.29
术后无输血	51(57.16)	33(26.84)	84	60.71
合计	115	54	169	68.05

（五）现场调查资料的分析计划和步骤

1. 资料分析方法的选择原则 明确现场调查的类型、分析研究资料是否存在混杂偏倚、分析方法由浅入深。

2. 现场调查资料分析的计划和步骤 资料的整理:原始数据的归纳整理及核对和数据库的建立和资料输入;数据的统计描述;统计推断,对统计指标(如均数、患病率等)的差别和关联性进行分析和推断,即假设检验。对于计量指标,符合正态分布者,两组间比较采用成组 t 检验或校正 t 检验,多组间比较采用方差分析,组内治疗前后比较采用配对 t 检验;不符合正态分布者,两组间比较采用 Wilcoxon 秩和检验,多组间比较采用 Kruskal-Wallis 秩和检验,组内治疗前后比较采用符号秩和检验。分类计数指标的比较采用 χ^2 检验或 Fisher 精确检验;等级计数指标的比较采用 Wilcoxon 秩和检验;校正中心效应的疗效比较采用 CMH χ^2 检验。必要时进行多因素分析。假设检验一般采用双侧检验,给出检验统计量及其对应的 P 值。当 $P \leq 0.05$ 时,可认为差异有统计学意义。

3. 描述性现场调查研究资料的分析 根据不同的人口学特征,计算不同时间、不同地区或其他相关特征人群的疾病发病率、患病率和死亡率等,了解疾病在人群、时间及地区分布和其他特征上的基本情况;运用统计学方法分析疾病在人群、时间及地区分布和其他特征上的差异是否有显著性意义,还可进一步分析影响分布的因素及某种分布特征与其他因素的关联强度,提供病因学研究的线索及干预效果评价的基线资料。常用的统计学方法包括 t 检验、方差分析、卡方检验及相关回归分析等。

4. 分析性现场调查研究资料的分析 分析性研究资料主要包括病例对照研究资料和队列研究资料。病例对照研究资料分析方法和步骤包括统计描述、均衡性检验、不同类型病例对照研究资料的分析和分层分析及多因素分析;队列研究资料的分析是队列研究结束后,先进行描述性分析,按年龄、性别、职业等将研究对象分组,并分别计算各研究组在随访期疾病的发病率和死亡率,比较暴露组与非暴露组的差别。同时,分析暴露组暴露于某种可疑危险因素后疾病发病或死亡增加的倍数,建立各种回归模型,如 logistic 回归模型等。

小 结

输血已成为临床上治疗和辅助治疗的重要手段,但任何血液及其成分的采集制备和输注都可能对受血者有一定的危险性。输血不良反应的发生与血液制剂质量及输血前实验室检查有关。血液制剂的病原体筛查直接影响输血传播疾病的发生,采用规范的、高度灵敏的实验室检查,可有效缩短病原体的检测窗口期,提高血液制剂安全。此外,在输血治疗前,严格控制输血指征、规范采供血操作、落实输血前实验室检查、认真核对临床用血、分析输血不良事件等,既可提高血液制剂安全,又可提高血液制剂疗效,避免血液资源浪费。输血相关疾病的流行病学及统计分析充分阐述输血流行病学的研究方法,为达到输血安全作进一步分析;医学统计学是根据统计学的原理和方法,研究医学数据收集、表达和分析的一门应用学科,可对输血医学实践进行回顾性分析和总结。

思 考 题

1. 献血不良反应的处理措施有哪些?

2. 输血不良反应分为几级? 分级标准是什么?

3. 临床常见的输血不良反应包括哪些? 哪些输血不良反应与白细胞有关?

4. 开展 HLA 特殊献血有何意义?

5. 患者于输血后 15 min,出现寒战、发热伴血红蛋白尿,应首先考虑何种输血不良反应?

6. 常见输血传播疾病有哪些? 如何有效降低筛查指标的窗口期?

7. 建立血液监控体系,对输血不良事件进行报告分析的重要意义有哪些?

8. 流行病学实验研究与队列研究的主要区别是什么?

9. 某研究人员想了解多次异体输血人群中,输血传染病的发生情况及其初步的病因线索,应该采取哪种研究设计方法? 写出研究的方案。

(焦晋山　朱春燕)

第十二章　用　血　管　理

输血是一个包括血液及其成分的质量和供血者、受血者安全与服务的复杂过程,在输血领域实施用血管理的最终目的是安全输血与提高输血疗效。用血管理是指医疗机构在血液输注的全过程中,对血液成分制剂质量和临床血液输注各环节的程序进行规定、指导、控制和改进。它涉及医院输血科(血库)、医院用血管理委员会、临床用血过程、临床科室用血及全过程的质量控制等内容。

第一节　医院输血科

医院输血科(transfusion of department)(血库)是医院开展输血相关诊疗活动,保障临床安全用血的科室,应严格按照国家卫生部(现更名为国家卫生和计划生育委员会)《医疗机构临床用血管理办法》、《临床输血技术规范》等法律法规的规定开展工作,同时亦应遵循本地区的相关行业标准。

一、输血科的主要职责

(一) 建立临床用血质量管理体系,推动临床合理用血

在医院临床用血管理委员会的领导下,建立覆盖从临床医生评估患者输血必要性到输血治疗完成后全过程的质量管理体系,目的是推动临床合理用血,确保临床输血治疗的安全性和有效性。

(二) 负责制订临床用血储备计划,协调临床输血治疗用血

医院临床用血管理委员会应根据本院临床用血需求,制订本单位临床用血年度计划,输血科(血库)依据临床用血计划制订合理可行的临床用血储备计划。平时应有基本的血液储备保证临床用血,原则上储血基数一般应≥3 d 的急救用血量。输血科(血库)在接到血站供血的预警信息后,有义务及时报告医务管理部门,并会同医务管理部门向全院发布血液供应预警信息,在确保紧急抢救用血的前提下协调各临床科室的用血申请,保障医疗安全。

(三)负责血液预订、入库、储存、发放工作

血液预订、入库、储存、发放是血液库存管理工作的主要内容。设置库存警戒线,保障临床抢救用血;血液储存、运送符合国家有关标准和要求是库存管理的中心工作内容。

(四)负责输血相关免疫血液学检测工作

输血科(血库)应常规承担血型复检、交叉配血和不规则抗体筛查的输血相关免疫血液学检测。同时要承担鉴定输血不良反应发生后的溶血性、发热性输血反应及其他输血不良反应的实验室检测等工作。

(五)参与推动自体输血等血液保护及输血新技术

输血治疗在缓解患者病情、挽救患者生命的临床诊疗活动中有着其他药物和治疗手段不可替代的独特价值。但异体血的输注始终存在我们不可预期和掌控的输血严重危害(输血传染性疾病、输血不良反应、输注无效)发生的风险。对符合条件的患者采取自体输血等血液保护的新技术,既降低了输血严重危害发生的风险,同时又节约了宝贵的血液资源。

(六)重大临床用血不良事件的调查

重大不良输血事件危及医患双方的健康、患者的疾病诊治和公共卫生。输血科医师应及时深入临床科室,指导临床医生做好相关急救处置、协助调查重大输血不良事件发生的原因,并在患者、血站、医院三方均在的情况下,封存未输完的血液以备进一步调查和研究。

(七)参与特殊输血治疗病例的会诊,为临床合理用血提供咨询

随着输血医学的飞速发展,为了满足现代医院管理的要求,输血科必须为临床提供与输血相关的医疗咨询、参与输血方案的制订、协助疑难疾病的诊断等会诊内容。必须搞好输血科的专业化及规范化运作,以便不断提高输血服务水平。

(八)根据临床治疗需要,参与开展血液治疗相关技术

血液成分单采治疗是目前临床运用最多的输血治疗技术,它包括治疗性红细胞单采术、治疗性白细胞单采术、治疗性血小板单采术及血浆置换术。此外还有血液辐照技术、白细胞去除技术和细胞因子治疗技术等。

(九)承担医疗机构交办的有关临床用血的其他任务

无偿献血宣传教育工作、外院输血会诊、输血各种文本的制定、学术交流等。

二、输血科的设置

2012 年 8 月 1 日正式施行的《医疗机构临床用血管理办法》明确指出:医疗机构应当根据有关规定和临床用血需求设置输血科或者血库,并根据自身功能、任务、规模,配备与输血工作相适应的专业技术人员、设施、设备。

（一）输血科的人员配备

1. 专业技术人力资源管理 输血科（血库）应配备有与其功能、任务相适应的技术力量。实验室负责人或管理层应当依据国家相关法律法规、国家或区域性行业标准和本科室的实际工作量，提出能满足日常工作需要的人力资源配置需求，报请本医疗机构人力资源管理部门核准。输血科（血库）的人员可根据医院床位数、手术例数、用血量和工作实际情况确定，人员配置与床位数或与年输血量参考比例为 1∶100（床）或 1∶1000 U（以红细胞成分计算）。

2. 人员构成 输血科（血库）的工作人员应由输血检验技术人员、输血医师构成，必要时可配备专业护理人员。输血科（血库）的人员应具有国家认定的相关技术资质，具有高、中、初级专业技术职称的人员配备组成。

3. 人员要求

（1）输血科专业技术人员应具备医学、医学检验相关全日制中专以上教育学历，经过输血检验专业理论和实践技能的培训和考核合格，获得输血检验技术岗位资格和技术操作培训合格资质。

（2）输血科主任应具有高级专业技术职称资格，从事输血技术工作五年以上，有丰富的输血相关专业知识及管理协调能力。

（3）输血是医疗安全的重要职责岗位，从事输血的专业人员，应满足心理和身体健康的从业标准，并且经过专科检查，没有影响履行输血专业职责的疾病或者功能障碍，例如颜色视觉障碍、家族精神病史、抑郁症等。

（二）输血科的房屋设施

1. 实验室布局 输血科（血库）实验室建筑与设施应符合《实验室生物安全通用要求》（GB 19489）的要求，业务区域与生活区域分开，业务用房面积达到相关要求。输血科（血库）实验室业务用房面积视医疗机构的等级管理要求设计，输血实验室设计参照生物安全行业标准。输血科的房屋设置应采光明亮、空气流通，远离污染源，尽可能靠近手术室和病区。输血科业务用房应设置血液入库前的血液成分验收处置室、患者血液标本处理室、储血室、发血室、输血前检测实验室、输血相关病毒感染检测实验室、血液治疗室、值班室和资料保存室等。有条件的医院应有分子生物学实验室、酶联免疫学实验室等。

2. 实验室配套相关辅助设施

（1）电力供应系统 实验室应配备安全有效的双路供电。具备防雷击和接地系统；有为血液保存、计算机系统、照明、通风、消防等关键仪器和设施配置的应急电源或不间断电源（UPS）。

（2）供水系统 应至少在血液标本处理室、输血检测实验室、血液储存发放室和值班室分别安装水池，用于血液安全流程管理。

（3）消防设施 实验室有电子仪器、精密仪器，应配备足数二氧化碳灭火器。输血科各室之间应留有过道，过道内不得堆放物品，以利于发生事故时用作消防通路。

（4）通讯系统 为了确保通讯及时通畅，信息能有效传递，输血科应常规配置一部具备电话录音功能的值班电话。

（5）温、湿度控制系统 输血科的检测区和储、发血区均需安装空调设备，以符合输血前检测的实验条件和满足保持冷链的要求,即维持血液及血液制剂的生物学功能和输血治疗的临床效果。实验区温度控制在 18～25 ℃,湿度控制在 45％～75％;储、发血区温度控制在 20～25 ℃,湿度控制在 45％～75％。并制度化记录温、湿度。

(三)输血科的基本仪器设备

1. 仪器设备与用途

(1)2～6 ℃储血专用冰箱　用于全血和各类红细胞制剂的储存。要求按 A、B、O、AB 血型将全血、血液成分分别储存于血库专用冰箱不同层内或不同专用冰箱内,并有明显的标识;冰箱内严禁存放其他物品;保持持续温控记录和每天 1 周对冰箱进行消毒和冰箱内空气消毒,每月 1 次细菌培养检查。

(2)－25 ℃以下储血专用低温冰箱　用于新鲜冰冻血浆、冰冻血浆和冷沉淀凝血因子等血液制剂储存,保持持续温控记录和每月 1 次对冰箱进行消毒和冰箱内空气消毒,每月 1 次细菌培养检查。

(3)试剂专用冰箱　用于存放需 2～8 ℃和低温保存的各种检测试剂及质控品等。

(4)患者标本冰箱　保存时间在一周内的患者血样放置在 2～8 ℃,保存时间大于或等于一周的患者血样应保存在－25 ℃冰箱,以避免实验室内生物及病毒污染。

(5)血液成分供者标本冰箱　保存时间在一周内的已输注血液成分的,用于交叉配血和/或交叉配型实验的供者血样放置在 2～8 ℃,保存时间大于或等于一周放置在－25 ℃冰箱,以便回顾性实验和对输血不良反应的输血实验室检查原因之用。

(6)血小板振荡恒温保存箱　血小板制剂必须储存在 20～24 ℃的血小板振荡箱内方能防止凝集和维持其止血功能。

(7)溶浆机(血浆解冻箱)　用于新鲜冰冻血浆、冰冻血浆、病毒灭活血浆和冷沉淀凝血因子的解冻复溶。

(8)台式免疫学血液学专业离心机　用于血型血清学试管法血型鉴定和各种介质交叉配血实验。

(9)台式血型卡专用离心机　专用于血型血清学卡式法相关实验。

(10)台式高速离心机　用于分离和洗涤实验标本的血浆和血球。

(11)恒温水浴箱　用于输血相关实验中孵育程序。

(12)热合机　用于血样采集、血浆分离、储存式自体输血的血袋热合封管等。

(13)显微镜　用于试管法血型鉴定时的结果复核。

(14)酶标仪　主要用于血型抗体(红细胞抗体、人类白细胞抗原抗体、血小板抗体)检测,血小板交叉配型,输血相关病毒检测,输血不良反应实验室原因检查等。

(15)低温取血箱　用于将血液制品从输血科(血库)运送至临床用血科室。为保证血液运输符合维持体外血液成分生物学功能需要的有关冷链控制的标准和要求,每个临床科室应配备 1 台低温取血箱,输血科(血库)配备 1～2 台。

(16)传真机　主要用于输血科(血库)与采供血机构之间进行信息交流,在某些特殊情况下,采供血机构需要输血科提供一些患者的相关资料时,这些资料通过传真机进行快速传递,可方便患者,有效提高工作效率。

(17)计算机及输血管理信息系统　输血科(血库)需根据自身科室的布局和设备需求,配备数量足够的计算机满足工作需要。数字化医院的建设是医院发展的一个重要趋势,而实验室的信息化建设是数字化医院的一个重要组成部分。输血科(血库)的信息管理系统建设要符合本院的工作特点,最好能涵盖从血液预订、接收核对、入库、储存、出库、库存预警及配发血等输血科(血库)主要工作的全过程。

另外,如果开展了核酸病毒检测、基因分型及组织配型等实验,应配备相关仪器设备:核酸扩增仪、碱基序列测定仪、凝胶成像分析仪、台式高速离心机(血液、组织、羊水、体液中提取 RNA/DNA)、核酸测定仪(RNA/DNA 质量测定)、−80 ℃低温冰箱(DNA 储存)、倒置相差电子显微镜(观察淋巴细胞死亡和着色比例)等。

2. 仪器设备管理

(1) 设备管理员制度 所有仪器设备均有设备管理员,负责设备安全处置、维护及审核相关记录,确保仪器设备功能正常。

(2) 设备标识 由科室的设备管理员按规定统一制作并张贴于设备醒目处。标识的类型和内容有:①编号标识,内容包括设备名称、设备型号、设备编号、设备启用时间及设备管理员;②检定/校准标识;③厂家和实验室检定/校准标识;④设备运行状态标识等。设备编号作为设备的唯一性标识,应按照设备科管理程序明确规定编制的依据和命名规律。

(3) 设备的档案记录应符合医疗机构的相关法律法规要求,并包括以下内容:设备名称型号,生产国家和厂家,产品的中国注册证和经营许可证,维修工程师联系电话,设备投入运行日期,仪器说明书,使用记录,保养及维修记录,报废记录等。

3. 仪器设备检定/校准 科室应制订《仪器设备检定/校准程序》作为仪器设备检定/校准的管理依据和行为准则。其内容包括:编制目的、适用范围、各相关责任人的职责、仪器适用的检定/校准的类型、年度或周期检定/校准计划的制订以及检定/校准计划的实施等。

三、输血科的业务范畴

(一) 输血管理

血液来源的申请计划管理、血液的库存管理、临床用血的管理、输血仪器设备管理、输血反馈管理等。

(二) 输血检验

1. 血液相容性检测 ABO 及 RhD 血型鉴定、交叉配血试验、不规则抗体的筛查及鉴定等。

2. 输血相关病毒感染的实验室检测 乙型肝炎病毒检测:表面抗原(HBsAg)、表面抗体(Anti-HBs)、e 抗原(HBeAg)、e 抗体(Anti-HBe)和核心抗体(Anti-cAb);丙型肝炎病毒抗体(Anti-HCV)检测;艾滋病病毒抗体(Anti-HIV1/2)检测;梅毒螺旋体病毒抗体(Tp-Ab)检测。

3. HDN 的实验室检测 产前检测:孕妇 IgG 抗 A(B)及抗 D 检测。产后新生儿检测:DAT 和 IAT、患儿红细胞抗体放散试验、患儿血清中游离抗体试验等。

4. 疑难血型因子检测 Rh 表型检测,弱 D、部分 D 和 Del 检测,MNS、P 等血型的检测,红细胞血型基因检测及疑难交叉配血等。

5. 组织相容性检测 HPA 抗原、HLA 基因分型、微量淋巴细胞毒试验及群体反应性抗体检测等。

（三）临床治疗

（1）开展自体输血、互助献血。

（2）参与特殊输血及大量输血病例的会诊。

（3）参与输血不良事件调查及处理。

（4）参与临床治疗性血液成分的去除及置换。

（5）运用血液辐照和血液病毒灭活的血液成分进行临床输血治疗等。

（四）教学

医院输血科(血库)，特别是承担有教学任务的输血科，要参与临床输血的教学工作。目前临床输血的教学有医药院校输血专业、检验专业的临床输血医学检验课程、医疗专业的各临床科室的输血相关内容、输血专业的硕士和博士及其他输血培训教学等。

（五）科研

随着输血医学的不断发展，输血科研也在逐步加强。每年的国家自然科学基金都有临床输血研究的项目，且经费逐年增加。各省市均有专项的自然科学基金和卫生基金等。这为临床输血研究提供了良好的发展机遇。

四、输血科的质量控制

输血科的质量控制是保证准确的输血相容性检测结果和安全的血液制剂。血液制剂的安全性保证从献血员开始，到完成血液制剂输注。这将在第十三章血源管理中介绍，本章将重点介绍输血相容性检测的质量控制。

（一）输血科质量控制的概念

1. 室内质量控制(internal quality control, IQC)　简称室内质控，是指输血实验室为了保障技术工作的正确性和实验室结果 100％重复一致，而建立的实时随机检验管理规则。具体要求如下。①室内质控由输血科质控员承担。室内质控样本的数量应大于或等于每月的实验样本的 2％。以比较正确地反映出日常工作连续性评价。②随机实时质控。输血前检测直接关系患者疾病能否因输血得到救治，直接关系到捐献者的爱心奉献价值。因此，输血实验结果的重复性数值不能用"良好"、"不足"等词汇描述，必须 100％重复一致，以显示出实验结果是否有潜在误差。③通过室内质控结果可评价检测结果的稳定性。通过室内质控可以达成监控过程，排除质量环节中所有导致不满意结果的原因，以评价检验结果是否可靠。

2. 室间质量评价(external quality assessment, EQA)　简称室间质评。输血实验中许多项目是需要接受卫生部(现更名为国家卫生和计划生育委员会)、省和市三级临床检验中心的室间质评。例如，ABO 血型血清学分型结果，病毒筛查结果等。室间质评是采取"双盲"方法，因此又被称为能力验证。室间质评是实验室质量保证的外部监督工具，可以识别实验室间的差异，帮助实验室发现质量问题。

3. 输血技术质量控制图(quality control chart, QCC)　简称为质控图，是对质量测定的记录连续性分析图。图上有中心线、上控制界限和下控制界限，并有按时间顺序抽取的样本统计量值的描点序列。质控图强调的是以预防为主，通过质控图的绘制，可以监控室内质控完成的及时性;评估反应过程的稳定性;对出现的异常因素加以消除和控制;确认对过程实施改进的效果等。

（二）输血科的室内质量控制

《医疗机构临床实验室管理办法》第二十五条规定"医疗机构临床实验室应当对开展的临床检验项目进行室内质量控制,绘制质量控制图。出现质量失控现象时,应当及时查找原因,采取纠正措施,并详细记录。"第二十六条规定"医疗机构临床实验室室内质量控制主要包括质控品的选择,质控品的数量,质控频度,质控方法,失控的判断规则,失控时原因分析及处理措施,质控数据管理要求等。"医院的输血科(血库)的相容性检测实验室也属于医疗机构临床实验室的范畴,因此也应严格遵循上述规定的要求,建立和实施与检测项目相适应的室内质量控制流程,认真开展室内质控工作。

输血相容性检测实验室的室内质控的特点:①国内无统一的关于输血科(血库)室内质控的管理规范和实施细则,只能按照卫生部临床输血技术规范和实施细则要求执行;②交叉配血试验决定是否可以提供血液制剂输注治疗,是在医学实验室指导下的临床治疗;③输血前相容性检测中血型复检、不规则抗体筛查和鉴定、交叉配型试验,输血不良反应原因的实验室检查都是血液免疫学试验,技术涵盖了免疫学、遗传学、分子生物学、生物化学、诊断学等学科的知识。

1. 常规试剂质量控制 对新购置的每一个批次的试剂均应进行随机外观抽检和试剂性能验证,以保证试剂的质量能满足输血相容性检测的需要。

（1）外观抽检 新购置的试剂送递科室后,首先要查看供应商提供的试剂运输冷链监控温度记录,证明试剂运送途中的温度符合试剂说明书要求;然后按比例抽检试剂,试剂盒包装应完整,标识清晰,试剂齐全无渗漏,试剂盒上标识的有效期符合要求。

（2）试剂性能验证 规定一个抽检比例,对每个批次的新购试剂按试剂说明书提供的标准,对主要的性能参数进行性能验证。例如,单克隆抗A、抗B血型定型试剂的性能验证如下。①外观:抗A为透明或微带乳光的蓝色液体,抗B为透明或微带乳光的黄色液体,不应有摇不散的沉淀或异物。②抗体效价测定:取抗A试剂、抗B试剂,倍比稀释至适宜稀释度,分别加入相应的2%A型、B型试剂红细胞悬液,同时设红细胞悬液对照,置于18~25℃反应15 min,1000 r/min离心1 min后观察结果。抗A和抗B血型试剂效价≥1:128。③特异性试验:于抗A试剂、抗B试剂中分别加入2%A型、B型、O型试剂红细胞悬液,同时设红细胞悬液对照,置于18~25℃反应15 min,1000 r/min离心1 min后观察结果,抗A试剂应与A型红细胞产生凝集,与B型、O型红细胞不产生凝集;抗B试剂应与B型红细胞产生凝集,与A型、O型红细胞不产生凝集;且均不应出现溶血和其他不易分辨的现象。④冷凝集素和不规则抗体测定:单人份3例A型、3例B型、10例O型试剂红细胞,用生理氯化钠溶液分别配制2%及5%浓度,2%红细胞悬液在4℃、18~22℃、37℃进行测试;5%红细胞悬液在18~22℃、37℃进行测试。所有测试结果均不产生凝集反应或溶血现象。⑤亲和力试验:将抗A、抗B血型试剂分别与10%A型、B型试剂红细胞悬液于瓷板或玻片上混匀,抗A、抗B血型试剂与A型、B型红细胞出现凝集的时间应<15 s;且在3 min内凝集块必须≥1 mm²。

2. 输血前相容性试验的室内质控 输血科(血库)应建立与检测项目相适应的室内质量控制流程,应包括:质控品的技术规则定义;质控品常规使用前的确认;实施质控的频次;

质控品检测数据的适当分析方法;质控规则的选定;试验有效性判断的标准;失控的判定标准、调查分析、处理和记录。有规定确保室内质量控制流程能有效实施。

(1)质控品的选择　目前国内已有国产商品化的质控品出售,各实验室可依据相关条款的要求选择购买商品化质控品或自制。

(2)质控品的技术要求

①血型检测:通常为 2 个质控品,1 个质控品为 A 型,另 1 个质控品为 B 型,同时 2 个样本的 RhD 血型为一阴一阳。

②不规则抗体筛查:通常为 2 个质控品,1 个样本不含不规则抗体,1 个样本含有已知类型的 IgG 类不规则抗体。

③交叉配血试验:该试验质控品由 5 个 DAT 结果阴性的样本组成。1 个样本含 IgG 类不规则抗体作为受血者;另 2 个与受血者 A、B、O 同型样本作为供血者,其中 1 个样本含有与已知 IgG 类不规则抗体反应的抗原,另一样本则不含该抗原;其余 2 个样本与受血者 A、B、O 血型互不同型作为供血者,且 2 个样本之间 A、B、O 血型也不相同。通过这样的组合可达到同时检出 IgG 类和 IgM 类抗体的目的。

(3)靶值的确定　质控品可以是定值的,也可以是不定值的。不论定值还是不定值的质控品,在使用时,必须用自己的检测系统确定均值和标准差,用于日常检验的过程控制。具体的做法是,用常规检测使用的标准抗血清和细胞试剂与质控品进行连续 3 次检测,确定质控品中相应抗原和抗体的凝集强度,即为靶值。

(4)实验频次　实验室应有制度化的室内质控实施频次的规定,原则上一天应最少进行 1 次,最好能做到每个检测批进行 1 次。如为每天进行一次则注意在试剂批号和检测方法发生变更时应追加进行室内质控操作。

(5)质控表或质控图　依据质控品的抗原抗体分布情况,绘制室内质控反应格局表;或是以靶值为中轴,以±1 个凝集强度为控制限绘制质控图,以便操作人员进行检测数据的分析。

(6)质控规则的选定　如前所述,输血相容性检测试验均为产生分级结果的定性检测,其选用的质控品本质上就是为试验设置阴、阳性对照。因此,质控规则应以阴、阳性结果相符和反应凝集强度在靶值±1 个凝集强度之内为控制限。

(7)质控品　常规使用前应目测确认质控品有无超过有效期、样品管发生泄漏、样品管标记无法识别、血浆样本严重浑浊、红细胞样本明显细菌污染、红细胞样本自身凝集等现象的出现,确认无异常后室温平衡 15~30 min 待用。

(8)实验质控在控　在每天开始实验前或每批次实验前进行室内质控操作,确认室内质控结果在控后再进行常规检测。

(9)实验质控失控　失控的判定标准、调查分析、处理和记录。

①失控规则:室内质控结果与靶值相比超过±1 个凝集强度;将靶值为阳(阴)性的质控品做出阴(阳)性的结果。

②失控原因分析:失控信号的出现受多种因素的影响,包括操作上的失误。试剂、校准品或质控品的失效,仪器维护不良以及采用的质控规则、控制限范围、一次测定的质控标本数等。首先要查明失控原因,对失控做出恰当的判断。当出现失控信号时,可依次采用如下步骤寻找原因:立即重新测定同一质控品,若仍不在允许范围内,则进入下一步;新开一

瓶同批号质控品,重测失控项目,若仍不在允许范围内,则进入下一步;新开一瓶不同批号质控品,重测失控项目,若仍不在允许范围内,则进入下一步;进行仪器维护和检查试剂,重测失控项目,若仍不在允许范围内,则进入下一步;重新校准,重测失控项目,若仍不在允许范围内,则进入下一步;请仪器工程师或试剂厂家进行技术支持。

③失控处理:检测人员在发现质控数据违背质控规则后,按上述步骤进行操作,找出失控原因并通知相关质量负责人(专业组组长、质控组组长、质量主管等)。相关质量负责人分析该失控信号的真伪,并做出是否发出与测定质控品相关的那批患者标本检验报告的决定,必要时报请科主任处理。

④失控记录:完成上述处置后,失控报告人应立即按本室要求,如实填写《室内质控失控报告表》,内容格式见表12-1。

表 12-1　室内质控失控报告表

仪器名称:	质控品名称:	质控品批号:
失控描述: 		
原因分析: □操作问题:　　□试剂问题:　　□质控品问题: □仪器问题:　　□其他:		
处理过程: 		

质控员_____　　日期:_____年_____月_____日

(10) 室内质控数据的保存　每个月或每个批号(对于批号有效期短的控制剂)对原始质控数据、所有项目原始质控数据的质控图(或反应格局记录表)、室内质控失控报告表、室内质控月小结等所有质控数据进行处理并归档保存。

(三)输血科的室间质量评价

我国的室间质评活动始于 20 世纪 70 年代末,由卫生部和省级临床检验中心作为管理机构,承担质评标本发放、检测结果收集和分析反馈等的组织工作。而输血相容性检测的室间质评,卫生部临床检验中心于 2001 年开展了 A、B、O 及 RhD 血型鉴定,2008 年又开展了交叉配血试验和不规则抗体筛查试验。各省级临床检验中心也陆续开展了输血相容性检测的室间质评。

我国的输血相容性检测室间质评属于强制型实验室间检测计划。《医疗机构临床实验室管理办法》第二十八条规定:医疗机构临床实验室应当参加经卫生部认定的室间质量评价机构组织的临床检验室间质量评价。这就要求各级各类医疗机构所属的输血科(血库)按照实验室的项目开展情况,酌情选择项目,参与部、省两级临床检验中心组织的室间质评计划。

1. 室间质评计划参加者的工作流程

（1）制订室间质评管理程序文件，并依据程序文件要求制定室间质评 SOP 文件。

（2）向室间质评的组织机构发出参加申请。申请的形式包括网上在线申请和邮寄申请单，目前主要以网上在线申请为主。

（3）接受室间质评的邀请书，根据本实验室的项目开展情况选定参与项目。将确认的项目申请回报给组织机构。

（4）质控品邮寄到实验室由试剂管理员负责验收，如发现质控品有破损、泄漏、与清单标示有数目差异及与清单标示的批次不符等情况时，应立即与组织机构进行沟通，办理质控品补寄事宜。

（5）实验室工作人员在组织机构的建议测定日期进行检测。检测时应当按照常规临床检验方法与临床检验标本同时进行，不得另选检测系统，保证检验结果的真实性。

（6）在回报截止日期前以调查机构要求的形式报告结果。通常为网络回报，如因网络故障不能及时回报时也可采用邮寄形式，将原件寄出，复印件备档。

（7）室间质评统计结果会如期邮寄给科室主任，科室负责人查阅后交给质量管理组组长。返回的质评结果无论有无超出范围，组长都必须进行评价，并填写《室间质评总结报告表》。

（8）如出现参评项目室间质评成绩不合格，质量管理组组长应组织小组全体成员对不合格项目进行讨论分析，找到原因，提出是否需要采取纠正措施。

（9）如采取了纠正措施，则应在下一周期的室间质评活动中对此纠正措施予以必要的实施效果评价。

（10）所有室间质评的原始资料均应存档保存，保存时限不少于 2 年。

2. 室间质评成绩不合格原因分析

导致室间质评成绩不合格的主要原因有：书写或录入错误、方法学问题、技术问题、室间质评质控品的问题以及评价不当的问题等。因此，当出现室间质评某项成绩不合格时，应将与上述原因相关的原始书面材料进行逐项审核，找出导致问题出现的关键环节。

（1）查阅原始室间质评结果报表，确证是否存在检测结果书写错误和网络回报时发生了结果录入错误。

（2）查阅室内质控结果和相关检测仪器的校准记录、使用记录等，确认是否有室内质控失控未处理、仪器维护保养不当和未按要求进行校准等问题存在，导致检测系统的稳定性不达标。

（3）查阅试剂的保存记录、冷库（或试剂冰箱）的温度记录，确认是否因保存不当导致室间质评质控品失效。

（4）查阅输血相容性检测实验的温度和湿度记录，确认是否存在温、湿度控制不当而导致室间质评检测结果异常。

（5）当可能时，向室间质评组织机构申请额外的同批次质控品，通过对二次质控品检测结果的比较来确证是否存在：①操作人员技术不熟练、质控品复温、混匀等预处理不当、细胞悬液制备不当、试剂漏（错）加、质控品位置混淆等不当操作；②质控品在接收时存在目测不能识别的质量问题，如细菌污染、轻度溶血等。

第二节 临床用血质量管理

血液质量管理是输血治疗"安身立命"之本。临床用血质量管理是一项医学专门技术科学,也是深入包含了国家献血法、医学伦理学、内外妇儿等专科诊断学和临床治疗学等医学内涵的一项跨学科技术领域。临床用血质量管理体系的核心是全面质量管理(total quality management)。

全面质量管理贯穿临床输血申请至临床输血结束一个月以内的输血安全和输血有效的所有信息的采集、反馈、分析和研究。可以说,临床用血的整个过程中,没有质量管理就没有输血安全。输血科(血库)是临床用血管理的核心,可以获得连接采供机构从血液捐献→血液成分制备→冷链保存运输到医院→输血前检测→输血效果和输血不良事件→输血信息反馈和输血政策执行的全过程。虽然,输血科是临床用血管理的专业平台,但是,临床医师是临床用血管理的执行者。因此,不能仅仅通过建立健全用血管理的组织架构,运用制度管理手段规范临床用血,实际上,发挥用血管理作用的是使临床医生在各种情况下均能够以"输血救治生命,输血传播病毒"的哲学思想去理解如何用血和谨慎采用规范的临床用血方式,使临床用血管理落到实处,尽可能做到"适时、适当、适量"的科学、合理输血治疗,这才是临床用血管理的价值。

一、质量管理体系概述

输血安全贯穿百年输血发展历史,输血安全是用血行业生存之本,因此,输血安全是用血管理的第一要素和最终目的。

(一)质量管理体系

《质量管理体系 基础和术语》(GB/T 19000—2008)中对质量管理体系(quality management system)的定义是"在质量方面指挥和控制组织的管理体系"。质量管理体系由组织机构、程序、过程和资源四部分组成。

(二)建立和实施质量管理体系的方法

(1)确定顾客和其他相关方的需求和期望。

(2)建立组织的质量方针和质量目标。

(3)确定实现质量目标必需的过程和职责。

(4)确定和提供实现质量目标必需的资源。

(5)规定测量每个过程的有效性和效率的方法。

(6)应用这些测量方法确定每个过程的有效性和效率。

(7)确定防止不合格并消除其产生原因的措施。

(8)建立和应用持续改进质量管理体系的过程。

(三)质量管理

质量管理(quality management)是指在质量方面指挥和控制组织的协调的活动。在这里,活动通常包括质量方针、质量目标、质量策划、质量控制、质量保证和质量改进。

（四）质量方针和质量目标

质量方针（quality policy）是由组织最高管理者发布的关于质量方面的全部意图和方向。质量目标（quality objectives）是在质量方面所追求的目的。质量方针和质量目标的建立为组织提供了关注的焦点。两者确立了期望的结果，并帮助组织利用其资源得到这些结果。质量方针为建立和评审质量目标提供了框架。质量目标需要与质量方针和持续改进的承诺相一致，其实现需要是可测量的。

（五）文件

文件是有意义的数据及其承载媒介。文件的价值在于能够沟通意图、统一行动，使其有助于：满足顾客要求和质量改进；提供适宜的培训；可重复和可溯源；提供客观证据；评价质量管理体系的有效性和持续适宜性。质量管理体系中的文件应包括：形成文件的质量方针和质量目标；质量手册；本标准所要求的形成文件的程序和记录；组织为确保其过程有效策划、运作和控制所确定的必要文件和记录；本标准所要求的质量记录。

二、输血科的质量管理体系

输血科（血库）的质量管理与发展中国家相比起步较早，但是进步相对缓慢。国家卫生部《临床输血技术规范》的发布和实施，对于输血科（血库）建立输血质量管理体系，提高输血安全管理水平，显得尤为重要。

（一）输血科质量管理体系的建立

1. 输血管理体系是基于法律法规的科学管理　输血科（血库）质量管理体系的建立必须依据国家、卫生行政主管部门以及相关行业的法律法规：国家卫生部《临床输血技术规范》，CNAS-CL40《医学实验室质量和能力认可准则在输血医学领域的应用说明》；《医疗机构临床用血管理办法》以及各省市自治区颁布的《医疗机构输血科（血库）基本标准》。

2. 输血管理是以人为本的技术管理　输血科室内培训、病例讨论、流程文件管理等是输血安全的室内质量管理。输血科应全面系统地学习输血的基础知识，根据形势发展学习新的输血相关法规法律。定期针对临床医师提出的输血相关问题制度化病例讨论，来提高输血科每位专业技术人员与临床医师做专业交流的能力。建立鼓励机制，使每位员工发挥他们的聪明才智，积极、自觉地成为输血质量管理体系的构建分子。输血科的技术进步必须依赖全员有效参与，不断改善输血实验室技术水平，坚持以"输血安全第一"为科学导向，坚持以"输血有效"为追求目的。

3. 输血管理是医疗安全的人道主义体现　"输血"是因人道主义引申出来的术语，输血是人道主义的完美体现。"输血"是伴随着"救死扶伤"和"爱心奉献"而面世的，也就是说，自有"输血"这一术语以来，就一直是人类最高境界和最无私人格的具体体现。因此，说到底，输血管理就是最实际的医疗安全的人道行为。输血科在输血管理工作策略、管理工作流程、管理工作行为和管理工作语言中，都应细致入微地体现出强烈的输血安全意识，充分表达出对输血救治患者生命的尊重，和完美地体现出人性平等的职业道德。

4. 输血流程管理　输血科的工作是由多个过程构成的。运用各种管理工具（例如，品管圈、过程框图等）来确定过程中各种活动的相对任务，并制订完成这些任务的标准化文件（作业指导书、管理制度以及流程图等）。通过对整个输血过程进行分析并使之文件化，从而确保过程管理的有效性。在过程管理中要特别关注每个过程之间的相互衔接,尽量杜绝过程衔接的缺口引起的管理流失。

5. 编写质量管理体系文件 质量管理体系文件分为质量手册、程序性文件、作业指导书以及质量和技术记录四个层次,它是质量管理体系存在的基础和依据,同时也是质量管理体系评价、改进和持续发展的依据。质量管理体系文件的编写是体系建设的关键环节,它既是前期体系建设各项准备工作体系化和文件化的有效延伸,又是后续整个体系有效运行和持续改进的必备保障,在整个体系建设中起着承上启下的重要作用。

6. 质量管理体系的运行 质量管理体系的运行:①体系文件的培训与宣传;②体系文件的有效落实;③建立有效的监督和反馈机制。

7. 质量管理体系的持续改进 持续改进是质量管理体系的精神,是指增强满足要求的能力的循环活动,它要求组织不断寻求改进的机会,以改善产品的特性和提高用于生产或交付产品的过程的有效性和效率。输血科(血库)通过持续改进,为患者、临床医护人员和其他相关方提供更高质量的服务,不断提高用户的满意度;同时持续改进也是实验室自身能力的有效体现,为实现体系的质量目标提供了有力的保障。

（二）输血科质量管理体系建立的意义

（1）质量管理体系建立的最终目标是保证输血安全和输血治疗有效。

（2）质量管理体系建立是落实国家卫生行政主管部门的法规。《医疗机构临床用血管理办法》在输血科(血库)职责的第一条就明确提出"建立临床用血质量管理体系";2011 版卫生部三级甲等医院的评审细则,第四章第十九条"输血管理与持续改进"明确规定"建立输血科质量管理体系"。

（3）质量管理体系建立是输血科(血库)自身发展的需要。通过质量管理体系的构建和有效运行,对输血全过程及输血检验前、检验中和检验后三个阶段的影响因素进行全面有效的控制,最终达到为临床提供准确的相容性检测结果和安全的血液制剂的目标,以提高患者和临床用血科室对输血科(血库)的满意度。

三、医院临床用血管理委员会

医疗机构应当成立临床用血管理委员会加强临床用血管理,将其作为医疗质量管理的重要内容,完善组织建设,建立健全岗位责任制,制定并落实相关规章制度和技术操作规程,从而推进临床科学合理用血,保护血液资源,保障临床用血安全和医疗质量。

（一）临床用血管理委员会的组成及职责

医疗机构法定代表人为临床用血管理第一责任人。二级以上医院和妇幼保健院应当设立临床用血管理委员会,负责本机构临床合理用血管理工作。主任委员由院长或者分管医疗的副院长担任,成员由医务部门、输血科、麻醉科、开展输血治疗的主要临床科室、护理部门、手术室等部门负责人组成。医务、输血部门共同负责临床合理用血日常管理工作。其他医疗机构应当设立临床用血管理工作组,并指定专(兼)职人员负责日常管理工作。其职责如下。

（1）按照卫生部要求,宣传贯彻执行《中华人民共和国献血法》、卫生部《医疗机构临床用血管理办法》、《临床输血技术规范》,推动、促进、完善医院临床用血发展和管理。

（2）制订涵盖临床用血管理全过程关键环节和流程的规章制度和实施细则，监督输血科实施室内质控和接受国家临床检验中心的室间质评。

（3）负责对全院医护人员进行输血知识及输血相关法律法规的培训，制订专业技术人员培训计划，采取多种形式，每年对全院医护人员至少进行 1 次院内输血医学知识的继续教育，不断提高医院医护人员的输血和管理水平。

（4）评估确定临床用血的重点科室、关键环节和流程。

（5）每周 1 次监测、分析和评估临床用血情况，开展临床用血质量评价工作，提高临床合理用血水平。

（6）每月 1 次检查各科临床输血情况，分析临床用血不良事件，提出处理和改进措施；对严重违反《临床用血管理办法》、《临床输血技术规范》，无论是否造成严重后果的事件均应书面报告医院的医务处，并记录在输血科工作日志中，以备查询和作为改善工作的依据之一。

（7）指导并推动开展自体输血等血液保护及输血新技术。

（二）临床用血管理规章制度

1. 临床用血培训考核制度　每年为来医院工作的所有医务人员进行上岗前用血管理规章制度培训，如为输血科工作人员还需进行输血相关知识的培训。培训内容：《中华人民共和国献血法》、《医疗机构临床用血管理办法》、《临床输血技术规范》以及区域性行业标准等法律法规，医院编制临床输血相关的规章、制度、流程及应急预案，督导检查中发现的临床输血工作中的突出问题和常见问题等。每季度举办 1 次院内输血专业讲座，对新员工进行上岗前培训 1 次/年；每年 1 期省级或国家级 I 类继续教育培训班。

2. 围手术期血液保护管理制度

（1）制度制订的目的　围手术期血液保护是解决临床用血紧张、减少经血传播传染性疾病和降低输血不良反应的有效途径，手术相关科室必须采取具体措施降低手术中的临床用血，尤其是降低围术期患者的用血量，以开展科学、合理的临床用血。

（2）手术患者输血指征　卫生部《临床输血技术规范》规定：血红蛋白含量＞100 g/L，一般不必输血；血红蛋白含量＜70 g/L，考虑输血；血红蛋白含量 70～100 g/L，结合患者心肺功能以及术后是否有继续出血而决定是否输血。判断是否需输血，除参考血红蛋白含量和血细胞比容外，还需根据患者的心血管功能、年龄、动脉血氧合情况、混合静脉血氧张力、心输出量和血容量综合考虑。

（3）血液保护具体措施　①临床医生应掌握各种血液制剂输注的适应证和禁忌证，仔细、认真评估患者输血的必要性，严格控制输血指征。②谨慎评估不同年龄和不同的健康状况患者，对危重患者输血应持慎重态度，同时强调对血压、血气及尿量进行综合评估，并加强其他循环支持，应注意效能-危险比。③输血科（血库）应在各手术科室的协助下对符合储存式自体输血条件的择期手术患者积极开展储存式自体输血。④对不符合储存式自体输血条件的择期手术患者，输血科（血库）应积极配合麻醉科的工作，开展其他自体输血治疗项目如急性等容血液稀释、术中控制性低血压以及术中回收式血液等。

3. 临床用血评价及公示制度

（1）临床用血评价标准　制订涵盖临床用血管理全过程的评价标准，内容应覆盖：①输血指征评估；②输血医嘱与病历管理；③输血申请；④输血治疗知情同意书；⑤输血前检查;⑥血液标本采集与送检;⑦血液领取与运输;⑧术中输血管理;⑨输血不良反应管理等关键和重点环节。

(2)临床用血评价形式　包括用血科室自评、输血科(血库)评价、医务部门评价和临床输血管理委员会督导评价等。其中用血科室自评和输血科(血库)评价应定期交医务部门,由医务部门将所有评价材料汇总,定期交分管院长审阅。

(3)公示　临床用血评价的公示可采用院内网发布。同时应在制度中明确医务部门可接受科室或个人对评价有异议的申述。

(4)绩效考核　医疗机构对输血治疗有效性、输血不良反应、输血传播疾病、输血信息反馈等评价必须纳入整体医疗水平、科室、个人的绩效考核。

4. 临床用血医学文书管理制度

(1)医嘱　患者因病情需要采取输血治疗时,输血医嘱应清晰注明输血的时间、何种血液制剂、输血量。

(2)输血治疗知情同意书填写应规范、完整;拟多次输血时可明确拟输血次数;因抢救生命垂危的患者等特殊情况需紧急输血,不能取得患者或者其亲属同意的,经医疗机构负责人或者授权的负责人批准后实施,但需在相关病程记录中对相应情况予以记录。

(3)输血申请单填写应准确、规范、完整;急救患者应将受检测时限限制而导致无法填写的项目注明"标本已送检"。

(4)手术输血患者其手术记录、麻醉记录、护理记录、术后记录中出血与输血量要完整一致;输血量与发血量一致。

(5)输血治疗病程记录应完整、详细,至少包括输血原因、输注成分、血型和数量,输注过程观察情况,有无输血不良反应等内容。

(6)输血治疗后病程记录应有输注效果的评价。

(7)临床输血治疗知情同意书、输血记录单等随病历保存,确保临床用血信息客观、真实、完整、可追溯。

5. 应急用血管理制度　主要内容是临床应急用血适用的情形和处置措施。

(1)患者血型已知,输血科(血库)库存能满足抢救需要,但患者病情危重,需要简化大量输血时供血者之间的配血流程,为手术及其他治疗赢得时间。由经治医生确认,抢救现场最高职务(职称)医生签署意见并征得患者家属同意、签字认可。输血科(血库)当值工作人员接到临床申请后,应简化配血流程,尽快发血,但应在《临床输血记录单》上标明"未完成供血者之间交叉配血试验"字样。在血液发出后应尽快完成供血者之间交叉配血试验,如发现配血不合,应立即通知临床医生停止输血。

(2)患者血型已知,输血科(血库)库存能满足抢救需要,但患者病情危重,无时间等待交叉配血试验完成。由经治医生确认,抢救现场最高职务(职称)医生签署意见,报请输血管理委员会主任(或医务科长)批准,获得批准后应征得患者家属同意、签字认可。输血科(血库)当值工作人员接到临床申请后,应先发血,但在血袋上应标明"未完成交叉配血试验"字样。在血液发出后应尽快完成交叉配血试验,如发现配血不合,应立即通知临床医生停止输血。

(3)未知患者血型,但患者病情危重,无时间等待血型鉴定结果,可选择输注 O 型 RhD 阴性悬浮红细胞。由经治医生确认,抢救现场最高职务(职称)医生签署意见,报请输血管理委员会主任(或医务科长)批准,获得批准后应征得患者家属同意、签字认可。

(4) 稀有血型患者紧救用血,先由输血科联系供血方启动应急预案,如供血方不能按需及时供应,可配合性输注 RhD 阳性同型血,但受血者抗 D 检测需阴性。由经治医生确认,抢救现场最高职务(职称)医生签署意见,报请输血管理委员会主任(或医务科长)批准,获得批准后应征得患者家属同意、签字认可。

(5) 输血科(血库)无库存,供血方不能按需及时供应,在紧急情况下无 A、B、O 同型血浆,AB 型血浆可安全地输给任何型的受血者;A 型血浆可以输给 A 型和 O 型受血者;B 型血浆可输给 B 型和 O 型受血者;O 型血浆只能输给 O 型受血者。由经治医生确认,抢救现场最高职务(职称)医生签署意见,报请输血管理委员会主任(或医务科长)批准,获得批准后应征得患者家属同意、签字认可。

(6) 输血科(血库)无库存,供血方不能按需及时供应,如果在紧急情况下无 A、B、O 同型红细胞制剂时,先行配合型输血,如 O 型红细胞可输注给任何型的受血者,A 型或 B 型血细胞可输注给 AB 型受血者,但最好输注洗涤红细胞,且每次输注量不多于 2 U。由经治医生确认,抢救现场最高职务(职称)医生签署意见,报请输血管理委员会主任(或医务科长)批准,获得批准后应征得患者家属同意、签字认可。

(7) 因抢救生命垂危的患者需要紧急输血,且不能取得患者或者其亲属同意的,经院长或者授权的负责人(如临床用血管理委员会主任)批准后,可以立即实施输血治疗。

第三节　临床用血过程管理

临床用血过程管理必须遵守安全优先的原则。对于患者而言,安全性和有效性是相辅相成的关系,输血安全性是输血治疗有效性的基础,输血安全也是输血有效性的保障;而不安全的输血不仅造成输血无效,而且可能导致患者遭受"医源性脏器功能损伤"甚至加重原发病病情,严重的不良反应可能危及患者生命。因此,在整个临床用血的过程中必须全程进行管理,也就是从血液库存管理开始,包括输血前评估及告知、输血申请、受血者血样的采集与送检、输血前相容性检测、血液的发放与领取、血液输注、疗效评估、输血反馈,到最后输血资料保存。其核心的指导思想是安全优先,在确保安全的基础上赢取输血治疗的有效性。

一、血液库存管理

血液的库存管理主要包含血液预约、接收、入库、储存、出库及库存预警等几个重点环节。只有切实做好血液的库存管理工作,方可确保为临床提供安全、合格的血液制剂。

(一) 血液预约

输血科(血库)与指定供血单位(血站)签订供血协议,依据医院的年度临床用血计划制订年度临床用血储备计划,向血站发出血液制剂预约申请,预约每月和每周的用血量。但是在临床实际工作当中经常会碰到不可预期的血液偏型导致临床血液储备计划出现偏差,血站血液的采集出现困难导致血液供应不及,或不足量等不可预期的影响因素,导致临床用血储备计划的执行出现偏差。这就需要输血科(血库)能与血站建立血液库存预警机制,及时掌握血站的预警信息,根据本科室实时的血液实际库存,协调本院临床科室用血申请,及时修正原有血液预约申请,保障临床用血需求和正常医疗秩序。

(二)全血和血液成分制剂接收

(1)全血、血液成分入库前要认真核对验收。核对验收内容包括运输条件、物理外观、血袋封闭及包装是否合格,标签填写是否清楚、齐全等。

(2)血袋标签核对的主要内容:血液采集单位的名称、献血条形码、血型、血液品种、采血日期及时间、制备日期及时间、有效期、储存和运输条件。禁止将血袋外观(标签、色泽、体积、包装)不合格的血液入库。

(3)建立血液制剂接收记录本,每批血液制剂均应详细记录,记录内容至少包括接收日期、血型(ABO和Rh)、血液品种、数量、验收核对情况、验收人签名和血站送血人员签名。接收记录本需定期整理与血站送血单一起存放入资料柜,资料保存时限为10年。

(三)全血和血液成分制剂入库

将验收合格的全血、血液成分按A、B、O、AB血型分别储存于输血专用冰箱不同层内或不同专用冰箱内,并有明显的标识。

1. 分类标识 在储血专用冰箱每层的内门或每个抽屉上张贴醒目的血型标识,A、B、O、AB四种血型必须采用不同的底色背景,以便有效识别区分。

2. 血液制剂摆放要求

(1)同一类血液制剂应按A、B、O、AB血型,分别摆放在已经标识好的不同层或抽屉内,严禁混淆摆放。

(2)全血和红细胞制剂应立着摆放在存血框内或平铺摆放,应注意血液不可存放过慢、过密,血液制剂与箱体之间应保持10 mm的距离,以利于冰箱内空气流通,保持冰箱内温度均衡、稳定。

(3)血液制剂摆放时应将有效期短的摆放在先取用的存血框内或冰箱外侧,以避免出现血液制剂过期失效。

3. 详细记录 严格管理血液制剂入库记录本,每袋入库的血液制剂均应详细记录,内容包括条码、入库日期时间、血型(A、B、O和Rh)、血液品种、包装规格、血袋编号、血液采集时间、血液失效时间和经手人签名。

(四)血液储存

应当确保储血设施运行有效,血液存放环境符合规定,有符合规定的监测记录,储血环境应当符合卫生标准和要求。

(1)血液制剂的储藏温度应符合相关法律法规的要求,全血、红细胞的储存温度应当控制在2~6 ℃;各种血浆制剂和冷沉淀凝血因子的储存温度应当控制在-25 ℃以下;血小板在20~24 ℃的环境下振荡储存。

(2)对储血冰箱温度监测应采用专用冷链自动温控系统,进行24 h不间断地监控与记录。

(3)制订可行的储血冰箱消毒计划,定期(至少每周一次)对储血冰箱进行消毒,消毒记录保存完整。

(4)储血冰箱应定期进行细菌监测,至少每月一次对储血冰箱进行冰箱内空气培养监测,无霉菌生长或培养皿（900 mm）细菌生长菌落＜8 cfu/10 min 或＜200 cfu/m³ 为合格，监测记录保存完整。

（5）建立储血室温、湿度监控记录制度，至少每天一次监测储血室的温度和湿度，监测记录保存完整。

（五）全血和血液成分出库和临床发送

对每例供、受者血液样本在体外经输血相容性检测为相容的结果后，在合格的血液制剂发放前应进行出库操作，打印 1 对 1 的出库清单，经第二方经手人签收，输血科发送人签字，并且对库存进行核对确认后，将血液成分发送至临床。确保库存信息真实、准确。

（六）库存预警

输血科（血库）应当建立电子化的库存预警阈值，根据临床用血量确立科室安全储血量，安全储血量以不少于本院 3 d 的常规用血量为宜；在血液库存告急时，应确保有应急用血的后勤（通信、人员、交通）保障能力。

二、输血前评估及告知管理

（一）输血前评估

对患者采取的每次输血治疗都相当于进行了一次免疫刺激，机体的免疫系统不可避免地对异体血液所携带的同种异体抗原进行免疫应答；同时，现行的感染性病毒标志物的检测受目前科技水平的制约，检测"窗口期"只能是尽可能地缩小而无法消除。因此，对患者采取的每一次的输血治疗都有可能会给患者带来事先不能预期的输血不良事件的危害。这就需要我们的临床医务工作者在决定对患者采取输血这个治疗手段前认真评估输血的必要性，选用合理的血液品种以及合理的输注剂量。

1. 评估输血的必要性 患者有输血的临床指征和/或实验室检查结果表明必须输血；没有其他可以替代的治疗手段；对患者而言输血利大于弊。

2. 输血品种的选择 不能沿用"缺什么，补什么"，应依据患者的诊断、治疗需要、疾病发展转归等临床和实验室参数，指导合理选择必要的血液品种，在确保治疗效果的同时，最大限度地避免输血，有效降低输血风险。

3. 输血剂量的评估 输血剂量不足时会导致不能获得预期的输血疗效，而患者却要承担输血严重危害的风险；而输血剂量过大则易导致患者出现低钙血症、高钾血症，当快速大量输血时易发生循环超负荷。

（二）输血前告知

（1）对准备输血的患者，医师向患者、亲属或委托人充分说明使用血液成分的必要性、使用的风险和利弊及可选择的其他办法，并记录在病历中。在取得患者或委托人知情同意后，医患双方共同签署《输血治疗知情同意书》，并入病历保存。

（2）经治医生要认真完整填写《输血治疗知情同意书》，必要时请上级医生签字。输血治疗知情同意书内容格式见表12-2。

（3）因抢救生命垂危的患者等特殊情况需紧急输血，不能取得患者或者其亲属同意的，经医疗机构负责人或者授权的负责人批准后实施。

表12-2 医院输血治疗同意书

姓名:	性别:(男/女)	年龄:	病案号:	科别:

输血目的: 输血史:(有/无) 孕 产

临床诊断: 输血成分:

输血前检查:ALT U/L;HBsAg(＋/－);Anti-HBs(＋/－);HBeAg(＋/－);

Anti-HBe(＋/－);Anti-HBc(＋/－);Anti-HCV(＋/－);Anti-HIV1/2(＋/－);梅毒抗体(＋/－)。

输血治疗包括输全血、成分血,是临床治疗的重要措施之一,是临床抢救急危重患者生命行之有效的手段。

但输血存在一定风险,可能发生输血反应及感染经血液传播疾病。

虽然医院使用的血液成分,均已按卫生部有关规定进行检测,但由于当前科技水平的限制,输血治疗仍有某些不能预测或不能防止的输血反应和输血传染病。输血时可能发生以下情况:

1. 过敏反应　　　　　　　　2. 发热反应

3. 感染肝炎(乙肝、丙肝等)　　4. 感染艾滋病、梅毒

5. 感染疟疾　　　　　　　　6. 巨细胞病毒或 EB 病毒感染

7. 输血引起的其他疾病

在您及家属或监护人了解上述可能发生的情况后,如同意输血治疗,请在下面签字。

受血者(家属/监护人)签字 年 月 日 时

医师签字: 年 月 日 时

备注:

三、输血申请管理

(一)临床用血申请的权限管理

(1)各级各类医疗机构应当遵照《医疗机构临床用血管理办法》的规定,依照下述内容并结合本院实际建立本医疗机构的《临床用血申请管理制度》。

同一患者一天申请备血量少于 800 mL 的,由具有中级以上专业技术职务任职资格的医师提出申请,上级医师核准签发后,方可备血;同一患者一天申请备血量在 800 mL 至 1600 mL 的,由具有中级以上专业技术职务任职资格的医师提出申请,经上级医师审核,科室主任核准签发后,方可备血;同一患者一天申请备血量达到或超过 1600 mL 的,由具有中级以上专业技术职务任职资格的医师提出申请,科室主任核准签发后,报医务部门批准,方可备血。

(2)临床单例患者用全血或红细胞超过 10 U 应履行报批手续,需要科室主任签名或输血科医师会诊同意,报医务科批准。

(二)临床用血申请时限管理

(1)择期手术患者用血应在手术前一天提出用血申请,并将受血者血样随同输血申请单送交输血科(血库)备血。

(2)临床单例患者用全血或红细胞超过 10 U 的非紧急用血,应提前 3 d 将受血者血样随同输血申请单送交输血科(血库)备血。

（3）单采血小板的输注应至少在输注前一天提出用血申请，以便输血科（血库）及时与血站联系预约备血。

（4）对 RhD 阴性人或其他稀有血型的非紧急用血，输血科（血库）应与签署供血协议的采供血机构协商建立可行的预约机制，临床科室按照预约机制规定的时限进行预约申请。

（三）临床输血治疗申请单的开立

（1）《临床输血治疗申请单》的内容格式见表12-3。

表 12-3　临床输血治疗申请单

预定手术/输血日期：_____　输血需求状态：紧急；常态；备血；特殊

拟输血成分及血量：红细胞_____U；血浆_____mL；冷沉淀_____U；血小板_____人份；其他_____

按规定是否应报医务主管部门/授权人批准：无需报批；　已报批准；　应报未报

　　　　　　　已报经批准时间：_____年_____月_____日_____时_____分

受血者住院号：_____　姓名：_____　性别：（男 / 女）_____　年龄：_____岁

科室病区：_____　床号：_____床　输血史：（有 / 无）生育史：孕_____产_____

临床诊断：_____　　　　输血指征：_____

受血者输血前检测下列项目：（请申请医生逐项如实填写，不能填写的请注明相关原因）

ABO 血型：_____　RhD（＋/－）　血红蛋白：_____g/L；HCT：_____；血小板：_____G/L；

ALT：_____U/L；　　HBsAg：（＋/－）；　　Anti-HCV：（＋/－）；

Anti-HIV1/2：（＋/－）；　梅毒抗体：（＋/－）；　不规则抗体：（＋/－）

原因：　急救暂无结果；　　患者拒检无结果；　　其他：_____

申请（经治）医师签名：_____　　　上级医师审核签名：_____

申请时间：_____年_____月_____日_____时_____分

　　　　　_____年_____月_____日_____时_____分

受血者血样采集及送达情况：

已当面核对患者并采血；采血人签名：_____　时间：_____年_____月_____日_____时_____分

受血者血样已随申请单送达；接收人：_____　时间：_____年_____月_____日_____时_____分

无需交叉配血或近 3 d 已有备血；

用血条码	血型	血量	用血条码	血型	血量

（2）由经治医师逐项填写《临床输血治疗申请单》，填写信息应完整（无空项存在）、无误，按申请剂量由相应资质的医生核准签字。

四、受血者血样的采集与送检管理

（一）受血者标本采集

输血科（血库）应会同护理管理部门，建立符合本医疗机构的样本采集流程，除通用要求外,还应包括以下几点。

(1)确定输血后,护士持输血申请单和贴好标签的试管,在患者床旁当面核对患者姓名、性别、年龄、床号、唯一识别(例如住院号、门急诊号、腕带等)、血型和诊断等;婴幼儿和儿童受检者应通过父母或监护人识别,确认无误后采集血样。

(2)明确规定特殊患者(如昏迷患者、新生儿、没有监护人在场的婴幼儿和儿童等)样本采集前身份确认的程序或要求。

(3)样本采集完成后应立即进行受检者信息、采集者身份和采集时间的准确标记。

(4)应有处理受检者在样本采集过程中出现不良反应的程序。

(二)受血者血样送检

由护士或接受过培训的人员将受血者血样与输血治疗申请单送交输血科(血库),双方进行逐项核对。

(三)输血科对样本的接收

输血科(血库)工作人员要按照接收样本的管理制度进行样本接收。

(1)工作人员在接收标本时,应对照《临床输血治疗申请单》逐项认真核对患者姓名、血型、床号、检测项目等关键信息是否一致,严防采错标本。

(2)信息核对无误后再对标本的质量进行检查,检查内容包括标本的采集量是否符合规定、抗凝标本中是否存在凝块以及标本是否溶血等。

(3)验收无误后,送样人员在《标本接收登记本》上签字确认。

五、输血相容性试验的技术管理

输血相容性试验是安全输血和有效输血的一道重要技术管理环节,准确可靠的实验结果是安全输血,确保输血治疗效果的重要保障。输血科(血库)的工作人员要以高度的责任心和精湛的专业技术去完成血型检测、交叉配血试验和不规则抗体筛查和鉴定等,为输血治疗的安全负责。

(一)血型检测

输血科工作人员在血型检测前应再次逐项核对输血申请单,受血者和供血者血样,确认无误后,采用试管法或微柱凝集卡式法对受血者和供血者的血型进行复检。双方血型结果确认无误后方可进行交叉配血。

(二)交叉配血试验

交叉配血试验应至少选用一种具备检出 IgG 抗体的实验方法,不得单独使用盐水介质法。通常的做法是采用盐水介质法和抗人球蛋白法(或凝聚胺介质法)同时进行交叉配血试验,这样可同时检出 IgM 和 IgG 型红细胞抗体,以达到确认受血者和供血者之间红细胞血型是否相容的目的。当交叉配血试验结果出现主侧管和次侧管均无凝集和溶血现象,视为交叉配血相容,血液方可发出。

凡输注全血、浓缩红细胞、悬液红细胞、洗涤红细胞、冰冻红细胞、浓缩白细胞、手工分离浓缩血小板等患者,均应进行 A、B、O 同型下的血型交叉配血试验;单采浓缩血小板、血浆以及冷沉淀凝血因子等应 A、B、O 血型同型输注,但是,既往有输血不良反应者除外。

（三）不规则抗体筛查和鉴定

《临床输血技术规范》十七条明确规定,凡遇有下列情况必须按《全国临床检验操作规程》有关规定做抗体筛查试验:交叉配血不合时;对有输血史、妊娠史或短期内需要接收多次输血者。目前多数医疗机构对受血者作常规的不规则抗体筛查。

不规则抗体的筛查是采用混合的标准 O 型红细胞检测患者的血清抗体;不规则抗体的鉴定是采用系列(一般为 9~16 个)已知红细胞血型的 O 型谱红细胞检测患者血清抗体。可以使用血清学技术或酶联免疫技术。

输血相容性试验必须以手书方式纸质记录。在操作中应严格遵守《临床输血技术规范》中两人值班时,交叉配血试验由两人互相核对并填写配血试验结果;一人值班时,操作完毕后自己复核,并填写配血试验结果,第二天由输血科质控员复核签字的规定,避免不必要的人为差错。

六、血液的发放与领取管理

（1）输血相容性检测完成,确认血液可以发出后,输血科工作人员应及时通知临床用血科室来领取血液制剂。

（2）建立血液制剂发放记录本,每袋出库的血液制剂均应详细记录,内容包括出库日期、时间,受血者住院号(病案号),受血者姓名、科别、床号,受血者 A、B、O 和 RhD 血型,供血者 A、B、O 和 RhD 血型,血液品种、数量,血袋条码,发血者签名和取血者签名,血液发放时领血和发血的双方进行核对、签字。

（3）接到输血科(血库)的取血通知后,临床用血科室应当由护士或接受过培训的人员携带专用取血箱和取血凭证领取血液制剂。

（4）取血与发血的双方必须共同核对患者姓名、性别、病案号/门急诊号、床号、血型、献血码、有效期及交叉配血试验结果,以及保存血的外观等,准确无误后,双方共同签字方可发血。凡血袋有下列情形之一的,一律不得发血、取血。

① 标签破损、漏血。

② 血袋有破损、漏血。

③ 血液中有明显凝块。

④ 血浆呈乳糜状或暗灰色。

⑤ 血浆中有明显的气泡、絮状物或粗大颗粒。

⑥ 未摇动时血浆层与红细胞的界面不清或交界面上出现溶血。

⑦ 红细胞层呈紫红色。

⑧ 过期或其他须查证的情况。

（5）取血者在领取血液制剂后应及时返回科室,在血液运送过程中应注意避免血液强烈振荡、破损及污染。

七、临床血液输注管理

血液制剂运送到用血科室后应及时输注,避免在室温长时间放置,如因患者病情变化导致不能及时输注,可视情况送回输血科暂存。严禁临床科室私自储血。

（1）严格执行查对制度,输血前由两名医护人员对输血申请单、输血配血记录单和血袋标签上的内容仔细核对,并检查血袋有无破损及渗漏,血液有无凝块、变色等异常情况,确认无误后方可输血。

（2）临输血前进行受血者确认,医护人员应面对受血者,核查受血者姓名,住院号（病床号）,A、B、O 及 RhD 血型等资料,询问并让受血者或家属回答相关问题,以确认受血者并记录在案。

（3）血液和血液成分制剂必须要求储存在可控制的最佳温度的环境中直到输注,输血前,血液一般不需要加温,如果在特殊情况下需要加温,所用的加温系统要有温度计和报警系统,温度控制在 30～37 ℃。

（4）血液制剂输注采用符合国家标准的一次性输血器材进行输注,并严格按照一次性输血器材使用操作流程进行操作。

（5）血液内不得加入其他药物,如需稀释只能用静脉注射生理盐水。输血前后用静脉注射生理盐水冲洗输血管道。连续输用不同供血者的血液时,前一袋血输尽后,用静脉注射生理盐水冲洗输血器,再接下一袋血继续输注。

（6）应结合患者病情和年龄严格控制输血速度,应先慢后快,输血的前 15 min,输血速度需缓慢,2 mL（约 30 滴）/ min,如果 15 min 后受血者无不良反应,可酌情调整输注速度。

（7）全血或红细胞要求在离开 2～6 ℃ 的储存环境后 30 min 内开始输注,1 袋血（2 U）要求 4 h 内输注完毕（如室温温度过高,则应适当缩短时间）;血小板制剂尽快输注,要求以患者可以耐受的速度输入,每袋血小板应在 20 min 内输注完毕;血浆制剂及冷沉淀凝血因子融化后应尽快输注,要求以患者可以耐受的速度输入,对成年患者来说,200 mL 新鲜冰冻血浆应在 20 min 内输完,一个单位的冷沉淀凝血因子应在 10 min 内输完。

（8）输血期间和输血后,必须严密监护患者,以便及时察觉可疑的不良反应,并及时填写输血不良反应回报单,连同血袋一并送输血科保存。

（9）发现可疑的严重输血不良反应时,按本单位《控制输血严重危害应急预案》规定的处置规范与流程进行应急处置。

（10）血液输注完成后应及时将输血全过程的信息记录于病历中。

八、临床输血反馈的管理

（1）应建立输血不良反应信息反馈报告机制,明确输血不良反应的报告流程,所有严重的输血反应和输血传染病必须向输血科及医务管理部门报告,必要时还需及时通知血站,以供登记、调查、随访、追溯。

（2）培训输血相关的医务人员能识别潜在的输血不良反应症状,在发现疑似输血反应时医务人员有章可循,各项记录及时、规范。

（3）输血科应根据应急预案流程调查发生输血不良反应的原因。

① 确认患者和血袋标签及交叉配血单。

② 查看床旁和实验室所有记录,是否可能将患者或血源弄错。

③ 肉眼观察受血者发生输血反应后的血清或血浆是否溶血。如果可能,该标本应和受血者输血前的标本进行比较。

④ 用受血者发生输血反应前、后的标本做直接抗人球蛋白试验。

⑤ 重新抽取患者的血液,再做一次 A、B、O 及 Rh 血型检测、同供血者的血液交叉配血

试验及不规则抗体筛查。

（4）输血后献血员和受血者标本应依法至少保存 7 d,以便出现输血反应时重新进行测试。

（5）加强对输血传染性疾病和输注无效的管理,制订关于输血传染性疾病的管理和上报、血液输注无效的管理等相关的制度,使临床医务人员做到有章可循,有据可依。

九、临床输血效果评价的管理

血液顺利完成输注后,经治医生应依据输血的目的和所使用的血液品种,对输注效果进行评价,并在相关病程记录中予以记录。评价的依据包括相关实验室检查、患者的生命体征变化以及临床表现等。具体评价标准见第八章内容。

十、输血资料的管理

输血资料管理包括输血病历的管理和输血科(血库)资料的管理两个部分。

（1）输血病历的管理按照《医疗机构病历管理规定》的要求进行管理。

（2）输血科(血库)应建立本实验室的资料管理制度。制度覆盖的资料范围主要包括临床输血资料、仪器设备资料、外来文件、图书资料、质量与技术记录、生物安全资料、质量管理体系文件、实验室检测原始记录及科研教学的资料等。制度应对上述资料的保管年限、保管责任人以及保管方式等做出明确规定。需要注意的是,依照《临床输血技术规范》的要求输血科(血库)要认真做好血液出入库、核对、领发的登记,有关资料需保存 10 年;资料的保存应区分年份分类管理,要做到分门别类,存放有序,有明显标记,易于查找。

小 结

本章从医院输血科(血库)、临床用血质量管理、临床用血过程管理和输血科(血库)质量控制四个方面对临床用血管理的主要工作内容进行了简单介绍。

医疗机构应独立设置输血科或者血库,输血科(血库)的人员结构、房屋设施和仪器设备均符合相关规定要求,以确保具备为临床提供 24 h 服务的能力,满足临床工作需要。质量控制是输血科(血库)质量管理体系中的重要组成部分。输血科(血库)的质量控制活动主要体现在规范开展室内质控和积极参加室间质评。室内质控的主要目的是保证患者标本检测结果的稳定性;通过室间质评可以帮助我们找到和先进实验室间的差异,帮助我们发现本室潜在的质量问题,同时它又是本实验室质量的客观证据。

输血科(血库)的规范建设,建立覆盖临床用血全过程的质量管理体系,是一项长期而艰巨的工作。

输血科(血库)的质量管理体系的建立,建立健全组织架构,运用制度管理手段规范临床用血,是临床用血质量管理的两大主线。通过质量管理体系的建设和严格的制度管理,真正做到"正确的时间、正确的地点、正确的患者、提供正确的血液"和临床用血的科学、合理,为临床用血安全和医疗质量提供有力保障。

临床用血的过程管理的主线是安全管理,纵观整个过程的十个关键环节,我们不难发现,谨慎的安全性评估和安全核查在各个环节中不断反复出现。认真理解这些环节中的规章制度的内涵,切实执行规章制度,规范个体工作行为,才能使患者的输血治疗得到最大的安全性和有效性的保障。

思 考 题

1. 简述输血科(血库)的职责。

2. 输血相容性检测主要包括哪些检测项目?

3. 如何做好仪器设备的管理工作?

4. 简述如何建立输血科(血库)质量管理体系? 输血科(血库)建立质量管理体系的意义?

5. 如何做好血液的库存管理?

6. 为什么要进行不规则抗体筛查? 何时应做不规则抗体筛查试验?

7. 拒绝领取血液制剂的标准有哪些?

8. 输血相容性检测实验室如何进行常规试剂质量控制?

9. 如何做好 A、B、O 血型检测和交叉配血试验的室内质量控制?

10. 简述室间质量评价工作流程。

11. 名词解释:质量管理、质量管理体系、质量方针、质量目标、质量控制。

(卢　敏　夏　琳)

第十三章 血源管理

随着医疗事业的发展和用血量的增加,血液来源是临床急需解决的一项重大问题。血源管理是对血液源头的管理,是保证血液供应和输血安全、有效的一项重大措施。目前,血液是一种不能用其他物质所取代的特殊资源,所以,怎样合理用血、节约用血,特别是提倡成分输血显得尤为重要。血源管理是根据国家法律、法规和标准,例如《中华人民共和国献血法》、《血站管理办法》、《采供血机构设置规划指导原则》、《血站质量管理规范》和《全血及成分血质量要求》等,并结合我国采供血的实际情况进行有效管理。建立并保持高效的管理体系,严格操作规程,加强教育,对保障血液质量和用血安全,最大限度地预防和减少血源性疾病传播有着重要意义。

第一节 采供血机构及其职责

一、采供血机构的发展

新中国成立后,在党中央、国务院的关心支持下,我国卫生事业迅猛发展。同样,输血事业和血站建设得到普遍加强。1951 年,肖星甫教授编著的《输血与血库》首次全面介绍了输血技术和血库建设管理。1951 年 8 月在沈阳举行的中华医学会外科学会第四届大会上,建议短期内各大医院普及血库。1952 年 2 月南京市抗美援朝医疗团组织一个血库队赴长春市创建野战医院血库。1953 年我国第一所大型血库即军委后勤卫生部沈阳中心血库建立。1957 年在天津成立了输血及血液学研究所,开始进行输血方面的科研和人才培养。1958 年 7 月 25 日至 8 月 1 日卫生部在天津首次召开了全国输血工作现场会议,会议决定,要求提高对输血工作的认识,积极组织和扩大血源,建立血站,加强技术管理。此后,我国一些大城市相继建立了血站。1978年国务院发文在全国实行义务献血制度,提出加强党对输血工作的领导,建立健全全国各级输血机构,省级设输血站、地市级设血站或中心血库,开始了我国采供血机构集中、统一、规范化建设,改变了过去由医院自采自供的自立状态。1979年卫生部下发了《全国血站工作条例》(试行草案),明确了采供血机构内部管理办法及具体要求。全国各大城市和一些中等城市相继建立血站、中心血站和血液中心。医院普遍建立了输血科或血库,血站的建设与管理迈上了新台阶。

20世纪80年代,我国各级血站建设日趋完善。公民义务献血和无偿献血已在全国开展。成分输血在全国得到推广应用,血浆蛋白等制品进入大规模工业化生产。1981年卫生部在北京举办成分输血培训班,对我国成分输血起了推动作用。1984—1985年中、日两国红十字会开展输血技术合作,促进了我国血型技术的发展。1988年上海血液中心被确定为世界卫生组织(WHO)输血服务和研究合作中心。1988年中国输血协会在成都成立,大大促进了我国输血事业和采供血机构建设的发展。

20世纪90年代,曾发生经血传播的肝炎和HIV流行。党中央、国务院高度重视,第一次提出严格整顿采供血机构,纠正管理失控的现象,控制经血传播疾病蔓延,保证血液质量,确保献血和用血的安全。1993年,卫生部又颁发了《采供血机构和血液管理办法》,及时提出血液管理以省、自治区、直辖市为区域,实行"统一规划采供血机构、统一管理血源、统一采供血和合理用血"的"三统一"原则。1993年卫生部颁布的《血站基本标准》和1994年卫生部颁布的《单采血浆站基本标准》,进一步规范了我国采供血机构的任务、功能、人员配备、行政管理、业务管理、质量控制、质量标准、工作制度、操作规程等。通过一系列条例、条令的贯彻执行,我国采供血机构建设发展走上了正轨。1998年10月1日《中华人民共和国献血法》实施,这是我国采供血机构建设史上的里程碑。

进入21世纪后,随着国民经济的高速发展,我国采供血机构建设进入快车道。21世纪初国家利用国债项目全面建设采供血机构。2005年以后,卫生部先后颁发《血站管理办法》、《血站质量管理规范》、《血站实验室质量管理规范》以及《单采血浆站管理办法》、《单采血浆站质量管理规范》等文件,并连续多年进行贯彻落实的督导检查和整改。现在采供血机构的硬件和软件方面上了一个新台阶。

二、采供血机构的分类与设置

采供血机构分为血站(一般血站、特殊血站)和单采血浆站。

(一)血站

1. 一般血站

(1)血液中心 在省、自治区人民政府所在地的城市和直辖市,应规划设置一所相应规模的血液中心。

(2)中心血站 在设区的市级人民政府所在地的城市,可规划设置一所相应规模的中心血站。

(3)中心血库 在血液中心或中心血站3h车程内不能提供血液的县(市),可根据实际需要在县级医疗机构内设置一所中心血库。

(4)一个城市内不得重复设置血液中心、中心血站。血液中心和中心血站可根据服务区域实际需要,设立非独立的分支机构、固定采血点、储血点。固定采血点、储血点不得进行血液检测。

2. 特殊血站 包括脐带血造血干细胞库和根据医学发展需要设置的其他类型血库。

（1）1998年，卫生部批准设置8个脐带血造血干细胞库。符合规划的省级行政区域范围内，只能设置一个脐带血造血干细胞库。脐带血造血干细胞库不得在批准设置地以外的省、自治区、直辖市设置分支机构或采血点。

（2）根据医学发展需要设置的其他特殊血液成分库的设置标准由国家另行制定。

（二）单采血浆站

（1）单采血浆站应设置在县（区）及县级市，采浆区域选择应保证供浆员的数量，能满足原料血浆年采集量不少于30 t。

（2）单采血浆站不得与一般血站设置在同一县行政区划内。

（3）经血传播的传染病流行或高发的地区不得规划设置单采血浆站。

（4）前一年度和本年度自愿无偿献血未能满足临床用血的设区的市辖区范围内不得新建单采血浆站。

三、采供血机构的职责

（一）血液中心的职责

（1）按照省级人民政府卫生行政部门的要求，在规定范围内开展无偿献血者的招募、血液的采集与制备、临床用血供应以及医疗用血的业务指导等工作。

（2）承担所在省、自治区、直辖市血站的质量控制与评价；应当具有较高综合质量评价的技术能力。

（3）承担所在省、自治区、直辖市血站的业务培训与技术指导以及血液的集中化检测任务。

（4）开展血液相关的科研工作。

（5）承担卫生行政部门交办的任务。

（二）中心血站的职责

（1）按照省级人民政府卫生行政部门的要求，在规定范围内开展无偿献血者的招募、血液的采集与制备、临床用血供应以及医疗用血的业务指导等工作。

（2）承担供血区域范围内血液储存的质量控制。

（3）对所在行政区域内的中心血库进行质量控制。

（4）承担卫生行政部门交办的任务。

（三）中心血库的职责

按照省级人民政府卫生行政部门的要求，在规定范围内开展无偿献血者的招募、血液的采集与制备、临床用血供应以及医疗用血业务指导等工作。

（四）特殊血站（脐带血造血干细胞库等）的职责

（1）按照规定的脐带血造血干细胞库等特殊血站的基本标准、技术规范等执业。

（2）脐带血等特殊血液成分的采集必须符合医学伦理的有关要求，并遵循自愿和知情同意的原则。脐带血造血干细胞库必须与捐献者签署经执业登记机关审核的知情同意书。

（3）脐带血造血干细胞库等特殊血站只能向有造血干细胞移植经验和基础,并装备有造血干细胞移植所需的无菌病房和其他必须设施的医疗机构提供脐带血造血干细胞。

（4）出于人道主义、救死扶伤的目的,必须向境外医疗机构提供脐带血造血干细胞等特殊血液成分的,应当严格按照国家有关人类遗传资源管理规定办理手续。

（5）脐带血等特殊血液成分必须用于临床。

（五）单采血浆站的职责

（1）单采血浆站在规定的采浆区域内组织、动员供血浆者,并对供血浆者进行相应的健康教育,为供血浆者提供安全、卫生、便利的条件和良好的服务。

（2）单采血浆站必须使用单采血浆机械采集原料血浆,严禁手工采集原料血浆。严禁采集血液或者将采集的原料血浆用于临床。

（3）对原料血浆采集工作实行全面质量管理,严格遵守《中华人民共和国药典》血液制品原料血浆规程、《单采血浆站质量管理规范》等技术规范和标准。

（4）单采血浆站只能向设置其的血液制品生产单位供应原料血浆。

第二节 献血者的安全管理

献血是一种救死扶伤,无私奉献的高尚行为,体现了人类之间的互助互爱。而献血者的安全是搞好献血工作的前提。所以对献血者的安全管理显得尤其重要,它包括无偿献血、献血者的招募、献血者的健康咨询、献血者的选择及体检、组织献血、献血者的记录及反馈等。

一、无偿献血

我国的献血工作经历了三个阶段,即有偿献血、义务献血、无偿献血。有偿献血是指公民向采供血机构提供自体血而获取一定报酬的行为。在较长时期内,我国的医疗临床用血主要靠有偿献血支撑。义务献血是指通过政府献血领导小组或献血委员会向机关、企事业单位等分配献血指标,下达献血任务,献血后给予献血者一定营养补助费的献血制度。义务献血对保障医疗临床用血起到重要作用,但是义务献血制度是我国当时的计划经济在输血工作中的反映,在这种制度下为了完成献血任务,献血者被动地献血,没有充分调动献血者的积极性。无偿献血(blood donation without repayment)是指为了拯救他人生命,志愿将自己的全血、血浆或其他血液成分无私奉献给社会公益事业,而献血者不向采血单位和献血者单位领取任何报酬的行为。1998年10月1日《中华人民共和国献血法》的实施,确立了我国公民实行了无偿献血制度,标志着我国无偿献血走上了法制化轨道。

二、献血者的招募

献血者的招募就是有效地利用适当的交流方法,教育公民、动员他们成为无偿献血者。不同的对象对献血知识的需求及宣传、教育和动员的方法是不同的。根据献血者的社会经济状况、文化本质、受教育水平和接受其他有关知识的渠道和方法等,对献血者进行细分,选择一种适当的交流方法,对于努力提高人们的献血积极性是很有必要的。献血者的招募具体宣传方式有：教育演讲、教育材料（传单或海报）、报纸杂志、广播、电视等。

（一）献血者招募的依据

献血者招募主要依据《中华人民共和国献血法》、《中华人民共和国刑法》、《血站质量管理规范》等法律法规执行。

（二）献血者招募的基本原则

1. 自愿的原则　献血者献血是自愿行为，不受任何外来的强制和不正当的引诱，需尊重献血者的自主性，需遵守知情同意的原则。

2. 无偿的原则　献血是一项崇高的利他主义行动，献血是为了救治他人生命，不是为自己谋利。

3. 安全的原则　要求在招募献血者时采取一切必要措施将献血招募过程中可能产生的风险最小化，尽可能避免本来可以避免的风险，将不可避免的风险缩小到最低程度。

（三）献血者招募的方式

1. 招募对象　个体招募和团体招募等。

2. 招募时间　日常招募、节假日招募、淡季招募、紧急情况招募等。

3. 招募地点　固定献血屋招募、流动献血车招募等。

4. 招募形式　现场招募、电话招募、电子邮件招募、网络招募等。

三、献血者的健康咨询

献血前健康检查结果只用于判断献血者是否适宜献血，不适用于献血者健康状态或疾病的诊断。对经健康检查不适宜献血的献血者，应给予适当解释，并注意保护其个人信息。

（一）献血者知情同意

1. 告知义务　工作人员应在献血前对献血者履行书面告知义务，并取得献血者签字的知情同意书。

2. 告知内容

（1）献血动机　无偿献血是出于利他主义的动机，目的是帮助需要输血的患者。请不要为检查身体而献血。

（2）安全献血者的重要性　不安全的血液会危害患者的生命与健康。具有高危行为的献血者不应献血，例如静脉药瘾史，男男性行为或具有经血传播疾病（HIV、丙型肝炎、乙型肝炎、梅毒等）风险的。

（3）具有高危行为者故意献血的责任　①献血者捐献具有传染性的血液会给受血者带来危险，应承担对受血者的道德责任；②根据《中华人民共和国传染病防治法》第77条、《艾滋病防治条例》第38条和第62条规定，高危献血者故意献血，造成传染病传播、流行的，依法承担民事责任；构成犯罪的，依法追究刑事责任。

（4）实名制献血　献血者在献血前应出示真实有效的身份证件，工作人员应进行核对并登记。冒用他人身份献血的，应按照相关法律规定承担责任。

（5）献血者献血后回告　献血者如果认为已捐献的血液可能存在安全隐患，应当尽快告知采供血机构。采供血机构应当提供联系电话。

（6）献血反应　绝大多数情况下，献血是安全的，但个别人偶尔可能出现如头晕、出冷汗,穿刺部位青紫、血肿、疼痛等不适,极个别可能出现较为严重的献血反应,例如晕厥等。医务人员应当对献血反应及时进行处置,献血者应遵照献血前和献血后注意事项,以降低献血反应的发生率。

(7) 健康征询与检查　根据《中华人民共和国献血法》的规定,须对献血者进行健康征询与一般检查,献血者应该如实填写健康状况征询表。不真实填写者,因所献血液引发受血者发生不良后果,应按照相关法律规定承担责任。

(8) 血液检测　血站将遵照国家规定对献血者血液进行经血传播疾病的检测,检测合格的血液将用于临床,不合格血液将按照国家规定处置。血液检测结果不合格仅表明捐献的血液不符合国家血液标准的要求,不作为感染或疾病的诊断依据。

(9) 疫情报告　根据《中华人民共和国传染病防治法》等相关规定,血站将向当地疾病预防控制中心报告 HIV 病毒感染等检测阳性的结果及其个人资料。

3. 献血者知情同意　献血者应认真阅读有关知情同意的资料,并签字表示知情同意。

(二)献血者健康征询

1. 献血者如患有某些疾病就不能献血　例如,慢性支气管炎、支气管扩张、各种心脏病、高血压病、慢性胃肠炎、慢性胰腺炎、急慢性肾小球肾炎、慢性肾盂肾炎、缺铁性贫血、真性红细胞增多症、粒细胞缺乏症、白血病、淋巴瘤、各种出凝血性疾病、脑垂体及肾上腺疾病、甲状腺功能性疾病、系统性红斑狼疮、皮肌炎、类风湿性关节炎、慢性皮肤病、过敏性疾病、脑血管病、脑炎、精神疾病、各种恶性肿瘤及影响健康的良性肿瘤患者、传染性疾病患者、各种结核病患者、寄生虫及地方病患者、易感染经血传播疾病的高危人群、异体组织器官移植物受者、曾使受血者发生过与输血相关的传染病的献血者、医护人员认为不适宜献血的其他疾病患者等。

2. 献血者如有某些病理生理变化暂不能献血　例如,口腔护理(包括洗牙等)后未满3 d;妇科良性肿瘤手术治疗后未满一年;妇女月经期及前后 3 d;上呼吸道感染病愈未满一周;活动性或进展性眼科疾病病愈未满一周者;急性胃肠炎病愈未满一周者;急性泌尿道感染病愈未满一个月者;伤口愈合或感染痊愈未满一周者;被血液或组织液污染的器材致伤或污染伤口以及施行文身术后未满一年者;与传染病患者有密切接触史者,自接触之日起至该病最长潜伏期;甲型肝炎病愈后未满一年者,痢疾病愈未满半年者,伤寒病愈未满一年者,布氏杆菌病病愈未满两年者;口服抑制或损害血小板功能的药物(如含阿司匹林或阿司匹林类药物)停药后不满 5 d 者,不能献单采血小板及制备血小板的成分用全血;一年内输注全血及血液成分者。

3. 献血者如免疫接种或者接受生物制品治疗后献血的规定　例如,无病症或不良反应出现者,暂缓至接受疫苗 24 h 后献血,包括伤寒疫苗、冻干乙型脑炎灭活疫苗、吸附百白破联合疫苗、甲型肝炎灭活疫苗、重组乙型肝炎疫苗、流感全病毒灭活疫苗等;接受麻疹、腮腺炎、脊髓灰质炎等活疫苗最后一次免疫接种两周后,或风疹活疫苗、人用狂犬病疫苗、乙型脑炎减毒活疫苗等最后一次免疫接种四周后方可献血;被动物咬伤后接受狂犬病疫苗注射者,最后一次免疫接种一年后方可献血;接受抗毒素及免疫血清注射者:于最后一次注射四周后方可献血,包括破伤风抗毒素、抗狂犬病血清等。接受乙型肝炎人免疫球蛋白注射者一年后方可献血。

四、献血者的选择及体检

(一) 献血者一般检查

1. 年龄　国家提倡献血年龄为 18～55 周岁;既往无献血反应、符合健康检查要求的多次献血者主动要求再次献血的,年龄可延长至 60 周岁。

2. 体重　男≥50 kg,女≥45 kg。

3. 血压　①12.0 kPa(90 mmHg)≤收缩压<18.7 kPa(140 mmHg);②8.0 kPa(60 mmHg)≤舒张压<12.0 kPa(90 mmHg);③脉压:≥30 mmHg/4.0 kPa。

4. 脉搏　60～100 次/min,高度耐力的运动员≥50 次/min,节律整齐。

5. 体温　正常。

6. 一般健康状况　①皮肤、巩膜无黄染,皮肤无创面感染,无大面积皮肤病;②四肢无重度及以上残疾,无严重功能障碍及关节无红肿;③双臂静脉穿刺部位无皮肤损伤,无静脉注射药物痕迹。

(二) 献血前血液检测

1. 血型检测　ABO 血型(正定型);RhD 血型。

2. 血红蛋白测定　男≥120 g/L;女≥115 g/L。如采用硫酸铜法:男≥1.0520,女≥1.0510。

3. 单采血小板献血者　除满足前两项外,还应同时满足:① HCT≥0.36;②采前血小板计数≥150×10⁹/L,且<450×10⁹/L;③预测采后血小板数≥100×10⁹/L。

(三) 献血量及献血间隔

1. 献血量　①全血献血者每次可献全血 400 mL、300 mL 或 200 mL;②单采血小板献血者每次可献 1 个至 2 个治疗单位,或者 1 个治疗单位及不超过 200 mL 血浆。全年血小板和血浆采集总量不超过 10 L。

2. 献血间隔　①全血献血间隔≥6 个月。②单采血小板献血间隔≥2 周,≤24 次/年。因特殊配型需要,由医生批准,最短间隔时间≥1 周。③单采血小板后与全血献血间隔≥4 周。④全血献血后与单采血小板献血间隔≥3 个月。

五、组织献血

(一) 献血场所配置

献血场所的人员、设施、设备和器具、关键物料的配备按有关规定执行。

(二) 采血人员准备

1. 心理调适　采血人员调整好心理与情绪,进入献血者服务工作状态,情绪稳定,工作热情,说话和气,态度和蔼,耐心细致。

2. 技术准备　熟悉采血技术操作规程,尤其应注意关键控制点和近期变更的操作步骤。

3. 着装与配饰　采血人员着工作制服,不佩戴戒指、手镯(链)等饰物。

4. 手卫生　采血人员保持手卫生,严格按照《医务人员手卫生规范》(WS/T 313)的规定执行。

（三）采血器材准备

1. 采血器材清单 建立采血器材卡片,准备和核查采血器材的种类和数量。一次性使用物品在有效期内且包装完好。

2. 血袋 血袋无破损、无渗漏、无污染,抗凝剂和保养液无变色;采用具有留样袋的血袋且在有效期内。

3. 标本管 用于检测病毒核酸的抗凝标本管和用于酶联免疫吸附法(ELISA)、谷丙转氨酶(ALT)和血型检测的标本管。

4. 消毒剂 一般选用有效期内的含碘消毒剂,对碘过敏者可选用其他消毒剂;所用消毒剂应当符合相应的国家标准要求。

5. 采血仪(秤)和热合机 开启并检查采血仪(秤)和热合机,证实处于正常状态。

（四）献血者身份核对、沟通与评估

(1)在静脉穿刺前,应核对献血者有效证件,证明其身份。

(2)在血液采集过程中应当加强与献血者的沟通,尤其是进行每一项主要操作之前,应当与献血者沟通并取得配合。

(3)询问献血者的既往献血经历、近日休息等情况,评估出现献血不良反应的可能性和不适合献血的情况。

(4)观察献血者面部表情和肢体语言,是否处于紧张、害怕甚至恐惧状态。如发现这些不利情况,则不急于采血,做好宽慰工作,待献血者解除思想顾虑,充分放松后开始准备采血。

（五）静脉及其穿刺路径评估与选择

1. 穿刺部位的选择 应选择无损伤、炎症、皮疹、皮癣、瘢痕的皮肤区域为穿刺部位。

2. 穿刺静脉的选择 选择上肢肘部清晰可见、粗大、充盈饱满、弹性好、较固定、不易滑动的静脉;常选择的静脉主要有肘正中静脉、头静脉、前臂正中静脉、贵要静脉等;用食指指腹上、下、左、右触摸,确定其位置、粗细和弹性,评估并确定穿刺位点和路径;使用止血带可使静脉充盈,便于触及和穿刺。

（六）静脉穿刺

(1)用无菌棉拭子蘸取适量使用浓度消毒剂,以穿刺点为中心,自内向外螺旋式旋转涂拭,消毒面积≥6 cm×8 cm,作用1～3 min,宜消毒2～3遍。

(2)待消毒剂干后,采取相应措施(如用止流夹夹住血袋导管)防止空气进入血袋。手持针柄,取下护针帽,按照预先选定的穿刺部位进行穿刺。

(3)穿刺路径为自皮肤穿刺点进入,皮下组织前行0.5～1.0 cm,进入静脉腔,前行0.5～1.0 cm。

(4)如需第二次穿刺,应当在征得献血者同意后,在另一手臂选择穿刺部位和静脉,使用新采血袋的采血针进行穿刺。

（七）血液采集

(1)静脉穿刺成功后,如果使用的带留样袋的采血袋,松开留样袋夹子,使最先流出的血液流入留样袋,15~20 mL,用做血液检测标本。夹闭留样袋夹子,松开阻塞件下端止流夹,使血液流入采血袋。如果使用不带留样袋的采血袋,松开夹子,使血液直接流入采血袋。

(2)固定针头位置,用敷料保护穿刺点。

(3)维持静脉穿刺点与血袋的落差,保持血流通畅。嘱献血者做握拳和松手动作,以促进静脉回流。血流不畅时,及时调整针头位置。当不易观察血流时,应注意观察穿刺部位有无异常及血袋重量是否递增。

(4)血液开始流入采血袋后,即将其与抗凝剂均匀混合。宜采用连续混合采血仪。如果采用手工混合,应当至少每90 s混合1次,充分混匀。

(5)应当对采血时间进行控制。200 mL全血采集时间≤5 min。如果200 mL全血采集时间>5 min,应给予特殊标识,所采集的全血不可用于制备血小板;200 mL全血采集时间>7 min,所采集的全血不可用于制备新鲜冰冻血浆。

(6)与献血者进行交流,观察献血者面容、表情,及时发现并处置献血反应。

(八)采血结束和献血者休息与观察

(1)采血量达到要求时,嘱献血者松拳,松开止血带,合闭止流夹,用创可贴、消毒棉球或者纱布轻按静脉穿刺点,拔出针头后即加重按压,用弹力绷带包扎,松紧度适中。

(2)嘱献血者在献血者休息处用茶点,休息10~15 min。

(3)如出现献血不良反应,按相应程序处理。

(九)献血现场整理

(1)献血相关信息应及时录入计算机管理信息系统。

(2)盘点采集血液、标本、献血登记表数量,应当一一对应,保证准确无误。

(3)做好血液装箱、运输和交接工作。

(4)盘点物料消耗。

(5)做好医疗废物装箱、运输和交接工作。

(6)整理清洁现场,用消毒剂擦拭操作台及采血器材,清洁地面。

六、献血者的记录及反馈

做好献血者的记录及反馈工作有利于动员献血者再次献血,有利于血液用于临床后输血不良反应的追踪,有利于献血者、配偶和直系亲属临床需要用血时的返还等。

(一)献血者的记录

(1)献血记录包括献血者的个人资料、健康征询结果及献血者和征询者签名、健康体检结果及检查者签名、献血日期、献血量、献血反应及其处理和员工签名等。单采成分献血者还应记录血液成分献血者的健康检查结果以及血液成分单采过程的关键指标,包括采集时间、品种、体外循环的血量、抗凝剂的使用量、交换溶液的量、血液成分的质量以及献血者的状态等。

(2)利用计算机信息管理系统相关的软件进行记录。

(二)献血者记录的应用

(1)便于献血工作的总结统计,使献血者成为固定献血者及动员招募新的献血者。

（2）便于被暂时延期献血的献血者在符合献血条件后的献血。

（3）便于献血者检测具有输血相关传染病时的自身健康检查以及相关机构的信息追踪。

（4）便于卫生信息的统计，受血者如果怀疑感染了传染病便于追溯献血者。

（5）便于献血者、配偶和直系亲属临床需要用血返还时的信息核对。

（三）献血者的信息反馈

献血结束后，采供血机构要不定期与广大的献血者保持联系，增加感情。他们的献血活动非常重要，社会非常需要他们，鼓励他们成为固定献血者。

（1）告诉献血者血型，特别是 RhD 阴性及稀有血型。大多数人对血型感兴趣，这可以带动家人或朋友献血。

（2）告诉献血者他们所献的血液已经用于临床，使献血者有满足感和自豪感。

（3）告诉献血者他们所献的血液没有用于临床的原因，特别是检测有输血相关传染病的，让他们知道血液不能用于临床，但是不作为献血者具有某种疾病的诊断依据。

第三节 安全供血的管理

血液采集后，血站要对血液进行分离、检验、储存和运输等，供给临床使用。要保证安全供血，就必须对血液成分制备、血液检测、血液隔离与放行、血液库存量、血液发放与运输等进行管理，使患者获得安全的血液。

一、血液成分制备管理

（一）人员管理

（1）血液成分制备人员应具有国家认定资格的持有采供血机构颁发上岗证的卫生专业技术人员。

（2）工作人员必须严格遵守无菌操作技术规程，必要时进入无菌操作间，应穿好无菌隔离衣，戴好口罩、帽子。严禁在工作时佩戴任何首饰。

（3）定期进行身体检查，凡患有各种皮肤病、传染病、特别是 HBV、HCV 等携带者应调离血液成分制备工作岗位。

（二）环境设备管理

（1）制备环境应卫生、整洁，定期消毒。

（2）应尽可能以密闭系统制备血液成分。

（3）用于制备血液成分的开放系统，应达到 10000 级，操作台局部应达到 100 级（或在超净台中进行）。

（4）制备需要冷藏的血液成分时，应尽可能缩短室温下的制备时间。

（5）应建立和实施设备的确认、维护、校准和持续监控等管理制度，实施唯一性标识及使用状态标识，以确保设备符合预期的使用要求。

（三）血液制剂品种规格标准的管理

（1）手工分离的成分按照每 200 mL 分出的成分计算为 1 U，而机器分离成分根据循环血量所提取出单一成分数量来决定。

（2）血液制剂品种规格标准应符合《全血及成分血质量要求》(GB 18469)的要求。

（3）制备新的血液品种或制备条件发生明显改变时，应对血液制备方法进行确认。

（4）接收制备血液制剂的起始血液时，应核对容量和数量，检查外观、血袋标签等内容，确认符合质量要求后方可用于血液成分制备。

（四）操作过程管理

（1）执行血液制备、贴标签、包装、入库程序。

（2）根据所制备血液成分要求对关键的设备进行维护和校准，编制程序。例如，手工离心要确定离心转速、加速和减速、离心时间和温度等参数；全自动血细胞分离机，要设置制备不同成分的参数等。

（3）血液制备过程中所使用的一次性材料的质量要经过质量控制部门确认合格后，方可使用。

（4）使用联袋制备时，在原袋和转移袋分离之前，应当检查每个血袋上献血条码的一致性。需要连接新的血袋（过滤、分装等）时，应当保证每一血袋献血条码一致。宜采用按需打印方式产生标签，粘贴完毕，经计算机系统核对无误后，才给予断离。

（5）在血液制备的每一个环节应对每袋血液进行目视检查，对血袋有渗漏、标签有损坏、疑是细菌污染或其他异常的血液，应给予标识、隔离及进一步处理。

（6）血液制备完后，要按照各种血液成分的特点进行分类入库，同时记录血液品种的数量及相关血液信息。

二、血液检测管理

（一）血液标本交接的管理

（1）接收标本时应核查：标本来源、数量、采集时间；标本采集管使用正确与否；标本是否满足既定的质量要求；标本与送检单信息的对应性和完整性。

（2）如发现溢漏应立即将尚存留的标本移出，对溢出标本管和原包装箱进行消毒并记录，必要时报告实验室负责人和送检单位。

（3）应拒收标本的情形有：检测申请关键信息缺失或不符；标本管上无标识或标识不清、不正确；标本管选用错误；标本量不足或被稀释；不符合试剂说明书要求的情形。

（4）标本交接双方应在标本交接记录单上签名。

（二）试验操作管理

（1）确定血液检测的项目和方法，检查试剂是否合格及仪器是否在正常运行状态。

（2）手工操作可按照试剂生产方提供的试剂使用说明书进行。如需对说明书中个别试验参数进行修改，应有依据并记录后进行确认。

（3）手工操作的标本和试剂加样或试验微孔板，应完整记录每一加样和操作步骤。

（4）自动化检测时，设备运行参数的设置应建立权限控制。应保存设置参数的书面记录，并定期将其与实际设置参数对照，确保设置无误，应保存核实记录。

（5）应保存自动化检测设备运行记录，并定期对运行状态进行审核。

（6）自动化检测设备运行时，如果需要人工辅助或干预，应对实施人工辅助或干预的人员、人工辅助或干预的时间和内容、与自动化检测设备运行的衔接等进行记录。

（三）试验结果判定管理

1. 判定规则　应制定明确的试验有效性和标本试验结果判定规则，将其编写或设置成为计算机程序，对其编写、设置、修改和启用应进行控制，所有修改均应保存原版本，确保其具有可追溯性。

2. 试验有效的判定　应核查每批试验所使用的试剂、设备、试验过程、有无人工干预或其他非正常工作步骤出现等关键控制点，正确无误后方可对试验有效性进行判定；试剂盒各种试验对照的检测值符合试剂说明书的要求，是判定试验有效的最低要求；如果外部质控品的检测值是作为试验有效性的判定依据之一，其检测值应符合既定要求；如果采用人工判定，应详细记录每一项判定依据，应双人核查；如果判定一批试验无效，则该批试验所有标本的检测结果均为无效。

3. 标本试验结果计算和判定　判定试验有效后，按照试剂说明书的要求计算临界值和灰区。根据标本检测值与临界值的比较结果，判定标本检测结论为无反应性、有反应性或不确定。建立和实施血液检测最终结论的计算机判定程序。如果需要人工判定，应由双人复核。

（四）血液检测报告的管理

（1）血液检测最终结论是血液放行与否的依据。只有检测合格的血液方可放行供临床使用，检测不合格的血液不得放行。

（2）血液检测最终结论应以电子数据传输，并为计算机血液放行控制程序直接利用。

（3）如果需要人工录入血液检测最终结论，或者需要人工放行，应由双人复核。

（4）发现血液检测结论报告有误，应迅速启动血液检测报告和血液收回程序。

三、血液隔离与放行管理

（一）血液隔离管理

（1）待检测、制备等尚未被判定合格的血液和不合格的血液应被物理隔离，防止不合格血液的误发放。

（2）应设立有明显标识的合格品区、隔离区和不合格品区。

（3）设施设备应卫生、整洁，并定期清洁。如血液隔离的储存设备应进行温度监控。

（4）进、出血液隔离区域的血液应做好交接和记录，记录至少包括血型、品名、数量、时间、交接人及签名等。

（二）血液放行管理

（1）经过培训考核的被授权人员才能承担放行工作，质量管理人员对血液的放行进行监控，并留有监控记录。

（2）确认合格血液：对检测不合格、外观不合格、异常采集和符合保密性弃血等的血液，应进行标识，并移入不合格品区；将检测报告中尚未最终判定结果的血液继续隔离并做好标识；确认检测合格及血液外观检查合格的血液。

（3）贴标签

① 对合格血液要正确贴标签,标签的内容符合《血站质量管理规范》的要求,且一次只对一袋血液贴标签。

② 合格血液或血液制备合格的每一种血液成分只能印制唯一的合格血液标签。该合格血液标签印有唯一的条形码。

③ 通过唯一的条形码可以追溯到献血者、用血医院以及血液采集、检测、保存、发放等全过程。

④ 粘贴标签前应检查确认血袋无破损、无渗漏,血液外观无异常。

⑤ 合格血液标签粘贴于血袋后应再次确认该标签粘贴无误,才能移入合格库。已经放行进入合格品库的血液,再经制备、分装、转换后,应重新粘贴具有唯一性条形码的合格血液标签,并保证粘贴无误和可追溯性。

（三）计算机控制管理

（1）应采用计算机管理信息系统控制血液隔离与放行。

（2）需要人工放行时,应建立与实施复核制度。

四、血液库存量管理

（一）制定血液库存量的原则

合适的血液和血液成分库存量既可以保证临床用血的足够需求,又不至于使血液和血液成分储存过多而导致血液过期报废而浪费,因此是一项重要的工作。制定血液库存量要结合医院的用血计划,上年度用血情况和具体采血情况以及血液成分的有效保存期。计算实际库存量时,将处于制备和待检状态的血液计算在内。制定血液库存管理规程,控制适宜的血液库存量,防止血液库存不足或超量而过期。常用的血液和血液成分设立最高库存量和最低库存量,并且要根据当地人群不同血型的分布和血液使用情况,参照血型制定最高库存量和最低库存量。因此,血液库存量包括总库存量和各血型血液和血液成分的库存量。

（二）不同血液和血液成分的库存量管理

不同血液成分因使用量和供应量的差异,可按实际情况设立不同库存量。

（1）红细胞悬液和冰冻血浆是最常用的,同时也是使用最多的两种血液成分,而且其用量基本相当,因此最高库存量可设定约为日均用量的 20 倍,最低库存量设定约为日均量的 3 倍。

（2）血小板因采集、使用和保存期的原因,其库存量设立有本身的特性,最高库存量和最低库存量设立原则为:最高库存量约为日均量的 4 倍,最低库存量设立参考上年度临床急诊使用血小板的日最高用量。

（3）冷沉淀凝血因子设立最低库存量,参考本年度临床急诊使用冷沉淀凝血因子的日最高用量。

（4）中国人 RhD 阴性血型频率低,使用没有规律性,因此设立最低库存量以能够保障几个同时临床急救用血需要即可。若仍不能满足需求,紧急需要时可临时招募采血,亦能满足应急需要。或者采供血机构之间的血液调配,一般可满足应急需求。

（三）库存量异常的处理

（1）因血液成分种类繁多，但并非每一种血液成分在临床应用时的紧迫性同等重要，大多数情况下是红细胞在临床抢救中最紧迫和最重要，因此红细胞库存量异常时，应尽快采取措施调整到正常范围。而其他血液成分库存量异常则相对来说可分阶段恢复正常量。

（2）红细胞库存总量或某型红细胞库存量超过最高库存量时，血液储存部门负责向相关部门负责人报告，经审批，下达减少采血或停止采集该型全血的通知到采血部门执行，同时通知献血者管理与招募部门减少或停止该型献血者的招募。

（3）当红细胞库存总量或某型红细胞库存量低于最低库存量时，血液储存部门负责向相关部门负责人报告，经审批，下达增加招募献血者和增加该型血液采集量的通知给相关科室执行。在各献血点张贴告急标识，并通过各种媒体发出紧急呼吁，加强献血者招募，尽快增加血液采集量。必要时启动血液应急预案或申请到其他采供血机构调配血液支持。

（四）库存血的检查

血库工作人员应 24 h 值班，每天定时检查冷藏箱（库）及冰箱（库）等设备的运转情况，如发现异常应及时处理和报告，每 4～6 h 观察并记录温度 1 次，每月用 5%～10% 次氯酸钠擦洗保存箱内、外 1 次。所有库存血要经常整理、检查、盘点，并记录检查情况。

五、血液发放与运输管理

（一）血液发放管理

血液发放是发血部门工作人员按照医院用血申请，按需要将血液发放到临床的过程。

1. 人员培训 按照相关要求对血液发放相关人员的职责、血液发放规程和要求、正常与异常血液外观鉴别等内容进行培训，考核合格后持证上岗。

2. 血液发放原则 一般按照"先进先出"的原则发放各类血液。对于临床客观上有特殊输血要求的，例如婴幼儿和心肺功能不全的患者，则可发放相对新鲜（储存时间短）的血液，以满足对患者质量的要求。

3. 血液发放过程 采供血机构按医院预约血站送血和医院预约自己取血两种方式进行血液的发放。具体发放过程如下。

（1）血液的预约受理 填写医院用血预约登记表或受理医院用血申请单，记录预约或申请取血的品种、血型、规格和数量等，并核对。

（2）血液出库 按医院用血申请单或血液发放通知单填写的内容，自合格库取出血液，经仔细观察血液外观正常后逐袋扫描出库，打印血液发放单，并核对。

（3）发放血液 经发放和领取的双方当面核对，确认无误后在血液发放单上签名或发血人员仔细核对医院用血预约登记表预约信息与所发放血液一致后，将血液按不同保存条件分别装箱，交付血液运输人员签收。

（4）异常血液处理 凡血液或血液成分有血凝块、溶血、细菌污染、脂肪血、血袋破漏或渗血、标签脱落或模糊不清等情况时，不能发放。

（二）血液运输管理

采供血机构内部之间与医疗机构之间或医疗机构之间的血液调配都涉及血液的运输问题。血液运输过程的关键是维持运输中的温度相对稳定和防止剧烈振荡，以保持血液成分的有效活性和抑制可能存在的细菌生长繁殖。血液运输要求：使用专用血液运输箱运送血液；运输全过程要有温度保证和监控，不同的血液成分应分别装箱运输；运输箱表面要有明确标识，以标明血液种类、数量、运输目的地等。

1. 全血和红细胞类的运输　可使用专业冷藏车或专业运血箱运输，温度应控制在 2～10 ℃。

2. 冰冻血浆和冷沉淀凝血因子的运输　冰冻血浆和冷沉淀凝血因子一般保存在－30～－20 ℃的冷藏箱中。运输过程中，温度必须维持在－10 ℃以下，否则可能会影响冰冻血液成分的质量。

3. 血小板类的运输　血小板类运输过程温度应保持在 20～24 ℃，保持血小板的生物活性。血小板具有黏附、聚集性，因此要保持一定的速度和频率振荡，以防止其在运输过程中聚集。也要防止剧烈振荡，避免血小板的损伤。

第四节　采供血质量控制

采供血质量控制是保证临床输血安全的有效措施，"采血对献血者无害，输血对受血者安全"是血站工作铁的法则，提高血液质量、保证血液安全是多少代输血工作者为之奋斗的目标。各级血站要按照 ISO9000 的质量标准对血液及其成分进行全程质量控制。

一、血液的质量控制

血液的质量控制要求所有血液及其成分的无菌试验均为无细菌生长，均为 200 mL 全血制备的制剂的质量标准。

1. 全血质量控制

（1）外观：肉眼观察应无色泽异常、溶血、凝块、气泡及重度乳糜等情况；血袋完好，并保留注满全血经热合的导管至少 35 cm。

（2）容量为（200±20）mL。

（3）血红蛋白含量≥20 g。

（4）储存期末溶血率 <红细胞总量的 0.8％。

2. 悬浮红细胞质量控制

（1）外观：同全血。

（2）容量为标示量（mL）±10％。

（3）血细胞比容为 0.50～0.65。

（4）血红蛋白含量≥20 g。

（5）储存期末溶血率 <红细胞总量的 0.8％。

3. 浓缩红细胞质量控制

（1）外观：同全血。

（2）容量为（200±20）mL。

（3）血细胞比容为 0.65～0.80。

（4）血红蛋白含量≥20 g。

(5) 储存期末溶血率 <红细胞总量的 0.8%。

4. 洗涤红细胞质量控制

(1) 外观:肉眼观察应无色泽异常、溶血、凝块、气泡等情况;血袋完好,并保留注满洗涤红细胞或全血经热合的导管至少 20 cm。

(2) 容量为(125±12.5) mL。

(3) 血红蛋白含量≥18 g。

(4) 溶血率 <红细胞总量的 0.8%。

(5) 上清蛋白质含量<0.5 g。

5. 去白细胞(全血、浓缩红细胞、悬浮红细胞) 质量控制

(1) 外观:同全血。

(2) 容量:去白细胞全血、去白细胞悬浮红细胞标示量(mL)±10%;去白细胞浓缩红细胞(100±10) mL。

(3) 血红蛋白含量≥18 g。

(4) 储存期末溶血率 <红细胞总量的 0.8%。

(5) 白细胞残留量≤2.5×10^6个。

6. 冰冻解冻去甘油红细胞质量控制

(1) 外观:肉眼观察应无色泽异常、溶血、凝块、气泡等情况;血袋完好,并保留注满解冻去甘油红细胞经热合的导管至少 20 cm。

(2) 容量为(200±20) mL。

(3) 血红蛋白含量≥16 g。

(4) 甘油残留量≤10 g/L。

7. 单采血小板质量控制

(1) 外观:肉眼观察应呈黄色云雾状液体,无色泽异常、蛋白析出、气泡及重度乳糜等情况;血袋完好,并保留注满血小板经热合的导管至少 15 cm。

(2) 容量:储存期为 24 h 的单采血小板容量为 125~200 mL;储存期为 5 d 的单采血小板容量为 250~300 mL。

(3) 储存期末 pH 值为 6.4~7.4。

(4) 血小板含量≥2.5×10^{11}个/袋。

(5) 白细胞混入量≤5.0×10^8个/袋。

(6) 红细胞混入量≤8.0×10^9个/袋。

(7) 去白细胞单采血小板白细胞混入量≤5.0×10^6个/袋。

8. 浓缩血小板质量控制

(1) 外观:肉眼观察应呈黄色云雾状液体,无色泽异常、蛋白析出、气泡及重度乳糜等情况;血袋完好,并保留注满血小板经热合的导管至少 15 cm。

(2) 容量为 25~38 mL。

(3) 储存期末 pH 值为 6.4~7.4。

(4) 血小板含量≥2.0×10^{10}个。

9. 新鲜冰冻血浆质量控制

(1) 外观:肉眼观察融化后的新鲜冰冻血浆,应呈黄色澄清液体,无色泽异常、蛋白析出、气泡及重度乳糜等情况;血袋完好,并保留注满新鲜冰冻血浆经热合的导管至少10 cm。

(2) 容量为标示量(mL)±10%。

(3) 血浆蛋白含量≥50 g/L。

(4) Ⅷ因子含量≥0.7 U/mL。

10. 冰冻血浆质量控制

(1) 外观:同新鲜冰冻血浆。

(2) 容量为标示量(mL)±10%。

(3) 血浆蛋白含量≥50 g/L。

11. 病毒灭活冰冻血浆质量控制

(1) 外观:同新鲜冰冻血浆。

(2) 容量为标示量(mL)±10%。

(3) 血浆蛋白含量≥50 g/L。

(4) 亚甲蓝残留量≤0.30 μmol/L。

12. 冷沉淀凝血因子质量控制

(1) 外观:同新鲜冰冻血浆。

(2) 容量为标示量(mL)±10%。

(3) 纤维蛋白原含量≥75 mg。

(4) 凝血因子Ⅷ含量≥40 U。

13. 单采粒细胞质量控制

(1) 外观:肉眼观察应无色泽异常,无凝块、溶血、气泡及重度乳糜出现等情况;血袋完好,并保留注满单采粒细胞经热合的导管至少 20 cm。

(2) 容量为 150~500 mL。

(3) 中性粒细胞含量≥1.0×10^{10}个/袋。

(4) 血细胞比容≤0.15。

二、血液检测质量控制

这里主要介绍血液检测质量控制技术中的室内质量控制(室内质控)和室间质量评价(室间质评)。

(一)血液检测室内质控

血液检测主要包括用于血清学抗体或抗原检测的 ELISA 试验,用于 HBV/HCV/HIV-DNA 或 RNA 检测的核酸扩增技术(nucleic acid amplification technique,NAT),以及 ALT 酶学试验。ELISA 试验室内质控通常采用试剂盒阴阳性对照、弱阳性质控品实时监控实验的有效性,同时采用弱阳性质控品和 Levey-Jennings 质控图监控试验的稳定性。ALT 作为定量试验通常采用 Levey-Jennings 质控图监控 ALT 试验的精密性和有效性。NAT 试验以及其他定性试验可借鉴 ELISA 的质控方法。

1. ELISA 试验过程稳定性控制 推荐采用 Levey-Jennings 质控图监控 ELISA 试验过程的稳定性,发现随机误差和系统误差。实验室可选择 Levey-Jennings 质控图常规使用的 1_{3s}(一个质控值超 $\bar{x}\pm3s$,用于提示可能存在随机误差)规则作为在控与失控的判断规则,如发现违背 1_{3s} 规则的情况,说明实验过程没有处于受控状态,应查找原因予以解决。

实验室应根据实际情况,同时选择一个监控实验系统误差的规则,如 $7x$(7 个连续的质控值落在均值一侧,用于提示可能存在系统误差)规则,以发现由于设备、试剂、环境条件等因素引起的系统误差。

(1)质控图的建立。

①设定质控图均值和标准差:在实验室常规检测条件下,连续测定同一批号的弱阳性质控品 10～20 d,收集至少 20 个质控数据,对数据进行离群值检验,剔除超过 $\pm 3s$ 以外的数据,计算均值及标准差,以此控制后续实验过程,直至试剂或质控品批号更换。但需注意,由于 ELISA 试剂存在较大的批间差异,积累质控数据计算的方式可能增大室内质控的标准差和变异度,因此如两批试剂的质控均值和标准差有显著差异,建议针对新批号试剂重新计算质控均值和标准差。实验室构建质控图的过程中,如果发现实验变异度过大,应采取措施,稳定各个环节的实验条件,将变异度控制在可接受范围内。通常情况下,ELISA实验的变异系数宜控制在 20% 以内。

②设定质控图控制限:控制限通常是以标准差的倍数来表示。Levey-Jennings 质控图将 $\bar{x} \pm 3s$ 设置为控制限,即控制上限值为 $\bar{x}+3s$,控制下限值为 $\bar{x}-3s$。如果质控图的控制下限值小于 1,说明实验室采用的控制低限(LCL)已经低于实验性能低限(LSL),实验过程变异较大,实验室应当查找原因,改进过程,降低实验变异度(CV)。

③绘制质控图:以 Y 轴为质控品的测定值(S/CO 值),X 轴为质控个数或单位时间。Y 轴刻度上各水平线分别为均值、$\bar{x} \pm 1s$、$\bar{x} \pm 2s$、$\bar{x} \pm 3s$ 上下限,描点绘图。使用 $13s$ 规则可采用单点质控图,将质控数据逐一点于质控图上进行观察,以发现实验随机误差。当采用 $7x$ 规则,可根据实验室情况,采用单点质控图或将一个单位时间内(通常为 1 d)所有质控数据的均值点于质控图上进行观察,以发现检测系统的变化和趋势。

④质控图框架的重建:如果更换新批号试剂,鉴于 ELISA 实验的特性和试剂批间的不稳定性,可能两批试剂质控均值和标准差存在显著差异,如需要应重新建立质控图框架。如果更换新批号质控品,在试剂批号不变的情况下,可采用将新批号质控品和旧批号质控品同时检测的方式,以确保在旧批号质控品使用结束前,获得计算新批号质控品均值和标准差的数据,建立质控图框架。如果质控图使用过程中,出现均值的偏移和标准差变化,需分析并消除产生偏差的原因,必要时应重新调整质控图框架。

(2)失控情况的分析处理 如出现违背实验有效性判定规则,应视为实验无效。查找原因,采取纠正措施后重新实验。如违背实验室选择的质控规则,出现随机误差或系统误差,实验室应分析产生误差的原因。引起误差的因素通常包括操作上的失误,试剂、校准物、质控品的失效;试剂、质控品更换批号或保存期末发生变化;仪器使用维护不当;质控图建立过程中采用的数据不足造成均值和标准差不适宜等。应采取纠正措施,消除产生误差的因素。如果所选择弱阳性质控品超过规定的 S/CO 值上限,应关注违背 $-3s$ 规则时的实验状况,必要时对阴性结果重新检测。应保存失控情况分析处理记录。

2. 特殊情况下的室内质控 对于不能每天进行血液检测、质控数据量少的实验室,必须保证每次实验满足试剂盒质控要求,弱阳性质控品 S/CO $\geq$ 1。在此基础上,可适时采用 Grubbs 氏法进行室内质控。该方法只需连续测定 3 次,即可对第 3 次检验结果进行检验和控制。具体计算方法如下:①计算出测定结果(至少 3 次)的平均值($\bar{x}$)和标准差(s);②计算 $SI_{上限}$ 和 $SI_{下限}$:$SI_{上限}=(X_{max}-\bar{x})/s$,$SI_{下限}=(\bar{x}-X_{min})/s$;③查表 13-1,将 $SI_{上限}$ 和

$SI_{下限}$与 SI 值表中的数值进行比较(表 13-1)。

表 13-1 SI 值表

n	n_{3s}	n_{2s}	n	n_{3s}	n_{2s}
3	1.15	1.15	12	2.55	2.29
4	1.49	1.46	13	2.61	2.33
5	1.75	1.67	14	2.66	2.37
6	1.94	1.82	15	2.70	2.41
7	2.10	1.94	16	2.75	2.44
8	2.22	2.03	17	2.79	2.47
9	2.32	2.11	18	2.82	2.50
10	2.41	2.18	19	2.85	2.53
11	2.48	2.23	20	2.88	2.56

当 $SI_{上限}$和 $SI_{下限}$<n_{2s}时,表示处于控制范围之内,可以继续进行测定,并重复以上计算;当 $SI_{上限}$和 $SI_{下限}$有一个数值处于 n_{2s} 和 n_{3s} 值之间时,说明该值在 $2s$～$3s$ 范围,处于"警告"状态;当 $SI_{上限}$和 $SI_{下限}$有一个数值>n_{3s}时,说明该值已在 $3s$ 范围之外,属"失控"。数字处于"失控"状态应舍去,重新测定质控品和标本。舍去的只是失控的这次数值,其他次测定值仍可继续使用。当检测的数字超过 20 次以后,可转入使用常规的质控方法进行质控。

3. 室内质控数据的管理

(1)实验室应定期对所有检测项目的室内质控数据进行统计分析,对质控图进行评价和维护,以确保室内质控的有效运行。

(2)实验室应定期对所有检测项目的室内质控数据、质控图以及失控报告单整理后进行存档。

(3)实验室负责人(或由负责人指定的授权人)应定期对室内质量控制的记录进行审核并签字。

(二)血液检测的室间质评

1. 发质控物调查方式评价 这是国内外室间质评的常用形式,一般由某级质控中心发放质控物到各参加室间质评的实验室,并要求各实验室在规定的日期检测和上报结果到质控中心。质控中心经过统计分析后,将评价结果寄回各实验室,通过评价,各实验室了解本室工作质量,发现差距,并改进工作,以便不断提高检测质量。

2. 派观察员实际调查方式评价 这种调查事先不通知,临时派观察员到实验室,采用常规方法,检测规定的一组标本,进行评价。这种方法容易发现该实验室存在的实际问题,可以直接给予指导和帮助,以便于解决问题,提高检测质量。

三、设备的质量控制

(一)强制检定设备

采供血机构使用的设备有《中华人民共和国计量法》中规定的强制检定的工作计量器具必须由县级以上人民政府计量行政部门所属或者授权的计量检定机构进行定期检定。

（二）采供血机构自行监测设备

除国家强制检定的设备外，其余采供血机构的设备可以依据国家计量检定规程，由经培训具有资质的质控人员自行进行，或委托相关计量机构/生产厂商进行，必须定期对关键设备进行校准。

1. 成分制备大容量离心机质量检查

（1）质量标准　规定温度（±1）℃、时间（±20）s、转速（±50）r/min。每年监测 1~2 次。

（2）检测方法　离心温度是把经计量部门标定的温差电偶温度计探头放入离心腔内，盖好离心机盖，10 min 后观察离心机温度表显示的温度与温差电偶温度计显示温度的差值。离心时间是使用秒表对离心机的时间控制进行检查。把时间控制表调至规定时间，同时启动秒表，观察离心机时间控制表从开始计时到计时停止秒表所用的时间。离心转速是打开离心机前面板，在连接离心转头轴上贴一张反光标签。调到规定转速值，然后启动离心机待转速稳定后，用转速仪的光束照明反光标签，观察转速仪显示屏上的转速值。

2. 储血设备质量检查

（1）温度　使用经计量部门标定的温差电偶温度计（精确度为 0.1 ℃）测定储血设备箱内的温度。各储血设备的温度见表 13-2。

表 13-2　储血设备温度标准

设 备 种 类	温　度
储血冷藏箱（库）	2~6 ℃
血小板温箱（室）	20~24 ℃
低温冰箱（库）	−25 ℃以下
速冻冰箱	−50 ℃以下
超低温冰箱	−65 ℃以下

（2）电源故障报警系统　切断储血设备的电源或开启报警测试按钮，模拟电源发生故障，此时报警系统以声/光方式发出警报。

（3）温度失控报警系统　将储血设备的报警范围分别调至低于和高于储血设备温度时，报警系统应以声/光方式发出报警。

3. 压力蒸气灭菌器质量检查
可采用化学指示剂法或生物指示剂法进行灭菌效果监测。每周检查一次。

4. 采血秤质量检查

（1）混匀器摇动频率　开启采血秤混匀器后，使用秒表计时，观察 1 min 内混匀器摇动次数（30~32 次/min），摇动一个循环为一次。

（2）称量准确度　将标准砝码（模拟常规血液采集的重量）置于采血秤上，观察采血秤显示的数值（标示量±2%）。

（3）报警功能　将标准砝码或经标准砝码标定的标准量模拟血袋置于采血秤上时，采血秤的指示灯应闪光或蜂鸣器应发音报警。

四、物料的质量控制

物料应在光线明亮处,以目力检查质量;必须符合国家相关标准;必须有出厂检验报告;必须符合使用要求;必须在有效期内等。

(一)一次性使用塑料采血袋质量标准

1. 产品标识 塑料采血袋标识为单袋(S)、双联袋(D)、三联袋(T)、四联袋(Q)和转移袋(Tr)。例如,符合国家标准要求,采血袋公称容量为 400 mL 的双联袋(D)的产品标记为血袋 D-400。

2. 系统密闭性 塑料采血袋的采血针、采血管、输血插口必须连成一个完整的密闭系统,保证采集、分离、输注和储存血液时其内腔不与外界空气接触。

3. 血袋外观 塑料采血袋袋体应无色或呈微黄色,无明显杂质、斑点、气泡。塑料采血袋内、外表面应平整,在灭菌过程中和在温度不超过 40 ℃ 的储存期内不应有粘连。塑料采血袋热合线应透明、均匀。采血管和转移管内、外表面光洁,不应有明显的条纹、扭结和扁瘪。袋中的抗凝保存液及添加液应无色或呈微黄色、无浑浊、无杂质、无沉淀。

4. 标签 标签应有下列内容:血液保存液的名称、配方和容量;公称容量(采血量);无菌有效期及不需通气的说明;"无菌"限定条件的说明,"一次性使用"、"用后销毁"字样,使用说明,保存的血液条件;发现渗漏、长霉、混浊等变质现象,禁止使用;产品名称和标记;生产厂家名称、地址和商标;产品批号且字迹清楚。

(二)一次性无菌注射器质量标准

1. 每个注射器的单包装上应有下列标志 ①生产厂家名称或商标;②产品名称及规格;③生产批号及有效期;④一次性使用;⑤包装如有破损禁止使用;⑥若带注射针头,应注明规格;⑦"无菌"等字样。

2. 外观 清洁、无微粒和异物。注射器外套必须有足够的透明度,能毫无困难地读出剂量,能清晰地看到基准线。

3. 润滑 有良好的润滑性能。注射器的内表面(包括橡胶活塞),不得有明显可见的润滑剂汇聚。

(三)一次性使用去白细胞滤器质量标准

1. 外观 外壳应光洁,无明显机械杂质、异物,焊接面应均匀、无气泡,软管应柔软、透明、光洁,无明显机械杂质、异物、扭结。

2. 每个单包装上应有以下内容 ①产品名称、规格;②使用符号或文字标明去白细胞滤器无菌等;③批号及失效日期;④标明适用范围的产品标记;⑤制造商和/或经销商名称、地址;⑥单包装内不应有肉眼可见异物。

(四)一次性使用病毒灭活输血过滤器质量标准

1. 外观 软管应光洁,无明显机械杂质、异物、扭结。过滤部件、亚甲蓝添加元件外壳应光洁,无明显机械杂质、异物,焊接面应均匀、无气泡。

2. 每个单包装上应有以下内容 ①产品名称、规格;②使用符号或文字标明病毒灭活输血过滤器无菌等;③批号及失效日期;④标明适用范围的产品标记;⑤制造商和/或经销商名称、地址;⑥单包装内不应有肉眼可见的异物。

（五）一次性单采耗材质量标准

1. 外观 包装完整,标识清晰。

2. 每个单包装上应有以下内容 ①产品名称、规格;②使用符号或文字标明无菌等;③批号及失效日期;④标明适用范围的产品标记;⑤制造商和/或经销商名称、地址。

（六）血袋标签质量标准

标签的底色应为白色,标签应洁净、无破损,字迹清楚;标签上文字一般为实体黑色字体。

（七）真空采血管质量标准

试管上的标志、标签应清晰。试管应无色透明、光滑、平整,正常视力能清楚观察到试管内血样;不得有明显变形、沙眼、气泡、杂质等。

五、工艺卫生与环境的质量控制

（一）采血、制备人员手细菌菌落检查

采血、制备人员手细菌菌落数检查,每月每人检查一次。以上两类人员手细菌菌落数$\leqslant 10$ cfu/m²。

1. 采血成分制备人员手细菌采样

（1）采样时间 采血人员在接触献血者前,从事采血活动前采样。制备人员在接触血袋前、从事血液成分制备活动前采样。

（2）采样面积与方法 被检人五指并拢,将浸有无菌生理盐水采样液的棉拭子一支,在双手指曲面从指根到指端来回涂擦各两次(一只手涂擦面积约 30 cm²),并随之转动采样棉拭子,剪去手接触部位,将棉拭子放入装有 10 mL 采样液的试管内送检。采样面积按平方厘米(cm²)计算。

2. 细菌菌落总数检查

（1）检查方法 将每支采样管振动 80 次或用混匀器充分混匀,10 倍递减稀释,对每个稀释度(取出个稀释度)分别取 1 mL 放于灭菌平皿内(每个稀释度倾注 2 块平板),用普通琼脂培养基做倾注培养,置于 30～35 ℃温箱中培养 48 h,观察结果。

（2）计算

$$手细菌菌落总数(cfu/cm^2) = \frac{平皿上菌落的平均数 \times 采样液稀释倍数}{采样面积(m^2)}$$

3. 注意事项 采样后必须尽快对样品进行相应指标检测,送检时间不得超过 6 h。若样品保存于 0～4 ℃条件时,送检时间不得超过 24 h。

（二）采血室、制备室空气细菌菌落总数检查

采血室、制备室空气细菌菌落总数检查,每月检查一次。其空气细菌菌落数$\leqslant 500$ cfu/m³。

1. 空气采样

（1）采样时间 选择消毒处理后与采血或成分分离期间采样。

（2）采样高度 与地面垂直高度 80～150 cm。

（3）采样点布点方法　室内面积≤30 m²则设一条对角线，在对角线上取 3 点，即中心 1 点、两端距墙角 1 m 处各取 1 点；室内面积≥30 m²，则设东、西、南、北、中 5 点，其中东、西、南、北点距墙 1 m。

（4）采样方法　用 9 cm 直径普通营养琼脂在采样点暴露 5 min 后送检培养。

2. 细菌菌落总数检查

（1）检查方法　将采样后的平板于 30～35 ℃培养 24 h 后观察结果，求出 5 个或 3 个采样点的平均菌落数。

（2）计算

$$空气细菌菌落总数（cfu/m³）=\frac{50000N}{AT}$$

式中：A——平板面积（cm²）；

T——平板暴露时间（min）；

N——平均菌落数（cfu/平皿）。

（3）注意事项　同采血、制备人员手细菌菌落总数检查。

（三）紫外线灯紫光强度检查

1. 质量标准　紫外光强度≥70 μW/cm²。

2. 检测方法　紫外线灯支数应根据被检室内面积大小而定，每 10 m² 需安装 30 W 以上的紫外灯 1 支。用紫外光强度仪检测紫外灯的紫外光强度，检测时紫外灯距紫外光强度仪 1 m，紫外线灯每半年检查一次。

（四）净化台/室质量检查

净化设备质量检查每季度 1 次。

1. 检查项目与标准　检查项目与标准见表 13-3。

表 13-3　净化设备检查项目与标准

检查项目	净化设备级别		
	百级	万级	十万级
尘埃颗粒数（0.5 μm 直径）	≤3.5 L	≤350/L	≤3500/L
菌落数	≤1	≤3	≤10
噪声（dB）	≤65	≤65	≤65
风速（m/s）	垂直 0.3、水平 0.4		

2. 尘埃颗粒计数　根据净化设备净化间大小平均划分几个测定区，每个测定区的中央为测定点，测定点测定位置高度与工作位置一致。

开启被检测的净化设备，使其正常工作，30 min 后用尘埃颗粒计数仪进行检测。

用尘埃计数仪在各测定点检测，每个点测定 2～3 次，然后求几次测定颗粒数的平均值，并判定是否符合标准。

3. 菌落数　开启被检测的净化设备，待其正常运转 30 min。划分净化台为几个测定区，在测定区的中心各放置 1 个 9 cm 的琼脂培养皿，放置时间为 30 min。放置 30 min 后各培养皿立即置于 30～35 ℃培养箱中培养。培养 48 h 后进行观察，并计算各培养皿中的菌落平均数。根据净化设备不同级别,判定其菌落数是否符合标准。

4. 噪声　开启被检测的净化设备,待其处于未定工作状态时,用分贝仪测定其噪声。

5. 风速　开启被检测的净化设备,待其处于未定工作状态时,用风速仪测定其风速。

小 结

血源管理是对血液源头进行管理,也就是对采供血机构在血液采集、分离、储存、检测及运输等过程中的各项工作的规范化管理,保证血液供应和输血安全。主要内容如下。采供血机构及其职责:主要简述采供血机构的发展史、我国采供血机构的设置情况及各种采供血机构的职责范围。献血者的安全管理:我国献血工作经历了有偿献血、义务献血到无偿献血,说明我国的献血工作走上了法制化的轨道,这使血液质量得到了极大的提高。安全供血管理:从血液成分采集、血液检测、血液隔离与放行、血液库存量及血液的发放与运输方面进行管理,进一步保障供血安全。最后根据 WHO 及 ISO 9000 的要求,对血站各项要求进行全程质量控制。

思 考 题

1. 什么是无偿献血?
2. 什么是献血者招募?
3. 血液中心的职责有哪些?
4. 献血者招募的基本原则是什么?
5. 血液库存管理的原则是什么?
6. 悬浮红细胞、单采血小板、新鲜冰冻血浆、冷沉淀凝血因子的质量标准是什么?

（丁喜玉　夏　琳）

第十四章　输血护理

学习目标

掌握：互助献血的流程及注意事项；各种血液及其成分的正常外观；输血操作规范及注意事项；红细胞制剂输注护理措施等。

熟悉：输血前受血者心理分析；血液及其成分的领取与存放；输血后护理病历的书写；血小板制剂、血浆蛋白制剂、冷沉淀凝血因子的输注护理；输血出现发热反应、溶血反应的护理等。

了解：输血用品及通道的选择；输血感染及输血后耗品的处理；造血干细胞及自体输血的护理；其他输血反应的护理措施；输血故障的处理等。

输血是血液从献血者"血管"到受血者"血管"的输注过程，这个过程是一个环节复杂、牵涉面广、参与人员较多的工作，是采供血机构、医院输血科、临床科室、检验人员、临床医生、护理人员共同完成的一项治疗任务。虽然输血的每一道程序都有严格的操作规范和责任要求，但是万一某个环节的疏忽未被发现，没有及时更正，即可能出现输血意外事故。正确的输血能够达到有效的治疗目的，解除患者疾苦；输血不当，不仅会影响输血疗效，浪费血液资源，甚至会危及患者生命，造成不可挽回的严重后果。护理人员是输血治疗实施过程中最后的执行者，如果护理人员具备良好的责任意识，严格执行输血操作规程和输血护理制度，掌握好输血相关知识，可以为患者安全输血起到最后的把关作用，对于预防和消除输血不良事件具有十分重要的意义。

第一节　输血前护理

输血前护理是患者接受血液及其成分输注之前，医护人员对患者的心理护理及输血流程的规范过程。包括受血者心理状况、互助献血流程确定、血液及其成分的领取与存放。

一、受血者心理状况

（一）心理咨询

输血前，护士对接受输血的患者进行心理咨询（psychological counseling），了解其心理状况，是输血成功、安全的重要保证。护士要做以下几点。

（1）与接受输血的患者建立良好的护患关系，创造安静、舒适的输血心理咨询环境，避免高声谈话，人流繁杂。

（2）严格遵守保护性医疗制度和输血护理常规制度，耐心解答患者提出的问题，使患者保持最佳心理状态。

（3）使患者明确输血是一把双刃剑，既可以治病救人，又可以传播疾病和发生输血不良反应，让患者充分了解客观存在的输血风险，同时应承担输血的风险。接受输血治疗的患者有知情权和选择权。

（二）心理护理

护士应针对每一患者不同的心理需求，制订输血前心理护理（psychological nursing）计划，使患者保持平稳、安定的情绪，共同完成安全输血。

（1）对患者及其家属进行输血相关知识的宣传，特别是无偿献血工作的宣传教育，强调输血的目的和必要性。

（2）与患者进行充分的思想交流和心理沟通，使其对血液的质量、输血的器材以及输血的操作放心，对输血治疗充满信心。

（3）告知患者及其家属在输血过程若出现稍微的不适应，及时报告医生和护士，医护人员根据病情可采取积极的治疗措施，使患者获得安全感，更好地配合输血治疗。

（4）初次受血者，因个体、民族、财产状况及文化的差异，心理反应各异，或多或少有些紧张、恐惧或悲观失望的共同心理，护士应耐心细致地向患者及其家属介绍输血与疾病的关系以及输血对恢复健康的意义，同时用亲切的语言，良好的服务态度，以情感的感染力，使受血者消除顾虑。

（三）心理分析

患者接受输血前心理状况各不相同，护士要根据各患者的特点进行心理分析（psychological analysis），对症护理。

1. 恐惧紧张心理 影响该类患者的主要因素有：①患者认为自己的病情很重，不仅要接受输液治疗，还要接受输血治疗；②疾病给患者带来的疼痛与不适；③紧急抢救时的忙乱不堪，环境嘈杂，家属的恐惧不安造成患者情绪紧张；④血液的颜色、黏稠度对患者的感官刺激，使患者感到不同程度的紧张；⑤静脉穿刺带来的疼痛刺激等。这些因素均可使患者产生或加重恐惧、紧张心理，主要表现为呻吟、出汗、肌肉紧张、呼吸加快、紧握拳头等。

对输血有恐惧、紧张心理的患者，在输血前与输血过程中，应多与之接触，主动交谈，勤巡视，多观察和予以必要的陪护。

2. 对抗心理 影响该类患者的主要因素有：①血液是他人之物，成分复杂，进入自己的体内可产生不良反应的顾虑；②对输血知识了解比较多的患者，往往担忧血液的质量，尤其是曾发生过输血不良反应、意外或患过输血传播疾病的患者；③对输血操作人员的不信任等。这些因素导致患者产生疑虑，不断询问，抵触、甚至拒绝输血。

对输血有焦虑对抗心理的患者，要进一步介绍有关血液和输血的知识，以消除患者的顾虑，放心地接受输血治疗。

3. 依赖心理 影响该类患者的主要因素有：①多次接受输血治疗的患者，且输血后症状有所改善，要求再次输血；②患者认为自己出血很多，一定得通过输血来弥补等。

对输血有依赖心理的患者,对其讲明输血不是唯一的治疗手段,仅仅是一种替代疗法,鼓励患者全方位接受治疗和护理。

二、互助献血

医护人员在对接受输血的患者进行心理咨询的同时,也应对患者及其家属宣传无偿献血的有关知识,特别在血源紧张的季节,要提倡互助献血(mutual help donate blood)。

(一)互助献血的概念

互助献血是一种通过患者单位、家庭、亲友及社会的献血来解决患者血液供应的无偿献血模式,是确立和倡导"人人为我,我为人人"的献血模式。

(二)与互助献血相关的法律法规

1.《中华人民共和国献血法》 为了保障公民临床急救用血需要,国家提倡并指导择期手术的患者自身储血,动员家庭、亲友、所在单位以及社会互助献血。

2.《医疗机构临床用血管理办法》 医疗机构应当加强无偿献血知识的宣传教育工作,规范开展互助献血工作。血站负责互助献血血液的采集、检测及用血者血液调配等工作。

3.《临床输血技术规范》 亲友互相献血由经治医师等对患者家属进行动员,在输血科(血库)填写登记表,到血站或卫生行政部门批准的采血点(室)无偿献血,由血站进行血液的初、复检,并负责调配合格血液。

(三)互助献血的意义

(1)互助献血是自愿无偿献血的重要组成部分,是保障急救和临床医疗用血需求的一种特殊献血模式。

(2)互助献血能有效缓解血液供求不平衡的矛盾,确保临床用血需求,解决血液紧缺时给血站带来的压力。如果在"血荒"时期,患者的家属、亲友、朋友、同事、邻里能参加互助献血,医院会根据实际情况,为患者调配适合血型的血液,使患者手术能如期顺利进行。

(3)实行互助献血,可以通过临床医生和护士,对无偿献血知识更好、更广、更深入的宣传,有利于献血者的教育、动员和招募,有利于促进无偿献血工作的健康可持续发展。

(4)家属、亲友、朋友、同事、邻里间的互助献血是传承无私救助的友爱行为,体现"一方有难、八方支援"的精神,增进人们相互间的亲情、友情,有利于社会和谐。

(5)临床科学、合理用血就是要做到只给真正需要输血的患者输血,避免一切不必要的输血。实行互助献血就可以促进医疗机构临床用血时主动遵守《献血法》规定的"医疗机构临床用血应当制订用血计划,遵循合理、科学的原则,不得浪费和滥用血液",有效扼制临床上许多不合理的用血现象,从而节约宝贵的血液资源。

(四)互助献血流程

1. 互助献血登记表 自愿参加互助献血的人员在医生或护士的指导下,填写互助献血登记表,见表14-1。

表 14-1　互助献血登记表

用血科室		医护人员姓名			自愿参加本次 互助献血的人数	
患者姓名		性别		年龄		床号	
住院号		血型		入院诊断		
预约用血品种			预约用血量(U)			

2. 血站献血采血登记表　医院输血科(血库)与采供血机构预约登记,安排参加互助献血者的体检、健康征询、采血,血站采血人员负责填写血站献血采血登记表,见表14-2。并且发放无偿献血证。

表 14-2　血站献血采血登记表

郑重声明	本人已仔细阅读互助献血的有关法律法规,本次参加互助献血人员均属自愿行为。				自愿互助 献血代表签名	
亲友献血 者姓名	与患者 的关系	身份证号	血型	献血时间 年月日时分	献血条码	献血量 /mL

输血科人员(签名)：　　　　　　　　血站采血人(签名)：

3. 血站调配供血登记表　医院凭互助献血证明材料及无偿献血证向血站申请给患者优先用血。填写血站调配供血登记表,见表14-3。

表 14-3　血站调配供血登记表

医院输血科申报用血		血站调配供血记录				
血液品种	血量(U)	血液品种	血型(ABO/Rh)	血量(U)	献血编码	备注

申报时间(年月日时分)：　　　　　　　发血时间(年月日时分)：
输血科申报人(签名)：　　　　　　　　血站发血人(签名)：

（五）互助献血的注意事项

(1)互助献血由患者所住医院输血科(血库)负责与采供血单位(血站)联系。

(2)互助献血者的条件同自愿无偿献血。

(3)互助献血者发给《无偿献血证》,享受自愿无偿献血同等的奖励和用血优惠政策。

(4)高危行为者(如有静脉药瘾史、男男性行为)、艾滋病或性病等不要献血。明知而为,造成传染病传播、流行的,根据《中华人民共和国传染病防治法》《艾滋病防治条例》,可被追究相应的民事责任。

（5）献血者在献血前应出示真实的身份证件,采供血单位(血站)应进行核对并登记。

（6）为确保血液质量和献血者及受血者的安全,医院及患者和亲属应确保献血者为自愿无偿献血,请勿雇佣他人献血,违反相关法律法规者,可被追究相应的刑事责任。

（7）在自愿无偿献血尚不能满足临床用血的情况下,国家倡导互助献血,如果患者家属或朋友能参加无偿献血,就会取得优先用血权,但是急诊患者用血除外。

（8）不提倡直接输亲属的血液,尤其是直系亲属间输注新鲜血液可能会导致发生一种严重的输血相关性移植物抗宿主病。

三、血液及其成分的领取与存放

（一）备血

护士根据医嘱,运用输血科(血库)专用试管抽取患者静脉血 3 mL,连同临床输血申请单一同送往输血科(血库),备血。

（1）采集血标本前,护士应在病床边核对患者姓名、性别、年龄、科别、床号、住院号,意识清醒的患者让其回答自己的姓名、年龄及其适当的问题以确认其身份,意识不清的患者可通过询问家属及其他工作人员或通过患者腕带及其他标识来确定其身份,准确无误后进行采血。

（2）标本应直接从静脉中抽取,不得从补液的输液管或输液侧静脉中抽取。

（3）三天前曾经输过血的患者,再次输血时,不得用输血科(血库)逾期的血液标本,应重新采样。

（4）严格遵守一人一次一管的次序,为患者抽取血液标本,并由另一人查对无误后送输血科(血库),经输血科(血库)人员核对后,双方签字。

（二）血液及其成分的领取

输血科(血库)工作人员接到护士送来的备血标本和临床输血申请单后,备好血液及其成分通知护士领取。护士领取时应做到以下几点。

（1）熟悉血液及其成分的质量要求和质量鉴定方法。

（2）严格检查血液及其成分的质量和血袋有无破损。

（3）认真核对患者姓名、性别、年龄、科室、床号、住院号、交叉配血试验单、不规则抗体筛查单等。

（4）认真核对血袋标签内容,包括:供血机构名称、供血者姓名或条形码编号、血型、血液品种及容量、采血日期、血液成分的制备日期、有效期、血袋编码/条形码、储存条件等。

（5）根据血液及其成分特性运用保温箱及时无误领取患者所需血液及其成分并签字。

（三）血液及其成分的外观

（1）浓缩红细胞、浓缩去白细胞红细胞及全血外观应为无凝块、无溶血、无黄疸、无气泡及无重度乳糜,储血容器应无破损,应热合保留注满全血的多联袋上的采血管至少20 mL供临床配血。

（2）悬浮红细胞、悬浮去白细胞红细胞、洗涤红细胞、冰冻红细胞外观除上述条件外,还需观察上清液是否呈无色透明状。

（3）血小板外观应为淡黄色云雾状、无纤维蛋白析出、无黄疸、无气泡及无重度乳糜,容器无破损,应热合保留注满血小板的多联袋转移管至少 15 mL 供临床备用。

（4）新鲜冰冻血浆及冷沉淀凝血因子外观应为淡黄色澄清液体、无纤维蛋白析出、无黄疸、无气泡、无重度乳糜,容器无破损,应热合保留注满新鲜冰冻血浆及冷沉淀凝血因子的多联袋转移管至少 10 mL 供临床备用。

（四）血液及其成分的存放

（1）护士从输血科（血库）领取血液需用专用取血设备或保温箱,运输过程中勿剧烈振荡。

（2）血液领回后,要及时输注,在科室存放时间不能超过 30 min。对不能及时输注的血液,尽快送回输血科（血库）代为保存,不能存放在室温中或治疗区的冰箱内。

（3）血小板功能随保存时间的延长而降低,应尽快输用,如不能尽快输用,最好存放在血小板专用储存箱内。

（4）融化后的新鲜冰冻血浆和冷沉淀应尽快输用,以避免血浆蛋白变性和不稳定的凝血因子丧失活性,需要在血库专用冰箱内保存,不宜再次冰冻。

第二节　输血过程中护理

患者在血液及其成分输注过程中的护理是输血护理的关键环节。医护人员要严格选择标准输血器具及输血通道,严格执行输血操作规范,同时还应要求患者积极配合。

一、输血用品及通道

（一）输血用品选择

1. 医疗用品的管理　输血用品为一次性使用无菌医疗用品,其管理应达到以下要求：①必须由设备部门统一集中采购,使用科室不得自行购入；②必须从取得省级以上药品监督管理部门颁发《医疗器械生产企业许可证》《工业产品生产许可证》《医疗器械产品注册证》的经营企业购进合格产品；③必须进行质量验收,并查验产品的检验合格证、生产日期、消毒或灭菌日期及产品标识和失效期等；④必须专人负责建立登记账册,记录每次订货与到货的时间、生产厂家、供货单位、产品名称、数量、规格、单价、产品批号、消毒或灭菌日期、失效期、出厂日期、卫生许可证号、供需双方经办人姓名等；⑤必须存放于阴凉、干燥、通风良好的物架上,距地面≥20 cm,距墙壁≥5 cm,不得将包装破损、失效、霉变的产品发放至使用科室；⑥使用前应检查小包装有无破损、失效、产品有无不洁净等；⑦使用时若发生热原反应、感染或其他异常情况时,必须及时留取样本送检,按规定详细记录,报告医院感染管理办公室等部门；⑧发现不合格产品或质量可疑产品时,应立即停止使用,并及时报告当地药品监督管理部门,不得自行作退、换货处理；⑨一次性使用无菌医疗用品使用后,必须进行消毒、毁形,并按当地卫生行政部门的规定进行无害化处理,禁止重复使用和回流市场；⑩医院感染管理办公室必须履行对一次性使用无菌医疗用品的采购、管理和回收处理的监督检查职责。

2. 输血器的质量要求

（1）经环氧乙烷灭菌,清洁无污染、无菌、无毒、无热源。

（2）采用医用高分子材料制造,导管塑化均匀,弹性好,透明度高,抗曲折,抗缠绕。当有气泡通过时,可发现水和空气的分界面。

（3）直口和螺口圆锥接头均为国际标准,可以和多种规格的静脉输液针连用。

（4）配有孔径约为 170 μm 的滤器网,可以滤除血液及其成分中可能存在的微聚颗粒。

（5）药液过滤器对药液中 15 μm 以上的微粒滤出率＞95％,空气过滤器对空气中 0.5 μm 以上微粒的滤出率＞99％。

（6）标准状态下,30 min 内能够输出≥1000 mL 的血液,加压情况下,2 min 内能够输出≥500 mL 的血液。

3. 输血器使用的注意事项

（1）过期产品不能使用;小包装有破损,护帽脱落的产品不能使用;输血前用生理盐水冲洗管道时发现漏液的产品不能使用。

（2）同一输血器在连续使用 5 h 以上或每输 4 U 血液,部分血液成分残渣在过滤网上黏着沉淀,不仅影响滴速,还可繁殖细菌及诱发 DIC,故需更换新输血器。如温度很高,其更换频率应该更高。

（3）输血器应储藏于相对湿度不超过 80％、无腐蚀性气体,通风良好、洁净的环境内。

4. 输血针头及其他用品

（1）成人一般使用 18 号针头,小儿一般使用 24 号针头。

（2）与输血配套的其他用品有:注射盘、止血带、小垫枕、胶布、无菌敷贴、棉签、开瓶器、输液架等。

（二）输血通道选择

1. 静脉输血通道 一般选四肢表浅,粗大易见、弹性较好的静脉穿刺,首选是前臂的贵要静脉和内踝上方的大隐静脉。外伤或手术大出血时,宜建立两条静脉通道行静脉穿刺,首选颈内静脉或锁骨下静脉穿刺,必要时行静脉切开术,以便短时间内输入大量血液。但盆腔、腹腔大出血不宜选择下肢静脉通道。

2. 动脉输血通道 休克患者静脉输血无效时,可用高于收缩压的压力,将血液注入动脉内,一般用桡动脉或股动脉通道。

3. 加压输血通道 紧急大量出血抢救时,应采用多条静脉通道,直接挤压血压器或静脉输血加压器快速输注,必要时也可使用大一号的针头输注。

4. 换血通道 新生儿溶血病和血管内严重溶血的患者,往往需要换血治疗。由单臂静脉通道的肘静脉先采血 200～400 mL,然后由同一肘静脉输入等量血液,如此反复采血、输血;或由双臂肘静脉通道,一侧采血,另一侧输血,量和速度大致相同,一般以双臂法为佳。如血浆置换患者,采集患者全血,分离血浆弃之,同时回输患者的红细胞及一定量血浆置换液,以去除患者血浆中所含有害致病物质或致病性抗体。

二、输血操作规范

（一）常规输血方法

（1）输血前护士通知患者做好输血准备,并协助患者完成大、小便排空等工作。

（2）护士洗手、戴手套、戴口罩，严格无菌操作，避免交叉感染。

（3）两名护士核对交叉配血报告单及血袋标签各项内容，检查血袋有无破损渗漏，血液颜色是否正常，准确无误后连同输血卡和输血用品携至患者床边，双人核对患者姓名、性别、年龄、科室、床号、病案号、血型等，确认无误后签名。

（4）将注射用生理盐水瓶（或袋）倒挂在输血架上，选择易穿刺血管，用2%碘酊和75%乙醇消毒皮肤，以15°～30°角进针，见回血后平推0.2 cm，以胶布固定针头，其上覆盖无菌敷贴。

（5）用注射用生理盐水洗冲管道，按静脉输液程序将生理盐水输入静脉，并以缓慢的速度维持静脉点滴，观察滴入情况，以待接血。

（6）将血袋内的血液成分轻轻混匀，打开储血袋封口，常规消毒开口处塑料管，与接生理盐水瓶（或袋）针衔接，替换下生理盐水瓶（或袋）。

（7）待血液进入血管后，护士于床边守候片刻调整需要的滴速，并在全部的输血过程中随时注意观察。

（8）输血完毕，再继续滴入生理盐水，将血液全部输入静脉后，再拔出针头，以无菌敷料局部压迫固定。

（二）输血速度调节

输血开始速度应稍慢，观察15 min后，若无输血不良反应再视患者年龄、体质、心肺功能状况调节滴速。因为输血过多过快，除容易引起循环超负荷输血反应，导致充血性心力衰竭与肺气肿外，还可导致出血倾向、枸橼酸盐中毒、低钙血症、低体温、血管微栓塞、酸碱失衡、低血钾症等输血反应。

（1）一般成人40～60滴/min，儿童酌减，婴幼儿10～20滴/min，新生儿不得超过8～10滴/min，伴有心力衰竭，肺炎或早产儿以4～5滴/min为宜。

（2）年老体弱、严重贫血和心功能不全者，输血量及速度要限制，尤其是白血病患者更应严格控制滴速，以10～20滴/min为宜，以防肺水肿。大量出血直至休克的患者，必须遵医嘱，可适当加快滴速至60～90滴/min，必要时，也可加压快速输血。

三、输血注意事项

（1）血液及其成分不宜过早从输血科（血库）取回于室温中，做到随用随取。

（2）输血全过程，必须严格遵守无菌操作，减少血液污染的机会。

（3）输注前将血袋内的血液轻轻混匀，避免剧烈震荡，宜用旋转式摇晃，避免产生大量气泡。

（4）禁止在血液中加入其他药品，如钙剂、酸性或碱性药物、高渗或低渗溶液等，以免引起凝血或溶血。如需稀释血液，只能用静脉注射生理盐水。

（5）连续输用两个单位以上不同供血者的血液时，在每一单位血液输尽时，应以少量注射用生理盐水冲洗输血器后，再输下一袋血液。

（6）输血过程中要加强巡视，严格观察病情变化，注意有无输血不良反应。如果出现输血不良反应，必须立即停止输血，采取相应的护理措施，并报告主管医师及时诊治，同时通知输血科（血库）做必要的原因调查。

（7）一般情况下，血液输注前不必加温，但对有冷凝集现象的患者输血前，必须将血液制品预先放在 37 ℃环境中,当接近体温时再输注;大剂量输血、新生儿换血治疗可提前将血液放置室温 15～20 min,适当升温后再输注。

（8）患者体温高于 38.5 ℃或正在输注抗生素时要暂缓输血。输血前后一般不宜使用高浓度药物,因血液浓度高,输血速度相对较慢,高浓度的药物可造成对血管的损伤。

（9）必须同时输注红细胞、血小板、新鲜冰冻血浆和冷沉淀凝血因子的患者,可按血小板、冷沉淀凝血因子、新鲜冰冻血浆和红细胞的顺序先后输用。对血小板和冷沉淀凝血因子,应以患者可以耐受的速度尽快输入。

第三节　输血后护理

患者输完血后,医护人员要继续观察患者的症状及体征,做好护理病历的书写、输血文书的保存、输血感染及耗品的处理等。

一、护理病历书写

护理病历是患者输完血后,对输血全过程的总结记录。它包括患者输血前、输血过程中和输血后的症状、体征及输血相关资料记录。

（一）病情记录

（1）记录输血前患者的体温、脉搏、呼吸速率、血压等。

（2）记录输血中患者有无腰痛、背痛、恶寒呕吐、体热感、胸痛、胸闷、呼吸困难,有无沿血管走行部位发热、疼痛、肿胀、皮肤痛痒等症状;有无颜面潮红、发绀、冒冷汗、出现皮疹、血压下降、心律不齐、脉搏细弱、休克等体征。

（3）记录拔出输血针头后,穿刺部位有无肿胀疼痛、皮肤瘙痒。如要保留输血通道,可接输液套管。

（4）记录输血后患者的体温、脉搏、呼吸速率、血压等。

（5）输血后 24 h 内,观察询问患者是否有发冷寒战、心慌气短、高热大汗、烦躁、胸闷、胸痛、呼吸困难等全身症状及其他不适感觉,以防止迟发性输血不良反应的发生,并作记录。

（6）认真填写输血护理记录核对表的其他内容,见表 14-4。

表 14-4　输血护理记录核对表

输血用品	输血器在有效期内使用	（	）
	输血器包装完好	（	）
	输血器装置完好	（	）
	生理盐水符合输注要求	（	）
	成人使用 18 号针头	（	）
	小儿使用 24 号针头	（	）
	开通静脉输血通道	（	）

续表

血袋内容	悬浮红细胞	( )	新鲜冰冻血浆		( )
	浓缩红细胞	( )	冰冻血浆		( )
	去白细胞红细胞	( )	病毒灭活血浆		( )
	洗涤红细胞	( )	单采白细胞		( )
	冰冻红细胞	( )	血　量		( )
	冷沉淀凝血因子	( )	条　码		( )
	单采血小板	( )	有效期		( )
	浓缩血小板	( )	其　他		( )
	自体全血	( )			( )
输血检验	交叉配血单	( )	不规则抗体筛查		( )
	乙肝全套	( )	艾滋病病毒抗体		( )
	丙肝抗体	( )	梅毒抗体		( )
	谷丙转氨酶	( )	血红蛋白		( )
患者信息	姓　名	( )	性　别		( )
	年　龄	( )	科　室		( )
	床　号	( )	住院号		( )
	血　型	A( )	B( )	O( )	
		AB( )	Rh( )		
血液质量	标签无破损,字迹清楚				( )
	血袋无破损、漏血				( )
	血液中无凝块				( )
	血浆无乳糜状或暗灰色				( )
	血浆中无气泡、絮状物或粗大颗粒				( )
	血浆层与红细胞层的界面清楚,无溶血现象				( )
	红细胞层无紫红色				( )
注意事项	输血顺序:血小板,冷沉淀,血浆,红细胞				( )
	严格遵守无菌操作技术				( )
	所有操作均由 2 名护士共同完成				( )
	开始输血时,至患者床旁核对患者信息				( )
	输血全过程巡视观察输血				( )
	输血结束再次核对,血袋保存 24 h				( )

执行者(签名):

(二) 输血记录

(1)记录输注血液及其成分的日期、开始和结束的时间、袋数、容量、血液制品编号等,并将血液制品编号条码贴入病历中。

（2）认真填写输血不良反应回报单，并上报给输血科（血库）及医务处。如有输血不良反应，按输血不良反应相关流程处理与调查，认真记录处理过程，填写反应调查表。患者输血不良反应回报单见表14-5。

表14-5 患者输血不良反应回报单

患者姓名_____ 性别_____ 年龄_____ 科别_____ 床号_____

住院号_____ 血型_____ 诊断_____

供血者姓名_____ 血型_____ 编号_____ 输血量_____mL/U

输用血液种类:1.悬液红细胞 U 2.新鲜冰冻血浆 mL 3.全血 mL

4.冷沉淀凝血因子 U 5.单采血小板 人份 6.其他

不良反应: 无 有 （发热,过敏,溶血,细菌,血红蛋白尿,其他 ）

输血史: 无 有 次数 其他

妊娠史: 孕 产 其他

发血日期： 年 月 日 填报人：

二、输血文书保存

输血医疗文书是患者输血过程的原始记录，是患者输血安全与否的保障，是解决输血纠纷的有力证据，是对以输血医疗文书为依据的人们权力的保护，其完整性和规范性是非常重要的。

（一）检验单据保存

输血有关检验记录单应存入病历，同病历一起保存。患者的输血检验报告单有如下内容。

（1）受血者 A、B、O 及 Rh 血型。

（2）不规则抗体筛查。

（3）交叉配血试验。

（4）复检献血员 A、B、O 及 Rh 血型。

（5）乙型肝炎病毒 HBsAg、Anti-HBs、HBeAg、Anti-HBe 和 Anti-HBcAb。

（6）丙型肝炎病毒抗体(Anti-HCV)。

（7）艾滋病病毒抗体(Anti-HIV1/2)。

（8）梅毒螺旋体抗体(Tp-Ab)。

（9）血常规。

（10）谷丙转氨酶(ALT)。

（二）输血单据保存

在病历中保管的输血单据有:输血治疗同意书、输血治疗申请单、血袋上的代码标签、各种输血护理记录的登记签字等。

三、输血感染及耗品处理

（一）输血科（血库）感染管理

（1）进入输血科（血库）的血液及试剂必须有国家卫生行政部门和国家药品监督管理

部门颁发的许可证。

（2）严格按卫生部（现更名为国家卫生和计划生育委员会）颁布的《医疗机构临床用血管理办法》和《临床输血技术规范》规定的程序进行管理和操作。

（3）采集患者自身血、储存、发放血液室在Ⅱ类环境中进行，血浆置换术应在Ⅱ类环境中进行，并配备有相应的隔离设施。

（4）保持环境清洁，每天清洁桌面、地面，被血液污染的台面应用高效消毒剂处理。

（5）储血冰箱应专用于储存全血及成分血，并定期清洁和消毒，防止污染。每月对冰箱内的空气进行生物学监测，不得检出致病性微生物和霉菌。

（6）感染患者自身采集的血液应隔离储存，并有明显标志。

（7）工作人员上岗前应注射乙肝疫苗，定期检查乙型肝炎病毒抗体水平，建立健康档案。

（8）废弃的一次性使用医疗用品、废血和血液污染物必须分类收集，并进行无害化处理。

（二）输血耗品处理

1. 输血袋 输血后血袋用双层黄色胶袋包好，并用红色笔注明姓名、床号、日期、时间、袋数、血液制品编号等，血袋必须送回输血科冰箱内保存 24 h，以备出现输血不良反应及其他意外情况时核查。24 h 后，由专门部门严格按照污染性医疗废物处理，并保留处理记录。

2. 输血器 一次性输血器使用后先剪下针头部分，放入利器盒中，其余部分只要分离金属的瓶塞穿刺器后，放入专用收集袋直接焚烧。

第四节 成分输血护理

患者接受血液输注的品种不同，输血护理的方式亦不同。医护人员要掌握各种血液及其成分的特点，制订不同的输血护理方案，保证临床输血最后的安全、有效。

一、红细胞制剂输注护理

红细胞的功能是携带氧气和物质在组织内进行气体和物质交换，输注后能有效提高机体携氧能力，维持血液循环的稳定。红细胞制剂种类较多，常用的有悬浮红细胞、浓缩红细胞、去白细胞红细胞、洗涤红细胞等，在输注前应了解不同红细胞制剂的适应证，便于针对性治疗、观察与护理。

（一）护理要求

（1）选用双针头输血器，用于连接生理盐水与血液制剂袋，成人用 18 号输血针头，新生儿可用 24 号输血针头。

（2）选用带滤网的输血器，滤网孔径应为标准的 170 μm，过滤面积＞30 cm²，因红细胞系由全血高速离心后分离出大部分血浆而成，其红细胞压积高，血液黏稠度较高，若过滤面积过小，易被其中的血小板、白细胞等微聚物阻塞，影响有效过滤面。

（3）输注前用生理盐水冲洗管道和针腔,输注速度适宜,经常观察滴速,输注过程中若出现滴速不畅,可将少量生理盐水通过 Y 形管移入血液制品袋内加以稀释并混匀。如有阻塞需要更换输血器,不要硬性挤压滤网,避免针腔内有血凝块而造成血管内栓塞。

（4）输血针头进入血管后应保持一定深度,并做好固定,以保证输注通畅,避免中途脱落而重复穿刺或浪费有限的红细胞制品。

（5）输注结束关闭血袋调节器,放开生理盐水通道,根据病情调节盐水滴数,冲净管道中的血液。

（6）如出现输血反应视情况减慢或停止输血,并报告临床医师及时处理。

（二）注意事项

（1）输注红细胞制剂前复核患者姓名、性别、年龄、床号、住院号与配血单上是否相符,同时查看患者与献血者血型及配血试验等各项内容,完全符合后方能进行输注。

（2）红细胞易沉积于血袋底部,输注前双手缓慢将血液制品袋反复颠倒数次,使红细胞与添加剂充分混匀,必要时在输注过程中时常轻轻摇动血液制品袋使红细胞悬起,避免出现输注受阻现象。

（3）2 U 浓缩红细胞（400 mL 全血制备）输注时间最长不超过 4 h,洗涤红细胞,去白细胞红细胞为开放性制备,应尽快输注。

（4）因故未能及时输注的红细胞,只能在 4 ℃条件下保存 24 h。连续输注 2 U 以上,非同一献血者的血液在每单位血液输完时,应用生理盐水冲洗输血器。输血器至少每 12 h 更换 1 次或每输 2 U 血液更换 1 次,以防止细菌生长、滤网堵塞,亦或纤维蛋白析出诱发 DIC。

（5）输注浓缩红细胞制剂时,除可加少量生理盐水外,不能加任何药物,特别是乳酸格林氏液、5％葡萄糖液或 5％葡萄糖氯化钠注射液,以防发生凝集或溶血反应。

（6）红细胞制剂进入血管后,护士应在患者床边留守查看,及时排查意外情况与输血不良反应的发生,尤其涉及导尿患者时,还应留意尿液量、色及性质,以及伴随症状,如有异常发现应及时与临床医师联系,及时采取相应的处理措施。

二、血小板制剂输注护理

血小板是一种重要的凝血因子,及时充足输注血小板是挽救生命垂危患者的重要手段之一。

（一）护理要求

（1）血小板（单采、浓缩）在 20～24 ℃振荡保存,不能冷藏,以防止血小板损坏,失去其功能,输注前要轻轻混匀。浓缩血小板还需在 20～24 ℃环境下静置 1～2 h,使其自然解聚。血小板性质脆弱,离体后极易出现变形、聚集和破坏,因此领取血小板制品动作要轻,不宜过多振荡,以防血小板释放 ATP,发生不可逆的聚集或破坏。

（2）严格检查血小板外观,透过光源轻轻旋转时,血小板会呈现漩涡现象,若遇低温、体外保存时间过长、乳酸堆积导致 pH 值降低时,血小板由正常时的圆盘状变为圆形、椭圆形或不规则的形状,透过光源轻轻旋转时,固有的漩涡现象消失。一般当细菌污染量大于 10^7 cfu/mL 时,血小板的漩涡现象亦会消失。如有外观异常现象,需按不合格血小板处理。

（3）核对受血者和献血者 A、B、O 和 Rh 血型，因血小板制剂中含有的 Rh 阳性红细胞足以使 Rh 阴性受者致敏，所以 Rh 阴性受者应输 Rh 阴性的血小板。若血小板制剂中含红细胞量大于 5 mL，输注前需做交叉配血试验。

（4）冰冻血小板解融完毕至患者输注完毕，以 40 min 内完成为宜，解融可将制剂平放于 39~40 ℃水中，轻轻振荡促进融解，融解时间不得超过 5 min。洗涤血小板从洗涤完毕到患者输注完毕不得超过 4 h；多个单位离心法制备的血小板如果没有放置在专用袋中，必须在短时间内使用，以免出现细菌污染的可能，要求从制备完成到患者输注完毕，时间控制在 24 h 内。

（二）注意事项

（1）选用孔径 170 μm 的标准滤器，因为孔径小会阻滞部分血小板，影响输注效果。手工分离的血小板宜采用多头输血器，并配备白细胞过滤器，因其混入较多的白细胞，多次输注易发生无效性血小板输注。

（2）血小板的功能随保存时间的延长而缩短，因此输注速度宜快，以患者可耐受程度为限，减少血小板聚集，提高输注疗效。

（3）一个治疗量的单采血小板（约 200 mL）或 10 个单位的浓缩血小板（约 200 mL）最好在 20 min 内输注完毕，最长不超过 30 min，一般 80~100 滴/min，以便迅速达到止血水平，有效治疗疾病。

（4）输注过程中护士要密切观察患者有无输血反应。①轻度的过敏反应如皮肤瘙痒、荨麻疹等，应注意观察，随时报告当班医生。②发生单纯荨麻疹可减慢输注速度，口服或肌内注射抗组胺类药物或类固醇类药物。③重度过敏反应，立即停止输注血小板，保持静脉通道通畅。如发生支气管痉挛者，皮下注射肾上腺素 0.5~1 mg；如有喉头水肿者，立即行气管插管或气管切开，以免窒息；有过敏性休克者，应积极抗休克治疗。

（5）输注中保持血小板处于动态并注意保温，最好有专人用手轻轻摇动血小板盛装袋。浓缩血小板输注期间的连接换袋不需要冲管。输注完毕用生理盐水冲净管道的血小板，避免浪费及降低疗效。

（6）因故（如患者处于高热）不能及时输用时，要按要求在室温下放置，每隔 10 min 左右轻轻摇动血袋 1 次，防止血小板聚集。放置时间不宜超过 20 min，不能放于 4 ℃冰箱内暂存。

（三）血小板输注无效患者的护理

输血小板悬液后，护士应观察患者出血是否减轻，有无新的出血倾向。并定期观察血小板计数，判断输注血小板悬液后的治疗效果。对血小板低且输注无效的患者要求：

（1）积极预防及控制感染，局部出血者压迫止血。

（2）当血小板低于 $30 \times 10^9 / L$ 时，有自发出血的可能，询问患者有无头痛、视物模糊、呕吐等脑出血先兆症状，若有上述情况发生，应尽快通知医生，并建立静脉通道，便于尽早进行脱水、止血治疗。

（3）指导患者学会自我保护，保持情绪稳定，应减少活动，避免创伤，尤其是头部外伤。

（4）长时卧床休息，给予足量液体和易消化饮食，避免口腔黏膜损伤。保持大便通畅，防止出血发生。为减少出血倾向，常服用维生素 C 及维生素 P。

三、血浆蛋白输注护理

血浆蛋白种类繁多,生理功能多种多样,对机体的有序运行起着极其重要的作用。

(一)新鲜冰冻血浆与冰冻血浆输注护理

(1)严格核对医嘱及受血者、供血者血型,要同型输注,不必交叉配血。

(2)要选用带滤网的输血器,因冰冻血浆解冻时可能导致部分纤维蛋白原变为纤维蛋白出现不能融化的沉淀物,易阻塞管道,甚至会被冲入血管成为栓子,引起严重后果。

(3)冰冻血浆冷藏在−18 ℃以下环境。为保持冰冻血浆中的不稳定的凝血因子活性,需 37 ℃水浴条件下快速融化,其水面应与冰冻血浆面持平,保持融化水浴温度,勿将其放置在室温下自然融化,以免因融化时间过长,引起纤维蛋白析出。

(4)新鲜冰冻血浆内含凝血因子,融化后应尽快输注,以避免血浆蛋白变性和不稳定的凝血因子丧失活性。因故融化后未能及时输用的新鲜冰冻血浆,可在 4 ℃冰箱暂时保存,但不得超过 24 h,更不可再冰冻保存,如血浆置换术等用量大时,应分期分袋融化使用,不宜大量融化后室温放置过久,以免血浆变质或污染,引起严重的输注反应。一次未输完的血浆不得再次使用。

(5)输注前仔细检查血浆外观,合格制剂为淡黄色半透明液体,如颜色异常或有絮状物、凝块则不能输注。

(6)护士按医嘱并结合患者病情严格掌握输血速度,一般为 5~10 mL/min,输注剂量一般为 5~15 mL/kg。大剂量连续输注血浆不需要生理盐水冲管,输注后须避免引起循环超负荷。

(二)白蛋白输注护理

(1)输注白蛋白前应询问患者有无过敏史,有过敏史或为过敏体质者应慎用。

(2)从 4 ℃冰箱内取出白蛋白制品时应轻拿轻放,避免来回摇晃、振荡产生大量的泡沫而损失一定量的白蛋白。同时在室温放置一会儿,待温度适宜方可使用。

(3)严密观察白蛋白瓶口有无松动、裂缝,液体有无变色、混浊、沉淀等,如有,严禁使用。白蛋白外观略黏稠为黄色或绿色至棕色的澄清液体,发现浑浊、沉淀则不可使用。

(4)严格执行无菌技术操作原则,控制热原、预防发热反应。

(5)输注时不可加温,以免加温影响疗效。不得与氨基酸及红细胞混合使用,以免引起蛋白变性和红细胞破坏。

(6)开始输注应缓慢,观察 15 min 无不良反应,可适当加快速度,一般在患者血容量正常或轻度减少时,5%白蛋白的输注速度是 2~4 mL/min,而 25%白蛋白为 1 mL/min。儿童的输注速度是成人的 1/4~1/2。白蛋白开启后应在 4 h 内一次输完。输注时经常巡视,注意观察有无过敏反应,及早发现及时处理。

(7)为防止大量输注引起机体脱水,使用前可用 5%葡萄糖、生理盐水稀释。临床上使用的白蛋白都经特殊加热处理,极少会引起不良反应。输注后可能有的不良反应如寒战、发热、荨麻疹、血压下降等,大多为暂时性,如有发生,可予以减慢滴注速度,倘若对症处理无好转应停止输注。

(8)严重贫血、正常血容量或高血容量伴心力衰竭、急性心脏病等不可输注白蛋白。

（三）免疫球蛋白输注护理

（1）用于被动免疫治疗的免疫球蛋白可使患者从低或无免疫状态很快变为暂时免疫保护状态，为了维持免疫球蛋白性质稳定，应单独输注，禁止与其他药物混合使用。

（2）正常人免疫球蛋白只能肌内注射，静脉注射免疫球蛋白只能静脉注射。后者的输注速度应慢，因大剂量快速注入机体可引起免疫反应，加重发热症状，导致肾功能损害，严重时可出现过敏性休克。故前 30 min 输注速度应控制在 $0.01\sim0.02$ mL/(kg·min)，密切观察患者病情变化，如无不良反应可以增加到 $0.02\sim0.04$ mL/(kg·min)。

（3）免疫球蛋白制品引起的不良反应较轻微，通常是注射后 30 min 内出现背痛、腹痛、恶心和呕吐，寒战、发热、头痛、肌痛和疲倦可出现于输注结束后，并持续数小时。此类不良反应可通过减慢输注速度、短时间中断输注白蛋白及对症治疗得以平复。

四、冷沉淀凝血因子输注护理

临床上科学、合理应用冷沉淀凝血因子可以挽救患者生命，但不恰当的应用亦可引起不良后果，甚至危及患者生命。

（一）护理要求

（1）严格执行核对制度，输血前护士应认真核对患者个人信息及临床诊断、床号、住院号、血型及输注成分的种类，确保输血安全。

（2）冷沉淀凝血因子应按 A、B、O 血型同型或相容原则进行输注，不需做交叉配血试验。

（3）严格遵医嘱执行，待冷沉淀凝血因子融化后，采用带滤网的输血器，以滴速为 60 滴/min 或以患者可以耐受的最快速度进行输注，通常应在 30 min 内输注完毕，如此可达到最大疗效。

（4）输注前检查冷沉淀凝血因子袋有无破损、过期或其他需查证的异常情况。

（5）冷沉淀凝血因子需在 37 ℃水浴中不断轻轻摇动，避免局部温度过高，使其在 10 min 内融化。融化时还应防止产生泡沫，否则会引起蛋白质变性和消耗凝血因子。融化后的冷沉淀凝血因子澄清，淡黄或略带乳光，允许有微量细小的蛋白颗粒存在，如出现大量或大块不溶物，不宜输注。

（二）注意事项

（1）冷沉淀凝血因子每袋仅有 $20\sim30$ mL，多袋联用时，护士应留守观察，随时更换，并用生理盐水冲净袋内残留冷沉淀凝血因子，待输注结束后冲净管道。如采用静脉推注，因其黏稠度较大，需在注射器内加入少量枸橼酸钠溶液，以免注射时发生凝集而堵塞针头。

（2）因故未能及时输注的冷沉淀凝血因子不宜在室温放置过久，不宜放于 4 ℃冰箱冷藏，也不宜再冰冻保存，因为凝血因子Ⅷ极其不稳定，很容易丧失活性。

（3）输注冷沉淀凝血因子时应观察止血效果及不良反应，常见的不良反应与血浆相同多为过敏反应，除此以外，一次大剂量输入应防止肺水肿，尤其对有心功能不全的患者。成年中、重度甲型血友病出血的患者所需冷沉淀凝血因子量较大，极易导致循环超负荷，最好选用凝血因子Ⅷ浓缩剂治疗。

（4）我国血站提供的冷沉淀凝血因子制备普遍未使用病毒灭活工艺处理，患者应用后病毒感染的风险要高于其他血液制剂,因此,需严把冷沉淀凝血因子制剂质量关,将其固有风险降低到最低水平。

(5)要密切留意患者病情,高度重视输血安全,并提出防范输血病毒性传染风险的对策。

五、造血干细胞输注护理

有效输注造血干细胞,避免或减少并发症,是移植成功的关键所在。

(一)护理要求

1. 心理要求 患者造血系统、免疫系统经过大剂量的放化疗后完全被摧垮,患者在渴望通过输注造血干细胞达到治愈病症目的的同时,又顾虑输注过程中出现的并发症及不良反应,为此要对患者进行详细讲解,包括供血者干细胞采集过程,处理方法,输注过程中应注意的问题,以及预防、处理不良反应的方法等,继而建立良好的护患关系,使其消除顾虑,保持平稳、安定的情绪积极配合输注治疗。

2. 消毒隔离 输注造血干细胞之前要对层流室、准备工作间、缓冲间等严格消毒、封闭,细菌培养合格后方才能启用。患者进入层流室前要进行保护性隔离,护理人员及所用物品均需严格进行消毒和灭菌方可进入层流室。对隔离室墙壁、地板及所有物品进行彻底消毒,并做细菌培养,确定生物及微粒洁净度是否达到标准等级。患者入住前需无菌膳食,对肠道、皮肤、黏膜处清洁消毒,并对躯体皮肤进行黏膜保护。

3. 输血用品 严格遵守无菌操作,选择锁骨下静脉输注,应用无滤网输液器,避免尼龙滤网吸附造血干细胞而影响移植效果。检查输血器与静脉导管连接是否完好,确保通畅、安全。监护造血干细胞输注全程,密切关注患者体温、脉搏、血压、呼吸等生命体征,留取输注前后的尿液标本,便于观察比较,并做好记录。为预防输注过敏反应发生,给予地塞米松静脉滴注。此外,应备好各种急救药品,应对输注过程中可能出现的不良反应及并发症。

(二)注意事项

(1)冷冻保存的造血干细胞,应放置在 40～42 ℃温水中摇摆融化,时间控制在 1 min以内,并在融化后 10 min 内输入患者体内。

(2)输入前还应轻轻摇匀造血干细胞悬液,使其缓慢滴入,并密切观察患者病情变化,及时排除输血故障,保障输注通畅。20 min 后如无不适感及不良反应等,可根据患者年龄、状况、机体耐受情况调整滴速,以 60～70 滴/min 为宜。每隔 30 min 测量患者体温、脉搏、呼吸、血压等生命体征,并做好记录。

(3)注意观察尿液情况,必要时遵医嘱使用利尿剂,确保尿液 pH 值在 7～8。

(4)骨髓液输入时,可同时静脉输注适量鱼精蛋白以中和骨髓液中的大量肝素,骨髓液输至余下约 10 mL 时应停止输注,避免脂肪颗粒进入血管内,以免发生脂肪栓塞。

(5)如为外周血和脐带血干细胞的输注,亦可采用 60 mL 注射器抽吸后缓慢静脉注射。因短时大量输注造血干细胞,加之预处理使用的大剂量放化疗药物,极易引发心力衰竭和急性肺水肿,因此在输注护理时应合理控制滴注速度,患者出现心悸、气促、胸闷、双肺呼吸音改变时,应即刻减慢输注速度,给予强心、利尿、吸氧等治疗措施。输完造血干细胞后,应及时更换输液管,并用每毫升含 10 U 肝素的稀释液冲洗硅管。

（6）输注后 6 h 内仍应密切观察患者的生命体征,问询有无不适感,观察有无过敏反应、溶血反应,便于对症治疗护理,同时记录输入的造血干细胞数量。输注后 7 d 左右,患者外周血中的中性粒细胞逐渐降至 0,机体抵抗力下降,极易发生感染,此时应采取全方位抗感染措施,加强全环境保护,密切观察感染先兆,及时处理,防患于未然。

（7）输注后两周内仍有发生迟发性溶血反应的可能,应及时配合医师进行强化免疫治疗,监测血液中抗体效价、尿液常规情况及机体胆红素水平等。期间血小板数量亦会迅速下降,可低于 $10 \times 10^9 / L$,此时可引起机体广泛、大量出血,严重的内脏及颅内出血则是造血干细胞移植致死的重要因素。

（8）在护理中应密切观察出血倾向,注意观察皮肤黏膜是否出现淤点、淤斑、紫癜,以及口腔黏膜处是否有血泡、肉眼血尿等,一旦发现应及时报告临床医师,并详细记录出血部位、大小、数量及出血起始时间。为避免引起皮肤黏膜损伤,不要碰触异常部位,防止出现皮下血肿。

六、自体输血护理

自体输血是指预先采集患者的血液,以备将来以此血液或血液成分用于本人手术或应急情况时需要的一种输血疗法。自体输血可分为稀释式自体输血、保存式自体输血和回收式自体输血。

（一）护理要求

（1）自体输血面对的是一群特殊的个体,其身体及心理承受能力都不及正常献血者。其中心理因素是患者发生不良反应的主要原因,采取相应的心理护理对于自体输血成败起到决定性作用。

（2）加强自体输血知识的宣教工作。告知患者自体血回输的相关知识,说明自体采血流程及需患者配合的注意事项,耐心解答患者提出的相应问题,同时向患者交代采血、回输过程中可能出现的问题。建立起良好的护患关系,有利于在采血、回输过程中患者能够积极地配合。

（3）营造安全、舒适的采血环境。采血室应宽敞明亮、清洁卫生、空气流通、温湿度适宜、抢救设备齐全。

（4）采血时尽量选择粗大、弹性好的静脉,确保一次穿刺成功,减少患者疼痛,缩短采血时间。采血时与患者实时交流,以分散其注意力,使其放松,缓解其心理压力,确保自体采血顺利进行。

（二）稀释式自体输血护理

采用稀释式自体输血时应确保血容量正常或稍高于正常水平,密切观察患者尿量,以 50 mL/h 为评价指标,用以判定血容量补足依据。此外还可通过浅表静脉充盈情况、皮肤温度与色泽、收缩压、舒张压、血红蛋白、血细胞比容、心电图、中心静脉压等综合评价。

自体血输注前给予利尿剂,以避免术后液体负荷过重。术后深部肌肉注射右旋糖酐铁 50~100 mg/d,可促进红细胞恢复及血红蛋白的合成,亦可使用重组人红细胞生成素100~150 U/(kg·d),连续 7~10 d。

（三）保存式自体输血护理

自体血可根据不同血液成分的保存温度进行输注护理。浓缩红细胞置 $2\sim6$ ℃或 <-18 ℃冰冻保存,血浆及冷沉淀凝血因子置于 <-18 ℃冰冻保存,浓缩血小板置于 $18\sim24$ ℃或 -18 ℃冰冻保存。护士要密切注意采血时发生的献血反应;冷冻保存的血液成分在输用前需解冻、去甘油处理,发生溶血反应时,要按发生溶血反应护理。

（四）回收式自体输血护理

（1）护士应熟练掌握自体血液回收机的使用及注意事项,严格执行无菌操作,血液回收使用的所有耗材必须是专属且为一次性物品,避免医源性感染。安装与连接各管道接口时,应保持负压吸引通畅,便于术中失血时能及时回收,避免无谓浪费。吸引器负压应不宜超过 19.95 kPa,以防溶血。

（2）回收的血液应尽快回输给患者,以利于休克抢救。室温下储存时间不能超过 6 h,4 ℃冰箱冷藏储存时间不能超过 24 h,做好存放记录,切记在回收血液输注时只能供患者本人使用。

（3）单纯回输洗涤浓缩红细胞时,因血液回收机在离心清洗过程中血小板被破坏、血浆成分丢失,回输过程中应观察并监测患者的凝血功能,及时采取干预措施,回输结束后须监测患者凝血时间,必要时应用鱼精蛋白,以中和肝素钠防止手术创面广泛渗血。

（4）术中突发大出血时,器械护士应沉着、冷静,传递手术所用器械时应"稳、准、快",及时配合手术医生将手术视野血液吸入储血罐,防止血液溢出丢失,避免造成血液资源浪费。同时及时将手术视野血液吸入储血罐也有利于手术视野的暴露,增加手术视野的清晰度,利于准确操作和避免意外损伤。手术中突发大出血时,护士应预见性地输液扩容,根据病情及时给予恰当的紧急处理,防止组织灌注不足、低氧及代谢性酸中毒,预防或延缓多器官功能衰竭和不可逆性休克,维持患者生命体征平稳,确保手术顺利进行。

（5）手术视野内骨碎屑、细胞、组织、微血栓、脂肪颗粒等都可能随引流血回输至患者体内,而造成肺栓塞、脂肪栓塞、血栓形成等,因此在回输血过程中应密切观察患者生命体征、引流量、尿液颜色、皮肤黏膜出血点等,预防各种并发症出现,记录并及时处理回输血后引起的不良反应。发生溶血倾向时须立即停止输血,并留取余血及患者血液一同送检,以备查找溶血发生的原因,同时通知临床医师,遵医嘱及时处理溶血反应。此外,输注回收血液时滴注速度要适宜,防止容量急剧增多后发生心、肾功能衰竭等并发症。

第五节　输血不良反应的护理

输血不良反应是指在输血过程中或输血后,受血者发生了不能用原来的疾病解释的新症状或体征。输血不良反应发生后,医护人员首先要镇定,不要慌张,确定输血不良反应的性质和种类,对症护理和治疗。

一、发热反应的护理

（一）护理要求

（1）密切观察患者病情。对反应轻者及时减慢输血速度,发热症状可自行缓解;严重者须立即停止输血,静脉滴注生理盐水,用于维持静脉通路,所剩血液不可再次使用。并迅速对发热反应进行判断,以排除溶血性及细菌污染性反应引起的发热。及时联系临床医师,保留余下血液制剂、输血器等,以备查明发热反应原因。

(2)监测患者生命体征变化。每半小时测量一次体温,直至患者病情平稳。

(3)给予对症处理。患者畏寒、寒战,应加强保暖,可在四肢等部位放置热水袋,加盖棉被,给予热饮。高热时给予物理降温,并给予相应生活护理。如出现严重的肺部症状,应给予有创呼吸支持。对于一些急需受血的患者,应重新更换血液制剂进行输注,但应减缓输注速度,并严密观察患者基本生命体征。

(4)遵医嘱给药。给予阿司匹林、扑热息痛等解热镇痛药物,初始剂量为 1 g,此后每小时给药一次;给予口服或注射抗组胺类等抗过敏药物;异丙嗪肌内注射或静脉输注氢化可的松、地塞米松等激素类药物。高热患者必要时可用氯丙嗪 25 mg 肌内注射。严重寒战者可从另一静脉注射 10%葡萄糖酸钙 10 mL。此外,在输血前可口服阿司匹林 0.5 g 或按每 100 mL 血液滴注 1%普鲁卡因 5 mL、按每 200 mL 血液滴注氢化可的松 25~50 mL,均可达到防止发热反应或减轻症状的目的。

(5)输注时应用白细胞滤器,以去除白细胞成分,使其不会产生细胞因子、组胺等,减少或避免由白细胞的输入引起的非溶血性发热反应。

(二)注意事项

(1)严格管理血液保养液和输血用具,有效预防致热源。

(2)输血前应进行相关既往病史的调查,加强体温监测,使其控制在正常范围内。

(3)尽量在白天输血以便观察及抢救。

(4)输血前核对献血者血型及受血者的姓名、床号等与输血有关的各项信息,确认与配血报告单相符并签字后方可使用。输血速度控制在 200 mL/h,不宜过快输注。

(5)输血过程中严格执行无菌操作,防止污染。

二、溶血反应的护理

溶血反应仅占输血反应的 0.1%,然而一旦发生,病死率高达 70%以上。溶血反应是输血中最严重的反应,可分为血管内溶血和血管外溶血。

(一)血管内溶血护理要求

(1)护士应加强工作责任心,严格执行查对制度及输血操作规程,杜绝差错事故的发生。严格执行血液保存规则,不可使用变质血液制剂。避免血液制剂震荡,以免红细胞被破坏引起溶血。

(2)密切留意患者病情变化,出现症状应立即停止输血,通知临床医师紧急处理。迅速成立抢救小组,施行特级护理,持续心电监护,每 30 min 测血压、脉搏、呼吸、神志、瞳孔 1 次,并认真做好记录。患者床旁备好抢救药物、器材及用品。

(3)保持患者呼吸道通畅,去枕平卧,将其头部偏向一侧,及时清理口鼻分泌物,给予 4 L/min浓度氧气吸入,适时测量血氧饱和度,保持血氧饱和度在 90%以上。迅速建立两条静脉通道,一条用于补充血容量,快速补液,碱化尿液,利尿,促进排泄;另一条给予血管活性药物和抗凝剂。两条静脉通道时刻保持通畅,需要时遵医嘱给予药物,保证各项治疗及时。

(4)严密观察患者生命体征,准确记录出入水量,并控制入水量,纠正水、电解质紊乱,必要时施行腹膜透析和血液透析治疗。其中,入水量包括患者饮水量、输液量、进食饭菜水果等。出水量包括尿液、粪便、呕吐物等。应密切观察尿液量、色、性状,因其可反映患者动脉血压及肾功能情况。每小时观察尿1次,认真做好记录。对尿少、尿闭者,应通报临床医师,须按急性肾功能衰竭处理。

(5)加强对肾脏的保护,急性溶血早期应对患者肾区进行局部热敷和按摩,以此消除患者肾血管痉挛,改善肾脏血液循环,增加肾血流量,减轻肾损害。此外,可静脉注射碳酸氢钠,以碱化尿液,增加血红蛋白在尿液中的溶解度,减少沉淀,避免阻塞肾小管。

(6)准确及时采集各项实验室检查标本,用于测定患者血、尿常规,肾功能,肝功能,复查血型,凝血功能,动脉血气分析,呕吐物的隐血实验等。采集后及时送检,及时问询检测结果。

(7)若患者有呕吐发生,应使患者头部转向一边,清除口鼻腔内的呕吐物,防止窒息。并注意观察呕吐物的量、颜色及性质。遵医嘱给予胃肠减压。观察记录胃内容物的量、颜色及性质。用冷生理盐水加去甲肾上腺素经胃管注入,继而防止胃黏膜持续出血。另外,每天用生理盐水进行口腔护理两次,保持患者口腔洁净,如拔除胃管,需要求患者用复方硼砂含漱液经常漱口,避免出现口腔并发症。

(8)溶血反应的基础护理同其他疾病的临床护理,除保持病室整洁、通风、安静外,还应定时对患者翻身,翻身后必须保持良好的肢体位置;保持导尿管通畅,每天更换引流袋1次;保持会阴部清洁、卫生,每天用0.1%的高锰酸钾溶液冲洗会阴部2次,防止尿路感染;保持切口敷料清洁、干燥,如有渗血、渗液应随时更换等。

(9)为清除血浆中的病理物质或与蛋白质结合的有毒物质可对患者进行血液透析,以此减轻内毒素、氧自由基等对机体的损害,缓解或终止由此引起的病理损害。血液透析前应对患者进行充分的护理评估,透析过程中严密注意患者血压、心率、体温的变化,穿刺点有无渗血、出血及设备运转情况。透析结束后仍需密切观察患者病情变化,定时测量血压、脉搏,严密观察穿刺部位是否有出血、渗血情况,观察患者尿液颜色、尿中是否有膜样组织,记录24 h出入量,提供是否需要继续透析的依据。

(10)溶血反应发生时,应加强对DIC的观察。严密观察病情变化,若有重要脏器功能衰竭时应作相关护理,详细记录。观察患者有无微循环障碍症状,有无黄疸溶血症状,有无高凝和栓塞症状。同时注意与血液透析后穿刺引起的皮肤出血相区分。如有DIC发生,应及时通知临床医师,并记录出血部位、出血量。随即采取血液标本送检做凝血功能全套检查,遵照医嘱给予抗凝剂、补充凝血因子或抗纤溶药物治疗。正确、按时给药,严格掌握药物剂量,严密观察治疗效果,监测凝血时间等实验室各项指标,随时按医嘱调整剂量,预防不良反应。同时做好各项基础护理,预防并发症。意识障碍者要执行安全保护措施。保持呼吸道通畅,氧气吸入,改善缺氧症状。

(11)在溶血反应处理过程中常用到的治疗药物有:免疫抑制剂、糖皮质激素、低分子右旋糖酐、肝素、第三代头孢菌素类等,要求护士熟悉处理药物的剂量、用法及毒副作用,用药治疗期间认真倾听患者主诉,密切观察用药后的不良反应,做好必要的监测,及时解决存在的问题。

（12）医护人员的忙碌抢救工作，易使神志清醒的患者产生紧张、恐惧的心理。此时护士必须耐心做好解释、安慰工作，心理护理会使患者消除思想顾虑，使其积极配合治疗。抢救工作结束后，患者身体多处由导管连接，四肢肿胀，活动受限，加之恶心、呕吐、全身酸痛等不良反应发生，患者心情复杂。护士应通过耐心细致的交谈，鼓励患者树立战胜疾病的信心，尽量满足患者提出的合理的护理要求，为患者减轻身心痛苦，确保各项护理治疗的顺利进行。

（二）血管外溶血护理要求

多由 Rh 系统内的抗体抗-D、抗-C 和抗-E 所造成，以 D 抗原与其相应抗体所致血管外溶血反应多见。释放出的游离血红蛋白转化为胆红素，循环至肝脏后迅速分解，通过消化道排出体外。血管外溶血出现时间较晚，通常在输血后一周或更长时间。患者表现为轻度发热、乏力、血胆红素升高等。对此种患者应查明原因，确诊后，尽量避免再次输血。

对于溶血反应的护理除以上所提及的相关内容，还应根据患者突发的实际情况做好实时监护，确保患者在输血治疗时安然无恙。

三、过敏反应的护理

（1）预防输血过敏反应发生。献血员在献血前用过可致敏的药物或食物，使输入血液中含致敏物质，要预防因此引发的输血过敏反应，勿选用有过敏史的献血员。献血员在采血前 4 h 内不能吃含高脂肪、高蛋白的食物，宜少量清淡饮食或饮少量糖水。

（2）查对血液制剂，详情记录。输注血液制剂前，应将血液制剂的剂型、批号等逐一登记，同一批号发生过敏反应次数过多者，应暂停使用，并留样送检。更换批号时，观察有无输注反应，并详细记录。输注过程中出现过敏反应，要详细记录反应时间、主要症状、患者生命体征、血液制剂批号等。

（3）询问过敏史、留样备检。输入前需仔细询问患者或监护人有无药物过敏史，如有须慎用。确实需要输注血液制剂，则应先输入抗过敏药物，继而再输入血液制剂，并密切观察有无过敏反应的表现。倘若有过敏症状出现，应将残留血液制剂与输血装置妥善保存，送检查明原因。

（4）密切观察、及时处理。轻度过敏反应发生时，应减慢输血速度，严格观察，遵医嘱给予抗组胺类药物，例如，口服苯海拉明等，或肌内注射盐酸异丙嗪 25 mg，或地塞米松 5 mg 加入补液中静脉滴注，或皮下注射 0.1% 肾上腺素 0.5 mL。中、重度过敏反应，须立即停止输血，保持呼吸道畅通；保持静脉输液畅通，遵医嘱皮下或肌内注射 0.1% 肾上腺素 0.5～1.0 mL；应用氢化可的松 100～200 mg 或地塞米松 5～15 mg，静脉滴注或静脉注射；如出现休克，可用升压药间羟胺（阿拉明）20 mg（可同时加用多巴胺 20～40 mg）溶于 5% 葡萄糖盐水 500 mL 中静滴。必要时行心肺功能监护。

（5）对症处理。对呼吸困难者给予氧气吸入，对严重喉头水肿者护士应配合医生行气管插管或气管切开，以免窒息；循环衰竭者立即进行抗休克治疗。

四、细菌污染的护理

（一）护理要求

（1）在少量血液（10～20 mL）输入后患者即出现高热、休克、皮肤或黏膜充血等症状，可考虑为细菌污染引起的输血反应,其严重程度与污染细菌的种类、细菌毒性、细菌数量、患者的原发病及机体免疫功能有密切关系。此时,应立即停止输血,维护静脉注射生理盐水通道通畅。及时告知临床医师,根据患者病情采取必要的急救措施。

(2)对疑为细菌污染引起的输血反应患者,在积极治疗抢救患者的同时,须核对用血申请单、血袋标签、交叉配血试验记录等与配血相关的各项信息。抽取血液制剂袋中血液送检做细菌学检验,判断引起感染的细菌的类型,以供抢救措施参考。

(3)严密观察病情变化,以利于早期发现休克的先兆,预防 DIC 和急性肾功能衰竭。遵医嘱给予抗感染治疗,尽早联合应用大剂量、强效、广谱抗生素,致病菌一旦明确,应根据药物敏感试验结果,改用最为敏感的抗菌药物。

(4)患者出现高热,应给予物理降温,必要时给予留置导尿并记录出入液量。同时加强支持疗法,对于体质较差、免疫功能低的患者,需静脉注射大剂量免疫球蛋白。血液中细菌和病毒主要分布在白细胞上,输注过滤去除白细胞的血液制剂能降低细菌污染率,避免细菌污染性输血反应的发生。对于不能确保无菌的血液制剂,例如洗涤红细胞等,输入前不宜在室温久置,并于规定时间内输注完毕。

(二)注意事项

(1)为避免细菌污染引起的输血反应应严格执行各项采血、储血、输血的规章制度,采集前认真检查采血器材有无破损、发霉等,防止因采血器材引起的细菌污染。

(2)献血者菌血症是血液污染的原因之一,故应加强对献血者的筛查,使其认真填写献血健康问询表,询问病史及体检情况,条件允许可对献血者进行血常规检查,观察白细胞计数及分类情况,应尽可能排除菌血症和潜在的菌血症献血者,避免血液引起的感染。

(3)针穿部位的皮肤消毒对防止血液制剂污染也很重要,避免正常的皮肤微生物经静脉穿刺时,随血液回流入血液制剂袋,引起输血细菌污染反应。

(4)凡血液制剂袋内血浆混浊、有絮状物或血浆呈粉红色或黄褐色及血浆发现较多气泡者,或血小板由圆盘状变成球状,漩涡现象消失,均应认为有细菌污染的可能,不能使用。

(5)血液制剂通常会被在 4 ℃环境下能生长的革兰氏阴性杆菌所污染,这些细菌生长、繁殖速度较快并产生大量内毒素,例如大肠埃希氏菌、铜绿假孢菌、变形杆菌、类白喉杆菌等。亦可见革兰氏阳性球菌引起的血液制剂污染,例如链球菌、葡萄球菌等。疑为细菌污染的血液不能使用。

五、其他输血反应的护理

除常见的发热反应、过敏反应、溶血反应、细菌污染性反应之外,还有低温反应、输血后静脉炎、空气栓塞、出血倾向、含铁血黄素症、输血后紫癜、肺微栓塞、氨血症与电解质、酸碱平衡失调、低钾血症、枸橼酸盐中毒、循环负荷过重及 TA-GVHD 等。

(一)低温反应

快速大量输入温度低于机体体温的血液制剂,致使受血者体温降低至 30 ℃以下,易引发心室纤颤、心律失常,甚至心脏停搏。同时也会增加血红蛋白对氧的亲和力,影响氧的交换释放。此外,低温易使枸橼酸盐及乳酸在体内代谢降低,引起代谢性酸中毒及低钙,使病情越趋复杂。如果输血量少,输血时间较长,可不必对血液制剂进行加温,如若大量快速

(大于 50 mL/min)输血、换血,血液须事先加温,温度应控制在 32 ℃,以减少低温反应发生率。如遇此输血不良反应,护理时应对患者适当保暖,借助暖水袋等对输血肢体加温,以消除静脉痉挛。

(二)输血后静脉炎

输血静脉局部触痛、跳痛、红肿、水肿或呈条索状,甚至出现硬结的炎性改变,既增加了患者的痛苦,也增加了护理人员静脉穿刺的难度。输血后静脉炎多是由于选择静脉血管不当,输液导管长时间留置,或未执行无菌操作,以及同一静脉反复多次穿刺造成的静脉感染,继而引起局部静脉壁的化学炎性反应,因此预防性护理对于输血引起的静脉炎尤为重要。

(1)静脉的选择。血管应选择弹性好,回流通畅,外横径较粗,便于穿刺和观察的部位,避免多次穿刺,对于长期输血的患者,应有计划地保护和合理使用静脉,应从远端向近端,避开靠近关节、瘢痕、受伤、感染的静脉。

(2)严格执行无菌操作技术。严格掌握消毒液的有效期和使用浓度,盛放消毒液的容器应每周更换 2 次。一次性棉签在有效期内使用。消毒时棉签蘸消毒液不宜过多,以湿透棉花一半为宜,剩下部分让其自动浸湿,然后以穿刺点为中心向外旋转涂擦,直径在 5 cm 以上。

(3)输血时间持续 48 h 以上,应更换输血部位。输血前后均需用生理盐水输入清洗,防止血液成分凝集、溶血,造成血栓性静脉炎。

(三)空气栓塞

空气栓塞主要是由于护士操作不当或一时疏忽所致,与大量空气经静脉输血管进入血液循环有关。若遇此类输血反应,须立即停止输血。使患者左侧卧位,并抬高足部,使空气离开肺动脉口,使其集中在右心室尖端。并给予纯氧吸入,配合使用呼吸兴奋剂,甚至"人工肺"进行治疗、护理。为避免输血引起的空气栓塞,在输血前护士应仔细检查输血器有无破损,使用密闭式塑料器具,加压输血前必须排尽管中空气,以防空气栓塞发生。输血过程中应严密观察,将输血器中空气完全排尽后再输血,输注结束后及时拔针。此外,还应加强医护人员的责任性教育,杜绝医源性疾病的无谓发生。

(四)出血倾向

出血倾向指输血过程中患者皮肤有出血点、淤点、淤斑及原因不明的创面渗血、出血等。出血倾向的输血反应护理,以预防护理为主,治疗护理为辅。一般每输 3~5 U 库存血液制剂应输 1 U 保存 5 d 以内的较为新鲜的血液制剂,预防因大剂量输注引起的凝血异常。短时间内输入大量库存血液制剂时,应密切观察患者意识、血压、脉搏等变化,注意皮肤、黏膜及手术伤口处有无出血。可根据医嘱间隔输入新鲜血浆或血小板悬液,补充足够的血小板和凝血因子。

(五)含铁血黄素症

正常情况下,1 L 血液中约含 500 mg 铁,每天人体排泄铁量约为 1 mg,若为无出血患者长期、大量输血,会引起体内溶血,铁不断积存于实质细胞中,引起广泛的组织损伤。输血后有肝功能损伤、肝硬化、性腺机能减退、糖尿病、心律失常、心包炎及皮肤色素沉着等表现。输血反应护理方面应减少对慢性贫血患者输血次数。确诊患者可皮下注射去铁胺

500 mg 连续 3～5 d,同时可静脉滴注维生素 C1～2 g。

（六）输血后紫癜

输血后紫癜患者全身皮肤黏膜有淤点、淤斑,血尿、便血甚至休克等。输血反应护理应注意如下事项。①根据患者病情遵医嘱进行血浆置换治疗方面的护理。②静脉注射,大剂量和短疗程琥珀酸钠甲基强的松龙 1～2 g/d,连续 3～6 d;静脉滴注,大剂量氢化可的松 400～600 mg,甚至可达每 4～6 h 500 mg。③再次输血时,应尽量给予与血小板血型相合的洗涤红细胞。

（七）肺微栓塞

大量输血时,白细胞、血小板和纤维蛋白构成的微聚物可循环到肺部,可导致肺功能不全,可散布到全身微血管,造成栓塞现象。护理方面:需选用保存期较短的血液;输注去除白细胞红细胞悬液与洗涤红细胞;采用微孔滤器;输血时勿与林格氏液或葡萄糖酸钙同时输注。肺微栓塞发生时,让患者卧床休息,给予吸氧或辅助呼吸,镇静止痛。休克、心力衰竭者对症治疗、护理。

（八）氨血症与电解质、酸碱平衡失调

库存期较长的血液制剂,乳酸生成,血钾、血氨增高,加之保存液中的枸橼酸盐等共同影响,使得血液制品 pH 值有所变化。输血反应护理时,密切关注患者病情变化,遵医嘱对症治疗护理,保持呼吸道畅通,纠正水、电解质和酸碱平衡失调。

（九）低钾血症

大量输血致使血钾稀释,肾脏排钾量增多,以及输入的红细胞因胞内钾低而吸收胞外钾均可导致低钾血症呈现。坚持"见尿补钾"原则,肾脏功能正常,尿量在 30～40 mL/h 或以上,补钾较为安全,在补钾过程中需认真记录患者尿量。口服补钾盐主要用于轻型低钾血症或预防性用药以及无胃肠道反应的病例,常用的口服钾盐有氯化钾缓释片、10%氯化钾注射液和枸橼酸钾。静脉补钾滴速不宜过快,避免因血钾浓度骤然升高抑制心肌,引起严重心律失常或心脏骤停。此外,静脉补钾浓度一般不宜超过 3%,浓度过高可刺激静脉引起疼痛,甚至形成血栓。

（十）枸橼酸盐中毒

ACD(枸橼酸、枸橼酸钠、葡萄糖)作为全血及血液成分制剂的抗凝剂,当大量输血或换血时血浆中枸橼酸盐浓度可达到 1 g/L,导致枸橼酸盐中毒,与大量输血后血钙下降有关。

对于枸橼酸盐引起的输血不良反应,可注射钙剂进行治疗,通常输注 ACD 抗凝血 1 L,于另一静脉缓慢给予 10%葡萄糖酸钙 10 mL,以补充钙离子。输入过程中应严密观察血浆钙离子浓度及心电图变化,避免高血钙症发生。

（十一）循环超负荷

大量快速输注血液制剂常引起循环超负荷。输血护理要注意以下情况。

(1) 由临床医生根据受血者临床表现及所输用的血液成分制剂种类来决定输注速度,护士严格遵医嘱执行。

(2) 非紧急情况下,以 4～6 mL/min 输注为宜。年老、体弱、心肺功能障碍及严重贫血的患者,输血速度宜慢,以 1 mL/(min·kg)为稳妥。

（3）紧急情况需要大量快速输血时，可使用外加压装置，压力不应超过 300 mmHg。

（4）输血开始 15 min 内速度应为 15～30 滴/min，还需严密观察输注情况，若无不良反应发生，再按所需速度输入。

（5）根据临床表现患者确为循环负荷过重，应立即停止输血，患者端坐位，使其双下肢下垂，以减少静脉回流，减轻心脏负担。

（6）护士应报告临床医生，给予对症治疗。同时记录输血、输液量及排尿量，严密观察患者病情变化，维持出入量平衡。

（十二）输血相关性移植物抗宿主病

受血者先天或继发性细胞免疫功能低下或受损时，在输入含有大量免疫活性淋巴细胞的血液后，受血者不能识别献血者的淋巴细胞，免疫遗传学差异所致复杂免疫反应产生，致使机体组织受到较大程度损害，导致输血相关性移植物抗宿主病的发生。

预防的有效措施是严格掌握输血适应证，加强成分输血。输注时采用辐照血并应用白细胞过滤器。

六、输血故障的处理

临床使用一次性输血器进行输血的过程中，往往因各种障碍不能及时排除，从而影响输血治疗的顺利进行，当输血故障发生时，应正确处理，并注意无菌操作。对意识不清的患者或婴幼儿，应勤巡视观察。

（一）引起输血不畅的原因及处理

（1）针头斜面紧贴血管壁或注射位置不当造成输血不畅时，应适当挪动针柄，调整针头方向，抬高针尾来纠正。或更换肢体位置，重新固定调整。针头过细也可导致输血不顺畅，应及时更换针头，选用大小合适的针头进行血液制剂输注。

（2）患者静脉血管痉挛或收缩，多由输入血液制剂温度较低、患者精神紧张所致，纠正由此引起的输血不畅，应在输血前将血液制剂放置在常温下或适当加温至 20 ℃左右，轻轻混匀，随后输入。

（3）血液黏度过高导致的输血不畅，在血液制剂中注入少量生理盐水稀释。

（4）血管内阻力大引起输血滴速较慢时，首先要排除针头脱出、进气孔不畅、管道扭折等原因。再根据具体情况纠正解决，可升高输液架，如改善不显著，滴注压力仍不够，可酌情采用升高加压法增加血液滴速。

（5）血液内含小凝块，输注时易阻塞输血器滤网，减缓输血进程，可采用生理盐水冲洗管道及输血器滤器，必要时更换一套新的输血器，以此排除输注受阻因素。

（二）莫菲氏滴管存在的问题及处理

1. 平面过低 输血过程中，不明原因所致莫菲氏滴管内液平面太低，输注过程中容易进入空气。不宜捏挤莫菲氏滴管，避免使莫菲氏滴管内充满血液泡沫，此时可用左手夹紧或折弯滴管以下的管道，右手将滴管迅速折弯，迅速松手，这样莫菲氏滴管内液平面既可升高，又不会出现泡沫，待莫菲氏滴管内液平面升高后方可松开左手。

2. 血液泡沫 莫菲氏滴管内若充满血液泡沫，则不易观察具体滴数，继而影响对输血速度的掌握。若遇此情况，双手掌略屈置于莫菲氏滴管两侧，对其轻轻拍打 1～2 次，拍打时应使双手掌与莫菲氏滴管之间形成独立空间,以此消除莫菲氏滴管内的血液泡沫。

(三)穿刺的静脉血管外渗、外漏时的处理

1. 静脉血管外渗、外漏 由于针头与针座衔接不良或固定不紧、脱落等情况,多见于躁动不安、危重、意识不清、不能主诉的患者。输血巡视时,除观察点滴正常、通畅外,还应注意血液滴速有无突然加快现象,如遇血液滴速异常,应立即揭开用于固定针头的输液贴,仔细观察针眼周围有无旁路血液渗漏,以免延误治疗抢救。

2. 皮下少量血渗出 实施穿刺时回血很好,但皮下有少量渗出,此种情况通常由于实施静脉穿刺时针头没有全部刺入血管,少部分针头斜面外露所致。或由于反复穿刺引起血管微小破损。出现此种故障,应暂时中止输液,手指按压有渗出液的皮肤,使渗出液尽快散开,重新扎好止血带,暴露血管,继续谨慎进针,见回血良好,可判定补救成功。

因穿刺时针头与皮肤的角度偏大,针头未完全穿透血管,但对血管已造成微小损伤,此时亦会引起静脉血管外渗、外漏。此时,仅需退针稍许,压迫损伤处片刻,经观察不再有血液渗出时,方可继续输注。

(四)气体进入输血管道的解决方法

输血过程中将进入输血管道内的气体一次性弹出极其不易,尤其进入的空气量较多时,更难以解决。如果空气在管道内的位置较高,气体量较大,可先升高莫菲氏滴管内液平面,再将管道从无空气处向上折叠数折握在手中,迫使液体与气体一起挤向莫菲氏滴管内,随即松手,如仍有少量残留空气,可重复使用上述方法,直至管道内的气体全部排出,切记在排气时要始终保持莫菲氏滴管内有一定的液平面,如莫菲氏滴管内的气体位置较低,可将气体弹向接头处,将空气从接头处排出。

护士对于安全输血起着至关重要的作用,作为输血治疗过程中最后环节的执行者,必须具备良好的责任心,一丝不苟地按输血常规操作,避免输血意外事故的发生。同时护士应具备较为丰富的输血知识,这有助于在遇到输血故障时从容处理、妥善解决。

小 结

输血护理是临床输血安全的最后一道屏障,它包括输血前、中、后护理及输注的血液成分和输血不良反应的护理。

输血前护理是患者接受血液及其成分输注之前,医护人员对患者的心理护理及输血流程的规范过程。输血前了解患者的心理状况,制订心理护理计划使患者保持平稳、安定的情绪,是输血成功、安全的保障。同时医务人员还要向患者宣传互助献血,按照输血护理规范领取血液及其成分。患者在血液及其成分输注过程中的护理是输血护理的关键环节。医护人员要严格选择标准输血器具及输血通道,严格执行输血操作规范。输完血后,医护人员要继续观察患者的症状及体征,做好护理病历的书写、输血文书的保存、输血感染及耗品的处理等。

患者接受血液输注的品种不同,输血护理的方式亦不同。医护人员要掌握各种血液及其成分的特点,制订不同的输血护理方案,保证临床输血最后的安全、有效。输血不良反应是指在输血过程中或输血后,受血者发生了不能用原来的疾病解释的新症状或体征。输血

不良反应发生后,医护人员首先要镇定,不要慌张,确定输血不良反应的性质和种类,对症护理和治疗。

思 考 题

1. 简述互助献血的流程及注意事项。
2. 护理人员领取血液及其成分的注意事项是什么?
3. 简述常规输血方法的流程。
4. 输血文书中输血及检验单据有哪些?
5. 简述红细胞制剂输注护理的要求。
6. 简述冷沉淀凝血因子输注护理的注意事项。
7. 简述发热反应的护理要求。
8. 简述输血故障的原因及处理措施。

（夏　琳　于敬达）

中英文名词对照

ZHONGYINGWENMINGCIDUIZHAO

A

ACD	acid-citrate-dextrose
A-相关重复型	repetitive A-associated type
氨基乙硫醇	2-aminoethyl mercaptan, 2-AET
艾滋病	AIDS

B

半乳糖	galactose, Gal
被动免疫性血小板减少症	passive alloimmune thrombocytopenia, PAT
补体依赖淋巴细胞毒	complement dependent cytotoxicity, CDC
补体依赖微量淋巴细胞毒试验	complement dependent microlymphocytotoxicity test
比值比	odds ratio, OR
变态反应	allergy
变异系数	coefficient of variation, CV
表现型	phenotype
部花菁	merocyanine, MC
冰冻红细胞	frozen red blood cells
冰冻解冻去甘油红细胞	red blood cells frozen and deglycerolized
冰冻血浆	frozen plasma
冰冻血小板	frozen platelets
白蛋白	albumin
病例对照研究	case-control study
补体衰变加速因子	decay-accelerating factor, DAF
不完全抗体	incomplete antibody

C

CP2D	citrate-phosphate-double-dextrose
CPD	citrate-phosphate-dextrose

参数	parameter
成分血	blood components
迟发性溶血性输血反应	delayed hemolytic transfusion reaction, DHTR
纯合子	homozygous
抽样误差	sampling error
重组	recombination

D

单采成分血	apheresis components
单采粒细胞	apheresis granulocytes
单采新鲜冰冻血浆	apheresis fresh frozen plasma
单采血浆	apheresis plasma
单采血小板	apheresis platelets
单纯随机抽样	simple random sampling
单个核细胞	mononuclear cell, MNC
单克隆抗体	monoclonal antibody
单核苷酸多态性	single nucleotide polymorphisms, SNP
单体型	haplotype
等位基因	alleles
等位基因排斥现象	allelic exclusion
地中海贫血	thalassemia
低频抗原	low incidence antigens
大量输血	massive transfusion
独特型	idiotype
独特型决定簇	idiotypic determinants
队列研究	cohort study
多克隆抗体	polyclonal antibody, PcAb
多核白细胞	polymorphonuclear leukocytes, PMN
多态性	polymorphism

E

二甲基亚砜	dimethyl sulfoxide, DMSO
二硫赤藓糖醇	dithioerythritol, DTE
二硫苏糖醇	dithiothreitol, DTT

F

防腐剂	preservative
防御素	alexin
发热性非溶血性输血反应	febrile non-hemolytic transfusion reaction, FNHTR

反向序列特异性寡核苷酸	reverse sequence specific oligonucleotide, RSSO
辐照红细胞	irradiated red blood cells
辐照血小板	irradiated platelets
辅助性 T 淋巴细胞	helper T cell, Th, CD4$^+$
副红细胞糖苷脂	paragloboside
分析资料	analysis of data

G

甘露聚糖结合凝集素激活途径	mannan-binding lectin pathway, MBL
甘露糖	mannose
干预性研究	intervention study
高频抗原	high incidence antigens
枸橼酸盐-磷酸盐-葡萄糖-腺嘌呤	citrate-phosphate dextrose adenine, CPDA
骨髓移植后同种免疫性粒细胞减少症	immune neutropenia after bone-marrow transplantation
改良的抗原捕获酶联免疫吸附试验	modified antigen capture ELISA, MACE
干细胞	stem cell, SC
国际输血协会	International Society of Blood Transfusion, ISBT
国际血液监控体系	International Haemovigilance Network, IHN
过敏毒素	anaphylatoxin
骨髓增生异常综合征	myelodysplastic syndrome, MDS
弓形虫病	toxoplasmosis
肝炎相关抗原	hepatitis associated antigen, HAA

H

核酸扩增技术	nucleic acid amplification technique, NAT
获得性免疫缺陷综合征	acquired immunodeficiency syndrome, AIDS
横断面研究	cross-sectional study
红细胞结合抗原	erythrocyte binding antigen, EBA
患病率研究	prevalence study
回收式自体输血	salvaged-blood autologous transfusion, SAT
混合浓缩血小板	pooled concentrated platelets
混合淋巴细胞培养	mixed lymphocyte culture, MLC
混合被动红细胞凝集试验	mixed passive hemagglutination assay, MPHA
混合样本检测	pooled testing
互助献血	mutual help donate blood

J

机器单采	apheresis

基因	gene
基因芯片	gene chip
基因表达	gene expression
基因型	genotype
静脉注射免疫球蛋白	intravenous immune globulin, IVIg
急性等容性稀释式自体输血	acute normovolemic hemodilution, ANH
急性溶血性输血反应	acute hemolytic transfusion reaction, AHTR
急性髓细胞性白血病	acute myeloid leukemia, AML
剂量效应	dosage effect
加纳豆科籽	griffonia simplicifolia
简易致敏红细胞血小板血清学试验	simplified sensitized erythrocyte platelet serology assay, SEPSA
间充质干细胞	mesenchymal stem cells, MSC
碱基对	base pair, bp
巨细胞病毒	cytomegalovirus, CMV
巨幼细胞性贫血	megaloblastic anemia, MA
结合技术	binding techniques
聚烯烃	polyolefin
聚氯乙烯	polyvinyl chloride, PVC
聚乙二醇	polyethylene glycol, PEG
聚乙烯吡咯烷酮	polyvinylpyrrolidone, PVP
聚凝胺法	polybrene method

K

抗原递呈细胞	antigen presenting cell, APC
抗原结合片段	fragment of antigen-binding, Fab
抗原决定簇或表位	epitope
抗凝血酶Ⅲ	antithrombin Ⅲ, AT-Ⅲ
可结晶片段	crystalizable fragment, Fc
抗球蛋白试验	antiglobulin test, AGT

L

冷沉淀	cryoprecipitate, Cryo
冷沉淀凝血因子	cryoprecipitated antihemophilic factor
粒细胞	granulocyte
粒细胞输血	granulocyte transfusion
粒-巨噬细胞集落刺激因子	granulocyte-macrophage colony stimulating factor, GM-CSF
粒细胞集落刺激因子	granulocyte colony stimulating factor, G-CSF

粒细胞凝集试验	granulocyte agglutination test, GAT
粒细胞免疫荧光试验	granulocyte immunofluorescence test, GIFT
连锁	linkage
连锁不平衡	linkage disequilibrium
临床输血医学	clinical transfusion medicine
临床输血医学检验	clinical transfusion and laboratory medicine
淋巴因子激活的杀伤	lymphokine activated killer, LAK
流行病学实验	epidemiological experiment
流式细胞仪	flow cytometry, FCM

M

MBL 相关的丝氨酸蛋白酶	MBL-associated serine protease, MASP
慢性髓细胞白血病	chronic myeloid leukemia, CML
毛细血管渗漏综合征	capillary leakage syndrome, CLS
酶联免疫吸附试验	enzyme linked immunosorbent assay, ELISA
梅毒螺旋体	treponema pallidum, TP
梅毒螺旋体血凝试验	treponema pallidum hemagglutination assay, TPHA
美国血细胞分离协会	American Society for Apheresis, ASFA
美国国立卫生研究院	National Institutes of Health, NIH
孟买型	bombay type
免疫分子	immune molecule
免疫监视	immunological surveillance
免疫抗体	immune antibody
免疫器官	immune organ
免疫球蛋白	immunoglobulin, Ig
免疫印迹实验	Western blotting, WB
描述性研究	descriptive study
膜攻击复合物	membrane attack complex, MAC
木瓜蛋白酶	papain

N

N-乙酰半乳糖胺	N-acetylgalactosamine, GalNAc
N-乙酰葡萄糖胺	N-acetylglucosamine, GlcNAc
N-乙酰神经氨酸(或唾液酸)	N-acetylneuraminic acid, NeuAc
年轻红细胞	young red blood cell
凝血瀑布	coagulation cascade
凝血因子Ⅷ	coagulation factor Ⅷ, FⅧ
凝血因子Ⅸ	coagulation factor Ⅸ, FⅨ
凝血因子Ⅷ浓缩剂	coagulation factor Ⅷ concentrate

凝血因子Ⅸ复合物	coagulation factor Ⅸ complex
浓缩红细胞	concentrated red blood cells
浓缩血小板	concentrated platelets
浓缩粒细胞	concentrated granulocyte

O

O-连接黏蛋白型	O-linked mucin type
欧洲荆豆	ulexeuropeaus

P

PCR-序列特异性引物	PCR-sequence specific primers,PCR-SSP
PCR-序列特异寡核苷酸	PCR-sequence specific oligonucleotide,PCR-SSO
PCR-限制性长度片段多态性	PCR-restriction fragment length polymorphism,PCR-RFLP
PCR-碱基序列测序	PCR-sequence based typing,PCR-SBT
PCR-同源双链优先形成试验	PCR-preferential homoduplex formation assay,PCR-PHFA
PCR-单链构象多态性分析	PCR-single strand conformation polymorphism,PCR-SSCP
葡萄糖	glucose,Glc
漂移	shift
葡萄糖-6-磷酸脱氢酶	glucose-6-phosphate dehydrogenase,G-6-PD

Q

前瞻性研究	prospective study
羟乙基淀粉	hydroxyethyl starch,HES
全血	whole blood
缺铁性贫血	iron-deficiency anemia,IDA
群体遗传学	population genetics
全面质量管理	total quality management

R

Rh 相关糖蛋白	Rh associated glycoprotein,RhAG
染色体	chromosomes
人类嗜 T 淋巴细胞病毒	human T-cell lymphotropic virus,HTLV
人 T 淋巴细胞Ⅲ型病毒	human T-cell lymphotropic virus-Ⅲ,HTLV-Ⅲ
人类白细胞抗原	human leukocyte antigen,HLA
人类血小板抗原	human platelet antigen,HPA

溶剂/去污剂	solvent/detergent, S/D
溶血性输血反应	hemolytic transfusion reaction, HTR
溶质携带物家族 4A1	SLC4A1

S

嗜异性抗体	heterophil-antibody
肾小管周毛细血管	peritubular capillary, PTC
筛检试验	screening test
实验流行病学	experimental epidemiology
三磷酸腺苷	adenosine triphosphate, ATP
输血传播病毒	transfusion transmitted virus, TTV
输血相关感染性疾病	transfusion transmitted disease, TTD
输血后紫癜	post-transfusion purpura, PTP
输血相关同种免疫性粒细胞减少症	transfusion-related alloimmune neutropenia, TRAIN
输血相关性急性肺损伤	transfusion-related acute lung injury, TRALI
输血相关性移植物抗宿主病	transfusion associated graft versus host disease, TA-GVHD
输血医学	transfusion medicine
水泡性口炎病毒	vesicular stomatitis virus, VSV
术中回收式自体输血	intraoperative autotransfusion
树突状细胞	dentritic cell, DC
衰变加速因子	decay accelerating factor, DAF, CD55
收集资料	collection of data
输血科	transfusion of department
室内质量控制	internal quality control, IQC
室间质量评价	external quality assessment, EQA

T

T 淋巴细胞受体	T lymphocyte receptors, TCR
脱氧核糖核酸	desoxyribonucleic acid, DNA
糖基磷脂酰基醇	glyco-phosphatidylinositol, GPI
特发性血小板减少性紫癜	idiopathic thrombocytopenic purpura, ITP
天然抗体	natural antibody
添加剂红细胞	red blood cells in additive solution
体外循环	extracorporeal circulation
同源染色体	homologous chromosomes
同种抗体	allo-antibody
同种型	isotype

同种异型	allotype
统计量	statistic
统计学意义	statistical significance
突变	mutation

W

外周血造血干细胞	peripheral blood stem cell, PBSC
完全抗体	complete antibody
位置效应	place effect
胃蛋白酶	pepsin
无偿献血	blood donation without repayment

X

血液预警	blood early warning
血液预警系统	blood early warning system
血液及血液成分保存	blood and blood component preservation
稀释式自体输血	hemodilutional autologous transfusion, HAT
细胞毒性 T 淋巴细胞	cytotoxic T lymphocytes, CTL, CD8$^+$
细胞因子诱导的杀伤	cytokine induced killer, CIK
细胞治疗	cellular therapies
洗涤血小板	washed platelets
吸收试验	absorption test
辛酸	caprylic acid, CA(或 octanoic acid, OA)
新生儿同种免疫性粒细胞减少症	neonatal alloimmune neutropenia, NAN
新生儿同种免疫性血小板减少症	neonatal alloimmune thrombocytopenia, NAITP
新生儿溶血病	hemolytic disease of the newborn, HDN
新鲜冰冻血浆	fresh frozen plasma, FFP
性状	traits
血管内溶血	intravascular hemolysis
血管外溶血	extravascular hemolysis
血管性血友病因子	von willebrand factor, vWF
血管性血友病	von willebrand disease, vWD
血友病	hemophilia
血浆	plasma
血栓性血小板减少性紫癜	thrombotic thrombocytopenic purpura, TTP
血小板输注后的回收率	percentage platelet recovery, PPR
血小板输注无效	platelet transfusion refractoriness, PTR
血小板输注	platelet transfusion

血小板免疫荧光试验	platelet immuno fluorescence test,PIFT
血小板相关抗原	platelet-associated antigen
血小板相关免疫球蛋白	platelet associated immunoglobulin,PAIG
血小板碱基序列测序技术	HPA-sequence based typing,HPA-SBT
血型集合	blood group collections
血型糖蛋白 A	glycophorin A,GPA
血型糖蛋白 B	glycophorin B,GPB
血型物质	blood group substance
血型系列	blood group series
血型系统	blood group systems
血液成分	blood component
血液成分保存	blood component preservation
血液制剂	blood product
循证医学	evidence based medicine
循证输血医学	evidence based transfusion medicine
心理咨询	psychological counseling
心理护理	psychological nursing
心理分析	psychological analysis

Y

亚甲蓝	methylene blue,MB
荧光螺旋体抗体吸收试验	FTA-ABS
荧光共振能量转移	fluorescence resonance energy transfer,FRET
右旋糖酐	dextran
药物诱导的免疫性粒细胞减少症	drug induced neutropenia,DIN
移植相关同种免疫血小板减少症	transplantation-associated alloimmune thrombocytopenia
预防性血小板输注	prophylactic platelet transfusion
遗传	heredity
遗传性球形红细胞增多症	hereditary spherocytosis,HS
异硫氰酸荧光素	fluorescein isothiocyanate,FITC
异种抗体	hetero-antibody
意外抗体	unexpected antibody

Z

杂合子	heterozygous
造血干细胞	hematopoietic stem cell,HSC
造血干细胞移植	hematopoietic stem cells transplantation,HSCT
整合蛋白	integral protein

整合素相关蛋白	integrin associated protein, IPA
藻红蛋白	phycoerythrin, PE
治疗性单采术	therapeutic apheresis, TA
治疗性红细胞单采术	therapeutic erythrocytes apheresis, TEA
治疗性红细胞置换术	therapeutic erythrocyte exchange, TEE
治疗性白细胞单采术	therapeutic leukocytes apheresis, TLA
治疗性血浆置换术	therapeutic plasma exchange, TPE
治疗性血细胞单采术	therapeutic cytapheresis, TCA
治疗性血小板单采术	therapeutic platelet apheresis, TPA
治疗性血小板输注	therapeutic platelet transfusion
重症肌无力	myasthenia gravis, MG
主要组织相容性复合体	major histocompatibility complex, MHC
主要组织相容性系统	major histocompatibility system
转铁蛋白	transferrin, siderophilin, Tf
再生障碍性贫血	aplastic anemia, AA
自然杀伤	natural killer, NK
自体抗体	autoantibody
自体免疫性粒细胞减少症	autoimmune neutropenia, AIN
自体免疫性血小板减少症	autoimmune thrombocytopenia, AITP
自体输血	autologous transfusion, AT
总体	population
整理资料	sorting data
组织相容性抗原	histocompatibility antigen
组织血型	histo-blood group
转录介导的扩增技术	transcription-mediated amplification, TMA
质量控制图	quality control chart, QCC
质量管理	quality management
质量管理体系	quality management system
质量方针	quality policy
质量目标	quality objectives

参考文献

CANKAOWENXIAN

[1] 胡丽华.临床输血学检验[M].3版.北京:人民卫生出版社,2012.

[2] 高峰.临床输血与检验[M].2版.北京:人民卫生出版社,2007.

[3] 刘成玉,罗春丽.临床检验基础[M].5版.北京:人民卫生出版社,2012.

[4] 魏亚明,吕毅.基础输血学[M].北京:人民卫生出版社,2011.

[5] 安万新,于卫建.输血技术学[M].2版.北京:科学技术文献出版社,2010.

[6] 夏琳.临床输血诊疗技术[M].北京:人民卫生出版社,2008.

[7] 杰夫·丹尼尔.人类血型[M].朱自严,译.北京:科学出版社,2007.

[8] 王学锋,滕本秀,欧阳锡林.临床输血1000问[M].北京:人民卫生出版社,2011.

[9] 王全立,罗卫东,穆士杰.临床输血与免疫[M].西安:第四军医大学出版社,2007.

[10] 汪德清,李卉.临床输血个案精选[M].北京:人民卫生出版社,2011.

[11] 蔡绍京,李学英.医学遗传学[M].2版.北京:人民卫生出版社,2006.

[12] 张盈,夏琳,逄文强.腺苷酸激酶与AMP信号在感知及维持机体能量中的作用[J].生命科学,2011,23(5):434-439.

[13] 陈小伍,于新发,田兆嵩.输血治疗学[M].北京:科学出版社,2012.

[14] 李勇,马学严.实用血液免疫学血型理论和实验技术[M].北京:科学出版社,2006.

[15] 王桂喜,陈自武,胡晓成.两种处理对低温保存红细胞效果的影响[J].临床输血与检验,2008,10(4):316-318.

[16] 汪德清,于洋.输血相容性检测实验室质量控制与管理[M].北京:人民军医出版社,2011.

[17] 申子瑜,李萍.临床实验室管理学[M].2版.北京:人民卫生出版社,2007.

[18] 施侣元.流行病学[M].6版.北京:人民卫生出版社,2007.

[19] 肖露露,于立新,郑克立,等.候肾移植者群体反应性抗体的变化及HLA致敏途径对其的影响[J].中华器官移植杂志,2012,33(3):133-136.

[20] Drexler C,Glock B,Vadon M,et al. Tetragametic chimerism detected in a healthy woman with mixed-field agglutination reactions in ABO blood grouping [J]. Transfusion,2005,45(5):698-703.

[21] Seltsam A,Das Gupta C,Wagner F F,et al. Nondeletional ABO*O alleles express weak blood group A phenotypes[J]. Transfusion,2005,45(3):359-365.

[22] Chihara Y, Sugano K, Kobayashi A, et al. Loss of blood group A antigen expression in bladder cancer caused by allelic loss and/or methylation of the ABO

gene[J]. Lab Invest,2005,85(7):895-907.

[23] Yu Q,Li Q,Gao S,et al. Congenital tetragametic blood chimerism explains a case of questionable paternity[J]. Journal of Forensic Sciences, 2011,56(5):1346-1348.

[24] Mohr H,Knüver-Hopf J,Gravemann U,et al. West Nile virus in plasma is highly sensitive to methylene blue-light treatment[J]. Transfusion,2004,44(6):886-890.